Titanium Mesh Supported Guided Bone
Regeneration (TMs–GBR)

钛网支撑的引导骨再生

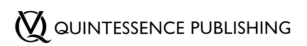

QUINTESSENCE PUBLISHING

Berlin | Chicago | Tokyo
Barcelona | London | Milan | Mexico City | Paris | Prague | Seoul | Warsaw
Beijing | Istanbul | Sao Paulo | Zagreb

Titanium Mesh Supported Guided Bone Regeneration (TMs-GBR)

钛网支撑的引导骨再生

主编　宿玉成

北方联合出版传媒（集团）股份有限公司
辽宁科学技术出版社

图文编辑

张 浩 刘玉卿 肖 艳 刘 菲 康 鹤 王静雅 纪凤薇 杨 洋 戴 军 张军林

图书在版编目（CIP）数据

钛网支撑的引导骨再生 / 宿玉成主编. —沈阳：辽宁科学
技术出版社，2024.6
ISBN 978-7-5591-3304-5

Ⅰ. ①钛… Ⅱ. ①宿… Ⅲ. ①牙再植—研究 Ⅳ.①R782.12

中国国家版本馆CIP数据核字（2023）第195568号

出版发行：辽宁科学技术出版社
　　　　　（地址：沈阳市和平区十一纬路25号　邮编：110003）
印 刷 者：凸版艺彩（东莞）印刷有限公司
经 销 者：各地新华书店
幅面尺寸：210mm×285mm
印　　张：24
插　　页：4
字　　数：480千字
出版时间：2024年6月第1版
印刷时间：2024年6月第1次印刷
出 品 人：陈 刚
责任编辑：殷 欣 金 烁
封面设计：宿玉成 颖溢图文
版式设计：宿玉成 颖溢图文
责任校对：李 硕

书　　号：ISBN 978-7-5591-3304-5
定　　价：498.00元

投稿热线：024-23280336
邮购热线：024-23280336
E-mail:cyclonechen@126.com
http://www.lnkj.com.cn

谨以此书

献给一直热爱和支持口腔种植事业的人们！

编者名单

主　编

宿玉成　教授

中国医学科学院北京协和医院，北京口腔种植培训中心（BITC）

编　委（按姓名首字笔画为序）

王心彧

佳木斯大学附属口腔医院

刘　倩

北京卡尔斯医疗器械/吉林大学口腔医院

王屹博

哈尔滨医科大学附属第一医院

李　军

广州布谷口腔

王丽萍

广州医科大学附属口腔医院

杨　扬

广州医科大学附属口腔医院

付　丽

吉林大学口腔医院

杨　岚

广州医科大学附属口腔医院

付　钢

重庆医科大学附属口腔医院

吴轶群

上海交通大学医学院附属第九人民医院

皮雪敏

北京瑞城口腔医院

张立强

北京迪迈仕医疗器械

曲　哲

大连市口腔医院

张　健

天津市口腔医院·南开大学口腔医院

任　斌

北京口腔种植培训中心（BITC）

张薇奇

北京迪迈仕医疗器械

刘　洋

北京德普润新材料科技有限公司

陈卓凡

中山大学光华口腔医学院·附属口腔医院

陈德平

北京瑞城口腔医院

罗朝阳

广州德伦口腔

周延民

吉林大学口腔医院

徐世同

广州瑞泰口腔医院

徐光宙

上海交通大学医学院附属第九人民医院

徐海洋

广州瑞泰口腔医院

曾 浩

武汉大学口腔医院

满 毅

四川大学华西口腔医院

蔡潇潇

四川大学华西口腔医院

魏永祥

广州医科大学附属口腔医院

绘 图

翟 菲

北京口腔种植培训中心（BITC）

主编秘书

刘 倩

任 斌

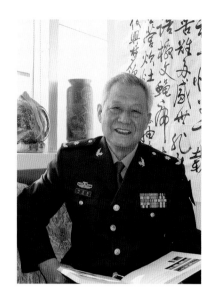

刘宝林 序

刘宝林，空军军医大学口腔医学院一级教授，主任医师，博士研究生导师，国际口腔颌面外科医师学会（IAOMS）会员，全军口腔医学专业学会学术顾问。曾首任中华医学会口腔科分会口腔种植协作组组长及中华口腔医学会口腔种植专业委员会名誉主任委员，中华口腔医学会口腔颌面外科专业委员会副主任委员，中国生物医学工程学会人工器官分会颅颌面种植学组副主任委员，《中国口腔颌面外科杂志》副主编及《中华口腔医学杂志》等11本杂志编委。

口腔种植学仍然在高速发展，越来越多的优秀精英人才投身其中的学术研究和临床工作中，不断取得突破和创新。口腔种植界勤奋进取的精神可谓千帆竞发、百舸争流，学界同仁发挥无限潜能，推动了整个学科的前进步伐，令人瞩目的新成果纷纷涌现，层出不穷。宿玉成教授就是这种精神的领军人物。《现代口腔种植学》（2004）、《口腔种植学》（第2版）（2014）、《口腔种植外科手术经典》（2018）、《口腔种植学词典》（2020）和《上颌窦底提升》（2022）等。宿玉成教授以非凡的学术洞察力和只争朝夕的奋斗精神，引领学术发展，成就了一部又一部的经典，不仅带动了我国口腔种植事业的全面发展和进步，而且获得了国际学界的广泛赞誉。他和国内数十家科研院所及医疗团队的专家们为我们带来的新著《钛网支撑的引导骨再生》，更是我国在国际口腔种植学术前沿取得的卓越成就！

关于引导骨再生技术（GBR），2006年王鸿烈（Hom-Lay Wang）教授将引导骨再生（GBR）成功的4个生物学要素总结为"PASS"原则：创口初期关闭、血管化、创造与维持空间以及初始血凝块与种植体稳定。在这部《钛网支撑的引导骨再生》中，宿玉成教授对"PASS"原则进行了深入探讨，以创造和维持骨再生空间这一临床难点为主线，结合多中心的学术研究成果、病例资料和临床经验，提出了突破性、划时代的解决方案：钛网支撑的引导骨再生（TMs-GBR），将引导骨再生（GBR）的理论和实践提升到了一个全新的高度，为复杂骨缺损的口腔种植治疗提供了一个可靠、可预测、高效的骨增量方案。

钛网支撑的引导骨再生（TMs-GBR），尤其是使用3D打印个性化钛网（3D-PITM），为骨缺损修复打开了新的篇章！这一技术革命将会切实造福广大牙缺失伴有骨缺损的患者，进而推进口腔种植事业的进步和发展！我为此新作问世而庆幸！并推荐给口腔种植的同仁。

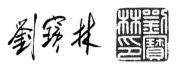

2024年5月2日于西安

王兴 序

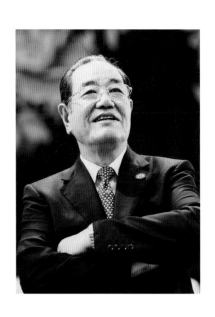

王兴，北京大学口腔医学院教授，博士研究生导师。现任中华口腔医学会名誉会长，中国科协全国委员会荣誉委员。中国香港大学牙科学院名誉教授，美国牙医师协会（ADA）名誉会员。

现代口腔种植发展的初期，许多骨量缺失的患者无法接受口腔种植修复。近20多年来，一系列骨增量技术的出现，使牙缺失后骨量不足或骨缺失的患者也可获得种植修复。但在骨增量过程中，如何形成理想的骨增量体积和形态，确是种植医生面临的一大难题，也是近年来口腔种植学界研究的热点。

宿玉成教授组织数十位专家学者，汇集1500余例的临床病例，在大量研究数据和丰富临床经验的基础上，提出了钛网支撑的引导骨再生（TMs-GBR）这一安全可靠的治疗方案，尤其是使用3D打印个性化钛网（3D-PITM），为复杂骨缺损患者的引导骨再生治疗提供了新的技术手段。《钛网支撑的引导骨再生》的出版，标志着在口腔种植引导骨再生（GBR）这一学术领域，我国从与国际同行并跑，一跃而成为领跑者。这是我国学者为口腔种植发展做出的新贡献。

宿玉成教授不仅是我国著名口腔种植专家，作为中华口腔医学会第六届口腔种植专业委员会主任委员、BITC的创建者，为我国口腔种植的学术交流、人才培养以及学科发展做出了重要贡献。同时，他著书立说，先后有多部口腔种植学专著出版，为推动我国口腔种植的不断进步做出了重要贡献。在此，我由衷地祝贺《钛网支撑的引导骨再生》出版发行！特别是在目前我国口腔种植发展面临诸多考验的情况下，进一步规范、健康地发展好口腔种植事业，仍是我国口腔种植学界面临的长期、艰巨的任务。

我相信，本书的出版必将为口腔种植医生处理复杂的骨缺损难题提供有价值的学习资料。阅读此书的读者必将从中受益。感谢宿玉成教授和各位作者的辛勤付出与奉献！也衷心期待全体口腔种植学界同仁共同努力，促进我国口腔种植事业更加健康有序地发展！

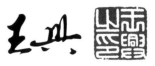

2024年5月2日于北京

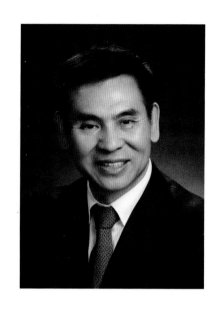

俞光岩 序

俞光岩，北京大学口腔医学院教授，博士研究生导师，中华口腔医学会名誉会长。曾任北京大学口腔医学院院长，第十一届亚洲口腔颌面外科医师协会主席，第五届中华口腔医学会会长，第四届中国医师协会副会长。英国爱丁堡皇家外科医师学院和英格兰皇家外科医师学院授予Honorary Fellowship。

近年来，我国口腔种植事业的高速发展令人瞩目，学术成果百花齐放，技术进步日新月异。每一项成果都见证着口腔医学工作者的辛勤付出与卓越贡献，每一次技术的飞跃都离不开那些勇于探索、不断创新的先行者。宿玉成教授就是这样一位先行者，他主编的《现代口腔种植学》（2004）、《口腔种植学》（第2版）（2014）、《口腔种植外科手术经典》（2018）、《口腔种植学词典》（2020）和《上颌窦底提升》（2022），主译的《国际口腔种植学会（ITI）口腔种植临床指南》系列（第1卷～第14卷），均是为我国口腔种植学发展和进步起到学术引领作用的重要著作。

宿玉成教授和数十位专家学者的新著《钛网支撑的引导骨再生》聚焦复杂骨缺损的引导骨再生这一学术前沿领域，针对创造和维持骨再生空间这一临床难点，提出了使用3D打印个性化钛网支撑的引导骨再生（TMs-GBR）这一解决方案，并汇集1500余例病例的临床经验，为临床实践提供指导和依据。

受惠于计算机辅助设计/制造（CAD/CAM）以及增材制造（AM）的高速发展和普及，精准高效的个性化引导骨再生治疗成为可能。使用3D打印个性化钛网（3D-PITM），显著提高了引导骨再生（GBR）的骨增量空间的维持能力和可预期的治疗效果，这是我国科技工作者在这一领域深耕精研、突破创新的重大成果，展示了"中国智造"的力量。同时也是产学研紧密合作，以临床需求为导向，将高新技术应用于临床治疗的一个成功范例。在此，也衷心希望我国口腔种植医学界和科技界能够再接再厉，继续携手并进，以创新精神引领学术发展，为口腔医学事业的发展和民众口腔健康做出更大的贡献！

谨将这部好书推荐给我们的口腔医学同行！

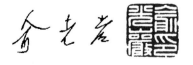

2024年5月2日于北京

郭传瑸 序

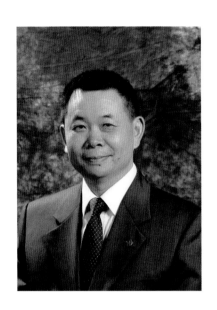

郭传瑸，主任医师，教授，博士生导师。现任中华口腔医学会会长，国家口腔医学质控中心主任，中国医师协会副会长，中国医院协会口腔医院分会主任委员，北京市医学会口腔医学分会主任委员，中国卫生信息与健康医疗大数据学会口腔医学专业委员会主任委员，全国医学专业学位研究生教育指导委员会口腔医学分会第一召集人，教育部高等学校口腔医学类专业教学指导委员会副主任委员等。为国家卫健委有突出贡献的中青年专家，获各种科技奖励10余次。

    大量口腔种植患者存在骨缺损。在诸多骨增量技术中，引导骨再生应用最为广泛，在其成骨过程中，创造并维持新骨形成空间是成功的关键因素之一，也是临床上的难点。随着计算机辅助设计和增材制造的高速发展，钛网支撑的引导骨再生（TMs-GBR），尤其是3D打印个性化钛网（3D-PITM）的出现，为种植治疗的骨增量带来了一种可靠的解决方案。宿玉成教授这一部《钛网支撑的引导骨再生》引领国内外学术研究之先，详细阐述了3D打印个性化钛网支撑的引导骨再生这一技术的研发和临床应用，不仅大大拓宽了引导骨再生的适用范围，也显著提高了骨增量的临床效果和种植成功率。

    当我了解到《钛网支撑的引导骨再生》这一著作成书过程的方方面面，我非常感动。针对引导骨再生过程中创造并维持新骨形成空间这一难题，由宿玉成教授牵头，中华口腔医学会《中国口腔种植学杂志》编辑部召集全国37个院校、医院、科研院所和企业近百名相关领域的专家学者，历经10个月的深入研讨和论证，形成了"钛网支撑的引导骨再生的专家共识"，发表于《中国口腔种植学杂志》，为临床治疗提供指导依据；同时宿玉成教授汇集1500余例病例的临床数据，形成了这部《钛网支撑的引导骨再生》，为这一领域的学术研究和临床实践提供了宝贵的临床经验与循证医学证据。可以说，这些重大的学术成果，是在宿玉成教授的带领下，口腔种植界同仁精诚团结、砥砺前行的心血结晶，这一成功的产学研协作创新模式也为口腔医学界提供了一种新的合作创新模式。

    感谢宿玉成教授和所有参与此项工作的专家学者，口腔医学的学术发展进步离不开每一位工作者的不懈努力和突破创新。期待3D打印个性化钛网支撑引导骨再生这一技术能够惠及更多的患者！同时也期待我国口腔医学界涌现出更多丰硕的学术成果！

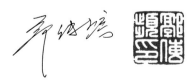

2024年4月25日于北京

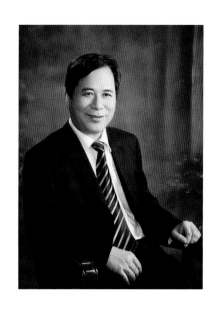

前言

宿玉成，BDS，MS，PhD，EMBA，教授，主任医师，博士研究生导师，中国医学科学院北京协和医院（PUMCH）口腔种植中心首席专家，北京口腔种植培训中心（BITC）首席教官，BITC口腔种植大平台总策划，1993年起享受国务院政府特殊津贴。

　　因为存在水平向和垂直向骨缺损，在口腔种植治疗中的大部分病例需要进行骨增量，同期或分阶段植入种植体。临床上有多种骨增量技术，例如引导骨再生（GBR）、块状骨移植、夹层骨移植、骨片技术、三明治技术、骨劈开和牵张成骨等。其中，引导骨再生（GBR）应用得最为广泛，但对复杂的骨缺损病例，这种技术的主要挑战是骨增量空间的维持效果。对此，产生了许多的应对方法，例如使用钛片增强聚四氟乙烯膜的强度、用帐篷技术或用剪裁、弯制成型的钛网维持骨增量空间的稳定。近些年来，伴随3D打印技术的快速发展与成熟，许多学者将目光转向3D打印个性化钛网（3D-PITM）。

　　为此，BITC（北京口腔种植培训中心）联合国内数十家科研院所和医疗单位的近百名专家学者，经过7年的多中心研究，完成了3D打印个性化钛网（3D-PITM）的构型、设计和制造工艺的研究，在1554例患者（截止到2024年4月8日）临床应用的基础上，提出了钛网支撑的引导骨再生（TMs-GBR）的新概念，并于2023年取得了国家药监局的3D打印个性化钛网（3D-PITM）注册证（迪迈仕，Digital Mesh）。

　　迄今，钛网支撑的引导骨再生（TMs-GBR），尤其是3D打印个性化钛网（3D-PITM）的临床应用越来越多，已经成为许多类型骨缺损（尤其是复杂骨缺损）的一种可靠解决方案。在此背景下，《中国口腔种植学杂志》编辑部于2023年7月2日在大连成功召开了"钛网支撑的引导骨再生的专家共识"的启动会，来自国内37个院校（或医院）、科研院所和企业的近百名专家学者齐聚一堂，基于循证依据和临床经验进行了广泛的学术交流，与会专家学者坦诚交流、百家争鸣，寻求这一新领域的共识意见。

　　在"专家共识"启动会之后，大家通力合作，经过10个月的循证研究和经验总结，2024年4月21日《中国口腔种植学杂志》编辑部在北京召开了"钛网支撑的引导骨再生的专家共识"定稿会，来自国内32个院校（或医院）、科研院所和企业的近80名专家学者再次相聚，对专家共识讨论稿进行逐条讨论、逐字斟酌，就术语、定义、3D打印个性化钛网（3D-PITM）的设计与制造、临床应用要点以及并发症防治的诸多方面进行辩论与统一，最后形成了"钛网支撑的引导骨再生的专家共识"，并发表于《中国口腔种植学杂志》。就此，钛网支撑的引导骨再生（TMs-GBR）的临床应用与普及进入一个新阶段。

为了推动钛网支撑的引导骨再生（TMs-GBR）这一新理论和相关技术的规范发展，在2023年7月2日的"大连会议"上笔者建议出版该领域的第一本专著——《钛网支撑的引导骨再生》，并得到了与会专家学者们的热烈响应和大力支持。会后，专家学者们整理病例、总结经验、反复修改书稿，经过10个月的辛勤耕耘，于2024年4月21日在北京召开了本书的定稿会，本书成稿。

本书共7章。第1章：钛网支撑的引导骨再生的专家共识，简要介绍了该共识的形成过程，并经《中国口腔种植学杂志》编辑部的许可全篇转载。第2章：3D打印：工艺、材料和医学应用；第3章：3D打印个性化钛网的设计与制造；第4章：钛网支撑的引导骨再生的临床应用；第5章：钛网支撑的引导骨再生的临床程序；第6章：钛网支撑的引导骨再生的临床病例；第7章：钛网支撑的引导骨再生的并发症：钛网暴露。

本书文内配合近1500张图片和表格，纳入近17个完整病例报道与分析。纳入的完整病例，均注明了完成病例的作者；纳入的文内配合图片，除完成于BITC（北京口腔种植培训中心）的图片外，均注明了提供图片的作者。这是笔者对作者们辛勤工作和奉献的一种感谢方式，也是作者们的一个学术记录。

本书是在家人的支持和鼓励下完成的。在此，感谢家人对我的支持与理解。你们理解我将时间和精力奉献于我所热爱的口腔种植事业。没有你们的分担与时间上的宽容，就没有本书。

本书也是BITC与国内科研院所、医疗机构的专家学者精诚合作的总结。在此，感谢作者团队的所有成员。本书的每一个文字、每一张图片、每一个病例和每一个观点都凝聚着你们的辛苦与汗水，都是赠予我的永恒回忆，没有你们对事业的追求与忠诚，没有你们在科研和临床中的日积月累，就没有本书。

本书也是各位学术泰斗和同行朋友对我、对BITC、对本书作者团队支持的结果。在此，感谢刘宝林老师和王兴老师长期以来对口腔种植界的教诲与帮助。中国口腔种植事业的发展始于前辈的努力及其对我们的引导与激励，没有你们的支持，就没有本书。

本书也是我们作者团队与精萃出版社和辽宁科学技术出版社的合作结晶。在此感谢本书的责任编辑和排版老师，没有你们的辛苦、努力以及节日期间的加班加点，就没有本书。

感谢刘宝林教授、王兴教授、俞光岩教授和郭传瑸教授在百忙之中为本书亲笔作序，你们的肯定与鼓励永远激励着我们为口腔种植事业的发展努力奋斗！希望本书能够惠及同道和患者。本书疏失不当之处，敬请各位专家与广大读者批评斧正。

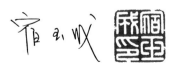

2024年4月21日于北京

目录

第3章　3D打印个性化钛网的设计与制造 …………………………… **33**

张立强　刘　倩　王心彧　刘　洋　张薇奇　宿玉成

第4章　钛网支撑的引导骨再生的临床应用 ················ 51

宿玉成　刘　倩　周延民　王丽萍　曲　哲　杨　扬

付　钢　蔡潇潇　皮雪敏　任　斌　魏永祥　罗朝阳

第5章 钛网支撑的引导骨再生的临床程序 ⋯⋯⋯⋯⋯⋯⋯⋯⋯⋯⋯⋯⋯ **83**

宿玉成　任　斌　张　健　陈卓凡　徐世同　满　毅

皮雪敏　陈德平　曾　浩　罗朝阳　王屹博　徐光宙

第6章 钛网支撑的引导骨再生的临床病例 ·································· **119**

刘　倩　徐世同　徐海洋　周延民　付　丽　李　军　曲　哲

付　钢　杨　岚　王丽萍　吴轶群　皮雪敏　宿玉成

第7章 钛网支撑的引导骨再生的并发症：钛网暴露 ···················· 305

宿玉成　任　斌　刘　倩　付　钢　陈德平　皮雪敏　付　丽

Chapter 1

Expert Consensus on Titanium Mesh supported Guided Bone Regeneration (TMs-GBR)

Editorial Board of Chinese Journal of Oral Implantology

第1章
钛网支撑的引导骨再生的专家共识

《中国口腔种植学杂志》编辑部

骨增量是口腔种植学重点研究领域。其中，用钛网创造和维持骨增量空间拓宽了引导骨再生（GBR）适应证范围，并显著提升了骨增量的临床效果。早期的骨增量钛网是由传统钛网在术中或术前剪裁、弯制成型。伴随增材制造（AM）的快速发展，3D打印个性化钛网（3D-PITM）的制造与临床应用成为一个新的研究热点。在此背景下，《中国口腔种植学杂志》编辑部于2023年7月2日在大连成功召开了"钛网支撑的引导骨再生的专家共识"（简称"大连会议"）的启动会（图1-1），来自国内37个院校（或医院）、科研院所和企业的近100名专家学者齐聚一堂，先后听取了宿玉成、周延民、王丽萍、蔡潇潇、张健、黄元丁、满毅、张立强和于德栋等9位专家的学术报告，并对3D打印个性化钛网（3D-PITM）的设计、制造和临床应用进行了多角度、多层次的深度剖析。与会专家基于循证依据和临床经验，交融碰撞、坦诚交流、百家争鸣、寻求共识。

"大连会议"之后，与会专家兵分两路：撰写共识组和撰写论著组。首先，经过反复的论证和讨论，确定了"钛网支撑的引导骨再生（TMs-

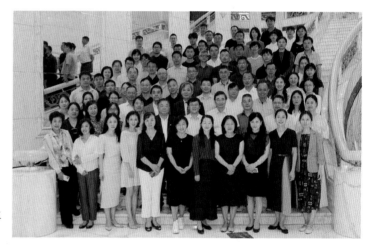

图1-1 "大连会议"的与会专家合影
2023年7月2日在大连召开了"钛网支撑的引导骨再生的专家共识"，图为部分与会专家在会后合影。

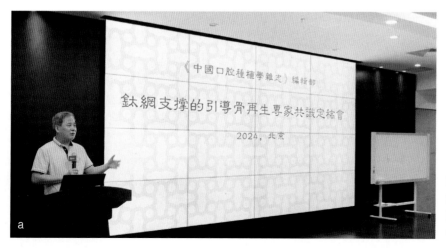

图1-2 "北京会议"的现场照片
2024年4月21日在北京召开了"钛网支撑的引导骨再生专家共识研讨会"。a. 宿玉成教授主持会议。

GBR）"这一新的概念，并形成了初步的专家共识讨论稿和书稿。

经过10个月的辛勤劳作，2024年4月21日《中国口腔种植学杂志》编辑部在北京召开了"钛网支撑的引导骨再生的专家共识"定稿会和《钛网支撑的引导骨再生》的专著定稿会（简称"北京会议"，图1-2），来自国内32个院校（或医院）、科研院所和企业的近80名专家学者再次相聚，热烈讨论，尤其是对专家共识讨论稿进行逐条讨论、逐字斟酌，最后形成了"钛网支撑的引导骨再生的专家共识"，并发表于《中国口腔种植学杂志》[1]。经《中国口腔种植学杂志》编辑部许可，在本书中进行全文转载。

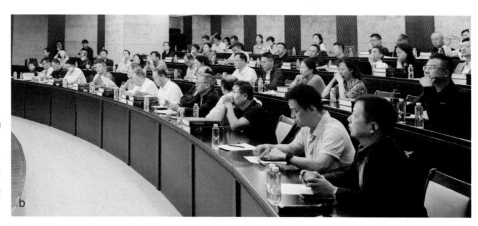

图1-2　"北京会议"的现场照片（续）
2024年4月21日在北京召开了"钛网支撑的引导骨再生专家共识研讨会"。b. 与会专家在听取"共识"的讨论稿。

钛网支撑的引导骨再生的专家共识

《中国口腔种植学杂志》编辑部
通信作者：宿玉成，中国医学科学院北京协和医院口腔种植中心 100032，Email: yuchengsu@163.com，电话：010-66212299
执笔专家：刘倩（北京卡尔斯医疗器械，吉林大学口腔医院）；任斌（北京口腔种植培训中心）；宿玉成（中国医学科学院北京协和医院口腔种植中心）
专家组名单：王兴，王勇，陈波，杨静文，李德利，刘峰，王妙贞（北京大学口腔医院）；袁泉，伍颖颖（四川大学华西口腔医院）；李德华（空军军医大学口腔医院）；施斌，晏奇（武汉大学口腔医院）；王林，孟维艳（吉林大学口腔医院）；宿玉成，戈怡（中国医学科学院北京协和医院）；郭雪琪，陈希立（广州医科大学附属口腔医院）；季平，陈陶，黄元丁（重庆医科大学附属口腔医院）；王慧明，姒蜜思（浙江大学医学院附属口腔医院）；顾新华（浙江大学医学院附属第一医院）；陈江，张思慧（福建医科大学附属口腔医院）；谭包生，陈明，耿威，刘静明，高振华，周建（首都医科大学附属北京口腔医院）；吴高义，周立波（佳木斯大学附属口腔医院）；柳忠豪，周文娟（烟台市口腔医院）；汤春波（南京医科大学附属口腔医院）；王鹏来（徐州医科大学附属口腔医院）；刘倩（北京卡尔斯医疗器械，吉林大学口腔医院）；张立强，张薇奇（北京迪迈仕医疗器械）；马蕊（北京瑞城口腔医院）；任斌，汪霞，彭玲燕（北京口腔种植培训中心）；林海燕，李小凤，贾洪宇（杭州口腔医院）；潘巨利（瑞尔齿科）；于久越，李江明（欢乐口腔）；邓悦（青岛市口腔医院）；邹立东（北京和睦家医院）

【摘要】　目前，钛网支撑的引导骨再生（尤其是3D打印个性化钛网支撑的引导骨再生）的临床应用越来越多，是许多骨缺损病例（尤其是复杂骨缺损病例）种植手术时骨增量的一种可靠解决方案。鉴于钛网支撑的引导骨再生技术敏感性较强，钛网暴露并发症的发生风险较高，目前国内外尚缺乏相关的指南或共识，《中国口腔种植学杂志》编辑部组织相关专家讨论并起草了本共识，以期为临床提供参考依据。

【关键词】　引导骨再生；传统钛网；3D打印个性化钛网；钛网支撑的引导骨再生

Expert consensus on titanium mesh supported guided bone regeneration

Editorial Board of Chinese Journal of Oral Implantology

Corresponding author: Su Yucheng, Dental Implant Center, Peking Union Medical College Hospital, Chinese Academy of Medical Sciences, Beijing 100032, China, Email: yuchengsu@163.com, Tel: 0086-10-66212299

Writing authors: Liu Qian (Beijing KARS Medical Instrument, Hospital of Stomatology of Jilin University); Ren Bin (Beijing Implant Training College); Su Yucheng (Peking Union Medical College Hospital, Chinese Academy of Medical Sciences)

Authors: Wang Xing, Wang Yong, Chen Bo, Yang Jingwen, Li Deli, Liu Feng, Wang Miaozhen (Peking University School and Hospital of Stomatology); Yuan Quan, Wu Yingying (West China Hospital of Stomatology Sichuan University); Li Dehua (Stomatological Hospital of the Air Force Military Medical University); Shi Bin, Yan Qi (Hospital of Stomatology, Wuhan University); Wang Lin, Meng Weiyan(Hospital of Stomatology, Jilin University); Su Yucheng, Ge Yi (Peking Union Medical College Hospital, Chinese Academy of Medical Sciences); Guo Xueqi, Chen Xili (Affiliated Stomatology Hospital of Guangzhou Medical University); Ji Ping, Chen Tao, Huang Yuanding (Affiliated Stomatological Hospital of Chongqing Medical University); Wang Huiming, Si Misi (Stomatology Hospital, Zhejiang University School of Medicine); Gu Xinhua (The First Affiliated Hospital of Zhejiang University School of Medicine); Chen Jiang, Zhang Sihui (Hospital of Stomatology, Fujian Medical University); Tan Baosheng, Chen Ming, Geng Wei, Liu Jingming, Gao Zhenhua, Zhou Jian (Beijing Stomatological Hospital, Capital Medical University); Wu Gaoyi, Zhou Libo (Affiliated Stomatological Hospital，Jiamusi University); Liu Zhonghao, Zhou Wenjuan (Yantai Stomatological Hospital); Tang Chunbo (Stomatological Hospital of Nanjing Medical University); Wang Penglai (Affiliated Stomatological Hospital of Xuzhou Medical University); Liu Qian (Beijing KARS Medical Instrument, Hospital of Stomatology of Jilin University); Zhang Liqiang, Zhang Weiqi (Beijing Digital Mesh Medical Instrument); Ma Rui (Beijing Citident Hospital); Ren Bin, Wang Xia, Peng Lingyan (Beijing Implant Training College); Lin Haiyan, Li Xiaofeng, Jia Hongyu (Hangzhou Stomatology Hospital); Pan Juli (Arrail Dental); Yu Jiuyue, Li Jiangming (Enjoy Dental Clinic); Deng Yue (Qingdao Stomatological Hospital); Zou Lidong (Beijing United Family Healthcare)

【Abstract】　Nowadays, the clinical application of titanium mesh supported guided bone regeneration (TMs-GBR), especially using 3D printing individualized titanium mesh (3D-PITM), is increasing, serving as a reliable solution for bone augmentation in various cases of bone defects, particularly complex ones encountered during implant surgery. Given the technical sensitivity of TMs–GBR and the higher risk of complications such as titanium mesh exposure, as well as the current lack of relevant guidelines or international consensus, the editorial board of the Chinese Journal of Oral Implantology organized discussions among relevant experts and drafted this consensus, aiming to provide clinical reference for practitioners.

【Key words】　Guided bone regeneration (GBR); Conventional titanium mesh (CTM); 3D printing individualized titanium mesh (3D-PITM); Titanium mesh supported guided bone regeneration (TMs–GBR)

因为存在水平向和垂直向骨缺损，在种植治疗中大部分病例需要进行骨增量，同期或分阶段植入种植体。临床上有多种骨增量技术，其中引导骨再生（guided bone regeneration，GBR）应用得最为广泛。对复杂的骨缺损病例，引导骨再生（GBR）的主要挑战之一是骨增量的空间维持效果。近些年来，钛网支撑的引导骨再生（titanium mesh supported guided bone regeneration，TMs–GBR），尤其是3D打印个性化钛网（3D printing individualized titanium mesh，3D-PITM）在引导骨再生的临床应用越来越多，是许多骨缺损病例（尤其是复杂骨缺损病例）种植手术时骨增量的一种可靠解决方案。鉴于钛网支撑的引导骨再生（TMs–GBR）技术敏感性较强，钛网暴露并发症的发生风险较高，并且目前国内外尚缺乏相关的指南或共识，《中国口腔种植学杂志》编辑部组织相关专家讨论并起草了本共识，以期为临床提供参考依据。

相关术语及定义

1. 引导骨再生（guided bone regeneration，GBR）

是将屏障膜置于软组织与骨缺损之间建立生物屏障，创造一个隔离空间，阻止干扰骨形成且迁徙速度较快的结缔组织和上皮细胞进入骨缺损区，允许具有潜在生长能力、迁徙速度较慢的骨原细胞优先进入骨缺损区优势生长，并通过骨增量材料形成稳定的支架，保护血凝块、减缓组织压力和维持新骨形成的空间，实现骨缺损的修复性完全骨再生[1]。

2. PASS原则（PASS principles）

为创口初期关闭（primary wound closure）、血管化（angiogenesis）、创造与维持空间（space creation/maintenance）和初始血凝块与种植体稳定（stability of both the initial blood clot and implant fixture）的英文首字母缩写的音译，是引导骨再生成功的基本要素[1]。

3. 3D打印（3D printing）

又称之为三维打印，通常作为增材制造的同义词。以三维模型数据为基础，利用打印头、喷嘴或其他打印技术，通过材料堆积的方式制造零件或实物的工艺[2]。

4. 传统钛网（conventional titanium mesh，CTM）

以钛或钛合金为原材料，通过传统工艺制造的平板状钛网，在术中参照骨缺损区的轮廓或在术前参考3D打印的骨缺损颌骨模型进行剪裁、弯制成型，用于引导骨再生（GBR）中创造与维持骨增量空间稳定。

5. 3D打印个性化钛网（3D printing individualized titanium mesh，3D-PITM）

以钛或钛合金为原材料，基于CAD/CAM，在术前3D打印制造的个性化定制钛网，用于引导骨再生（GBR）中创造与维持骨增量空间稳定。

6. 钛网支撑的引导骨再生（titanium mesh supported guided bone regeneration，TMs-GBR）

用刚性钛网支架创造和维持骨增量空间稳定的引导骨再生（GBR），钛网分为传统钛网（CTM）和3D打印个性化钛网（3D-PITM）。

7. Terheyden牙槽骨缺损分类（Terheyden alveolar bone defect classification）

Terheyden基于拔牙后牙槽突吸收的典型模式，将牙槽骨分为4个1/4。包括，1/4型骨缺损：唇侧冠方骨缺损；2/4型骨缺损：唇侧冠方与根方骨缺损；3/4型骨缺损：唇侧冠方、根方及腭侧冠方骨缺损；4/4型骨缺损：唇侧冠方、根方以及腭侧冠方和根方骨缺损[3]。

8. 假骨膜（pseudoperiosteum）

被覆在骨增量的新生骨表面的薄层致密的纤维结缔组织，细胞密度低，无矿化[4-6]。

钛网的分类与制造

骨增量钛网分为传统钛网（CTM）和3D打印个性化钛网（3D-PITM）两种类型。

1. 传统钛网（CTM）

目前的传统钛网多为钛合金材质的成品钛网。选择合适厚度和孔隙率的钛网，按照术中暴露的骨缺损轮廓在椅旁剪裁、弯制成型；或在术前3D打印的骨缺损颌骨模型上进行剪裁、弯制成型。需要对成型后的钛网边缘进行打磨和抛光。

2. 3D打印个性化钛网（3D-PITM）

目前的3D打印个性化钛网（3D-PITM）的材质多为工业纯钛。术前进行开口位CBCT扫描，导出".DICOM"格式文件（必要时也要提供口扫或模型扫描的口内牙列数据），重建颌骨模型，基于以口腔修复为导向的原则，设计骨增量轮廓和钛网构型（包括钛网的厚度和单胞结构等），经过3D打印和后处理制造骨增量钛网。

临床指征

钛网支撑的引导骨再生（TMs-GBR）可以应用于Terheyden牙槽骨缺损分类中的各种牙槽骨缺损类型，包括1/4～4/4型骨缺损，更加适合于复杂骨缺损，例如垂直向牙槽骨增量（vertical ridge augmentation，VRA）。

临床要点

除遵循传统引导骨再生的一般原则外，钛网支撑的引导骨再生（TMs-GBR）要注意如下要点。

1. 翻黏骨膜瓣，暴露术区

为了实现无张力的创口关闭和增加创缘的接触面（例如，具有外翻效果的褥式缝合），以降低创口裂开和钛网暴露的风险，建议采取牙槽嵴顶正中或偏唇侧（颊侧）的牙槽嵴顶水平切口，在上颌避免采取略偏腭侧的牙槽嵴顶水平切口，制备有两个垂直向松弛切口的梯形瓣或矩形瓣，松弛切口要超出钛网边缘1～2个牙位。

2. 试戴和定位钛网

将钛网放置在骨增量区，确定钛网的位置。定位钛网位置的方法包括使用钛网定位栓、钛网固定螺钉、种植外科导板、钛网定位导板和钛网就位模块等[7-8]。

3. 黏骨膜瓣减张

为实现无张力创口初期关闭，要充分减张黏骨膜瓣，减张方法包括切断黏骨膜瓣基底的骨膜和剥离口底黏膜与下颌舌骨肌的附着等。

4. 开放骨髓腔

充分开放骨髓腔，为移植的骨增量材料提供充分的血供，确保和加速骨增量材料的血管化，并为骨缺损区提供生长因子和骨原细胞，为新骨提供骨生成和骨诱导环境[9]。

5. 植骨、就位钛网和螺钉固定

对复杂的骨缺损，建议植入自体骨与骨代用品1∶1混合的骨增量材料。

植入骨增量材料、就位钛网和螺钉坚固固定钛网的顺序有如下多种组合方法：

5.1 固定钛网，植入骨增量材料。

5.2 植入骨增量材料，固定钛网。

5.3 钛网内填满骨增量材料，固定钛网。

5.4 植入部分骨增量材料，在钛网内填入部分骨增量材料，固定钛网。

6. 覆盖胶原膜和创口关闭

需要在钛网表面覆盖屏障膜来隔离骨增量空间之外的上皮细胞和结缔组织细胞，目前有以下几种方法：

6.1 覆盖生物可吸收性胶原膜。

6.2 覆盖生物可吸收性胶原膜，然后在胶原膜表面再覆盖一层膜片状血小板浓缩物，例如富血小板血浆（platelet-rich plasma, PRP）、富血小板纤维蛋白（platelet-rich fibrin, PRF）和浓缩生长因子（concentrated growth factors, CGF）等，其优势在于缓冲外部压力对钛网表面软组织血供的影响，并有利于软组织愈合[10-12]。

6.3 目前尚无充足的证据证明单独使用膜片状血小板浓缩物具备有效的屏障功能。

7. 植入种植体

与传统的引导骨再生（GBR）相同，基于不同的临床状态，钛网支撑的引导骨再生（TMs-GBR）可以同期或分阶段植入种植体。

8. 取出钛网和假骨膜处理

新骨形成后，需要取出钛网，不建议将钛网始终留在术区。取出时机的建议如下[13]：如果选择自体颗粒状骨与骨代用品1∶1混合的骨增量材料，建议在骨增量术后6~8个月取出钛网；如果只选择单独使用骨代用品作为骨增量材料，建议在骨增量术后9~12个月取出钛网。

假骨膜是被覆在骨增量的新生骨表面的薄层致密纤维结缔组织，其分类如下：Ⅰ型，无假骨膜，或软组织层厚<1mm；Ⅱ型，软组织层规整，厚度为1~2mm；Ⅲ型，软组织层不规整和/或厚度>2mm[4]。在取出钛网时，均建议将假骨膜保留在原处或覆盖回新生骨的表面[4]。

钛网暴露

钛网暴露是钛网支撑的引导骨再生（TMs-GBR）的主要并发症。

1. 钛网暴露的发生率

传统钛网的暴露率为0~80.0%[114-15]；3D打印个性化钛网（3D-PITM）暴露率为6.0%~37.1%[16-17]。

2. 钛网暴露的分类

钛网暴露的分类包括暴露的时间、范围和部位。

2.1 钛网暴露时间：早期暴露（early exposure），在骨增量术后4周内暴露；晚期暴露（delayed exposure），在骨增量术后4周后暴露[18-19]。

2.2 钛网暴露范围：A型，点状暴露；B型，单颗牙宽度的暴露；C型，完全暴露；D型，没有暴露[16]。

2.3 钛网暴露部位：牙槽嵴顶；唇侧（颊侧）；舌侧（腭侧）；以上多个部位的组合；完全暴露。

3. 钛网暴露的原因与预防

钛网暴露的主要原因包括关闭创口时存在张力、弯制成型的钛网存在边缘毛刺、螺钉松动和创口感染等。

3.1 进行黏骨膜瓣的充分减张，实现无张力创口初期关闭。

3.2 合理的钛网构型和精密的钛网制造。在牙槽嵴顶，钛网边缘应距离邻牙1.5mm以上。传统钛网必须在弯制成型后充分打磨和抛光钛网边缘。

3.3 选择合适直径与长度的螺钉坚固固定钛网，避免螺钉松动导致的钛网移位和暴露。

3.4 不建议在拆线前，甚至更长时间内戴用黏膜支持式过渡义齿，避免钛网表面的软组织受压。如果是牙支持式过渡义齿，义齿的组织面也要与骨增量区的黏膜脱离接触。

3.5 建议在钛网表面覆盖的胶原膜表面覆盖膜片状血小板浓缩物，既有利于促进组织愈合、增强血管生成、降低感染率，又可以缓冲外部压力与应力，减少创口裂开和钛网暴露率[11-12,20]。

3.6 注意无菌操作，包括术前钛网消毒（高温高压：134℃，4分钟）和术中无菌操作，避免发生创口感染和骨增量材料感染所导致的钛网暴露。

4. 钛网暴露的处理

对钛网暴露后的处理建议如下：

4.1 钛网暴露、未发生感染者，无需提前取出钛网。治疗建议包括：口腔卫生维护（包括钛网暴露部位和剩余牙）；葡萄糖酸氯己定含漱液每天3次含漱，每次10～15mL，持续2周；避免辛辣食物对创口的刺激；规律性随访。

4.2 钛网暴露、钛网周围发生轻度感染者，按照如上建议进行治疗，并在钛网暴露部位使用氯己定凝胶和局部冲洗，数月后待骨增量材料改建成熟后取出钛网，使用膜片状血小板浓缩物辅助关闭创口，促进软组织再生，必要时二期做软组织移植相关的手术。

4.3 钛网暴露、发生创口或骨增量材料化脓性感染者，应立即清创并取出钛网，待愈合后择期进行骨增量手术。

共识观点

钛网支撑的引导骨再生（TMs-GBR），尤其是3D打印个性化钛网（3D-PITM）支撑的引导骨再生，可以应用于各种牙槽骨缺损类型，有效地创造和维持骨增量空间。除遵循传统引导骨再生的一般原则外，TMs-GBR还需要注意相关要点，以获得有预期的骨增量效果。例如，在术中应当特别注重黏骨膜瓣减张、无张力的创口初期关闭以及钛网的坚固固定；除在钛网表面覆盖胶原膜外，覆盖膜片状血小板浓缩物有助于创口的愈合。凡是导致传统骨增量手术并发症的风险因素，都是TMs-GBR可能的风险因素，而钛网暴露是该临床程序的主要并发症。在未发生骨增量材料感染时，对新骨形成的影响较为轻微，通常不需要将钛网取出，只有在钛网暴露并发严重感染时，才需要及时取出钛网。对于TMs-GBR的长期临床疗效仍需要通过大样本、多中心的前瞻性研究提供证据。

利益冲突 本文作者均声明不存在利益冲突
作者贡献声明 本文主要起草人（按姓名首字笔画为序）：于久越、马蕊、戈怡、王兴、王妙贞、王林、王勇、王鹏来、王慧明、邓悦、任斌、伍颖颖、刘倩、刘峰、刘静明、汤春波、吴高义、张立强、张思慧、张薇奇、李小凤、李江明、李德华、李德利、杨静文、汪霞、周文娟、周立波、周建、姒蜜思、孟维艳、季平、林海燕、邹立东、陈江、陈希立、陈明、陈波、陈陶、施斌、柳忠豪、晏奇、耿威、袁泉、贾洪宇、顾新华、高振华、宿玉成、郭雪琪、彭玲燕、黄元丁、谭包生、潘巨利；同时，宿玉成："钛网支撑的引导骨再生的专家共识"项目总负责人

参考文献

[1] 宿玉成. 口腔种植学词典[M]. 北京: 人民卫生出版社, 2020.

[2] 中华人民共和国国家质量监督检验检疫总局, 中国国家标准化管理委员会. 增材制造术语: GB/T35351—2017[S]. 北京: 中国标准出版社, 2017.

[3] Cordaro L, Terheyden H. 口腔种植的牙槽嵴骨增量程序:分阶段方案[M]. 宿玉成译. 沈阳: 辽宁科学技术出版社, 2016.

[4] Cucchi A, Sartori M, Aldini NN, et al. A proposal of pseudo-periosteum classification after GBR by means of titanium-reinforced d-PTFE membranes or titanium meshes plus cross-linked collagen membranes[J]. Int J Periodontics Restorative Dent, 2019, 39(4):e157-e165.

[5] Lim HC, Lee JS, Choi SH, et al. The effect of overlaying titanium mesh with collagen membrane for ridge preservation[J]. J Periodontal Implant Sci, 2015, 45(4):128-135.

[6] Giragosyan K, Chenchev I, Ivanova V, et al. Immunological response to nonresorbable barrier membranes used for guided bone regeneration and formation of pseudoperiosteum: a narrative review[J]. Folia Med (Plovdiv), 2022, 64(1):13-20.

[7] Zhang G, Miao X, Lin H, et al. A tooth-supported titanium mesh bending and positioning module for alveolar bone augmentation and improving accuracy[J]. J Esthet Restor Dent, 2023, 35(4):586-595.

[8] Chen D, Zheng L, Wang C, et al. Evaluation of surgical placement accuracy of customized CAD/CAM titanium mesh using screws-position-guided template: a retrospective comparative study[J]. Clin Implant Dent Relat Res, 2023, 25(3):519-531.

[9] Danesh-Sani SA, Tarnow D, Yip JK, et al. The influence of cortical bone perforation on guided bone regeneration in humans[J]. Int J Oral Maxillofac Surg, 2017, 46(2):261-266.

[10] Torres J, Tamimi F, Alkhraisat MH, et al. Platelet-rich plasma may prevent titanium-mesh exposure in alveolar ridge augmentation with anorganic bovine bone[J]. J Clin Periodontol, 2010, 37(10):943-951.

[11] Hartmann A, Seiler M. Minimizing risk of customized titanium mesh exposures – a retrospective analysis[J]. BMC Oral Health, 2020, 20(1):36.

[12] Wang X, Wang G, Zhao X, et al. Short-term evaluation of guided bone reconstruction with titanium mesh membranes and CGF membranes in immediate implantation of anterior maxillary tooth[J]. Biomed Res Int, 2021:4754078.

[13] Chen S, Buser D, Wismeijer D. 上颌窦底提升的临床程序[M]. 宿玉成译. 北京: 人民军医出版社, 2012.

[14] Corinaldesi G, Pieri F, Marchetti C, et al. Histologic and histomorphometric evaluation of alveolar ridge augmentation using bone grafts and titanium micromesh in humans[J]. J Periodontol, 2007, 78(8):1477-1484.

[15] Lizio G, Corinaldesi G, Marchetti C. Alveolar ridge reconstruction with titanium mesh: a three-dimensional evaluation of factors affecting bone augmentation[J]. Int J Oral Maxillofac Implants, 2014, 29(6):1354-1363.

[16] 郭雪琪, 陈韵欣, 杨岚, 等. 3D打印个性化钛网修复严重牙槽骨缺损的短期效果观察[J]. 中国口腔种植学杂志, 2021, 26(6):368-375.

[17] Hartmann A, Hildebrandt H, Schmohl JU, et al. Evaluation of risk parameters in bone regeneration using a customized titanium mesh: results of a clinical study[J]. Implant Dent, 2019, 28(6):543-550.

[18] 季平. 3D打印个性化钛网用于复杂骨缺损增量治疗的研究进展[J]. 中国口腔种植学杂志, 2022, 27(6):334-339.

[19] 周立波, 宿玉成, 李昕茹, 等. 比较个性化钛网与传统钛网在引导骨再生后暴露的系统综述[J]. 中国口腔种植学杂志, 2022, 27(2):112-118.

[20] Sumida T, Otawa N, Kamata YU, et al. Custom-made titanium devices as membranes for bone augmentation in implant treatment: clinical application and the comparison with conventional titanium mesh[J]. J Craniomaxillofac Surg, 2015, 43(10):2183-2188.

Chapter 2

3D printing: technology, materials, and medical applications

Zhang Liqiang, Wang Xinyu, Liu Yang, Zhang Weiqi, Su Yucheng

第2章
3D打印：工艺、材料和医学应用

张立强　王心彧　刘　洋　张薇奇　宿玉成

2.1 制造技术分类

科技发展推动着制造技术的进步，而先进的制造技术在经济发展中的重要性不断加强。对制造技术的分类有不同方式，这里将其大致分为3类：等材制造、减材制造和增材制造。其中，等材制造和减材制造通常被称之为传统制造工艺。

2.1.1 等材制造（EM）

注塑、铸造、冲压和锻造等成型制造（formative manufacturing）技术，因为原材料浪费较少，有时也称之为等材制造（equal-material manufacturing，EM）。等材制造是将原材料熔化并在压力下挤到模具中（注射成型/模具铸造）、倒入模具中（铸造）或压、拉成所需形状（冲压/真空成型/锻造）。等材制造（EM）可以使用多种材料，包括金属和塑料，适合相同零件的批量生产。其主要限制是需要首先制造专用模具，而模具设计复杂、加工昂贵，增加了前期的研发周期和制造的启动成本。因此，等材制造通常只有在大批量生产时才具有成本效益。

铸造技术在一些口腔产品的生产制造上得到使用，较为常见的是烤瓷牙金属内冠的生产。铸造金属内冠的生产工序繁琐、工艺要求高，不利于生产效率的提升和品质的控制。铸造技术在口腔产品上的应用正逐渐被其他制造技术替代。

2.1.2 减材制造（SM）

车削、钻削、铣削、磨削等制造技术是将原材料装夹固定于设备上，通过切削工具（刀具、磨具和磨料）把固体坯料或工件上多余的材料去除，获得所需的几何形状、尺寸和表面质量的加工方法，一般称其为机械制造（machine manufacturing）。由于其加工过程一般会去除大量原材料，所以也称其为减材制造（subtractive manufacturing，SM）。

伴随计算机辅助设计/制造（computer-aided design/manufacturing，CAD/CAM）发展和数控机床（computerized numerical control，CNC）的问世（1952年，美国麻省理工学院），显著提高了减材制造批量生产的质量和效率，汽车和航空航天工业是最为经典的实例[1]。CAD/CAM和数控机床（CNC）也广泛应用于口腔产品的制造，例如种植体、基台、金属板和螺钉等。减材制造可实现产品批量化的精密加工，并具备良好的成本效益。通常，为了适应最终零件的几何形状，减材制造存在一定量的原材料浪费，也需要加工不同类型构件的刀具、磨具、夹具和磨料等。

2.1.3 增材制造（AM）

增材制造（additive manufacturing，AM）是相对"减材制造"而言的一种快速成型技术，又被称之为"3D打印（3D printing）"[2]。与"减材制造（SM）"逐步去除材料不同，它是一种通过逐层累积材料来实现制造的技术。3D打印使用计算机软件将待成型零件的三维模型切成一系列具有一定厚度的二维"薄片"，再使用3D打印设备逐层打印出每层二维"薄片"，层层叠加，制作出形状和内部结构复杂的三维实体构件[1-5]。因此，也被称之为"材料累加制造（material increase manufacturing）"或"分层制造（layered manufacturing）"。增材制造（AM）适合于：①单件或小批量产品；②减材制造（SM）无法设计和制造的产品；③一次性快速成型的产品。④为批量生成的产品设计原型。

1972年，Ciraud发明了一种可熔化材料的粉末沉积（powder deposition）技术[3]；1979年，Housholder设计了一种激光辅助粉末烧结（laser-assisted powder sintering）方法[4]；1986年，3D系统公司（3D Systems Corporation）发明第一台增材制

造机器。之后，增材制造快速发展，基于原理、材料和工艺的不同，衍生出许多不同的增材制造设备和技术，广泛应用于各个领域，包括汽车制造、航天航空、医疗、艺术设计等。美国《时代》周刊将增材制造列为"美国十大增长最快的工业"，英国《经济学人》杂志则认为它将"与其他数字化生产模式一起推动实现第三次工业革命"，认为该技术可以改变未来生产与生活模式，实现社会化制造，从而改变人类的生活方式和经济及战略格局。

增材制造的快速发展和广泛应用是基于以下优势：小规模生产、生产成本低、响应速度快、供应链短、自由制造和涵盖材料广泛。

● **小规模生产** 增材制造（AM）主要针对小规模和个性化生产。而传统制造在实际生产之前的模具或工具程序复杂、成本较高，倾向于大规模生产。事实上，医疗是增材制造（AM）应用最为广泛的行业之一，在关节、钛板、牙修复体和组织工程学支架等医疗产品上，既能满足个性化需求，也能实现产品精度。

● **生产成本低** 增材制造（AM）生产成本优势在于：①传统制造工艺的设备操作、构件装配和产品质量检查通常是劳动密集型的，操作人员需要长期的专业培训。②减材制造（SM）是从大块坯料中去除材料，而增材制造可以直接重复使用材料，显著提高了材料的利用率。③零件的子部件可以通过增材制造（AM）直接打印成型，节省了装配成本。

● **响应速度快** 增材制造（AM）生产过程响应速度快，可实现快速原型制作（rapid prototyping，RP）。设计的产品可以通过打印、测试、设计优化和重新打印从而实现产品的快速迭代。例如，患者因外伤或肿瘤切除导致骨缺损，通过增材制造快速打印出用于骨修

复的植入物，不会延误手术和修复的时间，就是最好的例证。

● **供应链短** 传统制造工艺的批量化生产通常集中在较大的工厂内完成，在产品交付前需要分散在不同国家或地区的仓库中存储和分销，增加了物流环节。而增材制造（AM）能够缩短供应链，实现分布式生产，甚至现场制造，从而降低运输和物流成本，使产品更接近客户。

● **自由制造** 增材制造（AM）可以让产品设计者突破传统设计局限，进行设计优化（包括产品表面形态、内部结构和力学性能，例如骨增量钛网和组织工程学支架等），然后在3D打印设备上生产，从而实现"自由制造"，解决了许多过去难以制造的复杂构件的成型。

● **涵盖材料广泛** 相对于传统工艺，增材制造（AM）可以涵盖更广泛的材料，包括金属、陶瓷、聚合物、复合材料和生物材料等[5]。

增材制造（AM）也有自身的不足。通过逐层累积制造出来的构件通常具有各向异性的特点，需要通过后处理工艺才能改善；生产工艺控制不好还会导致构件的层间结合力弱、内部致密度差和尺寸变形等问题；另外，关于增材制造的相关标准和质量检测方法还不够完善。

2.2 3D打印过程

3D打印过程可以形象地描述为对物体的几何模型进行切片式"微分"，然后使用材料逐层堆叠式"积分"的制造过程[6]。通常，将其分为4个步骤：数字化建模和生成STL文件，排版、切片和路径规划，3D打印，后处理。

2.2.1 数字化建模和生成STL文件
最常见的方法是计算机辅助设计（CAD）

和逆向工程（通过三维扫描生成数字模型），得到构件的几何形状和内部结构。然后将CAD模型转换为".STL"格式的三维模型文件。STL（stereolithography）也被称之为标准三角形语言（standard triangle language），它使用一系列三角形来描述物体的表面结构（图2-1）。

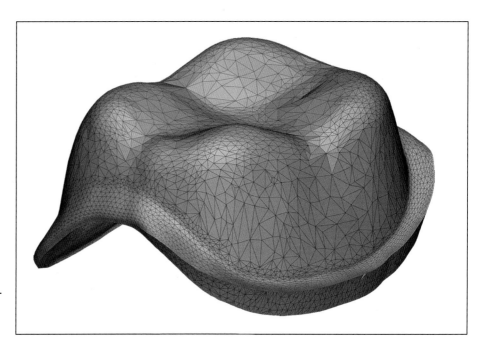

图2-1　3D打印牙冠基底的设计
数字化建模和生成STL文件，".STL"格式的牙冠模型。

2.2.2 排版、切片和路径规划

排版时将STL文件导入3D打印专用的设计软件中，调整模型在打印平台上的位置和打印的方向，有些打印技术还需要设计支撑结构（图2-2a）。切片一般使用设备厂家提供的切片程序将构件及其支撑结构按指定的层厚进行切片，获

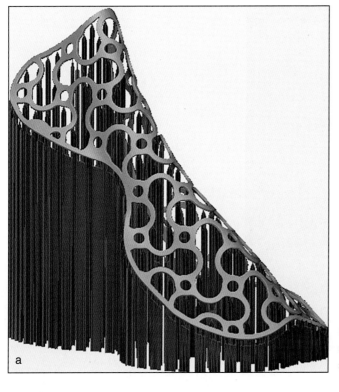

图2-2　3D打印个性化钛网的设计
排版、切片和路径规划。a. 使用个性化钛网的数字模型在打印平台上进行排版并创建支撑。

得每层轮廓的几何形状（图2-2b）。打印路径规划是在切片获取的轮廓内，按照专有算法生成打印所需的路径信息，也将此过程称之为"路径填充（path padding）"（图2-2c）。有些设备厂家还会把相关打印参数（如激光功率、扫描速度等）附加在扫描路径中。最后，生成打印设备可以识别的G代码（G-code，一种数控编程语言，用于控制数控机床和3D打印设备等自动化机器）。

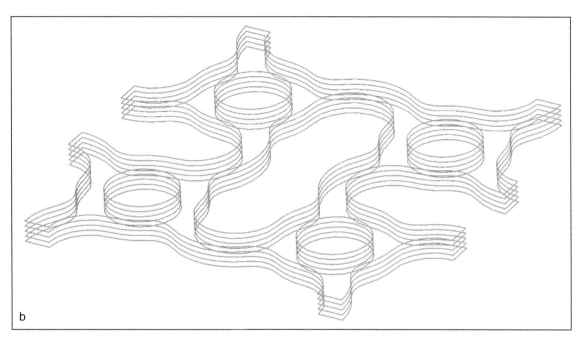

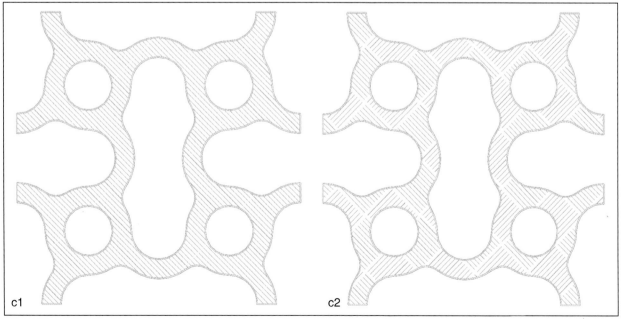

图2-2　3D打印个性化钛网的设计（续）

排版、切片和路径规划。b. 将数字模型按照指定的层厚进行切片。c. 对切片获得的轮廓几何形状进行路径填充。c1. "条带"式路径填充。c2. "孤岛"式路径填充。

2.2.3 3D打印

3D打印设备读取G代码，在工业控制计算机（或者控制卡）的控制下连续添加材料层来制造构件[2]。基于打印的原材料种类、构件尺寸精度和机械性能等要求选择合适的3D打印技术。详见"2.3 3D打印技术"中的论述。打印结束后按照设备厂家提供的指导说明将打印完成的构件从打印平台上分离取出。

2.2.4 后处理

3D打印的构件从打印机中取出后，很少能直接作为最终产品使用，通常都要经过后处理，以提高其机械性能、精度以及表面质量。后处理程序因3D打印技术而异，常见的后处理技术包括：①清洗。清洗使构件更干净，包括冲洗、刷洗和吹气等。②热处理。热处理主要用于金属构件，可以有效消除构件内应力，提升构件的综合机械性能。③固化。固化主要用于树脂构件，通常使用紫外线照射。④去支撑处理。如果在打印时有支撑结构，需要在打印后手工去除。⑤表面处理。表面处理通常指打磨、喷砂、抛光、着色等

理，以提升构件的表面质量。表面处理也包括为了改善构件性能所实施的表面改性处理，例如表面涂层改善构件的机械性能或生物相容性能。

2.3 3D打印技术

3D打印（增材制造，AM）技术按照相关国家标准和国际标准[7]，根据工艺使用的不同原材料和成型原理，可以分成7种基本的增材制造工艺和相应的多种打印技术（图2-3）。

- **立体光固化（vat photopolymerization）** 通过光致聚合作用选择性地固化液态光敏聚合物的增材制造工艺。广为熟知的立体光刻（stereolithography，SL，SLA）属于立体光固化技术的一种，还有数字光处理（digital light processing，DLP）。

- **材料喷射（material jetting）** 将材料以微滴的形式喷射沉积的增材制造工艺，典型材料包括高分子材料（如光敏材料）、生物分子、活性细胞和金属粉末等，常用的打印技术是光聚合物喷射（photopolymer jetting，PPJ）。

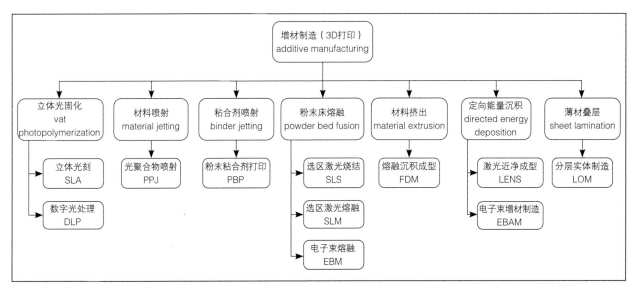

图2-3 7种基本的增材制造（3D打印）工艺
图中所示在7种基本的增材制造（3D打印）工艺（立体光固化、材料喷射、粘合剂喷射、粉末床熔融、材料挤出、定向能量沉积、薄材叠层）中，每种工艺都包含一种或多种打印技术。

● **粘合剂喷射（binder jetting）** 选择性喷射沉积液态粘合剂以粘合粉末材料的增材制造（AM）工艺，常用的打印技术是粉末粘合剂打印（powder binder printing，PBP）。

● **粉末床熔融（powder bed fusion）** 通过热能选择性地熔化/烧结粉末床区域的增材制造（AM）工艺，典型工艺包括选区激光烧结（selective laser sintering，SLS）、选区激光熔融（selective laser melting，SLM）以及电子束熔融（electron beam melting，EBM）等打印技术。

● **材料挤出（material extrusion）** 将材料通过喷嘴或孔口挤出的增材制造工艺，常用的打印技术是熔融沉积成型（fused deposition modeling，FDM）。

● **定向能量沉积（directed energy deposition）** 利用聚焦热将材料同步熔化沉积的增材制造（AM）工艺。聚焦热能是指将能量源（例如，激光、电子束、等离子束或电弧等）聚焦，熔化要沉积的材料，常用的打印技术包括激光近净成型（laser engineered net shaping，LENS）和电子束增材制造（electron beam additive manufacture，EBAM）。

● **薄材叠层（sheet lamination）** 将薄层材料逐层粘合以形成实物的增材制造（AM）工艺，常用的打印技术是分层实体制造（laminated object manufacturing，LOM）。

在此，向读者介绍目前最为常用，也是口腔医学中最为常用的5种3D打印技术。

2.3.1 立体光刻（SLA）

立体光刻（stereolithography，SL，SLA）属于立体光固化技术的一种。1986年，3D系统公司（3D Systems Corporation）的联合创始人Chuck Hull发明了立体光刻（SLA），是第一个商业化的增材制造（AM）方法，已经被广泛应用。在口腔医学中，立体光刻（SLA）是打印颌骨模型和种植外科导板的主要方法。

2.3.1.1 立体光刻（SLA）的简介

立体光刻（SLA）基于液态光敏聚合物通过激光固化来制造构件。激光辐射由计算机控制，

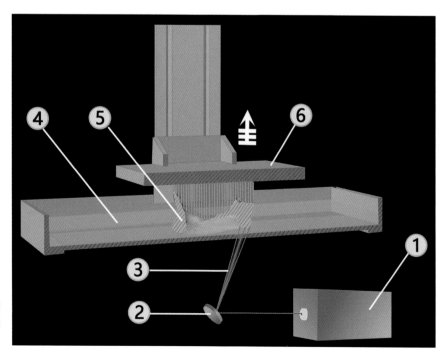

图2-4 立体光刻（SLA）示意图
①光源；②振镜；③UV光；④液态光敏聚合物；⑤3D打印构件；⑥升降平台。

将光诱导聚合和固化限制在辐射层内[8]，逐层扫描液态光敏聚合物（如丙烯酸树脂、环氧树脂等），实现液态材料的快速固化，逐渐堆积成型。这种技术可以制作结构复杂的构件，构件的精度以及材料的利用率高；缺点是能用于成型的材料种类偏少。

传统的立体光刻（SLA）为自下而上的打印过程，流程如下（图2-4）：①液态树脂表面激光辐射。激光将构件模型横截面反射在树脂表面，树脂固化一定厚度后黏附在支撑平台上。②平台移动和表面重涂。平台向下移动，离开固化树脂层的表面，并用液态树脂重新涂覆构建层，完成新一层图像横截面的树脂固化。③循环重复步骤①和②，以构建所有层。④排除多余树脂。⑤紫外线固化。打印的构件含有未反应的部分，紫外线固化可以完成光聚合过程并增加结构的机械强度[9]。还有一种自上而下的立体光刻（SLA）过程，构建层从上方浸入液态树脂内部，其特点是需要更少的树脂，零件的高度不受树脂槽的尺寸限制，并且可以减少最终构件中的孔隙[5]。

2.3.1.2 立体光刻（SLA）的优缺点

立体光刻（SLA）的主要优点是高精度、高

分辨率和打印速度快（可高达1.5cm/h）。但是，该方法仅限于光敏聚合物材料，例如成本较高的低分子量环氧树脂或丙烯酸树脂。另一个缺点是材料聚合后较脆且会收缩[10]。基于立体光刻（SLA）的优势，可以用含有精细陶瓷粉末的液态树脂悬浮液打印陶瓷构件。打印完成后，通过缓慢的热处理去除聚合物，然后在500℃～1500℃下进行烧结，以增加陶瓷构件的密度和机械性能，有利于制造致密陶瓷构件，如氧化铝（Al_2O_3）、氧化锆（ZrO_2）、二氧化硅（SiO_2）和碳化硅（SiC）[11]等。

2.3.1.3 立体光刻（SLA）在口腔医学中的应用

目前，市场上有多种立体光刻（SLA）打印设备（表2-1）。立体光刻（SLA）已经在口腔领域中得到广泛的应用，例如：①打印颌骨模型，用于术前设计，提高重建手术的精度和可预测性，并节约手术时间[12]。②打印种植外科导板，提高种植窝预备的精准性[13]；打印用于正畸支抗的外科导板，提高微螺钉植入的安全性和准确性[14]。③制作修复体。就陶瓷修复体而言，传统的减材制造（SM）难于应对几何形状和层次复杂的内部结构，铣削工具也难以进入陶瓷构件内部。而立体光刻（SLA）可以理想地解决如上问题，保证修

表2-1　口腔医学中常用的SLA打印机的特性（基于制造商网站上发布的信息）[16]

型号	厂家	发布年份	最大打印尺寸（mm）	最小层厚（µm）	XY精度（µm）	最大打印速度（mm/h）
ProJet 1200	3D systems	2014	43×27×150	30	60	14
Ember	Autodesk	2015	64×40×134	10	50	18
B9CREATOR V1.2HD	B9Creations	2015	104×75×203	30	30	NR
Form 2	Formlabs	2015	145×145×175	25	145	10～30
Nobel 1.0	XYZprinting	2017	128×128×200	25	300	5～15

复体和桥架的精度，并减少材料浪费[15]。

2.3.2 选区激光烧结（SLS）和选区激光熔融（SLM）

粉末床熔融（powder bed fusion）工艺是通过热能选择性地熔化/烧结粉末床区域的增材制造（AM）工艺。典型的粉末床熔融工艺包括选区激光烧结（selective laser sintering，SLS）、选区激光熔融（selective laser melting，SLM）以及电子束熔融（electron beam melting，EBM）。

2.3.2.1 选区激光烧结（SLS）和选区激光熔融（SLM）的简介

1986年，得克萨斯大学奥斯汀分校的Carl Deckard和Joe Beaman发明的一种基于粉末的增材制造（AM）方法，称之为选区激光烧结（selective laser sintering，SLS）。理论上选区激光烧结对材料的种类没有限制，可以制造各种金属、陶瓷和聚合物构件，其精度取决于粉末颗粒的大小和激光束功率[13,17]。选区激光烧结有两种方式：直接SLS和间接SLS。在直接SLS中，高功率激光束辐射直接使材料粉末融合。如果是不能融合的材料粉末，需要加入聚合物粘合剂，打印完成后进行热处理，去除构件中的粘合剂，这就是间接SLS。通常，习惯上将术语选区激光烧结（SLS）用于聚合物或陶瓷粉末，将选区激光熔融（selective laser melting，SLM）用于金属粉末（图2-5）。

选区激光熔融（SLM）工艺的基本原理是通过激光束选择性地熔化金属粉末，逐层叠加形成一个三维实体。在这个过程中，金属粉末首先被水平铺粉装置均匀地平铺到加工室的成型平台上，然后激光根据当前层的轮廓信息选择性地熔化平台上的粉末，形成当前层的轮廓。随后，平台下降一个厚度层并重复上述步骤，直至加工完成整个构件。整个加工过程在一个带有惰性气体保护的环境中进行，以防止金属与气体（主要是氧气或氮气）发生反应。成型后的金属构件一般需要后处理（热处理、表面加工等），最终得到满足机械性能要求以及致密度接近100%的产品。

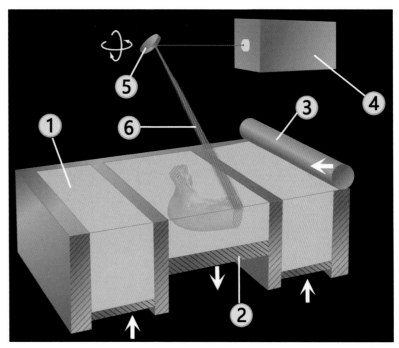

图2-5 选区激光烧结（SLS）和选区激光熔融（SLM）示意图
①粉末供给系统；②成型和升降平台；③铺粉装置；④激光源；⑤振镜；⑥激光。

2.3.2.2 选区激光烧结（SLS）和选区激光熔融（SLM）的优缺点

选区激光烧结（SLS）用于聚合物或陶瓷粉末，优点是成型效率高，无需支撑结构；可选择的材料种类多，理论上适用于任何能够承受激光热辐射后发生融合的粉末材料，还可以在粉末材料中添加填充物或粘合剂起到辅助固化作用。例如，Duan等调整激光功率、扫描间距和激光厚度，打印具有理想机械性能、尺寸精度和稳定性的聚合物（hydroxybutyrate-co-hydroxyvalerate，聚羟基丁酸酯-羟基戊酸酯，PHBV）和磷酸钙/PHBV支架[17-18]。该技术的缺点是如果使用的材料分子结构不能容忍由激光辐射引起的高温，例如，生物分子在高温下降解并失去其功能，则无法使用选区激光烧结（SLS）打印。

选区激光熔融（SLM）用于金属粉末，具有以下优点：①由于激光光斑直径小，能量集中，可以实现对各种难熔、难加工金属材料的成型，适合的金属材料种类多，应用范围广；②可以打印结构复杂、性能优异和表面质量良好的金属构件。金属粉末被激光熔化后形成熔池、随即冷却，冷却速度可达$10^6 \sim 10^7 K/s$，因此在打印过程中易形成微晶结构，有利于提高构件的力学性能。目前，选区激光熔融（SLM）技术已经被广泛用于打印钛基、铝基、镍基、铁基等多种金属合金材料，所制备的构件被应用于医疗、汽车、模具和航空航天等领域[19-20]。该技术的缺点是，相比于传统的减材制造（SM）工艺，选区激光熔融（SLM）的成型效率低，打印过程需要添加支撑辅助成型，通常在打印结束后还需要对金属构

表2-2　口腔医学中常用的SLS/SLM打印机的特性（基于制造商网站上发布的信息）[16]

型号	厂家	发布年份	最大打印尺寸（mm）	最小层厚（μm）	XY精度（μm）	最大打印速度（mm/s）	粉末粒径（μm）
M290	EOS	2014	250×250×325	20	20	7000	15～53
M400	EOS	2013	400×400×400	20	20	7000	15～53
SLM 280	SLM solution	2012	280×280×365	20	NA	7000	15～53
Mlab R	GE Concept laser	2013	90×90×80	15	NA	7000	15～53
BLT-S400	铂力特	2019	400×300×400	20	NA	7000	15～53
FS200M	华曙	2022	425×230×300	20	NA	10000	15～53

件进行复杂的后处理，如热处理、表面处理等。

2.3.2.3 选区激光烧结（SLS）和选区激光熔融（SLM）在口腔医学中的应用

目前，有多种选区激光烧结（SLS）和选区激光熔融（SLM）打印设备（表2-2）。选区激光烧结（SLS）和选区激光熔融（SLM）在口腔领域的应用较为广泛，主要包括：①打印颌骨模型，用于缺损和畸形的术前诊断[21-22]。②打印个性化植入物，例如钛板、关节和种植体等。其中，3D打印的钛板可以精准实现坚固内固定；3D打印的种植体可以模仿天然牙根的解剖轮廓；3D打印的关节植入物具有可供骨组织渗透生长的仿生多孔结构。3D打印个性化钛网（3D-PITM）可以为引导骨再生（GBR）提供理想且稳定的成骨空间。③打印组织工程支架。单独使用超高分子量聚乙烯（UHMWPE）、聚醚醚酮（PEEK）、聚乳酸（PLA）、聚乙醇酸（PLGA）和聚己内酯（PCL）或联合生物活性陶瓷颗粒打印支架，用于修复骨缺损[23-24]。

2.3.3 电子束熔融（EBM）

电子束熔融（EBM）是粉末床熔融（powder bed fusion）其中的一种工艺（图2-6），最初是由瑞典查尔姆斯理工大学发明的，该工艺被归类为粉末床熔融（powder bed fusion），但与选区激光熔融（SLM）不同的是，电子束熔融（EBM）使用电子束而不是激光将金属粉末熔化在一起。

电子束熔融（EBM）具有一些独特的工艺特性。例如，电子束熔融（EBM）不是在惰性气体环境中进行，而是在真空中进行以防止电子束的散射，并且其构建舱室的温度可以加热到1000℃以上（图2-6）。由于此项技术使用电磁线圈来控制电子束束斑的移动，这样可以保证电子束的移动速度更高，甚至可以同时拆分并同时覆盖多个金属粉末熔融的区域，从而提升生产效率。目

前，适用于电子束熔融制备工艺的材料包括钛及钛合金、铜、镍和难熔高温合金等。

电子束熔融（EBM）可以制备出具有复杂结构、表面粗糙且具备一定机械性能要求的钛合金植入物。在临床医学中，该技术已经被广泛应用于制备髋臼杯、膝关节、胫骨托和脊柱融合器等骨科植入物。

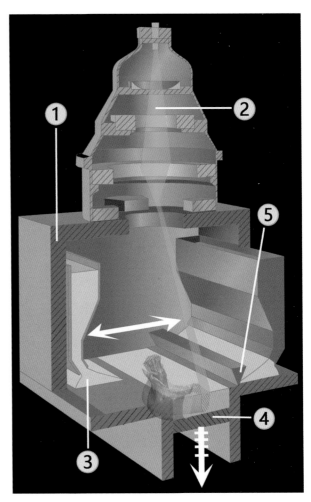

图2-6　电子束熔融（EBM）示意图
①真空舱室；②电子束；③金属粉末；④成型平台；⑤铺粉装置。

2.3.4 熔融沉积成型（FDM）

材料挤出（material extrusion）是将材料通过喷嘴或孔口挤出的增材制造（AM）工艺，典型的材料挤出技术是熔融沉积成型（fused deposition modeling，FDM）。

1989年，Stratasys有限公司联合创始人Steven Scott Crump和Lisa Crump发明了一种基于材料挤出的增材制造方法，称之为熔融沉积成型（fused deposition modeling，FDM）。

2.3.4.1 熔融沉积成型（FDM）的简介

基于成型构件的CAD模型，打印材料以分层的顺序熔化并沉积。熔融沉积成型加热单元将打印材料熔化，通过喷嘴在成型平台的XY平面中移动，将熔化的材料沉积在平台表面；通过成型平台的垂直运动，材料逐层排列，打印出三维构件

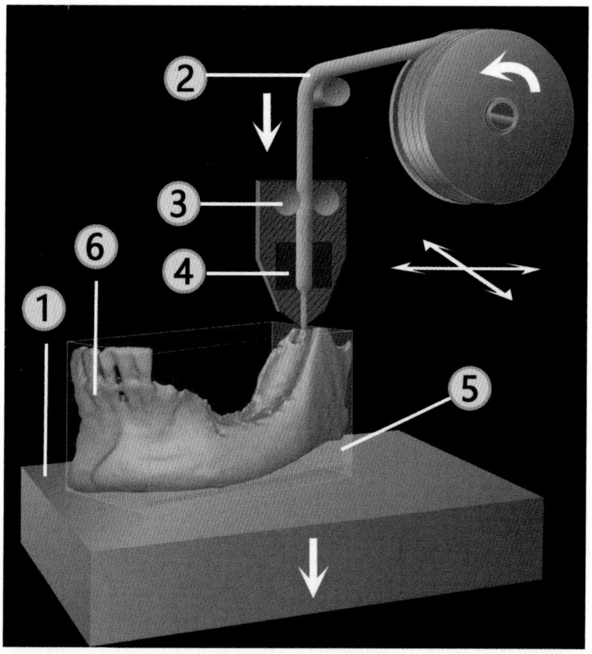

图2-7 熔融沉积成型（FDM）示意图
①成型平台；②打印材料；③滚轴；④加热喷嘴；⑤支撑；⑥成型构件。

（图2-7）。熔融沉积成型的常用材料是丝状热塑性聚合物，包括尼龙、聚乳酸（polylactic acid，PLA）、丙烯腈-丁二烯-苯乙烯（acrylonitrile butadiene styrene，ABS）、丙烯腈-苯乙烯-丙烯酸酯（acrylonitrile styrene acrylate，ASA）、热塑性聚氨酯（thermoplastic polyurethane，TPU）、聚碳酸酯和聚醚酰亚胺。与热塑性粘合剂混合，熔融沉积成型（FDM）还可以打印金属和陶瓷构件[25]。它是目前最常见的3D打印技术之一，技术成熟度较高，成本较低，并且可以进行彩色打印。

2.3.4.2 熔融沉积成型（FDM）的优缺点

熔融沉积成型（FDM）的主要优势是低成本、可以打印多种材料并且不需要任何后处理或修饰。主要缺点是构件表面粗糙，影响其机械性能和表面性能；构件的尺寸精度较差，打印的速度相对较慢。尽管如此，由于其易用性和低成本而越来越多地被使用[26-27]。

2.3.4.3 熔融沉积成型（FDM）在口腔医学中的应用

目前，有多种熔融沉积成型（FDM）打印设备（表2-3）。熔融沉积成型（FDM）在口腔领域的应用较为广泛，主要包括：①打印颌骨模型，用于缺损与畸形的诊断和方案设计，并评估治疗的功能和美学效果[28-29]。②打印面部模型。由于颅颌面部存在几何形状复杂的小型骨骼，颅颌面部骨折的重建经常会导致功能和美学问题，使得面部重建既困难又富有挑战性。例如，眼眶爆裂性骨折需要移植患者的颅骨骨板。在植入前，通过熔融沉积成型打印面部模型，外科医生能够精确诊断，细化移植骨板的形状和尺寸，最大限度地减少了术后眶锥体积变化，并预防相关并发症，如眼球内陷[30]。③打印带有"软组织"的颌骨模型，例如带有上颌窦黏骨膜和牙龈的颌骨模型，在复杂的种植手术之前进行方案设计和模拟训练[31-32]。④打印面部赝复体，例如义眼、义鼻

表2-3 口腔医学中常用的FDM打印设备特性（基于制造商网站上发布的信息）[16]

型号	厂家	发布年份	最大打印尺寸（mm）	最小层厚（μm）	XY精度（μm）	最大打印速度（mm/s）	丝材直径（mm）
Replicator+	MakerBot	2012	295×195×165	100	11	72	1.75
Ultimaker 2+	Ultimaker B.V.	2013	223×223×205	20	12.5	300	2.85
LulzBot TAZ 6	Aleph objects, Inc.	2016	280×280×250	50	100	200	3.0
Creator pro	FlashForge corporation	2016	227×148×150	100	11	100	1.75
Original Prusa MK3	Prusa research	2017	250×210×210	50	NR	200	1.75

和义耳等，可以模拟这些器官的弹性、形态、纹理和色泽，而且制造成本较低[33]。

2.3.5 光聚合物喷射（PPJ）

材料喷射（material jetting）是将材料以微滴的形式按需喷射沉积的增材制造工艺，可使用的材料包括高分子材料（如光敏材料）、生物分子、活性细胞、金属粉末等。

2001年，XJet公司创始人兼首席执行官Hanan Gothait推出了使用光敏树脂材料制造工艺的材料喷射（material jetting）工艺，将其称之为光聚合物喷射（photopolymer jetting，PPJ）。

2.3.5.1 光聚合物喷射（PPJ）的简介

在光聚合物喷射（PPJ）过程中，光聚合材料和支撑材料是从成型平台上的打印喷头喷出，通过紫外线辐射使材料固化。打印喷头沿着构件平台移动并逐层沉积（图2-8）。打印完成后，从构件中去除支撑材料[34]。光聚合物喷射可以打印多种光聚合物、橡胶和蜡等材料[35]。

2.3.5.2 光聚合物喷射（PPJ）的优缺点

光聚合物喷射（PPJ）打印速度较快，分辨率

较高，成本相对较低；但是不能打印金属或陶瓷等材料。另一个缺点是打印的构件存在热不稳定性，不允许高温灭菌处理。此外，完全去除支撑材料较为复杂，并且可能导致构件损坏。支撑材料的残留可能会引发皮肤反应和刺激[36-37]。

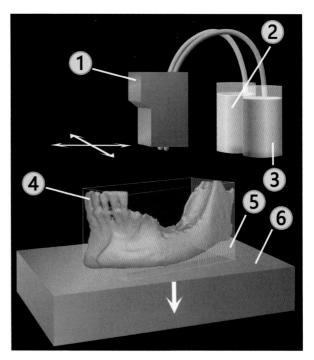

图2-8 光聚合物喷射（PPJ）示意图
①打印喷头；②打印材料；③支撑材料；④打印构件；⑤打印支撑；⑥成型平台。

2.3.5.3 光聚合物喷射（PPJ）在口腔医学中的应用

目前，有多种光聚合物喷射（PPJ）设备（表2-4）。光聚合物喷射（PPJ）在口腔领域的应用主要包括：①打印牙模型，用于牙体缺损的临床诊断和治疗，例如嵌体的设计和制作[38-39]。②打印全牙弓模型，用于快速制造个性化正畸隐形矫治器[40]。③打印临时牙冠，殆面与邻接精度高，有助于保护牙髓和牙周组织，并保持牙的功能和美学效果[41]。

2.3.6 粉末粘合剂打印（PBP）

粘合剂喷射（binder jetting）是选择性喷射沉积液态粘合剂粘合粉末材料的增材制造（AM）工艺。

1993年，麻省理工学院的Emanuel Sachs和Michael J. Cima发明了粉末粘合剂打印（powder binder printing，PBP），也称之为粘合剂喷射（binder jetting，BJ）。

表2-4 口腔医学中常用的PPJ打印设备特性（基于制造商网站上发布的信息）[16]

型号	厂家	发布年份	最大打印尺寸（mm）	最小层厚（μm）	XY精度（μm）
3Z Lab	Solidscape	2012	152.4×152.4×50.8	6	25.4
Objet30 Dental Prime	Stratasys	2015	300×200×100	16	100
ProJet MJP 3600	3DSystems	2016	298×185×203	16	25
J700 Dental	Stratasys	2017	490×390×200	10	100
ProJet MJP 5600	3DSystems	2017	518×381×300	13	25

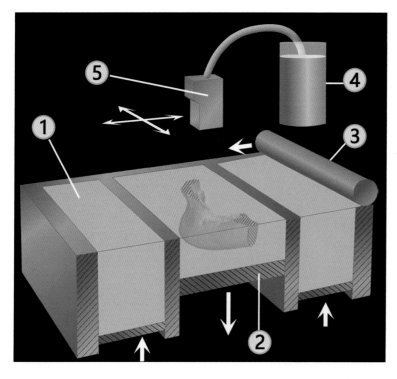

图2-9 粉末粘合剂打印（PBP）示意图
①粉末供给系统；②成型和升降平台；③铺粉装置；④粉末粘合剂；⑤粘合剂喷射装置。

表2-5　口腔医学中常用的PBP打印设备特性（基于制造商网站上发布的信息）[16]

型号	厂家	发布年份	最大打印尺寸（mm）	最小层厚（μm）	XY精度（μm）	最大打印速度
M-flex	ExOne	2012	400×250×250	50	60	每分钟1～2层
ProJet CJP 360	3D Systems	2014	203×254×203	100	150	20mm/h
ProJet CJP 660Pro	3D Systems	2015	254×381×203	100	100	28mm/h
ZPrinter 450	3D Systems	2015	203×254×203	90	NR	每分钟2～4层
PartPro350 xBC	XYZprinting	2017	350×222×200	100	20	18mm/h

2.3.6.1 粉末粘合剂（PBP）的简介

在打印过程中，铺粉装置将一薄层粉末平铺在成型平台表面，然后打印头（粘合剂喷射装置）将液态粘合剂喷射在粉末层上。循环如上过程，完成构件的打印（图2-9）。由于打印构件的致密度较低，通过光固化、烧结或热等静压进行后处理使其致密化，也可以个性化定制最终构件的致密度和孔隙率[42-43]。

2.3.6.2 粉末粘合剂（PBP）的优缺点

粉末粘合剂打印（PBP）的优点是打印过程中不需要光聚合物或支撑材料，而是通过粘合剂粘合连续层制备构件。它可以使用低成本的材料，并且打印速度相对较快。其主要缺点是粘合剂和粉末颗粒之间的不完全结合会导致多孔结构，降低构件的机械性能，还增加构件的表面粗糙度；粘合剂通常具有生物毒性，制造组织工程支架受限[44]。

2.3.6.3 粉末粘合剂（PBP）在口腔医学中的应用

目前，有多种粉末粘合剂（PBP）打印设备（表2-5）。粉末粘合剂（PBP）打印在口腔领域的应用包括：①打印骨的组织工程支架，常用的材料粉末是磷酸三钙、羟基磷灰石和双相磷酸钙（BCPs），通常使用稀磷酸溶液作为粘合剂[45-46]；②打印形状复杂的口腔面部赝复体，例如，义鼻、义眼和义耳等，除了合适的尺寸精度和较好的美学效果（包括颜色和阴影匹配）外，还可以快速和精准打印纯钛或钴铬合金的连接件、卡环和固定臂等。

表2-6 可以应用于口腔医学中的打印材料

金属材料			
材料种类： ·钛合金	·钴铬合金	·镍钛诺	·不锈钢
主要特点： ·机械强度好	·生物惰性	·不可降解性（个别例外）	

陶瓷材料		
材料种类： ·羟基磷灰石	·磷酸三钙	
主要特点： ·高刚度	·脆性	·生物活性

合成聚合物

材料种类： ·聚乳酸（PLA）	·聚己内酯（PCL）
·聚乳酸–羟基乙酸共聚物（PLGA）	·聚醚醚酮（PEEK）
·丙烯腈–丁二烯–苯乙烯（ABS）	·聚对苯二甲酸丁二醇酯（PBT）

主要特点： ·PLA：脆性、释放酸性副产物、成本低、细胞整合能力差
 ·PLC：低成本、缓慢降解、高疏水性、生物相容性好、细胞整合能力差
 ·PLGA：酸性低聚物的堆积、基于LA：GA的分子量比降解时间幅度、细胞整合能力差
 ·PEEK：机械强度、耐热性、惰性、触发风险异物反应、高成本、生物惰性、射线可透过、高熔点（约350℃）
 ·ABS：良好的韧性、机械强度好、不可降解、细胞整合能力非常差
 ·PBT：类似于PCL和PLA但熔点更高（225℃）、细胞整合能力差
 ·所有合成聚合物的共同特点：生物活性低、细胞整合能力差

水凝胶

材料种类： ·海藻酸盐 ·明胶 ·GelMA ·透明质酸
 ·其他：丝、纤维蛋白、脱细胞细胞外基质、天然来源的基质胶、弹性蛋白、脱细胞脂肪

主要特点： ·海藻酸盐：可通过带正电的离子（如Ca^{2+}、Ba^{2+}或Mg^{2+}）进行无毒交联和原位交联，获得最终打印构件的强度、柔性、可变形性，在细胞打印中很流行，但细胞整合能力差于其他水凝胶（如明胶）
 ·明胶：生物安全性好、低成本、可附着于各类细胞（生物相容性好）、良好的基质材料、降解速度合适、抗原性低、柔软但机械性能相对持久
 ·GelMA：可光固化、可附着于各类细胞、适用于细胞负载打印
 ·透明质酸：高黏性（可以改良形式或与其他可打印的水凝胶组合进行打印）、具有调节细胞/组织的功能和细胞信号传导的能力
 ·胶原蛋白：高度生物相容性、ECM的重要成分、免疫原性低、机械性能差、灭菌难度高、易收缩、高成本、交联时间长、热敏性（灭菌过程引发的并发症）
 ·所有水凝胶的共同特点：具有良好、形态和保持水分的能力（与聚合物的疏水性相比）

2.4 口腔医学中的打印材料

在口腔医学中，将3D打印软组织和硬组织构件的打印材料分为4类（表2-6）：金属材料、陶瓷材料、合成聚合物和水凝胶[47]。

2.4.1 金属材料

有多种金属材料可用于3D打印，包括钛、铁、镍、铝、铜、镁、钴、铬、钨和金等。在口腔医学中，因为纯钛和钛合金具有良好的生物相容性和机械强度，是理想的打印材料，例如用于打印钛网和钛板等。由于金属材料在打印过程中具有更高的冷却凝固速度，使得打印的构件具有更细的微观结构和晶粒尺寸，从而提高了机械性能。目前，也有一些研究在3D打印钛支架表面进行羟基磷灰石（HA）或聚四氟乙烯（PTM）电化学涂层，以增强其生物活性。

3D打印金属构件的工艺过程可以分为部分熔融和完全熔融。前者包括选区激光烧结（SLS）和激光微烧结（laser microsintering）；后者包括选区激光熔融（SLM）、激光近净成型（LENS）和电子束熔融（EBM）。通过部分熔融制造的构件的理论密度为45%~85%，构件通常需要后处理，即在炉内烧结以提高最终构件的密度。而完全熔融的打印构件的密度高，可以达到接近100%。

3D打印所使用的金属粉末通常是具有一定粒径分布要求的球形颗粒。选区激光熔融（SLM）工艺一般选用粒径为15~53μm的金属粉末。在进行3D打印时，根据所使用金属粉末的材质和构件的要求，确定合适的打印工艺参数，包括激光功率、激光光斑直径、铺粉层厚、激光扫描速度和路径规划等。打印完成后对构件进行后处理，其中包括：①通过热处理来减少残余应力或优化金属构件的微观结构。②通过表面处理来提高构件表面的尺寸精度和表面光洁度。

2.4.2 陶瓷材料

陶瓷材料也被应用于3D打印，包括氧化铝、氧化铝-氧化锆混合物、氧化铝-二氧化硅混合物、二氧化硅、碳化硅、钇稳定氧化锆（YSZ）、羟基磷灰石（HA）和磷酸三钙（TCP）等。陶瓷材料的3D打印工艺中，选区激光烧结（SLS）和粉末粘合剂打印（PBP）要使用到粉末粘合剂；立体光刻（SLA）要使用到树脂材料。与金属材料相比，3D打印陶瓷材料更具挑战性：①陶瓷具有高熔点和低成型性；②热冲击会导致打印的陶瓷构件出现裂纹；③陶瓷粉末的流动性较差，阻碍了粉末层的平滑沉积。

在口腔医学和骨科领域，陶瓷材料的高刚度、生物相容性和生物活性可以成为理想的骨替代材料。用于3D打印的陶瓷材料是羟基磷灰石（HA）[48]、磷酸三钙（TCP）[49]以及基于HA或TCP的复合材料。因为羟基磷灰石（HA）具有不可吸收性，并且可以模拟天然骨的结构和力学性能，是3D打印骨组织工程支架的主要材料。如果需要支架有一定的降解特性时，可以在HA中按比例混合TCP，形成双相磷酸钙。TCP的机械强度低，降解速度快，因此纯的TCP不适合打印，但可以在TCP支架中添加羟基磷灰石、锶或氧化镁，从而显著提高其机械性能[50]。

2.4.3 合成聚合物

人造的热塑性塑料（thermoplastics）、弹性体（elastomers）和合成纤维（synthetic fibers）被称之为合成聚合物。由于其不同的结构导致不同的性能，被广泛应用于生物医学领域，包括应用于诊断治疗、药物递送和组织工程等[51-52]。就3D打印使用的材料而言，通常使用聚乳酸（PLA）[53]、聚己内酯（PCL）[54]、聚乳酸-羟基乙酸共聚物（PLGA）[55]、聚醚醚酮（PEEK）[56]、聚对苯二甲酸丁二醇酯（PBT）和丙烯腈-丁二烯-苯乙烯（ABS）等，打印方法包括熔融沉积成型（FDM）、立体光刻（SLA）以及选区激光烧结（SLS）等[52]。

2.4.3.1 聚乳酸（PLA）

聚乳酸（poly lactic acid，PLA）的熔融温度约为175℃，适合基于熔化材料的3D打印工艺。换言之，聚乳酸（PLA）适合制备用于熔融沉积成型（FDM）工艺的细丝，细丝可以在200℃~230℃挤出。尽管聚乳酸（PLA）在合成聚合物中被认为是一种具有优异性能的材料，但它存在一些问题：不适合在口腔医学领域3D打印精细的构件；酸性降解产物会导致组织炎症和细胞坏死[57]；材料相对较脆，无柔韧性。

2.4.3.2 聚己内酯（PCL）

聚己内酯（poly caprolactone，PCL）是一种可生物降解、生物相容好和低成本的聚酯，合适的熔融温度可应用在选区激光烧结（SLS）打印中。也可以使用聚己内酯（PCL）细丝使用熔融沉积成型（FDM）打印具有互连孔隙、良好粗糙度和机械性能的类骨多孔支架，用于治疗骨缺损[58]。聚己内酯（PCL）可以与磷酸三钙（TCP）结合打印支架，并植入骨生长细胞[59]。它的主要缺点是高度疏水性，不利于细胞黏附[60]。

2.4.3.3 聚乳酸-羟基乙酸共聚物（PLGA）

聚乳酸-羟基乙酸共聚物（poly lactic-co-glycolic acid，PLGA）生物相容性良好，在生物医学中的主要用途是作为受控药物的递送载体[61]。因此，PLGA支架可用于口腔颌面缺损重建部位输送和持续释放特定因子和药物。依据乳酸（lactic acid，LA）和乙醇酸（glycolic acid，GA）的分子量比（LA∶GA），PLGA的降解时间从24小时到几年不等[62]。主要缺点是可能引发酸性低聚物的积聚，导致组织中的炎症反应[63]。显然，过度炎症会导致纤维化，甚至引发排斥反应。

2.4.3.4 聚醚醚酮（PEEK）

聚醚醚酮（polyether ether ketone，PEEK）是一种半结晶聚合物[64]，具有生物相容性、生物惰性、射线透过性、稳定性以及类皮质骨的机械性能[50]，可用于打印颌骨支架和移植骨块[65]。聚醚醚酮（PEEK）的熔点高（约350℃）[66]，可使用选区激光烧结（SLS）进行3D打印[67]。同时，具有优异的耐热性，可以进行蒸汽灭菌[68]。其缺点是组织整合能力差，有引发异物反应的风险。

2.4.3.5 丙烯腈-丁二烯-苯乙烯（ABS）

丙烯腈-丁二烯-苯乙烯（acrylonitrile butadiene styrene，ABS）是一种三嵌段和石化基共聚物，机械强度高[69]，将聚乳酸（PLA）与ABS混合可以提高韧性[70]。ABS的熔点为105℃，熔融沉积成型（FDM）和立体光刻（SLA）都可以打印这种合成聚合物[71]。由于ABS不可降解、细胞整合能力差，很少被用于生物医学领域的支架或膜材料。

2.4.3.6 聚对苯二甲酸丁二醇酯（PBT）

聚对苯二甲酸丁二醇酯（poly butylene terephthalate，PBT）是一种热塑性聚酯，与聚乳酸（PLA）和聚己内酯（PCL）有类似的生物相容性[52]，但其熔点较高（225℃），使用熔融沉积成型（FDM）可以打印PBT材料的仿生骨小梁支架[72]。PBT也被用作支架的涂层，有研究证实在钛合金支架上涂覆PBT和聚环氧乙烷（PEO）能够促进骨结合[73]，尽管尚不清楚是涂层本身还是涂层和支架材料的组合而实现了积极效果。

2.4.4 水凝胶

在口腔颌面外科的引导组织再生/引导骨再生（GTR/GBR）的临床程序中，屏障膜的作用非常重要。无疑，无毒的水凝胶（hydrogels）是

3D打印屏障膜最理想的材料[74]：①水凝胶的三维聚合物网络有理想的柔韧性，质地和形态柔软。②水凝胶是以水为溶胀剂的凝胶，能够在保持适量水的同时保持不溶性，这使其能够在水合结构方面紧密模拟机体组织（与聚合物的疏水特性相反）。基于材料的挤出打印（material extrusion）和在较小尺寸上的立体光刻（SLA）是已知的3D打印水凝胶的主要方法[52]。保持3D打印水凝胶结构完整性的一个重要步骤是交联。水凝胶中的天然或合成聚合物网络链可以通过化学交联（例如共价键）、物理交联（例如氢键、疏水/亲水缔合或离子络合）或通过混合的化学和物理交联机制进行交联[74-75]。以下是可打印的部分水凝胶。

2.4.4.1 海藻酸盐

海藻酸盐（alginate）是自然界中丰富的天然聚合物，可从海洋褐藻中提取[76]。作为褐藻及其凝胶基质中的一种结构元素，为褐藻提供了灵活性和机械强度[77]。海藻酸盐具备生物医学中膜或屏障膜所需的特性，尤其是化学性质与细胞外基质相似，营养物质和代谢产物可以迅速扩散到其中。因此，具备多种临床应用前景：①可以将各种细胞和生长因子封装在水凝胶中并用于3D打印结构[78]；②打印血管[79]；③打印皮肤[80]。

2.4.4.2 明胶

明胶（gelatin）是胶原蛋白的变性形式，通过酸或碱水解动物体内的胶原蛋白而获得，是用于药品、医疗、食品和化妆品最安全、价格最合理的生物材料之一[81]。对口腔医学而言，明胶有许多优点：①生物相容性和低成本，具有合理的降解速度[81]。②明胶链富含基序，如精氨酸-甘氨酸-天冬氨酸（RGD）序列，可以调节细胞附着，有效地附着所有类型的细胞。与许多其他没有细胞识别位点的材料（如聚合物）相比，这是明胶的重要优势[82]。③明胶可以作为一种致孔元件，与其他材料成分结合时提供结构支持[83]。④明胶是一种变

性产物，其抗原性低于胶原蛋白[84]。⑤明胶具有柔软但耐用的机械性能[85]。

2.4.4.3 甲基丙烯酸明胶

明胶的肽链含有赖氨酸，该赖氨酸末端氨基具有与甲基丙烯酰胺相互作用并形成甲基丙烯酸酯基团的能力[86]。这种改性的明胶被称之为甲基丙烯酸明胶（gelatin methacrylate，GelMA），它是一种可光固化的水凝胶，可以用紫外线交联[86]。因此，甲基丙烯酸明胶（GelMA）适合于细胞负载的打印，因为细胞不能耐受化学交联剂。它还保存了明胶的特性，如生物相容性、对各种细胞类型的完美附着和生物降解性[87]。

2.4.4.4 透明质酸

透明质酸（hyaluronan or hyaluronic acid）是一种细胞外基质（ECM），参与调节细胞和组织功能，如细胞分化、迁移、血管生成和增殖等[88]。透明质酸具有高黏性，不容易打印[89]，但可以与其他水凝胶组合，如甲基丙烯酸明胶（GelMA）[90]、光固化葡聚糖[91]，或与聚N异丙基丙烯酰胺（poly n-isopropylacrylamide）偶联[92]。有些研究将透明质酸进行化学改性，例如可光固化的甲基丙烯酸透明质酸[93]，基于材料挤出（material extrusion）的3D打印工艺进行打印[89]。

2.4.4.5 胶原蛋白

胶原蛋白是细胞外基质（ECM）的重要组成部分，也是体内最丰富的蛋白质之一[94]。在生物医学和组织工程应用中，可以从大鼠尾以及牛和猪的筋腱和皮肤中提取[94]。胶原蛋白具有生物相容性，免疫原性低，可被胶原酶降解[95]的特性。为了提高胶原蛋白的机械性，可以通过化学或酶法交联，也可以与其他聚合物混合制成双网络[96]。但要注意到的问题是：①一些交联方法可能会发生细胞毒性[96]。②由于胶原的热敏性和降解性，胶原的灭菌也存在困难，因为温度会

改变胶原的原纤维形式[94]。③3D打印胶原蛋白非常困难和昂贵,尤其是对于制造大尺寸构件。然而,它在负载细胞的打印和/或与其他材料结合使用是合理的[97]。综上所述,胶原蛋白可用于口腔黏膜、皮肤[98]以及骨再生支架[99]的3D打印。

2.5 3D打印在口腔医学中的应用

未来的医学必将变成高度发达的个性化治疗,而不是"一刀切"的治疗方法。其中,3D打印为其注入活力,可以实现按患者所需制订治疗方案和产品,特别是在口腔和颌面外科领域。这需要临床医生与相关领域的工程师和科学家的协同工作,最终实现组织和器官缺损的修复、再生和重建的愿景。目前,伴随3D打印工艺、技术和材料的快速发展,医学领域的3D打印成为引领临床医学发展的关键技术之一。

2.5.1 打印三维立体模型

基于螺旋CT、CBCT和磁共振等影像学数据的医学建模(也称之为生物建模),可以直接创建真实大小的解剖模型,然后通过3D打印快速成型不同组织和器官的三维立体模型,包括牙模型、颌骨模型、颞下颌关节模型、面部模型和颅骨模型等,用于诊断、治疗方案设计、植入物设计、医学教育以及与患者的沟通[100-101]。例如,在颌骨畸形和骨缺损的修复中,3D打印的解剖模型有助于诊断程序,并允许医生进行模拟手术,提高了诊断的准确性,增加了操作的安全性。此外,可以基于解剖模型进行术前设计和制造植入物,例如钛板、钛网和组织工程学支架等。3D打印解剖模型真实再现了解剖结构,可以作为培训外科手术的教育工具。

2.5.2 打印外科导板

基于以修复为导向的种植理念,苛求种植体植入的三维位置(近远中向位置、颊舌向位置和垂直向位置)与轴向。因此,临床上越来越多的使用3D打印的外科导板,用于引导种植窝预备和种植体植入。对于一些复杂病例,3D打印的种植外科导板也在不断进步,例如以修复为导向、贯穿种植外科与修复的数字化序列组合导板,包括定位导板、基础导板、种植窝预备和种植体植入导板以及修复体就位导板等4个导板。种植外科导板的主要优势在于:①精确定位种植体的三维位置与轴向。②避免损伤邻近的重要结构,例如邻牙牙根、下颌管、上颌窦和鼻底等。③无骨和/或软组织缺损的病例,应用外科导板有利于不翻瓣的微创种植。④用于骨修整的截骨导板,可以按照术前的设计精确截骨。⑤修复体就位导板,有利于术前制作的修复体的精确就位。

除种植外科导板外,多种外科导板被引入颌面外科的手术中:①侧壁开窗上颌窦底提升的开窗定位导板,有利于精准确定侧壁开窗的位置与轮廓,有效避免牙槽上颌窦动脉的损伤。②种植支抗导板,有利于避免损伤邻牙牙根。③腓骨移植模板,有助于腓骨截骨和轮廓重建。

2.5.3 打印钛网

就复杂骨缺损的引导骨再生(GBR)而言,一个重要的原则是提供维持骨增量空间稳定性的支架。支架的理想条件是具备生物相容性、可生物降解性、孔隙度和适当的机械性能,可选择的打印材料包括金属材料、陶瓷材料和合成聚合物等。

目前,3D打印个性化钛网(3D-PITM)是非常成熟的骨增量支架。通过提取患者的CBCT数据,进行颌骨结构的三维模型重建,根据理想种植体的植入位置,规划预期骨增量范围,同时兼顾术区邻牙和重要解剖结构,设计钛网覆盖范围,并确定钛网固位钉的数目、尺寸及位置,精确设计钛网的轮廓,将设计数据输出后进行3D打印,从而获得理想的个性化定制钛网。

当然，生物相容性和生物降解性支架也是目前的研究热点之一，例如以镁（Mg）或聚合物为打印材料的支架，不需要第二次手术将其取出。

2.5.4 打印修复体

通常，全瓷修复体（天然牙支持的全瓷冠和种植体支持的全瓷修复体）的制造方法是减材制造（SM）。减材制造全瓷修复体的主要缺点是材料浪费，氧化锆块中浪费的材料可高达90%，而3D打印几乎没有材料浪费。3D打印可以用于颌面部赝复体的制造，例如义眼、义耳和义鼻等。因为是逐层打印，并且可以选择多种材料，制作的赝复体在弹性、色泽、技术和时间成本上显著高于传统的制造方法。

2.5.5 打印关节与颌骨

许多疾病可以导致颞下颌关节（TMJ）和颌骨的畸形、缺损和缺失，如发育异常、创伤、炎症、良性或恶性肿瘤、药物相关或放射性颌骨坏死等[102]。在无法用骨移植的方法进行修复时，假体替代便成为最后的选项。不同患者的颞下颌关节（TMJ）和关节窝的形状与大小差异较大，这尤其与髁运动密切相关。虽然市场上多种假体，但形状、大小和结构很难符合每个患者解剖结构。由此，量身定做的3D打印个性化关节，便成为颞下颌关节（TMJ）的理想替代。

3D打印个性化颌骨（部分或全部）也是不能用骨移植修复的颌骨缺失的理想替代。3D打印个性化颌骨不但在形状与尺寸上高度匹配，而且可以设计内部结构，例如设计网状结构或孔隙率，不但可以减轻替代体的重量，还可以在仿生构件的内部植入与新骨形成相关的细胞和因子。

2.5.6 打印牙种植体

3D打印个性化种植体越来越多地激发着人们的兴趣，打印材料包括纯钛、钛合金、氧化锆[103]

和聚醚醚酮（PEEK）[104]等，通常使用粉末床熔融（powder bed fusion）的3D打印工艺，例如选区激光熔融（SLM）[105]。对3D打印个性化种植体的兴趣主要来源于：①模仿拔出的天然牙的牙根形态，与拔牙窝完全匹配，似乎有利于即刻种植。②依照医生的理解和兴趣，可以任意打印螺纹或非螺纹、实心或多孔种植体[106]。尽管从研究和发明角度对3D打印个性化种植体充满了希望，但是对非批量生产的种植体而言，其表面处理与内连接构型精度依然存在巨大的挑战。

就支持颌面部赝复体的个性化种植体而言，3D打印是一个不错的选择。例如支持义鼻、义眼、义耳和颌骨赝复体的种植体。因为受到周围骨的形状、解剖结构和骨量的限制以及市场用量有限，不适合减材制造（SM）的批量化生产。

2.5.7 3D生物打印

3D生物打印（3D bioprinting），也称之为细胞负载打印（cell-laden printing），本质是通过计算机辅助打印人类活细胞或细胞外基质来模拟构建自然组织特征的结构，制造组织和器官替代品。打印方法与常规3D打印类似，3D生物打印也使用逐层指令创建数字模型，利用3D打印逐层沉积生物墨水材料，将细胞、生长因子和生物材料结合在一起，打印出类似的组织和器官，例如血管和皮肤等，是医学和组织工程领域的研究热点[107]。

尽管3D生物打印更加复杂，涉及的领域与技术更加宽泛，但进展迅速。打印方法上有喷墨生物打印、微挤出和激光辅助生物打印，打印材料上有包括水凝胶、互穿网络和纳米复合材料的多种生物墨水。这些创新材料和方法可以创造不同细胞类型与生物材料的组织和器官替代品。3D生物打印的主要局限性包括材料选择受限和打印时细胞活力可能降低[108]。尽管如此，3D生物打印已经成为一种很有前途的医学研究工具。

Chapter 3

Design and Manufacturing of 3D Printing Individualized Titanium Mesh（3D-PITM）

Zhang Liqiang, Liu Qian, Wang Xinyu, Liu Yang, Zhang Weiqi, Su Yucheng

第3章

3D打印个性化钛网的设计与制造

张立强　刘　倩　王心彧　刘　洋　张薇奇　宿玉成

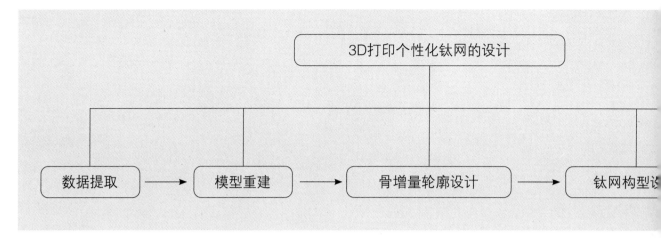

图3-1　3D打印个性化钛网设计与制造的基本流程

为每个病例个体打印的钛网是基于患者骨缺损类型的个性化设计与制造，因此将其称之为3D打印个性化钛网（3D printing individualized titanium mesh，3D-PITM），其基本定义为以钛或钛合金为原材料，基于CAD/CAM，在术前3D打印制造的个性化定制钛网，用于引导骨再生（GBR）中创造与维持骨增量空间稳定。

就增材制造（AM）而言，尽管3D打印构件的设计原则、制造原理以及工艺流程基本相同，但因打印的构件种类不同，也存在较大的差异。本书，以迪迈仕（Digital Mesh）3D打印个性化钛网（3D-PITM）为例进行详细讨论，包括钛网及颌骨模型打印的设计、制造和后处理等（图3-1）。

3.1 3D打印个性化钛网的设计

3.1.1 数据提取

首先，要获得与患者骨增量相关的数据用于设计和制造3D打印个性化钛网（3D-PITM），包括颌骨模型数据和颌位关系数据。当然，对涉及面部形貌的复合性大量骨缺损病例，可能需要通过面扫以获得面部的形貌数据。

3.1.1.1 提取颌骨模型数据

颌骨模型数据是设计3D打印个性化钛网（3D-PITM）轮廓的基本数据，来源于螺旋CT或CBCT扫描。拍摄患者开口位CBCT，获得患者的影像学数据，即".DICOM"格式的文件。DICOM（digital imaging and communications in medicine）是指医学数字成像和通信，广泛用于医学影像处理、储存、打印、传输的一组通用的标准协定格式数据。利用患者CT扫描获得的".DICOM"格式文件生成数字化颌骨模型并用于打印实体模型。

在进行CBCT扫描时建议：①CBCT拍摄层厚＜0.3mm；②患者在开口位状态下扫描；③尽量取下扫描区的金属物体，如可摘金属义齿和耳环、耳针等，避免产生伪影；④扫描时患者的头部应尽量保持静止，避免因头部移动产生数据失真。

3.1.1.2 提取颌位关系数据

提取的颌位关系数据为设计3D打印个性化钛网（3D-PITM）的骨弓轮廓提供参考，通常采用口内扫描获得患者上颌和下颌牙弓数据，并将其导出为".STL"格式的三维模型文件。若多颗牙连续缺失（例如＞5颗牙时），可以用藻酸盐印模

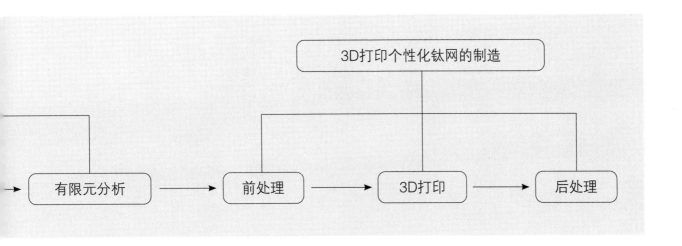

材料制取上下颌印模，灌注超硬石膏模型，扫描模型获得上颌和下颌全牙弓数据，然后将其导出为".STL"格式的三维模型文件。使用口内扫描或模型扫描的方法扫描无牙颌时，则需要通过咬合记录硅橡胶采集颌位关系数据。

3.1.2　模型重建

　　基于需要，三维重建的颌骨模型包括颌骨、牙、下颌管、鼻底和上颌窦底等相关解剖结构。

3.1.2.1　重建颌骨模型

　　使用软件读取CBCT扫描获得的".DICOM"格式数据，通过手动或自动提取方法进行患者颌骨模型的三维重建。数据提取应保留颌骨缺损位置的两侧邻牙（在允许的情况下至少保留2颗以上的邻牙牙位），上颌需提取至前鼻棘或鼻底上

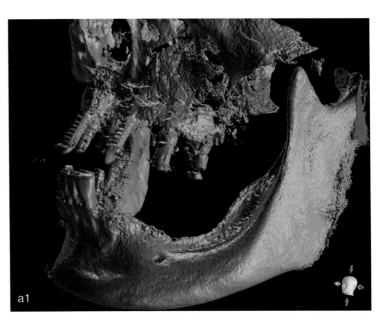

图3-2　3D打印个性化钛网的设计
a. 模型重建。a1. 重建颌骨模型，使用CBCT扫描获得的".DICOM"格式的数据进行三维重建，并将其导出为".STL"格式的三维颌骨模型。

方，下颌需提取至颌骨的底部（图3-2a1）。

手动提取是通过对CBCT影像数据进行选择性的"涂抹"，手动设置最小密度值（即灰度值）或使用滴管工具在颌骨的不同位置吸取灰度值。如果存在伪影，则需要人工进行分辨，确认每层影像中的颌骨轮廓位置，然后将所有图层进行汇总、合成最终的颌骨模型。

也可以使用自动提取功能进行颌骨模型的重建。软件根据影像中不同区域的骨密度数值进行分割和计算，并对部分空腔区域进行自动填充。自动提取功能可以实现大部分颌骨模型重建的工作，但对于部分精细结构（如薄骨壁结构）和伪影处的骨轮廓，自动提取精度较差，无法满足设计要求，需要进行手动分割。

对重建的颌骨模型进行光顺、修剪、缩放等操作，并基于原始CBCT扫描的三维重建图像进行匹配性检验，最后将其导出为".STL"格式的三维模型文件（图3-2a2）。

3.1.2.2 重建牙模型

牙模型的重建步骤与颌骨模型重建过程相似，同样可采用手动或自动提取方法来进行操作。在重建牙模型后将其导出为".STL"格式的三维模型文件（图3-2a2）。

3.1.2.3 重建下颌管和下牙槽神经模型

在修复下颌骨缺损时，需重建下颌管和下牙槽神经模型。在CBCT影像中找到颏孔位置及下颌管轮廓，采用手动或自动提取方法将下颌管填充后重建出下牙槽神经模型。在下颌的不同位置以不同角度进行神经模型的位置确认，最终将其导出为".STL"格式的三维模型文件（图3-2a2）。

3.1.3 骨增量轮廓设计

基于以口腔修复为导向的骨增量轮廓设计原则，利用重建的数字化三维颌骨模型，确定骨增量的体积，设计3D打印个性化钛网的轮廓与形状。将CBCT扫描获得的".DICOM"格式数据和口内扫描或模型扫描获得的".STL"格式数据配准后导入设计软件中，以修复为导向模拟缺牙位

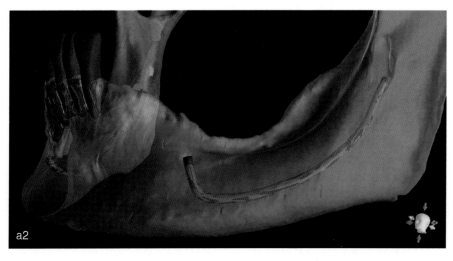

a2

图3-2　3D打印个性化钛网的设计（续）

a. 模型重建。a2. 重建颌骨模型、牙模型和下颌管及下牙槽神经模型，并其导出为".STL"格式的三维模型。

点的种植体位置，测量所需要增加的骨量（保证种植体周2mm以上的骨量），在此数据基础上额外增加0.5～1.5mm的范围以预防骨吸收。在进行骨增量轮廓设计时，要遵循3个要素：颌骨镜像、种植体位置和颌位关系。

3.1.3.1 颌骨镜像

通常，基于上颌骨和下颌骨的两侧为对称结构，可以使用镜像技术设计对称性的骨增量轮廓。这是骨增量轮廓设计的第一要素（图3-2b1）。对镜像后的颌骨模型进行简化处理，去除不需要的解剖结构（图3-2b2）。

3.1.3.2 种植体位置

在理想的位置以合适的轴向将种植体虚拟植

入骨增量位点，由此设计水平向和垂直向的骨增量轮廓，尤其是对侧颌骨也存在轮廓缺陷（如存在骨缺损）无法进行颌骨镜像时。这是骨增量轮廓设计的第二要素（图3-2b3～b6）。

3.1.3.3 颌位关系

骨增量轮廓要与对颌的骨弓轮廓相匹配，此时要参照现有的颌位关系或重建新的颌位关系，由此界定水平向和垂直向的骨增量轮廓，尤其是单颌或双颌无牙颌时。这是骨增量轮廓设计的第三要素（图3-2b7，b8）。

3.1.4 钛网构型设计

依据以上三要素确定骨增量轮廓和所需要增加的骨量后进行钛网构型的设计，包括钛网轮廓

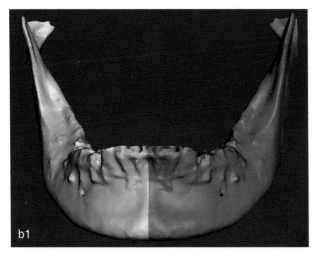

图3-2　3D打印个性化钛网的设计（续）
b. 骨增量轮廓的设计。b1. 颌骨镜像。使用镜像技术设计对称性的骨增量轮廓。这是骨增量轮廓设计的第一要素。b2. 对镜像后的颌骨模型进行简化处理，去除不需要的解剖结构（格栅之外部分是要去除的解剖结构）。

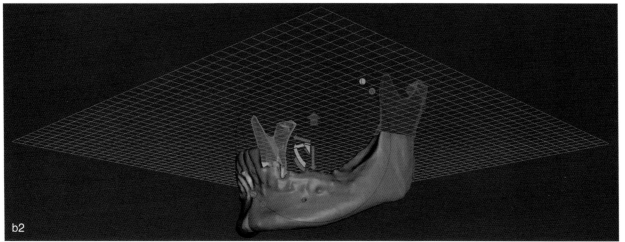

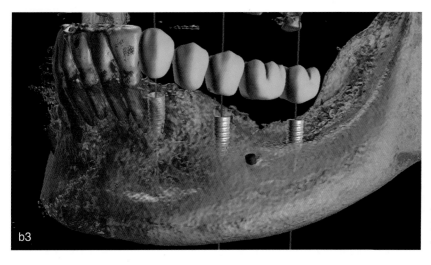

图3-2　3D打印个性化钛网的设计（续）
b. 骨增量轮廓的设计。b3~b6. 种植体位置。b3. 颌骨三维重建图像。在理想的三维位置与轴向上虚拟植入种植体，这是骨增量轮廓设计的第二要素。

图3-2　3D打印个性化钛网的设计（续）
b. 骨增量轮廓的设计。b3~b6. 种植体位置。b4~b6. 种植体植入位置的颊舌向断层图像。在理想的三维位置与轴向上虚拟植入种植体，这是骨增量轮廓设计的第二要素。

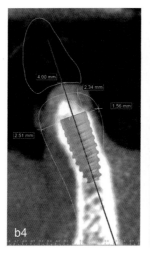
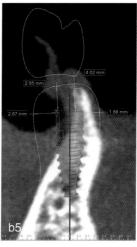
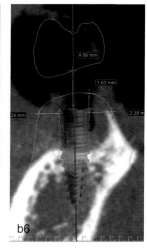

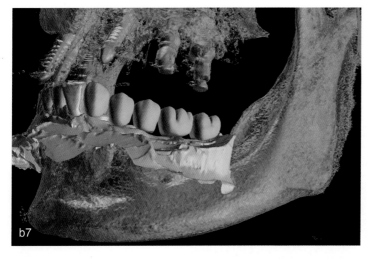

图3-2　3D打印个性化钛网的设计（续）
b. 骨增量轮廓的设计。b7，b8. 颌位关系。b7. CBCT数据和口扫数据的配准整合。骨增量轮廓要与对颌的骨弓轮廓相匹配，尤其是单颌或双颌无牙颌种植修复时，这是骨增量轮廓设计的第三要素。

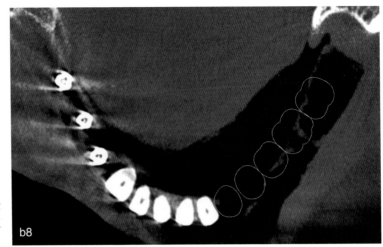

图3-2 3D打印个性化钛网的设计（续）
b. 骨增量轮廓的设计。b7, b8. 颌位关系。b8. 水平向断层图像。骨增量轮廓要与对颌的骨弓轮廓相匹配，尤其是单颌或双颌无牙颌种植修复时，这是骨增量轮廓设计的第三要素。

和边缘、单胞结构和填充、孔隙率和厚度等。

3.1.4.1 钛网轮廓和边缘

通常而言，垂直向骨增量的钛网轮廓为"L"形。"L"形的长臂置于唇侧（颊侧），钛网边缘与基骨贴合，并尽量向基骨的根方延伸，扩大钛网与基骨的接触面，增加钛网的稳定性并为螺钉固定留有充足的位置。"L"形的短臂置于牙槽嵴顶，并向舌侧（腭侧）适当延伸，钛网边缘与基骨形成点状和线状接触，以增加钛网的稳定性。

钛网边缘位置设计（图3-2c1，c2）应当考量如下因素：①在牙槽嵴顶，钛网不与邻牙接触，与牙根之间的距离应＞1.5mm，避免创口愈合不良或裂开；②在唇侧（颊侧），尽量避免钛网覆盖或横跨牙根表面，降低钛网对表面软组织增加压力所导致的黏膜坏死或创口裂开的风险；③钛网与颏孔之间的距离应＞2.0mm，避免钛网对颏神经的刺激；④钛网边缘圆滑顺畅，并于基骨密合，减少对表面软组织产生过多刺激和内部应力；⑤在钛网边缘内设计的螺钉固位孔，除考虑固定螺钉的稳定性之外，还要避免侵犯牙根、下颌管、鼻底和上颌窦等解剖结构，并方便钛网固定时的入路。

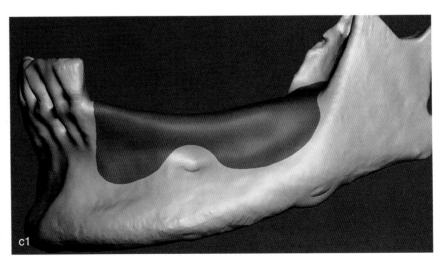

图3-2 3D打印个性化钛网的设计（续）
c. 钛网构型设计。c1, c2. 轮廓和边缘设计。c1. 在骨增量区域"勾勒"出骨增量轮廓后进行光顺处理，钛网边缘与基骨贴合，增加钛网的稳定性。

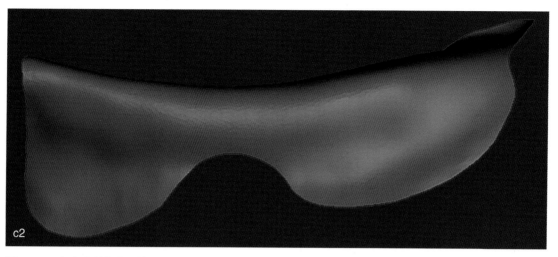

图3-2　3D打印个性化钛网的设计（续）

c. 钛网构型设计。c1，c2. 轮廓和边缘设计。c2. 在骨增量区域设计钛网面。钛网边缘的位置要避开邻牙、颏孔、下颌管、鼻底和上颌窦等解剖结构以及螺钉固定的位置。

3.1.4.2 单胞结构和填充

钛网的"单胞结构"是钛网构型设计的最小结构单元。以"迪迈仕（Digital Mesh）"3D打印个性化钛网（3D-PITM）产品为例，其单胞结构包含4个圆形孔和4个棱形孔：1个完整棱形孔、4个1/2棱形孔、4个1/4棱形孔（图3-2c3，c4）。

将单胞结构以一定的旋转角沿着钛网轮廓面进行三维重复填充，在钛网边缘处实现闭合（图3-2c5）。考虑到钛网3D打印工艺及后处理工艺的特点，在单胞结构填充时应优化旋转角度和填充方向，避免产生不易去除的工艺支撑结构。

3.1.4.3 孔隙率和厚度

钛网孔隙率是钛网设计的重点之一。钛网的整体构型为单胞结构的重复填充和钛网边缘的组合。为了简化计算，把钛网整体的孔隙率近似等同于单胞结构的孔隙率，即单胞结构中所有孔隙

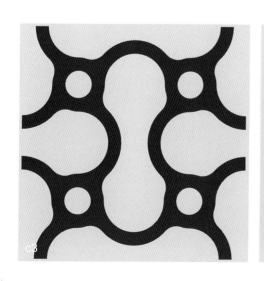

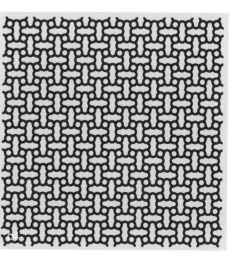

图3-2　3D打印个性化钛网的设计（续）

c. 钛网构型设计。c3～c5. 单胞结构和填充。c3. "迪迈仕"3D打印个性化钛网单胞结构。c4. 钛网单胞结构的重复填充（二维）。

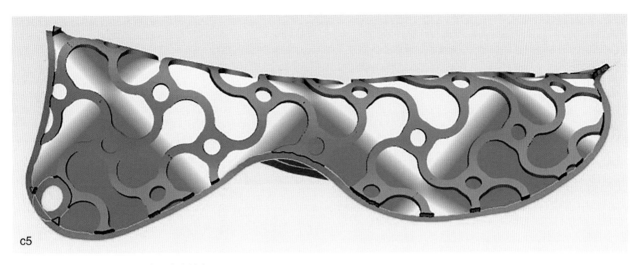

c5

图3-2　3D打印个性化钛网的设计（续）
c. 钛网构型设计。c3~c5. 单胞结构和填充。c5. 钛网单胞结构以一定旋转角度沿着钛网轮廓面进行重复填充（三维），在钛网边缘处实现闭合。

的面积在单胞总面积中的占比，计算公式如下：

$$P \approx Pc = (Sc-St)/Sc$$

以上，P：钛网孔隙率；Pc：单胞孔隙率；Sc：单胞总面积；St：单胞中钛网面积。

钛网孔隙率的设计与以下因素相关：①较大的孔隙率可以扩大覆盖钛网表面的黏骨膜与钛网孔隙中所形成的假骨膜的组织整合，有利于软组织稳定，降低创口裂开和钛网暴露的风险[1-2]；②合适的钛网孔隙率提供了一个相互连接的多孔结构，可以促进细胞渗透、代谢产物排放以及营养物质和生长因子扩散[3]；③过大的孔隙率会降低钛网机械强度，不利于维持成骨空间。通常认为50%~90%的孔隙率有利于新骨生成。马蕊等的研究表明在钛网材料、孔径大小、表面处理和厚度等条件一致的情况下，孔隙率为62%和68%钛网，新骨形成的结果优于孔隙率为55%的钛网[1]。

成骨空间的稳定是新生骨质量的重要影响因素，复杂骨缺损对空间维持的要求更加严苛。钛网的空间维持能力与其厚度相关。目前使用的钛网厚度多为0.1~0.6mm。需要注意的是，虽然钛网越厚，对空间维持的能力越强，但对软组织的压应力也越大，可能导致钛网表面软组织血运障碍和钛网暴露；钛网越薄，其弹性越大，会减轻对钛网表面软组织血运的影响，降低钛网暴露率，但如果机械强度不够，不足以维持成骨空间，可能发生变形塌陷，从而影响骨增量效果。三维有限元分析显示，0.3mm厚度的3D打印个性化钛网（3D-PITM）能够承受的力量较小。因此，厚度低于0.3mm的钛网，在临床中应谨慎使用。综合考量3D打印钛网的机械性能、骨增量范围、软组织表型和局部受力情况，迪迈仕3D打印个性化钛网（3D-PITM）的设计厚度为0.4mm[4-5]。

3.1.4.4　粗糙度

钛网表面粗糙度（Ra）直接影响钛-细胞界面的相互作用，在细胞黏附、分化等过程中起到重要作用。钛网表面粗糙度过高可能会导致金属钛离子析出和细菌黏附，也有可能增加钛网与新骨之间的假骨膜厚度，从而增加钛网下方成骨量不足的风险；表面粗糙度过低则会减慢界面处的

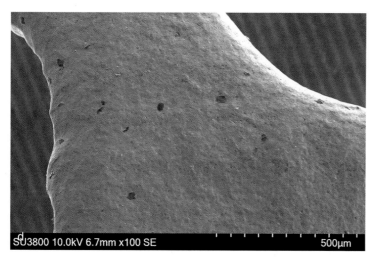

SU3800 10.0kV 6.7mm x100 SE   500μm

图3-2　3D打印个性化钛网的设计（续）
d．迪迈仕3D打印个性化钛网表面的扫描电镜照片，合适的表面粗糙度是钛网的重要参数之一。

成骨过程[4]。因此只有选择合适的表面粗糙度才能有利于新骨形成、提高钛网与表面软组织的整合能力，增强其生物相容性，减少对黏膜的刺激。迪迈仕3D打印个性化钛网（3D-PITM）的表面粗糙度（Ra）为6～7μm（图3-2d）。

3.1.5　钛网有限元分析

钛网在植入后，不可避免会受到各种力的作用，包括舌头舔舐、颊肌挤压以及咀嚼过程中的食物挤压等，因此钛网必须具备一定的强度才能保持形态，稳定其内骨增量材料，为新骨生长提供稳定的空间和机械支持。在钛网构型设计完成后，利用有限元分析方法计算在骨缺损位置植入

的钛网受到垂直于牙槽嵴顶压力时的最大等效应力和最大位移，进而评估钛网构型设计是否能满足临床要求，为钛网的个性化设计提供指导。

将个性化钛网模型、颌骨模型和螺钉模型导入有限元分析软件进行静力学计算（图3-2e，表3-1）。对每个模型进行有限元体网格划分，在骨缺损处施加垂直于牙槽嵴顶的载荷，计算出个性化钛网在此载荷下受到的最大等效应力和最大位移，并评估是否满足力学性能要求。马蕊等的研究表明孔隙率为68%、厚度为0.4mm的个性化钛网在一定载荷下的最大等效应力和最大位移均满足要求，为骨增量区域提供稳定的成骨空间[5]。

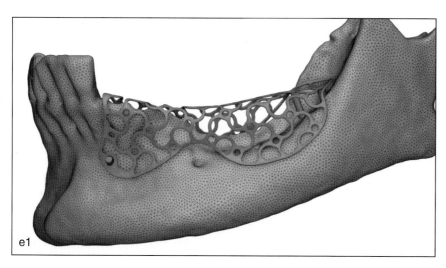

e1

图3-2　3D打印个性化钛网的设计（续）
e．钛网有限元分析。e1．对个性化钛网模型、颌骨模型和螺钉模型进行有限元体网格划分。

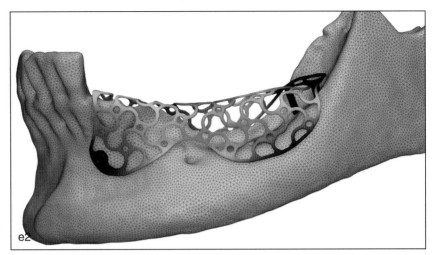

图3-2　3D打印个性化钛网的设计（续）

e. 钛网有限元分析。e2. 个性化钛网在载荷作用下的位移云图。

表3-1　钛网有限元分析使用的材料属性[6-7]

模型	材料	弹性模量（GPa）	泊松比
个性化钛网	纯钛（TA1）	108	0.3
螺钉	钛合金（TC4）	110	0.3
颌骨	皮质骨	13.7	0.3

3.1.6　迪迈仕钛网的设计参数和性能

基于以上研究结果，迪迈仕3D打印个性化钛网（3D-PITM）的设计参数为：孔半径0.7mm；杆径0.7mm；单胞边长分别为10mm（S型，小钛网）和12mm（L型，大钛网），孔隙率分别为62%和68%；厚度为0.4mm（图3-2f），具有优异

的综合性能（表3-2），合适的表面粗糙度和生物力学性能使钛网在植入后不仅能够提供稳定的成骨空间，而且减少了对黏膜的刺激，有效降低了术后钛网暴露等并发症的发生。

表3-2　迪迈仕3D打印个性化钛网的性能参数

表面粗糙度Ra（μm）	表面维氏硬度（HV10）	静态抗弯强度（N）
≤15	≥150	≥10
屈服强度*（MPa）	抗拉强度*（MPa）	断后伸长率*
≥300	≥380	20%

基于标准《YY/T 1702-2020 牙科学 增材制造 口腔固定和活动修复用激光选区熔化金属材料》测试，样品沿打印Z方向的拉伸性能

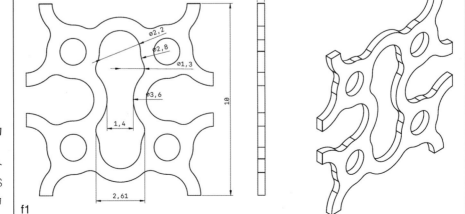

图3-2　3D打印个性化钛网的设计（续）

f. 迪迈仕（Digital Mesh）个性化钛网的设计参数。f1. S型钛网（小钛网）的边长为10mm，钛网孔隙率为62%。

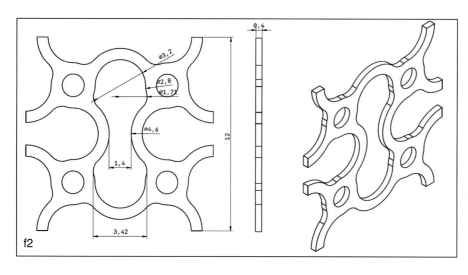

图3-2　3D打印个性化钛网的设计（续）

f. 迪迈仕（Digital Mesh）个性化钛网的设计参数。f2. L型钛网（大钛网）的边长为12mm，钛网孔隙率为68%。

3.2　3D打印个性化钛网的制造

3D打印个性化钛网产品的制造工艺包括：前处理（模型修复、支撑设计和切片），3D打印和后处理（热处理、线切割、去支撑、打磨喷砂、超声清洗和蒸汽灭菌）。

3.2.1　前处理

3D打印个性化钛网的前处理包括钛网模型修复、钛网支撑设计和切片。

3.2.1.1　钛网模型修复

通常，钛网构型设计完成后导出的".STL"格式的三维模型文件并不完美，常见的错误包括：反向三角面片、坏边（错误轮廓、缝隙和孔洞等）、重叠三角面片及交叉三角面片等，需要对其修复后才能用于3D打印（图3-3a1，a2）。

3.2.1.2　钛网支撑设计

钛网支撑结构是辅助个性化钛网3D打印成型的特殊的柱状结构（图3-3a3），在3D打印完成

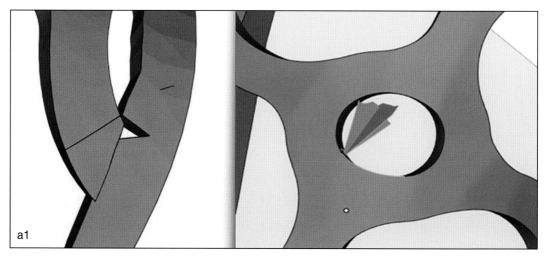

图3-3　3D打印个性化钛网的制造

a. 前处理。a1，a2. 钛网模型修复。a1. 所设计的钛网在三维模型上的错误（坏边和交叉三角面片），需要对其进行个性化修复后才能用于3D打印。

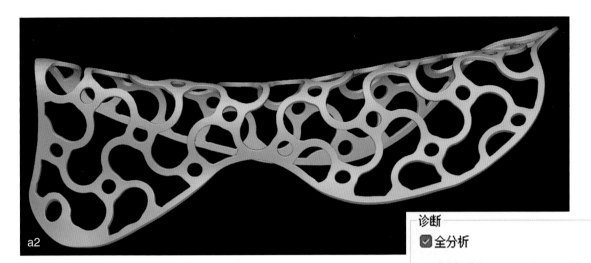

诊断
☑ 全分析
☑ ✓ 0　反向三角面片
☑ ✓ 0　坏边
　✓ 0　　错误轮廓
☑ ✓ 0　　缝隙
☑ ✓ 0　　孔洞
☑ ✓ 1　壳体
　✓ 0　　干扰壳体
☑ ✓ 0　重叠三角面片
☑ ✓ 0　交叉三角面片

图3-3　3D打印个性化钛网的制造（续）
a. 前处理。a1，a2. 钛网模型修复。a2. 对坏边和交叉三角面片修复后的钛网三维模型。

后需要将其去除。设计支撑结构时建议：①支撑数量最小；②支撑尽量落在打印基板上，便于后期去除；③降低零件打印投影面积，减小打印变形，提高表面质量。

支撑结构设计后应进行检查和优化，删除相邻很近（支撑间距＜1mm）或相互重叠的支撑。

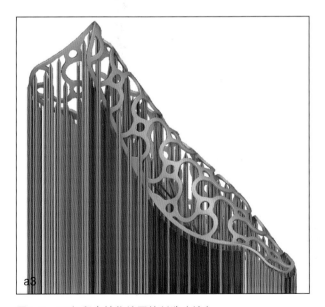

图3-3　3D打印个性化钛网的制造（续）
a. 前处理。a3. 钛网支撑设计。设计的3D打印个性化钛网的辅助性柱状支撑结构。

3.2.1.3 切片

对钛网模型修复和支撑结构设计完成之后，统一进行切片处理，切片厚度应＜25μm。

3.2.2 3D打印

将切片处理后的数据导入3D打印设备MLab（Concept Laser，德国）中，使用医用纯钛材料（DPR-M04，北京德普润新材料科技有限公司）和打印工艺参数进行个性化钛网的3D打印制造，医用纯钛材料为粒径15～45μm的金属球形颗粒（图3-3b，表3-3）。

打印技术为选区激光熔融（SLM）。SLM基于分层制造、层层叠加的成型原理，根据计算机

表3-3　3D打印个性化钛网的工艺参数

激光功率	光斑直径	扫描间距	铺粉层厚	扫描速度
100W	50μm	0.08mm	25μm	1000mm/s

辅助设计（CAD）数据，用激光束逐层熔化选择区域，从而实现材料的三维自由成型。

3.2.3 后处理

3D打印个性化钛网打印完成之后的后处理包括热处理、线切割、去支撑、打磨喷砂、超声清洗和蒸汽灭菌等。

3.2.3.1 热处理

3D打印过程中由于金属粉末的快速加热、熔化和凝固会使钛网内部产生极大的内应力，应使用真空热处理炉对钛网进行去应力热的处理。热处理后的钛网内应力逐渐降低或消失，能有效地避免钛网的回弹性和应力变形；同时材料内部组织发生变化，可提高钛网的塑韧性，改善其综合性能。热处理后的钛网显微组织为均匀的等轴α相组织（图3-3c）。

3.2.3.2 线切割

线切割是利用移动的金属钼丝做电极丝，使电极丝和零件之间脉冲电火花放电，产生的高温让金属熔化或汽化，形成切缝，从而切割出构件的加工方法。将带钛网的金属基板固定在线切割设备的凹槽处，调整线切割平台位置与基板之间的间距。开启设备，将钛网及支撑结构从金属基板上切除。

3.2.3.3 去支撑

使用尖嘴钳等工具，将支撑结构从钛网的根部进行折断去除，应避免力量过大导致钛网变形。如果钛网局部有小孔无法完全去除时，留待打磨时清除。

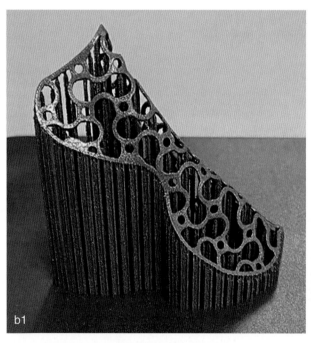
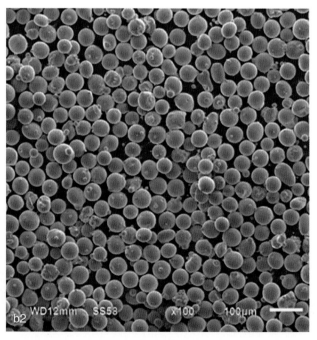

图3-3　3D打印个性化钛网的制造（续）

b. 打印。b1. 打印完成之后尚未进行后处理的产品，包括钛网和支撑结构。b2. 纯钛材料的扫描电镜照片，医用纯钛金属球形颗粒的粒径为15～45μm。

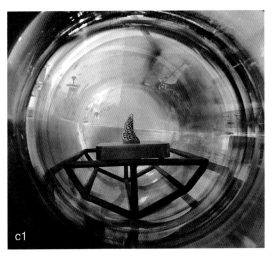

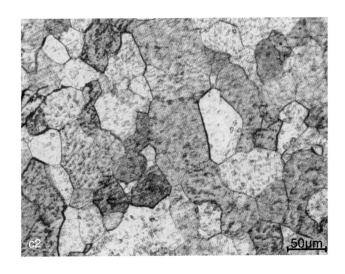

图3-3 3D打印个性化钛网的制造（续）

c. 后处理。c1. 热处理，使用真空热处理炉对个性化钛网进行去应力热处理，降低或消除钛网内应力，避免应力变形。c2. 热处理后的钛网显微组织为均匀的等轴 α 相组织，可以提高钛网的塑韧性，改善其综合性能。

3.2.3.4 打磨喷砂

在放大镜下使用打磨工具对钛网的支撑点和棱角等位置进行打磨处理，让钛网表面平整且光顺。打磨完成后进行喷砂处理，采用合适的介质和喷射压力进行操作，使钛网表面形成所设定的粗糙度，有助于在成骨过程中的骨细胞附着。

3.2.3.5 超声清洗和蒸汽灭菌

钛网采用超声清洗有效去除表面残留物。至此，完成了3D打印个性化钛网（3D-PITM）的制造（图3-3d）。迪迈仕3D打印个性化钛网为非灭菌产品，临床使用前应对其进行高温蒸汽灭菌。灭菌温度为134℃，时间多于5分钟。

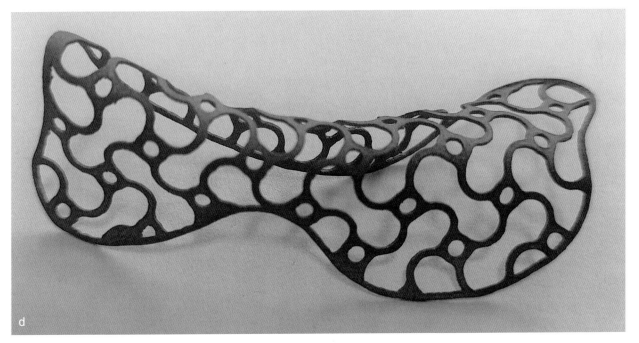

图3-3 3D打印个性化钛网的制造（续）

d. 3D打印个性化钛网产品。经过钛网的设计、制造和后处理等工艺流程，制造的迪迈仕（Digital Mesh）3D打印个性化钛网，打印技术为选区激光熔融（SLM），打印材料为医用纯钛材料（DPR-M04）。

附录 颌骨模型制造

颌骨模型的制造采用光敏树脂材料进行3D打印，包括3D打印材料准备、设备准备、数据准备、模型打印和清洗固化等步骤，最终打印的颌骨模型用于为3D打印个性化钛网进行试配（图3-4a）。

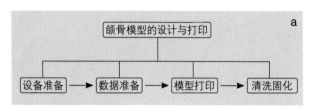

图3-4 颌骨模型制造

a. 3D打印颌骨模型设计与制造的基本流程。

材料和设备准备

打印技术为立体光刻（SLA），打印材料为液态光敏聚合物，设备为光敏树脂3D打印设备（HALOT LITE，深圳创想三维）。通常需准备的耗材和工具包括：树脂液、酒精、无尘布、料槽、塑料铲、托盘、清洗槽、固化转盘等。

数据准备

数据准备包括排版、添加支撑和切片等。

- **排版** 打开设备自带的打印排版软件，将".STL"格式的颌骨三维模型数据导入软件，按照提示对模型进行编辑，使用"旋转和移动"的命令，摆放模型到最佳位置。建议如下：①颌骨模型的钛网配合面尽量旋转朝上，不加或少加支撑结构；②尽量降低打印的高度以节省打印时间；③摆放模型不得超出平台范围，模型距离平台四周边缘至少10mm的距离；④摆放的多个模型相互间不得有交叉和重叠。

- **添加支撑** 需要为设计的颌骨模型添加支撑结构。首先选择自动添加，再手动操作以调整支撑大小、密度等参数，避免模型的局部支撑太少，造成打印失败，同时需要避免因悬空点没有支撑而造成模型表面特征缺失（图3-4b）。

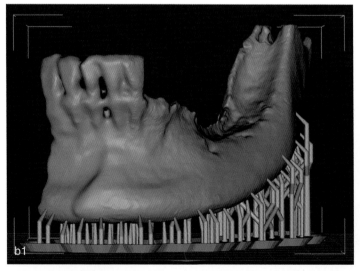
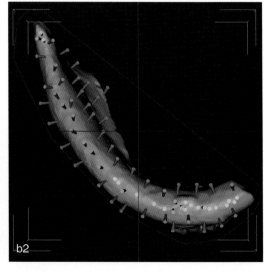

图3-4 颌骨模型制造（续）

b. 为颌骨模型添加支撑结构。b1. 自动添加支撑。b2. 手动添加支撑，并调整支撑的大小、密度等参数，避免颌骨模型的局部支撑太少，造成打印失败，同时需要避免因悬空点没有支撑而造成模型表面特征缺失。

- **切片**　选择"切片"功能完成模型及其支撑结构的切片工作，颌骨及其支撑的模型切片层厚为0.05mm。将切片后的数据保存至光敏树脂打印设备上。

模型打印

启动打印设备，将打印平台上升至最高位置，清理打印平台，使其表面不得有硬颗粒等污染物，然后将平台插入固定杆上，再拧紧固定螺母。此时要注意：①检查并确保料槽内树脂液的数量，若数量不足，则需要往料槽内加入足量的树脂液。②将打印设备的罩子盖上以避免灰尘进入，同时防止气味散发，并防止阳光和灯光等可能对树脂液产生的不利影响。最后，选择打印模型的数据和打印参数，启动打印（图3-4c）。

打印结束后，将打印平台升到最高位置，取下平台并使其倾斜靠在料槽边缘，让未固化的树脂液沿着平台斜面流入料槽。铲断颌骨支撑结构和平台连接的根部，将颌骨模型从平台上取下。

清洗固化

将取下的颌骨模型浸入装满酒精的清洗槽内，清洗时间为10分钟。清洗完成后，取出模型放置在固化平台上，进行UV光固化处理，时间为5分钟（图3-4d）。最终，将打印的颌骨模型与个性化钛网进行试配（图3-4e）。

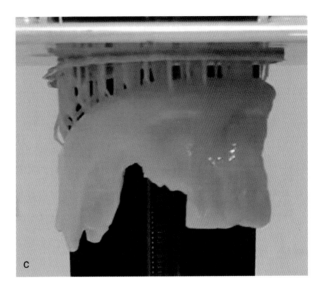

图3-4　颌骨模型制造（续）
c. 打印。选择打印模型的数据和打印参数，启动打印，完成颌骨模型的3D打印。

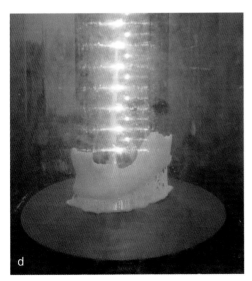 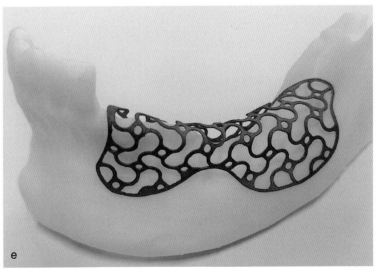

图3-4　颌骨模型制造（续）
d. 光固化。将颌骨模型清洗完成后，取出模型放置在固化平台上，进行UV光固化处理。e. 颌骨模型完成后，将打印的个性化钛网与颌骨模型试配。

Chapter 4

Clinical Application of Titanium Mesh supported Guided Bone Regeneration (TMs-GBR)

Su Yucheng, Liu Qian, Zhou Yanmin, Wang Liping, Qu Zhe, Yang Yang,

Fu Gang, Cai Xiaoxiao, Pi Xuemin, Ren Bin, Wei Yongxiang, Luo Chaoyang

第4章
钛网支撑的引导骨再生的临床应用

宿玉成　刘　倩　周延民　王丽萍　曲　哲　杨　扬

付　钢　蔡潇潇　皮雪敏　任　斌　魏永祥　罗朝阳

4.1 牙槽骨缺损分类

4.1.1 概述

笔者将涉及种植治疗的骨增量分为两类：牙槽骨增量和上颌窦底提升。因为本书讨论的重点是钛网支撑的引导骨再生，所以在此只讨论牙槽骨缺损分类。

通常，术语"水平向骨缺损（horizontal bone defect）"和"垂直向骨缺损（vertical bone defect）"分别描述种植体植入时和种植体周围骨吸收后出现唇舌向或冠根向的牙槽骨缺损。事实上，发生在牙槽嵴顶的"垂直向骨缺损"必定伴有"水平向骨缺损"。术语"有利型骨缺损（favorable bone defect）"和"不利型骨缺损（unfavorable bone defect）"是描述骨重建是否位于骨弓轮廓内。例如，即刻种植时唇侧骨板完整的三壁型骨缺损、种植体唇侧的"火山口样"

骨缺损、暴露的种植体表面位于牙槽嵴骨弓轮廓之内的开窗式或裂开式骨缺损均为有利型骨缺损（图4-1）。而一壁型骨缺损（种植体表面暴露于牙槽嵴骨弓之外），形成平而宽的骨缺损，为不利型骨缺损。当然，受植床的血供也是定义有利型或不利型骨缺损的重要因素。例如，受植床可以充分开放骨髓腔，血管原细胞和骨原细胞可以进入骨缺损区，为有利型骨缺损；而受植床不能充分开放骨髓腔，骨缺损区缺乏血管原细胞和骨原细胞，骨再生的潜力下降，为不利型骨缺损。

讨论牙槽骨缺损分类的目的是找到不同类型骨缺损最为合适的骨增量方法。迄今为止，有许多分类方法，例如Cawood-Howell分类（1988）[1]、Bedrossian分类（2008）[2]、Caramês分类（2019）[3]、Hämmerle分类（2014）[4]和Terheyden分类（2010）[5]等。其中Cawood-Howell分类最早并被口腔种植界广泛接受，而Terheyden

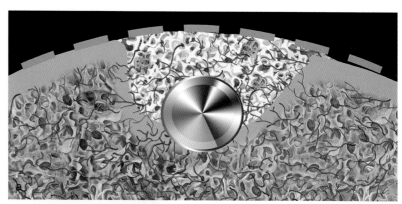

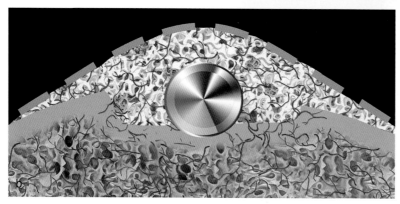

图4-1 有利型与不利型骨缺损的模式图
a. 有利型骨缺损，暴露的种植体表面位于骨弓轮廓之内。b. 不利型骨缺损，暴露的种植体表面位于骨弓轮廓之外。

牙槽骨缺损分类因其简便和能模拟多数牙槽骨缺损场景而得到广泛应用。因此，本书主要是采用Terheyden分类，必要时以Cawood-Howell牙槽嵴分类加以补充说明（表4-1）。

4.1.1.1 Terheyden牙槽骨缺损分类

Terheyden牙槽骨缺损分类是基于拔牙后牙槽突吸收的典型模式，将牙槽骨分为4个1/4，优点是可以选择相应的骨增量方案（图4-2）。牙槽骨吸收是从唇侧开始，出现第一个1/4的骨缺损，此时种植体仍然可以获得基本的稳定性，但存在唇侧的裂开式骨缺损（1/4型骨缺损）。随着进一步

的骨吸收，整个唇侧骨壁吸收，出现第二个1/4的骨缺损，形成一个锯齿状或刃状牙槽嵴，但腭侧骨壁仍然存在（2/4型骨缺损）。在此阶段，通常没有足够的骨来获得种植体的稳定性，需要分阶段种植。之后，整个牙槽嵴高度降低，但仍然存在部分骨板，出现第三个1/4的骨缺损（3/4型骨缺损），直到牙槽嵴完全吸收，出现第四个1/4的骨缺损（4/4型骨缺损）。

以上是Terheyden对其分类的解释[5]。显然，该分类是基于拔牙后牙槽骨吸收先从唇侧开始这种普遍现象。但是，牙槽骨缺损会源自多种原

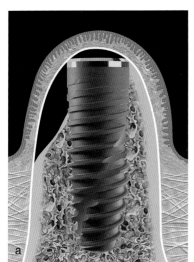
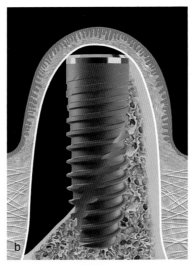
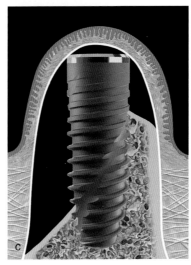
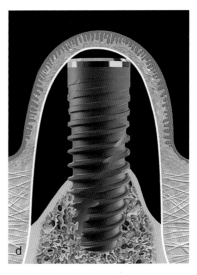

图4-2 Terheyden牙槽骨缺损分类的模式图
a. 1/4型骨缺损。b. 2/4型骨缺损。c. 3/4型骨缺损。d. 4/4型骨缺损。基于Terheyden重新绘制

因，例如牙周病或外伤以及肿瘤等原因使腭侧先出现骨缺损。因此，在本书中并不强调1/4~4/4型骨缺损一定是先从唇侧开始。换言之，在腭侧先出现牙槽嵴顶骨缺损时，也将其称之为"1/4型骨缺损"，并以此类推。

4.1.1.2 Cawood-Howell牙槽嵴分类

1988年，英国学者Cawood和Howell[1]基于300个干颅骨样本进行的随机横断面研究显示，下颌骨和上颌骨基底的形状保持相对稳定，牙槽嵴形状在垂直向和水平向变化非常显著。研究包括上颌与下颌，均分为6种牙槽嵴类型（图4-3）：

● Ⅰ类牙槽嵴 含牙牙槽嵴。

● Ⅱ类牙槽嵴 牙拔除之后的即刻牙槽嵴。

● Ⅲ类牙槽嵴 圆钝牙槽嵴，高度和宽度充足。

● Ⅳ类牙槽嵴 刃状牙槽嵴，高度充足/宽度不足。

● Ⅴ类牙槽嵴 扁平牙槽嵴，高度和宽度不足。

● Ⅵ类牙槽嵴 向基骨凹陷的牙槽嵴，并存在显著的基骨丧失。

在研究上颌时，Cawood和Howell将标本分为3组：有牙颌、中度和重度骨吸收的无牙颌。研究结果显示，无牙颌的牙槽嵴形状在水平向和垂直向上均发生显著变化；这些变化具有规律性；牙缺失之后，无牙颌上颌骨的骨丧失发生于水平向和垂直向，其中水平向骨丧失发生于唇颊侧。

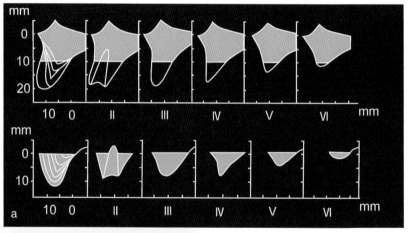

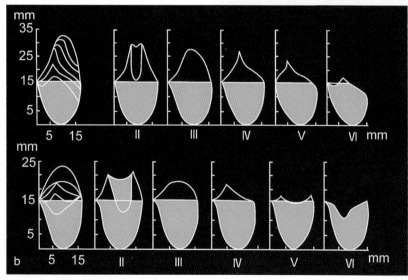

图4-3 Cawood-Howell牙槽嵴分类的模式图

Cawood和Howell基于干颅骨样本测量进行的牙槽骨吸收的形状分类，共6种类型。a. 上颌骨。b. 下颌骨。基于Cawood-Howell重新绘制

表4-1　Terheyden牙槽骨缺损分类的基本描述［引自"国际口腔种植学会（ITI）口腔种植临床指南第7卷（2014）"］

缺损类型	单颗牙间隙	多颗牙缺失，游离端	牙列缺失
1/4	裂开式骨缺损，有利型	多个裂开式骨缺损，有利型	多个裂开式骨缺损，有利型
2/4	不利型水平向骨缺损，需要在现有的骨壁外侧进行骨增量	不利型水平向骨缺损，需要在现有的骨壁外侧进行骨增量	刃状牙槽嵴
3/4	水平向以及垂直向缺损	水平向以及垂直向缺损	垂直向降低的刃状牙槽嵴（Cawood IV型）
4/4	完全缺损	垂直向完全缺损	全颌萎缩（Cawood V型和Cawood VI型）

4.2 牙槽骨缺损的骨增量

因为存在水平向和/或垂直向骨缺损，种植治疗中大部分病例需要进行骨增量（bone augmentation），同期或分阶段种植。笔者将涉及种植治疗的骨增量技术分为两种类型：一类是治疗上颌窦气化所导致的窦底剩余骨高度不足的上颌窦底提升（sinus floor elevation，SFE）；另一类是由于发育异常、外伤、肿瘤和病理性牙槽嵴吸收等因素所导致的牙槽骨缺损的骨增量。临床上有多种牙槽骨增量技术[5-7]，例如引导骨再生（guided bone regeneration，GBR）、块状骨移植（block grafting）、夹层骨移植（interpositional grafting）、骨片技术（Khoury technique，split bone block technique）、三明治技术（sandwich bone augmentation technique）骨劈开（ridge splitting）和牵张成骨（distraction osteogenesis）等。其中，引导骨再生（GBR）是应用最为广泛的牙槽骨增量技术。对复杂的垂直向骨缺损病例，引导骨再生（GBR）的主要挑战之一是骨增量的空间维持效果。

在引导骨再生（GBR）中，通常使用生物可吸收性胶原膜作为屏障膜，但对复杂的垂直向骨缺损，空间维持能力受到限制。而不可吸收的钛加强聚四氟乙烯（PTFE）膜，能够有限的增强空间维持能力，但是容易发生膜暴露，导致骨增量材料感染和骨增量失败。

为了增强垂直向骨增量空间维持的效果，发明了多种临床技术，例如帐篷技术[8]等，但可能会发生骨增量材料吸收和骨增量轮廓变化的负面效果，影响骨增量效果。

近年来，骨片技术（split bone block technique）（又称之为Khoury技术）[9]受到业界的青睐。但手术时间长、技术敏感性高和术后反应大，并且一旦发生创口感染，容易导致骨增量材料感染和骨增量失败。

无疑，用刚性金属材料制造骨增量轮廓支架，在支架表面覆盖生物可吸收性胶原膜，可以确保骨增量空间的创造和维持能力。用钛合金薄片作为屏障膜是最早的尝试，但由于钛片和软组织的整合能力差，容易发生创口裂开和钛片暴露，未被临床广泛接受。由此，人们将目光转向带有孔隙的钛网[10]。理论上，钛网的孔隙有利于软组织整合，可以降低创口裂开和钛网暴露，但事与愿违。近些年来，伴随增材制造（AM）的快速进展，3D打印个性化钛网（3D printing individualized titanium mesh，3D-PITM）用于复杂骨增量，尤其是复杂的垂直向骨增量获得了成功。

4.3 钛网支撑的引导骨再生

引导骨再生（guided bone regeneration，GBR）是将屏障膜置于软组织与骨缺损之间建立生物屏障，创造一个隔离空间，阻止干扰骨形成且迁徙速度较快的结缔组织和上皮细胞进入骨缺损区，允许具有潜在生长能力、迁徙速度较慢的骨原细胞优先进入骨缺损区并优势生长，通过骨增量材料稳定凝血块、屏障膜维持新骨形成的空间并减缓外部的组织压力，实现骨缺损的修复性完全骨再生（图4-4）。换言之，屏障膜建立了一个隔离空间，允许骨在一个无干扰、受保护的环境中发挥其超强的自然愈合能力。

Hom-Lay Wang用"PASS"原则[11]概括了引导骨再生（GBR）4个主要生物学原理：创口初期关闭（P，primary wound closure），确保无干扰创口愈合；血管化（A，angiogenesis），提供必要的血液供应和未分化的间充质细胞；创造与维

持空间（S，space creation/maintenance），骨向内生长的有足够空间；初始血凝块与种植体稳定（S，stability of both the initial blood clot and implant fixture），以诱导血凝块形成和无干扰创口愈合。

从以上引述可见，创造与维持骨增量空间在引导骨再生（GBR）中起到至关重要的作用。在传统的临床过程中，"创造与维持骨增量空间"主要是依靠骨增量材料支撑屏障膜，而屏障膜主要包括两大类：①生物可吸收性胶原膜，例如动物源性胶原膜；②不可吸收膜，例如钛加强的聚

引导骨再生（GBR）的4个基本要素
- 无张力创口初期关闭
- 骨增量材料的血管化
- 创造与维持骨增量空间
- 初始血凝块与骨增量材料稳定

基于Daniel Buser[12]、Hom-Lay Wang[11]等的论述

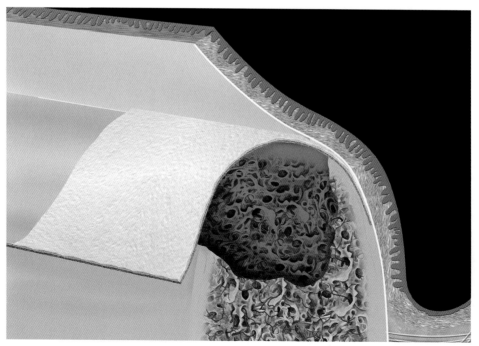

图4-4　传统引导骨再生模式图
屏障膜创造了一个新骨优势生长的隔离空间，阻止外部细胞的侵入，确保骨缺损区骨生成细胞的优势生长，形成新骨。

四氟乙烯膜（PTFE），包括膨体聚四氟乙烯膜（e-PTFE）和致密聚四氟乙烯膜（d-PTFE）。这些屏障膜均有一定的弹性，尽管有骨增量材料的支撑，但在外部压力（如来自咀嚼或义齿的压力）下会发生不同程度的屏障膜变形和塌陷，导致骨增量轮廓的变化。而骨增量材料受压，也会影响血供，进而影响新骨形成质量。同时，不可吸收性屏障膜的软组织整合能力较差，易于发生创口裂开和屏障膜暴露，导致感染和骨增量失败。

因此，在骨增量材料表面构筑刚性、不会发生变形和塌陷的钛网支架，在支架下方植入骨增量材料，在钛网表面覆盖可吸收性胶原膜，或在胶原膜表面再覆盖膜片状血小板浓缩物，如富血小板纤维蛋白（PRF）或浓缩生长因子（CGF），确保引导骨再生（GBR）可以获得预期的骨增量效果（图4-5）。由此，诞生了一个新的概念：钛网支撑的引导骨再生（titanium mesh supported guided bone regeneration，TMs-GBR）。

用钛网作为创造维持骨增量空间支架的研究有多年的历史[13-18]，早期的研究和临床应用是使用传统钛网（conventional titanium mesh，CTM）在术中参照骨缺损区的轮廓或在术前参考3D打印的骨缺损颌骨模型进行剪裁、弯制成型，现在则聚焦于术前制造完成的3D打印个性化钛网（3D printing individualized titanium mesh，3D-PITM），包括钛网的设计、制造和临床应用。本书，将前者称之为传统钛网支撑的引导骨再生（TMs-GBR）；将后者称之为3D打印个性化钛网支撑的引导骨再生（TMs-GBR）。

钛网支撑的引导骨再生（TMs-GBR）
- 传统钛网支撑的引导骨再生
  术中或术前裁剪、弯制成型的钛网
- 3D打印个性化钛网支撑的引导骨再生
  术前3D打印的个性化钛网

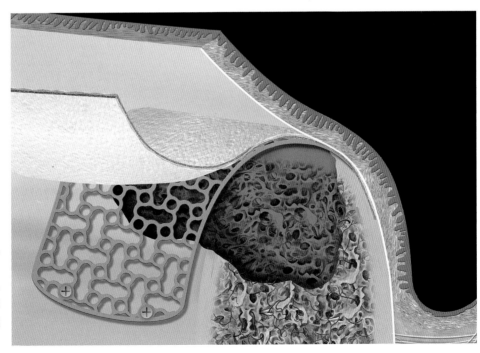

图4-5　钛网支撑的引导骨再生模式图

钛网创造和维持一个不受外部压力影响的新骨生长环境，屏障膜则隔离外部细胞对新骨生成的干扰。

4.4 传统钛网支撑的引导骨再生

传统钛网（CTM）或称之为非个性化定制的钛网，应用于骨增量已有数十年的历史（Boyne等[10]，1969；Gongloff等[13]，1986；Roccuzzo等[19]，2007；Miyamoto等[20]，2011；Briguglio等[21]，2019）。传统钛网为预制的平板形钛网，需要在术中或术前进行裁剪和弯制成型，于钛网创造的空间内植入骨增量材料，在钛网表面覆盖胶原膜，可以用于钛网支撑的引导骨再生（TMs-GBR），分阶段或同期植入种植体（图4-6）。

● 2011年，Miyamoto等[20]报告了27例垂直向和水平向骨缺损病例，平均水平向和垂直向骨增量分别为3.7mm（均数为2mm）和5.4mm（均数为3.4mm），钛网暴露发生率为40.7%，其中33%的病例发生骨增量材料的部分或全部丧失。

● 2019年，Briguglio等[21]的一项系统综述中报告的钛网暴露率为0~80%（均数为34.8%），并且有22.8%的病例在早期取出了钛网。这些结果与2007年Roccuzzo等[19]的报告结果相类似。

以上研究表明，传统钛网的主要问题包括：①钛网暴露率较高，并伴有不同程度的骨吸收；②在术中进行钛网裁剪和弯制成型，既要求很高

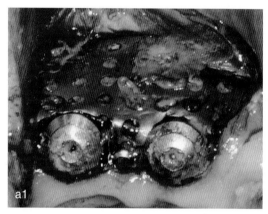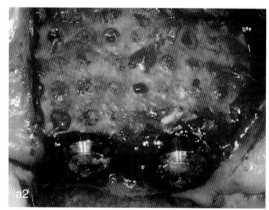

图4-6　传统钛网支撑的引导骨再生
a. 上颌2颗中切牙缺失，传统钛网支撑的引导骨再生（TMs-GBR），同期植入2颗种植体，术后8个月取出钛网。a1. 翻黏骨瓣，充分暴露钛网。a2. 取出钛网，假骨膜菲薄，新骨皮质骨化理想。

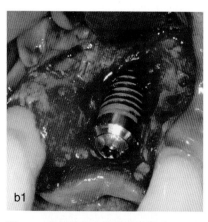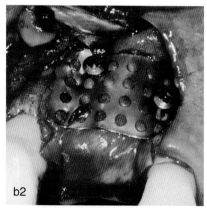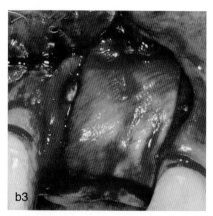

图4-6　传统钛网支撑的引导骨再生（续）
b. 上颌左侧中切牙缺失，传统钛网支撑的引导骨再生（TMs-GBR），同期植入种植体。b1. 翻黏骨瓣，预备种植窝，植入种植体。b2. 植入骨增量材料，覆盖胶原膜，按照骨增量轮廓裁剪和弯制预成钛网并用固定螺钉固定。b3. 在钛网表面覆盖生物可吸收性胶原膜，关闭创口。

的技术也耗费时间；③裁剪后的钛网边缘锐利，容易导致创口裂开和钛网暴露；④预制钛网在弯制成型后具有回弹力，需要在颊侧、腭侧或牙槽嵴顶进行多点螺钉固定以对抗钛网回弹力。

为了有效地创造和维持骨增量空间，使钛网与骨缺损轮廓贴合、避免在术中进行耗费时间的裁剪和弯制成型，有许多改良的技术：①数字化钛网预弯技术[22]。蔡潇潇团队（2020）于术前数字化打印颌骨模型，在椅旁修剪和弯制传统钛网（图4-7a）[22]。这种方法的优势在于：结合数字化技术提高了骨增量精准性；术前完成钛网预

弯、充分打磨抛光钛网的锐利边缘（图4-7b），节省术中时间，减少患者痛苦；修整预弯钛网范围使其限制于术区，避免二期手术阶段大范围翻瓣取出钛网。尽管获得了良好的长期随访结果，但这种方法依然存在如下问题：钛网的成型完全取决于操作者的经验和技术，存在一定的技术敏感性；术前需要手工修剪及抛光，延长术前准备时间；钛网的回弹性可能会导致在愈合阶段的钛网形变。②钛板栅栏技术[23-26]。满毅团队（2021，2022）在术前打印颌骨模型，在椅旁裁剪和弯制钛板，替代钛网用作维持骨增量空间的支架[27-28]。这种方法简便易行，但不能完全覆盖骨增量空

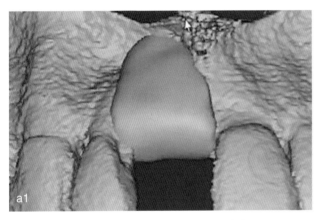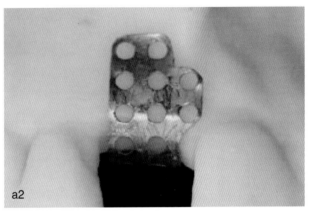

图4-7　传统钛网支撑的引导骨再生的数字化技术

a. 术前应用数字化预弯技术制作钛网。a1. 术前设计骨增量轮廓。a2. 3D打印模拟骨增量后的颌骨模型，在椅旁修剪、弯制和成型传统钛网，制作与骨增量轮廓匹配的骨增量钛网，然后打磨抛光钛网的锐利边缘。本书作者蔡潇潇提供的病例

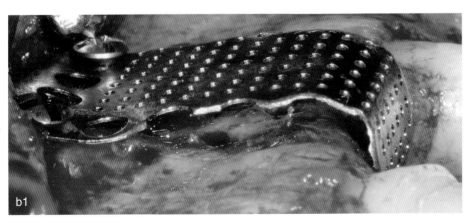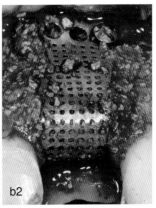

图4-7　传统钛网支撑的引导骨再生的数字化技术（续）

b. 术前应用数字化预弯技术制作钛网，术前设计和3D打印模拟骨增量后的颌骨模型，在椅旁修剪、弯制和成型与骨增量轮廓匹配的骨增量钛网，然后打磨抛光钛网的锐利边缘。b1. 在术中就位钛网，制备固定螺钉通道，预固定钛网。b2. 旋出固定螺钉、取下钛网，植入骨增量材料后，然后将钛网复位，沿预备的螺钉通道拧入固定螺钉。本书作者魏永祥提供的病例

间，也必须使用更厚的钛板，以增强其强度。③预成的骨增量钛网[29]。市场上也存在弯制好的批量生产的预制钛网，但无法与骨增量轮廓完全匹配。钛网固定时，先在剩余牙槽骨上拧入配套的专用螺钉，然后将钛网固定在螺钉上，或将钛网直接固定于种植体上，临床应用受到一定限制。

对于弯制的金属板而言，人们总是希望金属板弯曲的角度成为金属板永久（或在行使功能其间）保持的角度。然而，事实并非如此，金属会趋于一定程度的回弹（图4-8）。所有材料都有一定程度的弹性，包括以刚度闻名的钛金属。对于术前弯制成型的预成钛网而言，回弹变形会影响骨增量空间稳定并影响钛网表面软组织血运状态，进而影响新骨生成质量以及导致创口裂开和钛网暴露（图4-9）。影响回弹量大小的主要因素包括材料的屈服强度、弹性模量、板材厚度和硬化指数等，而在实际临床应用中克服回弹的一个

重要考量是要合理分布固定螺钉来对抗弯制成型钛网的回弹。但是我们应当意识到，钛网的回弹也会导致固定螺钉周围的骨吸收和螺钉松动，进而产生相应的负面影响。图4-9显示弯制成型钛网回弹所导致的钛网暴露和成骨不良。显然，3D打印个性化钛网（3D-PITM）通过打印工艺控制和打印后处理克服了钛网的回弹性。

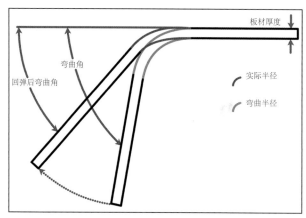

图4-8　板材弯制成型回弹示意图
金属板或钛网在弯制成型后具有一定程度的回弹性。

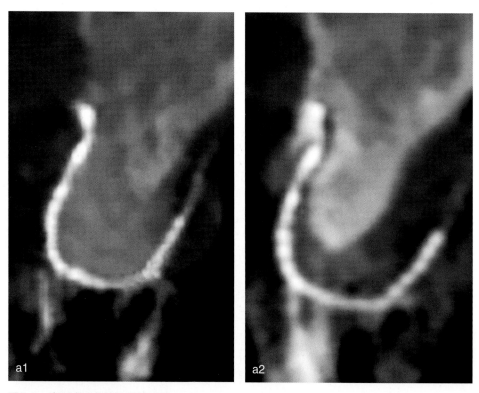

图4-9　弯制成型传统钛网的回弹
a. 45岁男性患者，上颌左侧中切牙缺失，Terheyden 3/4型骨缺损，用传统钛网在术前进行数字化弯制成型，用于钛网支撑的引导骨再生，钛网腭侧未行螺钉固定。a1，a2. 分别为术后即刻和术后半年CBCT扫描的颊舌向断层，可见钛网显著回弹。

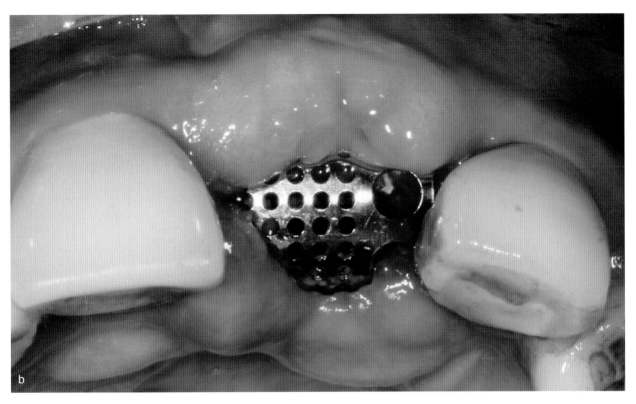

图4-9 弯制成型传统钛网的回弹（续）

b. 术后10天拆线，创口无裂开，钛网无暴露。术后1个月复诊，可见牙槽嵴顶处钛网大面积暴露，因钛网回弹，牙槽嵴顶处钛网明显高出手术时的钛网位置。创口无感染，钛网下方为假骨膜封闭，创口无脓性分泌物。

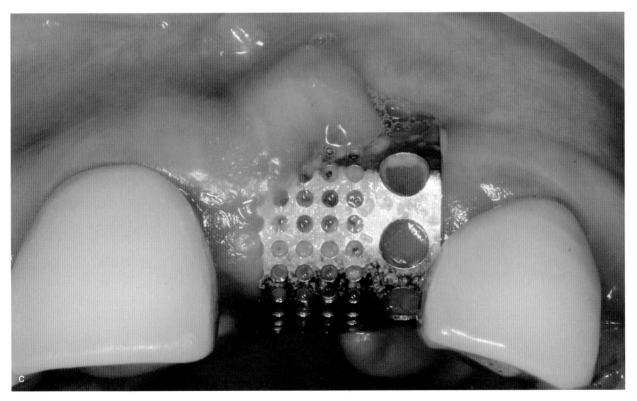

图4-9 弯制成型传统钛网的回弹（续）

c. 术后6个月复诊，可见钛网暴露面积进一步扩大，从牙槽嵴顶向唇侧和腭侧扩展。因钛网回弹，牙槽嵴顶处钛网明显高出手术时和术后1个月复诊时的钛网位置。钛网创口无感染，钛网下方为假骨膜封闭，创口无脓性分泌物。本书作者杨扬提供的病例

4.5 3D打印个性化钛网支撑的引导骨再生

4.5.1 3D打印个性化钛网的优势

3D打印个性化钛网（3D printing indivi-dualized titanium mesh，3D-PITM），又称之为个性化计算机辅助设计/辅助制造钛网（customized CAD/CAM titanium mesh，customized computer-aided design/computer-assisted manufacture titanium mesh，individualized CAD/CAM-produced titanium scaffolds，iCTSs）和个性化制造钛网（custom-made type titanium mesh）等，是以钛粉末为原料，通过选区激光熔融（SLM）3D打印的个性化骨增量钛网，钛网无回弹性，是钛网支撑的引导骨再生（TMs-GBR）的理想支架，优势显著（表4-2），受到越来越多的学者的青睐[30-34]。

目前，3D打印个性化钛网（3D-PITM）在复杂骨增量中的临床研究不断深入，复杂骨缺损中引导骨再生（GBR）的支架理念不断强化。与传统钛网相比，作为引导骨再生（GBR）的"支架"3D打印个性化钛网，临床优势显著。

● 通过钛网的孔隙，钛网表面的软组织与新骨表面的新生结缔组织（即假骨膜）充分整合，易于钛网表面软组织稳定，减少创口裂开和钛网暴露率，目前的钛网暴露率为6%~37.1%[35-36]。

● 假骨膜形成一种保护骨增量材料的天然屏障。一旦发生钛网暴露，由于假骨膜的存在，降低了感染率，有助于保护新骨再生。

● 钛网强度高，无回弹性，不会发生变形，保持骨增量空间的稳定，并且减少了固位螺钉的数量[37]；钛网无塌陷，不会对下方的骨增量材料施加压力，有利于提高新骨形成的质量。

● 钛网的个性化的设计与打印，骨增量轮廓精准，钛网与骨面贴合。因为不需要在术中进行钛网裁剪和成型，缩短了手术时间，减少了术中创伤，患者的术后水肿反应显著降低。

表4-2 3D打印个性化钛网与传统钛网的优势对比[38]

	钛网成型	贴合性	手术时间	暴露率	固定螺钉	回弹性	边缘封闭	孔隙率
传统钛网	需要	差	长	高	多	有	无	固定
3D打印个性化钛网	不需要	好	短	低	少	无	有	灵活

4.5.2 3D打印个性化钛网的骨增加量

3D打印个性化钛网的骨增量能力显著高于传统钛网，具有如下优势：①术前已经制备完成，不需要在术中进行钛网裁剪和成型；②钛网有较强的刚性，螺钉数量减少，易于稳定。

● 2017年，Sagheb等[39]的一项17名患者、21个

骨缺损位点3D打印个性化钛网骨增量的回顾性研究，使用自体骨和去蛋白牛骨矿物质（DBBM）混合物或单独使用自体骨，骨增量的手术成功率为100%，垂直向骨增量高度约为6.5mm，水平向骨增量宽度约为5.5mm。

● 2021年，Chiapasco等[40]的一项41名患者、53

个严重骨缺损位点3D打印个性化钛网（3D-PITM）骨增量的回顾性研究，新骨增量的宽度和高度分别高达11.48mm（均数6.35mm）和8.90mm（均数4.78mm）。

- 2021年，郭雪琪等[35]的一项15名患者、15个骨增量位点3D打印个性化钛网（3D-PITM）的回顾性研究显示，新骨增量的宽度和高度分别高达7.53mm（均数3.02mm）和7.30mm（均数3.71mm）。

- 2019年至2024年4月8日，迪迈仕制造3D打印个性化钛网（3D-PITM）共计1554例，并成功应用于临床，累计骨增量高度为21367.5mm（范围4 ~ 25mm，均数13.75mm），近远中宽度为22408.7mm（范围3 ~ 88mm，均数14.42mm）、体积为1249416mm³（范围80 ~ 4214mm³，均数804mm³）。

以上研究显示，3D打印个性化钛网支撑的引导骨再生（TMs-GBR）的骨增加量远高于传统的引导骨再生（GBR）。例如，Elnayef等[41]在2017年的一项系统性评述中显示，传统骨增量技术的垂直向平均骨增加量为4.49mm。

4.5.3 假骨膜

骨膜是被覆在骨表面的一层纤维结缔组织，被覆在骨小梁表面的被称之为骨内膜（endosteum），发挥重要的钙稳态作用，由扁平的成骨前体细胞和网状纤维（Ⅲ型胶原）组成，排列在骨小梁和哈弗氏管中并包围骨髓腔。被覆骨外表面的被称之为骨外膜（periosteum），临床上常把骨外膜直接称之为骨膜（periosteum）。骨膜富含血管、神经以及骨原细胞、成骨细胞和破骨细胞等，骨膜的胶原纤维（Sharpey纤维）深入到皮质骨内，小血管通过滋养孔进入骨皮质内提供血供。骨膜在胎儿和青少年发育期间分化出高度活跃的成骨细胞。成年期成骨细胞的数量减少，但在仍保持潜在的活性，在骨膜受到损伤性刺激（例如骨折）时，分泌类骨质沉积新骨。

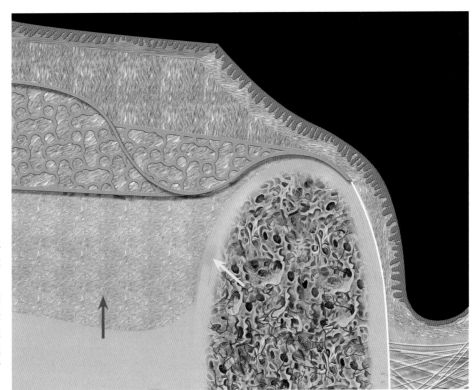

图4-10　钛网支撑的引导骨再生（TMs-GBR）假骨膜的模式图

假骨膜是位于钛网下方、被覆在新生骨（黄色箭头所示）表面的薄层致密纤维结缔组织（蓝色箭头所示）。通常，假骨膜所含的细胞密度低，无矿化、无炎症细胞浸润。

基于以上论述，从生理学角度出发在骨增量的新生骨表面也一定会新生一层致密的纤维结缔组织，即"骨膜（periosteum）"。只是尚未证实新生的纤维结缔组织层在组织学结构和骨生成潜能等方面是否与"骨膜"一致，目前将其称之为"假骨膜（pseudoperiosteum）"（图4-10）。

> 假骨膜（pseudoperiosteum）：是被覆在骨增量的新生骨表面的薄层致密纤维结缔组织，细胞密度低，无矿化[42-44]。目前，尚未证实假骨膜是否存在类似"骨膜"的骨生成潜能。因此，将其称之为假骨膜。

当骨增量使用生物可吸收性胶原膜时，新骨表面的假骨膜与其表面的软组织（或骨增量之前的骨膜）相整合，融为一体。当再次手术（如植入种植体）翻黏骨膜瓣后并不会感觉到"假骨膜"的存在。当骨增量使用不可吸收性屏障膜（如聚四氟乙烯膜，PTFE）或钛网支架时，需要二次手术将其取出，将其取出后清晰可见在其下方的假骨膜（图4-11）。由此可见，假骨膜是存

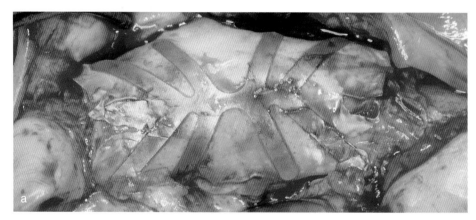

图4-11　传统引导骨再生（GBR）中使用不可吸收性屏障膜时的假骨膜
在传统引导骨再生（GBR）进行水平向和垂直向骨增量中，使用了钛加强膨体聚四氟乙烯膜（e-PTFE），取出屏障膜时的术中照片。a. 翻黏骨膜瓣，暴露钛加强膨体聚四氟乙烯膜（e-PTFE）。

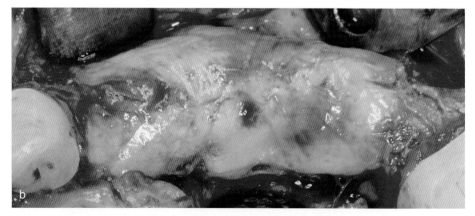

图4-11　传统引导骨再生（GBR）中使用不可吸收性屏障膜时的假骨膜（续）
在传统引导骨再生（GBR）进行水平向和垂直向骨增量中，使用了钛加强膨体聚四氟乙烯膜（e-PTFE），取出屏障膜时的术中照片。b. 取出钛加强膨体聚四氟乙烯膜（e-PTFE），可见均匀一致的假骨膜，厚度为1~2mm，为Ⅱ型假骨膜。

在于新生骨和屏障膜或钛网支架之间类似于骨膜的致密纤维结缔组织（图4-12）。

4.5.3.1 假骨膜的分类

Becker和Becker[45]（1990）、Buser等[46]（1990）、Simion等[47]（1994）以及Schenk等[48]（1994）均报道在传统引导骨再生（GBR）的第二次手术取出不可吸收性聚四氟乙烯膜后，发现在屏障膜和新骨之间存在厚度不等的软组织层。但是，未研究软组织层的形成原因和组织学特征，将其去除或保留的临床建议相互矛盾。

1998年，Dahlin等[49]专门做了屏障膜和新骨之间软组织层的临床研究，共5个病例，用聚四氟乙烯膜（PTFE，Gore-Tex）作为屏障膜。1例因暴露和感染在术后1个月将屏障膜去除外，剩余4个病例在7个月后取出屏障膜。在屏障膜下方均为软组织层，组织学检查显示是一层富含细胞和血管的纤维组织。作者的建议是尽管无法证明软组织层的成骨活性，应保留软组织层以促进新骨成熟。

2019年，Cucchi等[42]在一项使用钛加强致密聚四氟乙烯膜（Ti-reinforced d-PTFE membrane）

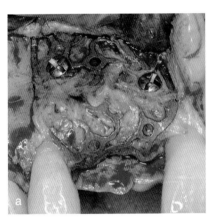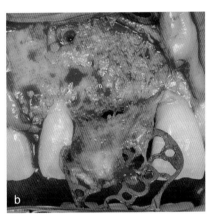

图4-12　钛网支撑的引导骨再生（TMs-GBR）中的假骨膜
在钛网支撑的引导骨再生（TMs-GBR）进行水平向和垂直向骨增量中，使用了生物可吸收性胶原膜，取出钛网时的术中照片。
a. 翻黏骨膜瓣，暴露钛网和固定螺钉。b. 取钛网过程中，假骨膜与钛网一同翻起，可见新骨皮质骨化理想。

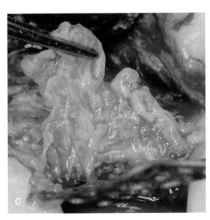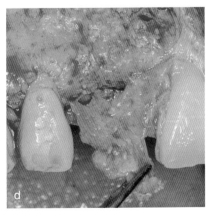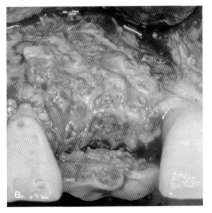

图4-12　钛网支撑的引导骨再生（TMs-GBR）中的假骨膜（续）
在钛网支撑的引导骨再生（TMs-GBR）进行水平向和垂直向骨增量中，使用了生物可吸收性胶原膜，取出钛网时的术中照片。
c. 将钛网与假骨膜分离，尽量保持假骨膜与骨表面的附着。d. 取出钛网之后的假骨膜。e. 将假骨膜复位。

和传统钛网联合交联胶原膜（cross-linked collagen membrane）的引导骨再生（GBR）的临床研究中（每组个20例），在屏障膜与新骨之间均存在软组织层，并将其称之为"假骨膜（pseudo-periosteum）"，并将其分为以下3种类型。Ⅰ型：无假骨膜，或软组织层厚＜1mm。Ⅱ型：软组织层规整，厚度为1~2mm。Ⅲ型：软组织层不规整和/或厚度＞2mm。

2023年，南祥等[30]一项59名患者（61个骨增量位点）的回顾性研究中，使用3D打印个性化钛网和胶原膜，Ⅰ型假骨膜43例（70.5%），Ⅱ型假骨膜11例（8.0%），Ⅲ型假骨膜7例（11.5%）。假骨膜的分类和钛网是否暴露相关，暴露组Ⅱ型、Ⅲ型假骨膜的比例显著高于未暴露组。与远离暴露位点相比，暴露位点处的假骨膜更厚，可能与暴露后微生物入侵导致的慢性炎症刺激有关。

Cucchi等[42]对Ⅰ型假骨膜的描述为"不存在假骨膜，或假骨膜厚度＜1mm"，笔者认为并不完全正确，因为不存在没有假骨膜的可能性。只有如下可能，就是钛网的组织面与新生骨发生了

骨结合（osteointegration），或假骨膜菲薄，在术中难以辨认和取出。图4-13展示了Cucchi假骨膜分类中的Ⅰ型、Ⅱ型和Ⅲ型假骨膜。

较厚的假骨膜与以下因素密切相关：①不可吸收性屏障膜或钛网支架的微动，其原因包括固定不完善或传统钛网的回弹性；②钛网下方充填的骨增量材料不足，存在孔隙；③钛网暴露或感染；④制作钛网的钛粉和/或3D打印工艺存在不足；⑤骨增量空间过大和/或骨增量区血供不足。以上单一因素或叠加因素均可导致生长过多的纤维结缔组织。

较厚的假骨膜会影响新骨的骨增量体积和骨增量轮廓，但是否会影响新骨的质量（例如新骨密度）目前尚无定论。

Cucchi假骨膜分类[42]
- **Ⅰ型** 假骨膜厚度＜1mm。
- **Ⅱ型** 假骨膜规整，厚度为1~2mm。
- **Ⅲ型** 假骨膜不规整和/或厚度＞2mm。

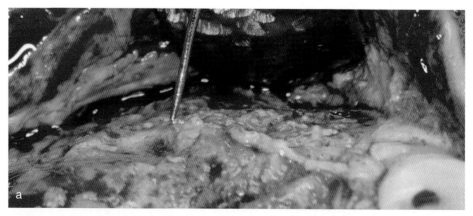

图4-13 Cucchi假骨膜分类
a. 病例之一：Ⅰ型假骨膜。钛网支撑的引导骨再生（TMs-GBR）的水平向和垂直向骨增量，颗粒状自体骨与去蛋白牛骨矿物质（DBBM）1:1混合的骨增量材料，屏障膜为胶原膜，取钛网时的术中照片。可见假骨膜菲薄，厚度＜1mm。

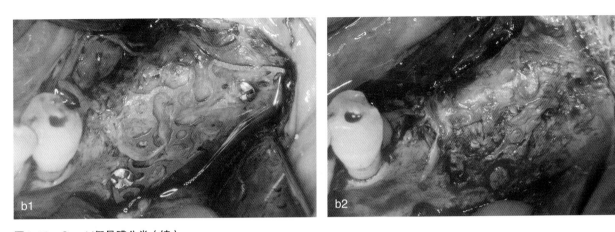

图4-13 Cucchi假骨膜分类（续）

b. 病例之二：II型假骨膜。钛网支撑的引导骨再生（TMs-GBR）的垂直向骨增量，颗粒状自体骨与去蛋白牛骨矿物质（DBBM）1：1混合的骨增量材料，屏障膜为胶原膜，取钛网时的术中照片。b1. 暴露钛网。b2. 取出钛网，假骨膜厚度为1~2mm。

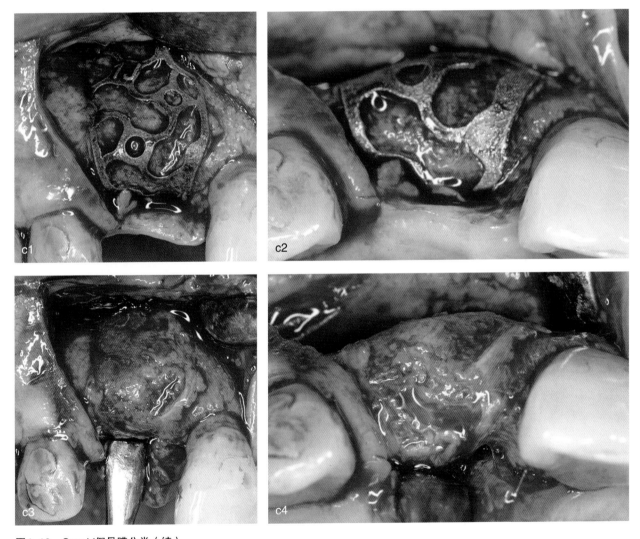

图4-13 Cucchi假骨膜分类（续）

c. 病例之三：I型假骨膜。钛网支撑的引导骨再生（TMs-GBR）的垂直向骨增量，骨代用品与自体骨混合的骨增量材料，胶原屏障膜，取钛网时的术中照片。c1，c2. 暴露钛网。c3，c4. 取出钛网，假骨膜菲薄，厚度＜1mm。*本书作者罗朝阳提供的病例*

67

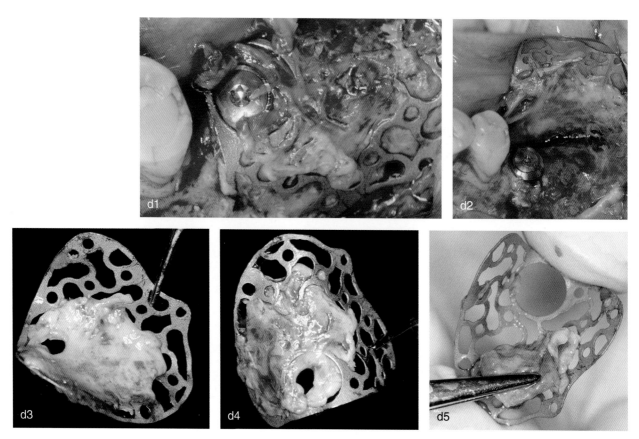

图4-13 Cucchi假骨膜分类（续）
d. 病例之四：Ⅲ型假骨膜。钛网支撑的引导骨再生（TMs-GBR）的垂直向骨增量同期种植，颗粒状自体骨与去蛋白牛骨矿物质（DBBM）1∶1混合的骨增量材料，胶原屏障膜，取钛网时的术中照片。d1. 暴露钛网。d2. 取出钛网，可见假骨膜 >2mm。较厚的假骨膜被连同钛网一并取出。d3, d4. 分别为组织面和表面观。d5. 将假骨膜从钛网组织面剥离，可见厚而韧性的假骨膜。

4.5.3.2 假骨膜的组织学表现

Ⅰ型和Ⅱ型假骨膜是骨增量的新骨表面的正常的、一定要存在的组织学结构，在目前有限的实验研究中，标本组织学的结果相类似。

2022年，Paeng等[50]在动物实验中发现，假骨膜中的胶原纤维走行在各实验组表现存在差异。钛网及钛网+骨增量材料组，结缔组织纤维平行于钛网排列。在孔隙处，钛网表面与内部两层相互交叉，呈网格状；在钛网+胶原膜及钛网+骨增量材料+胶原膜组，几乎未观察到这种网格状，假骨膜中未发现炎症细胞或矿化组织，有少量的血管。

2020年，宿玉成等对假骨膜进行组织学研究，Ⅱ型假骨膜的组织学检查可见排列规则的致密纤维结缔组织，无炎症细胞浸润。局部可见成团的纤维结缔组织团块，说明纤维结缔组织增生活跃。在致密纤维结缔组织中可见少量的骨碎片，是与钛网发生骨结合的骨片被连带取出。在骨碎片附近可见疑似成骨细胞的存在，由此推测"假骨膜"具有"骨膜"的成骨机制。当然，研究样本量较少，期待进一步的研究（图4-14）。

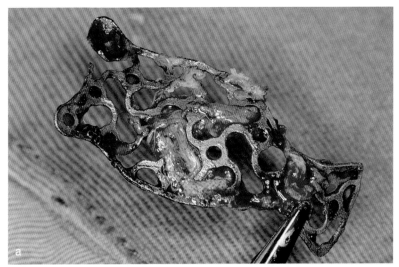

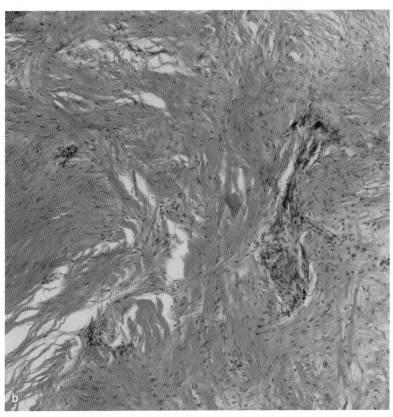

图4-14　假骨膜的组织学表现

a. 大体标本，Ⅱ型假骨膜。假骨膜附着于钛网，将其剥离后进行组织学检查。b. 组织学切片，可见排列规则的致密纤维结缔组织，无炎症细胞浸润。c. 在致密纤维结缔组织中可见少量的骨碎片，是与钛网发生骨结合的骨片被连带取出。

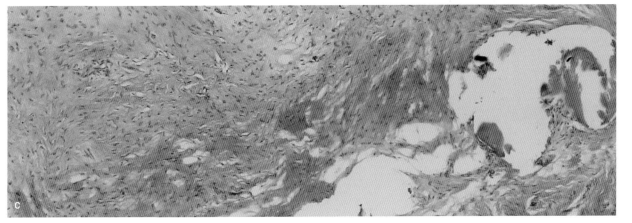

2019年，Cucchi等的研究显示，假骨膜通常表现为富含血管、成纤维细胞，少量或者不存在矿化的骨组织[42-44]。所有类型的假骨膜均未见炎性反应或炎症细胞浸润，个别病例可见结缔组织包绕着轻度浸润的脂肪。其中Ⅰ型假骨膜由于结缔组织很薄无法获取，未进行组织学检查；Ⅱ型假骨膜组织学检查可见血管、毛细血管以及小块的骨组织碎片，碎片被多向纤维组成的坏死组织包裹；Ⅲ型假骨膜组织学检查可见不规则的结缔组织（血管化程度很差，甚至没有血管化）和用来充填术区的骨移植物的小碎片，并呈现强染色[42]。

4.5.3.3 假骨膜的临床意义

显然，假骨膜是类似于天然骨膜的存在，在骨增量的新生骨表面不可或缺，具有重要的临床意义：①在新生骨表面形成保护层，为新骨形成提供营养和支持；②如果是3D打印个性化钛网（3D-PITM），钛网孔隙起到钛网表面软组织与新骨表面新生结缔组织（假骨膜）的充分整合和连通，易于软组织稳定，减少创口裂开和钛网暴露率；③假骨膜有助于在创口裂开和钛网暴露的情况下保护骨增量材料，促进创口的二期愈合。

因此，在钛网暴露并未发生骨增量材料感染时，无需将其取出，有利于保护新生骨组织[42]和预防骨移植材料的感染。在取出钛网时，无论是否发生了钛网暴露都无需去除新骨表面的假骨膜，假骨膜与表面软组织能够整合而形成新的骨膜，有利于促进新骨的稳定[43,51]。

4.6 钛网支撑的引导骨再生的临床指征

钛网支撑的引导骨再生（TMs-GBR）可以应用于Terheyden牙槽骨缺损分类中的各种牙槽骨缺损类型，包括1/4～4/4型骨缺损（图4-15）。这种骨增量方法的特点是"遇强则强""遇刚则刚"，更加适合于复杂骨增量，尤其是不利型骨缺损（unfavorable bone defect）的骨增量，例如垂直向牙槽骨增量（vertical ridge augmentation，VRA）。与用传统钛网（CTM）弯制成型的钛网不同，3D打印个性化钛网（3D-PITM）没有回弹力所产生的形变（图4-16），可以完美地创造和维持骨增量空间，进而维持血凝块和骨增量材料的稳定，创造不受外部压力干扰的新骨优势生长环境，确保新生骨的生成质量和新骨轮廓的稳定（图4-17）。

许多临床研究证实，钛网支撑的引导骨再生（TMs-GBR）同期植入种植体获得了成功[38,52-54]。就复杂的骨增量而言，传统的引导骨再生（GBR）可能会发生骨增量轮廓塌陷，导致骨增量材料受压，影响骨增量空间的血供，存在影响新生骨与种植体之间骨结合的风险。而3D打印个性化钛网（3D-PITM）能够理想地维持骨增量空间的稳定，骨增量材料及其血供不受外部压力的任何影响，为新生骨与种植体之间的骨结合创造了宽松且稳定的内部环境。

传统钛网（CTM）和3D打印个性化钛网（3D-PITM）都是引导骨再生（GBR）的刚性支架，为了降低软组织裂开和钛网暴露的风险，在选择适应证和制订临床策略时要充分考量如下因素：①该技术技术敏感性强，术者要有较高的手术技巧；②尽管目前没有证据表明薄龈表型会增加钛网暴露率，但应当考虑到菲薄的牙龈可能存在血供障碍的风险；③在愈合期，要避免钛网表面软组织受压；④方案设计时，必须确认能够获得黏骨膜瓣的充分减张，无张力创口初期关闭；⑤骨增量位点的软组织健康、血供正常。不健康的软组织状态（例如存在瘢痕等）会增加创口裂开、钛网暴露的风险，应当慎重选择钛网支撑的引导骨再生（TMs-GBR）。因此，与传统引导骨再生（GBR）相比，钛网支撑的引导骨再生（TMs-GBR）更加关注骨增量位点软组织状态。

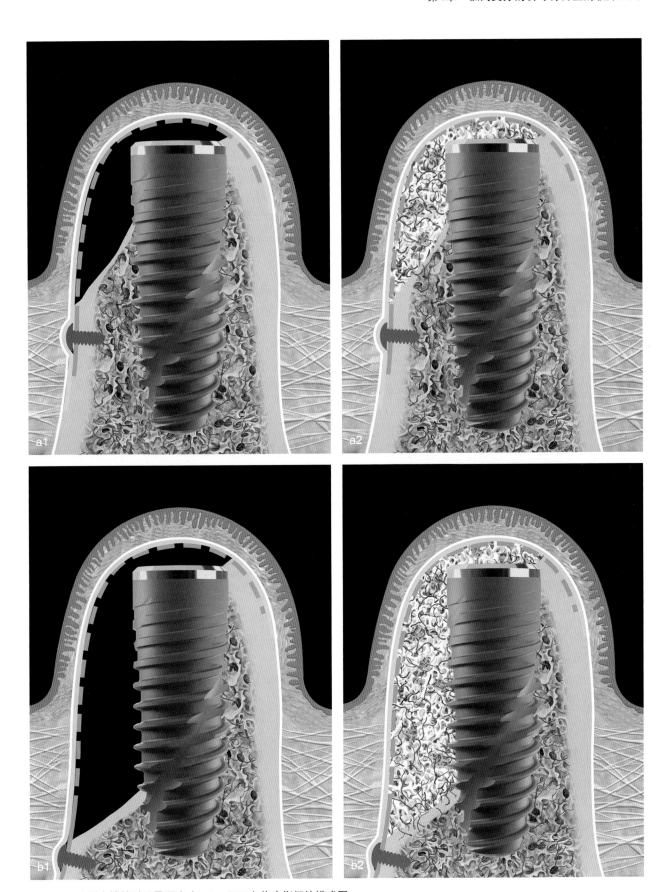

图4-15 钛网支撑的引导骨再生（TMs-GBR）临床指征的模式图

钛网支撑的引导骨再生适用于Terheyden牙槽骨缺损的各种类型。a. 1/4型骨缺损，b. 2/4型骨缺损。a1，b1. 从冠方向根方分别为黏骨膜、胶原膜、钛网、骨缺损和种植体。a2，b2. 从冠方向根方分别为黏骨膜、胶原膜、钛网、骨增量材料和种植体。

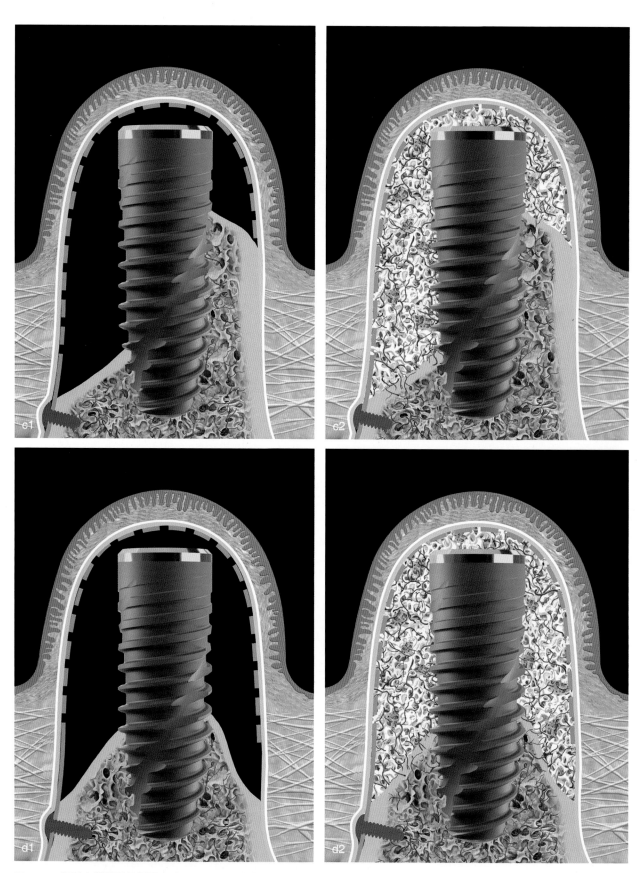

图4-15 钛网支撑的引导骨再生（TMs-GBR）临床指征的模式图（续）

钛网支撑的引导骨再生适用于Terheyden牙槽骨缺损的各种类型。c. 3/4型骨缺损，d. 4/4型骨缺损。c1，d1. 从冠方向根方分别为黏骨膜、胶原膜、钛网、骨缺损和种植体。c2，d2. 从冠方向根方分别为黏骨膜、胶原膜、钛网、骨增量材料和种植体。

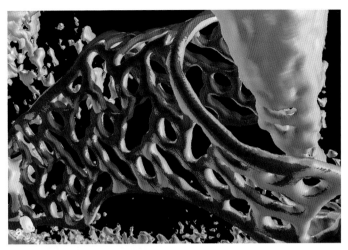

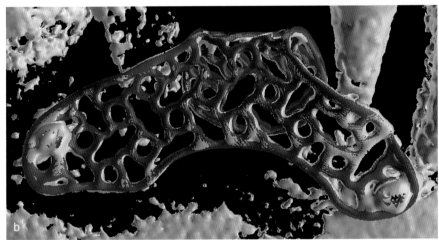

图4-16　3D打印个性化钛网回弹性分析
提取CBCT数据的匹配分析。基于材料、构型、打印工艺和后处理，迪迈仕（Digital Mesh）3D打印个性化钛网几乎不存在回弹性，确保骨增量空间的稳定。a. 前面观，b. 侧面观，白色和红色钛网分别为术后即刻和术后8个月的钛网位置，钛网位置几乎没有变化。

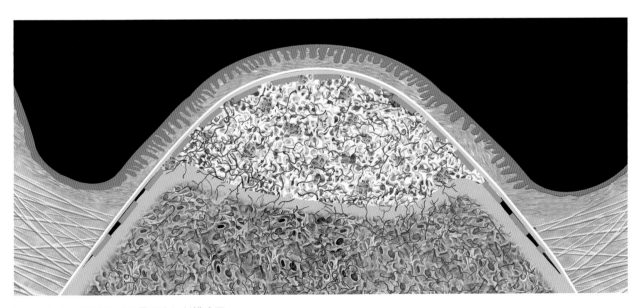

图4-17　钛网支撑的引导骨再生机制模式图
在骨增量材料表面构筑钛网支架，创造了稳定的骨增量空间，来源于周围骨壁的血供实现骨增量材料的血管化，来源于周围骨壁和骨增量材料中颗粒状自体骨所含的成骨细胞分泌类骨质形成新骨。从冠方向根方分别为黏骨膜、胶原膜、钛网和骨增量材料。

目前，普遍用于临床的迪迈仕（Digital Mesh）3D打印个性化钛网（3D-PITM）支撑的引导骨再生（TMs-GBR）获得了理想的临床效果，并得到了动物实验研究的证实。例如，马蕊等[55]（2023）在确定了钛网孔隙率的3组动物实验中，发现新骨质量理想，其中高孔隙率（68%）和中等孔隙率（62%）钛网的新骨质量显著高于低孔隙率（55%）钛网（图4-18）。

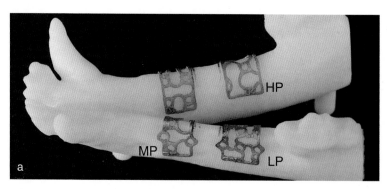

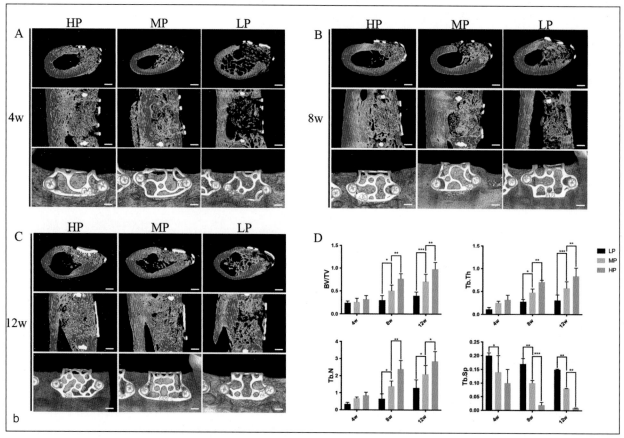

图4-18 3D打印个性化钛网支撑的引导骨再生的动物实验研究[55]
在3D打印个性化钛网支撑的引导骨再生（TMs-GBR）的比格犬的动物实验研究中，获得了理想的骨增量效果，其中高孔隙率（HP）和中等孔隙率（MP）钛网的新骨质量显著高于低孔隙率（LP）钛网。a. 动物模型。b. Micro-CT的研究结果。

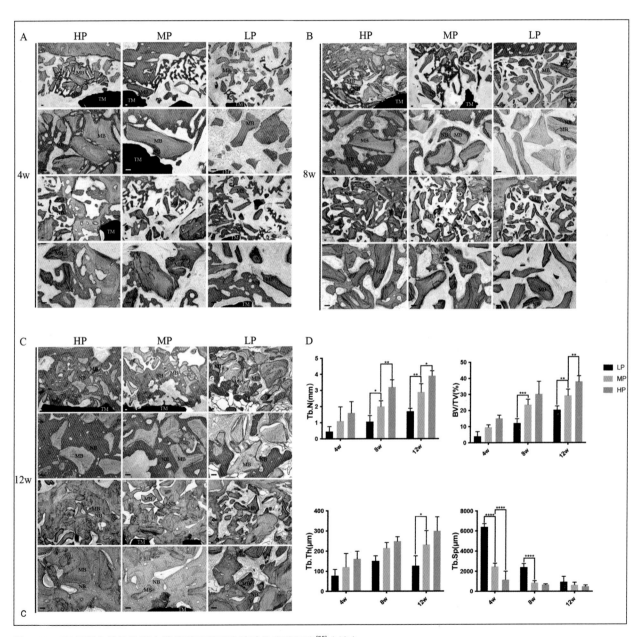

图4-18　3D打印个性化钛网支撑的引导骨再生的动物实验研究[55]（续）
在3D打印个性化钛网支撑的引导骨再生（TMs-GBR）的比格犬的动物实验研究中，获得了理想的骨增量效果，其中高孔隙率（HP）和中等孔隙率（MP）钛网的新骨质量显著高于低孔隙率（LP）钛网。c. 组织学研究结果。

图4-19显示的是一名52岁男性患者，外伤导致上颌前部连续多颗牙缺失，Terheyden 2/4～4/4型骨缺损，迪迈仕（Digital Mesh）3D打印个性化钛网（3D-PITM）支撑的引导骨再生（TMs-GBR），骨增量材料为颗粒状自体骨与去蛋白牛骨矿物质的1∶1混合物，并将i-PRF注射于混合物内获得黏性骨。术后创口一期愈合，无创口裂开和钛网暴露。9个月后取出钛网同期种植的术中可见，新骨轮廓理想。在Terheyden 4/4型骨缺损位点处的种植窝获取柱状新骨标本，组织学检

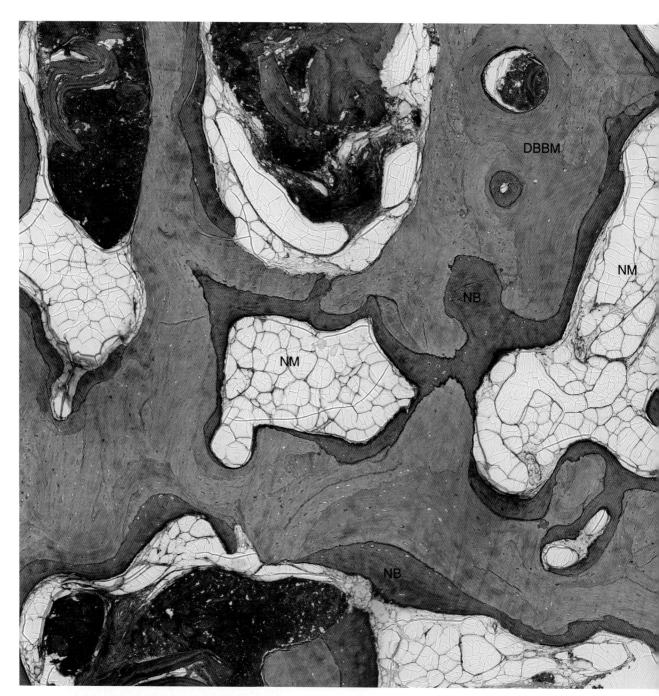

图4-19　钛网支撑的引导骨再生的新骨质量分析，病例之一
上颌前部连续多颗牙缺失，Terheyden 2/4～4/4型骨缺损，骨增量效果完美。在种植窝预备时，从种植窝取骨柱标本，行组织学检查（硬组织切片，HE染色），可见大量成熟的新生骨，新生骨小梁包绕新形成的骨髓腔，形成类似于天然骨的骨小梁和骨髓腔的排列状态。NB，新生骨；DBBM，去蛋白牛骨矿物质；NM，新生骨髓腔。本书作者曲哲提供的病例

查可见新骨质量良好，新生骨组织与天然骨组织结构相似（包括骨小梁和骨髓腔的形态与排列状态），这是钛网支撑的引导骨再生（TMs-GBR）新骨生成优势的组织学例证。因为刚性钛网维持了骨增量空间的稳定，在新骨形成过程中骨增量材料不受到外部压力的影响，骨增量材料和骨增量空间不会被压缩，新生骨髓被新生骨小梁包绕。形成的这种新生骨组织结构与天然骨类似，具备良好的血运和代谢能力，有利于骨的长期稳定和种植体骨结合（osteointegration）。

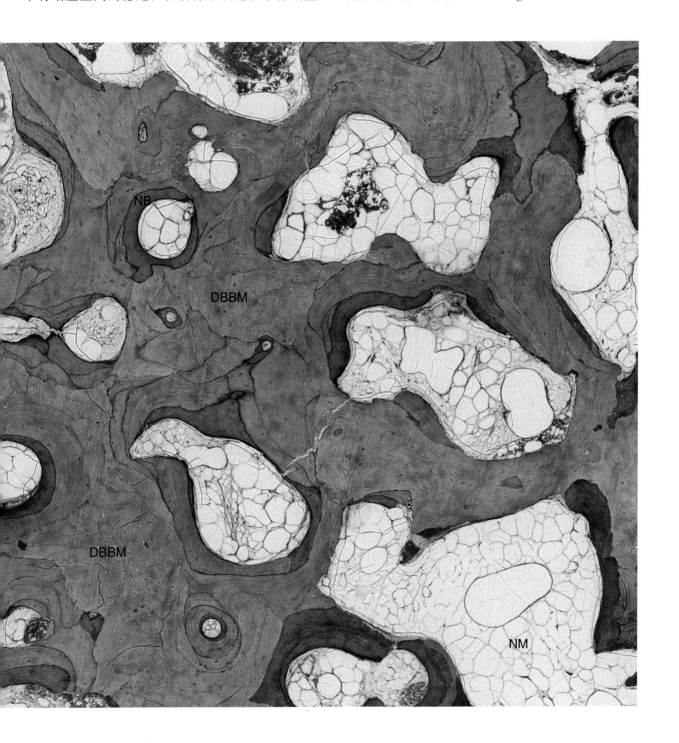

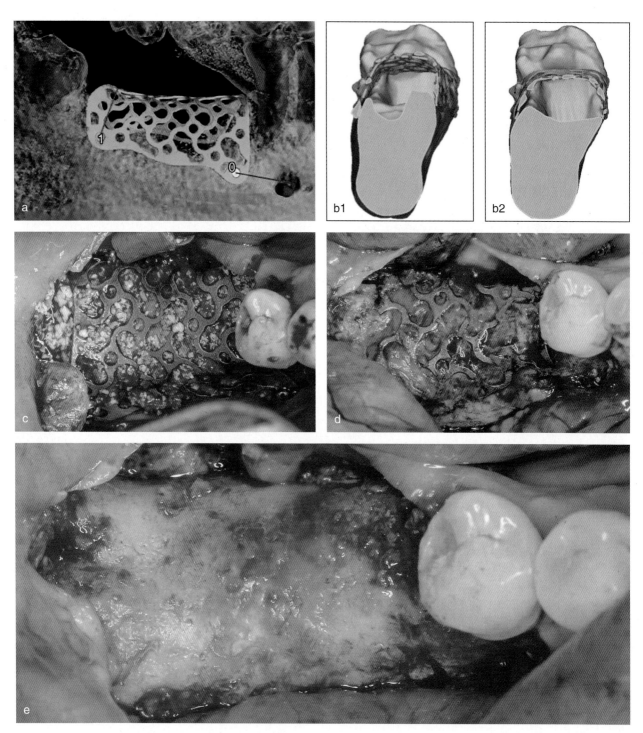

图4-20 钛网支撑的引导骨再生的新骨质量分析，病例之二

下颌右侧第一磨牙和第二磨牙缺失，Terheyden 4/4型骨缺损，骨增量效果完美。a. 钛网设计，最大骨增量高度约10mm、厚度约12.07mm。b. 钛网稳定性分析。b1. 第一磨牙位点。b2. 第二磨牙位点。术后9个月与术后即刻的钛网位置几乎没有变化。c. 植入骨增量材料，螺钉固定钛网。d. 术后9个月取出钛网。e. 可见骨弓轮廓理想，完美的新骨皮质骨化，假骨膜菲薄。

图4-20显示的是一名45岁男性患者,下颌右侧第一磨牙和第二磨牙缺失,Terheyden 4/4型骨缺损,迪迈仕(Digital Mesh)3D打印个性化钛网(3D-PITM)支撑的引导骨再生(TMs-GBR),骨增量范围分别为厚度约10.47mm、高度约10mm以及厚度约12.07mm、高度约5.77mm,骨增量材料为颗粒状自体骨与去蛋白牛骨矿物质的1∶1混合物。9个月后取出钛网同期种植的术中可见,假骨膜菲薄,新骨轮廓和质量理想,完全实现了骨增量的目标。对从种植窝获取的新骨标本进行组织学检查,可见新生骨组织与天然骨组织的结构相似,包括骨小梁和骨髓腔形态。

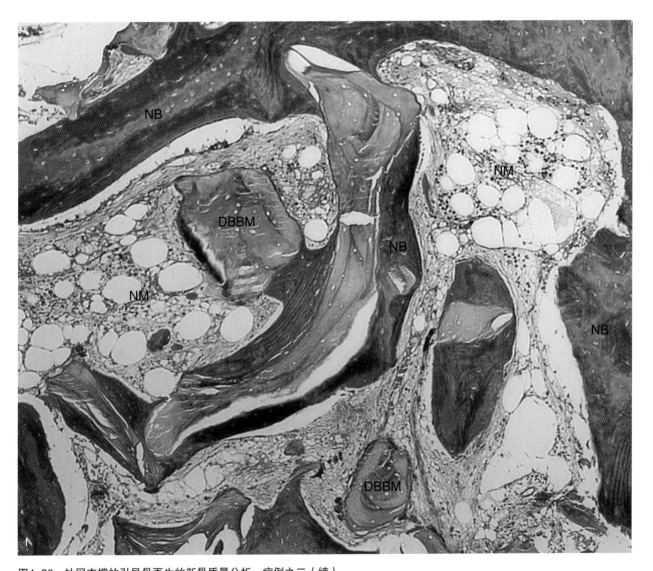

图4-20　钛网支撑的引导骨再生的新骨质量分析,病例之二(续)
下颌右侧第一磨牙和第二磨牙缺失,Terheyden 4/4型骨缺损,骨增量效果完美。f. 在种植窝预备时,从种植窝取骨柱标本,行组织学检查(Masson染色),可见大量新生骨成熟,骨髓腔内血管化良好,无炎症细胞浸润。NB,新生骨;DBBM,去蛋白牛骨矿物质;NM,新生骨髓腔。本书作者魏永祥提供的病例

图4-21显示的是一名28岁男性患者，上颌双侧切牙和尖牙连续缺失，Terheyden 2/4型骨缺损，宽度严重不足，骨弓轮廓塌陷，局部吸收呈刀状，最薄处仅约2mm。迪迈仕（Digital Mesh）3D打印个性化钛网（3D-PITM）支撑的引导骨再生（TMs-GBR），骨增量材料为颗粒状自体骨与去蛋白牛骨矿物质的1∶1混合物。术后创口愈合良好，钛网无暴露。6个月后取出钛网同期种植的术中可见，假骨膜菲薄，新骨轮廓和质量理想，完全实现了骨增量的目标。对从种植窝获取的柱状新骨标本进行组织学检查，可见新生骨组织活跃，骨质量理想。

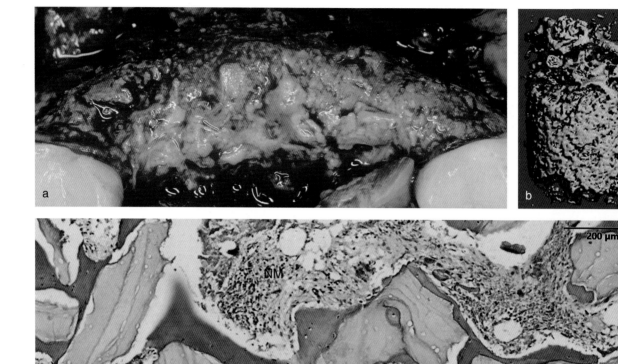

图4-21　钛网支撑的引导骨再生的新骨质量分析，病例之三
上颌前牙连续缺失，Terheyden 2/4型骨缺损，骨增量效果完美。a. 骨增量术后6个月取钛网同期种植的术中照片，取出钛网后可见骨弓轮廓理想。b. 从种植窝取出骨柱标本的Micro-CT检查，骨密度良好。c. 骨柱标本的组织学检查，可见新生骨成熟，骨髓腔内血管化良好，无炎症细胞浸润。NB，新生骨；DBBM，去蛋白牛骨矿物质；NM，新生骨髓腔。本书作者付钢提供的病例

图4-22显示的是一名22岁的年轻女性，5年前外伤导致上颌右侧侧切牙至左侧中切牙连续缺失，可用骨高度尚可、骨宽度严重不足，约2mm，为Terheyden 2/4型骨缺损。行钛网支撑的引导骨再生（TMs-GBR），骨增量材料为颗粒状自体骨与去蛋白牛骨矿物质的3∶7混合物。术后复查创口愈合良好，钛网无暴露。术后6个月翻瓣取钛网同期种植，可见骨增量效果显著，骨轮廓明显恢复，新骨质量理想，假骨膜菲薄。种植体窝预备时柱状新骨标本进行组织学检查，可见部分去蛋白牛骨矿物质颗粒被新生骨整合包绕，新骨结构类似于自体骨，说明新生骨质量理想。

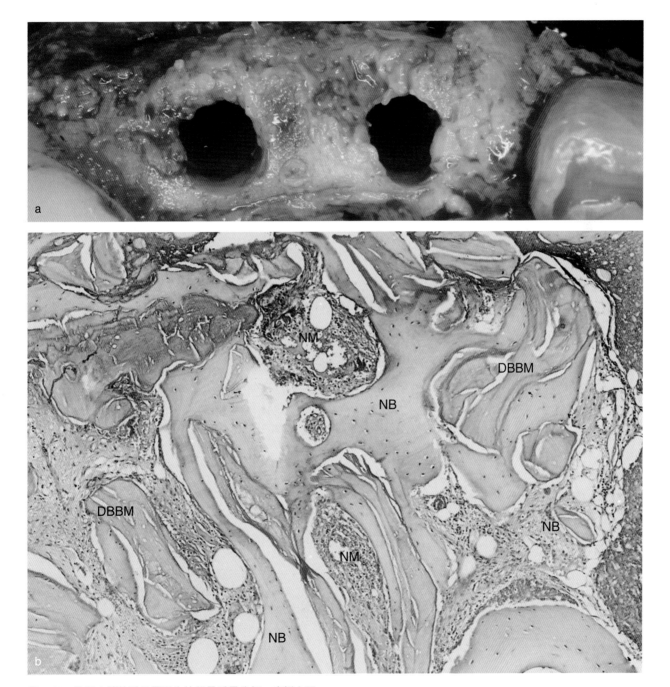

图4-22　钛网支撑的引导骨再生的新骨质量分析，病例之四
上颌前牙连续缺失，Terheyden 2/4型骨缺损，骨增量效果完美。a. 骨增量术后6个月取钛网同期植入种植体的术中照片，取出钛网后可见骨弓轮廓理想，新骨皮质骨化良好，已完成种植窝预备。b. 从种植窝取出的骨柱标本，行组织学检查，可见新生骨成熟，无炎症细胞浸润。NB，新生骨；DBBM，去蛋白牛骨矿物质；NM，新生骨髓腔。本书作者付钢提供的病例

Chapter 5

Clinical Procedures of Titanium Mesh supported Guided Bone Regeneration (TMs-GBR)

Su Yucheng, Ren Bin, Zhang Jian, Chen Zhuofan, Xu Shitong, Man Yi,

Pi Xuemin, Chen Deping, Zeng Hao, Luo Chaoyang, Wang Yibo,

Xu Guangzhou

第5章
钛网支撑的引导骨再生的临床程序

宿玉成　任　斌　张　健　陈卓凡　徐世同　满　毅

皮雪敏　陈德平　曾　浩　罗朝阳　王屹博　徐光宙

引言

钛网支撑的引导骨再生（TMs–GBR），除遵循传统引导骨再生（GBR）的一般性临床原则和临床程序外，具备特殊性。在此，以迪迈仕（Digital Mesh）3D打印个性化钛网为例讨论的3D打印个性化钛网（3D-PITM）的骨增量临床程序，包括临床指征、术前准备、基本临床程序以及术后用药和护理等方面。

钛网支撑的引导骨再生（TMs–GBR）具有临床操作简便、患者术后反应轻以及可预期骨增量效果的优点，越来越受到医生的青睐和患者的欢迎。但是，因为3D打印个性化钛网（3D-PITM）属于个性化设计和制造范畴，在实施外科手术之前要完成钛网设计和制造、验证与消毒等工作。

● **3D打印个性化钛网的设计与制作** 如本书第2章所述，在确定采用钛网支撑的引导骨再生（TMs–GBR）的治疗方案后，医生将设计和制造3D打印个性化钛网（3D-PITM）所需要的解剖数据上传给设计工程师。解剖数据通常是指从CBCT扫描获得的".DICOM"文件，对特殊病例还需要提供口内扫描和颌位关系".STL"文件。设计工程师将设计的骨增量轮廓和钛网结构图反馈给临床医生，得到确认后，将所设计的钛网".STL"格式文件传送给制造工程师。最后工厂将包含颌骨模型和3D打印个性化钛网（3D-PITM）的套装快递给医生。

● **钛网的验证与消毒** 术前医生所收到的3D打印个性化钛网套装，包含3D打印的颌骨模型和钛网（图5-1）。将钛网适配到颌骨模型上，验证骨增量轮廓、与基骨贴合度、与相邻解剖结构（如邻牙和颏孔等）之间的位置关系以及螺钉固定位置等，为术中正确的就位钛网提供参考。确认无误后，将钛网放入专用工具盒或单独包装进行高温高压消毒灭菌。放在专用工具盒中进行消毒灭菌的优势是避免在同一高压锅中的其他消毒物品对钛网造成的挤压。迪迈仕钛网工具盒为金属材质，除钛网储槽外，还有螺钉、手柄和钻针等储槽（图5-2）。

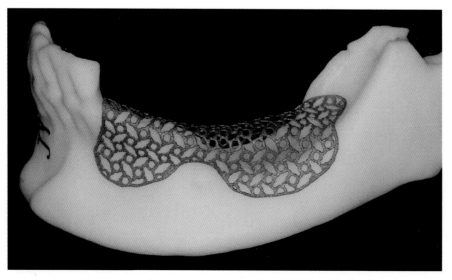

图5-1 钛网与3D打印个性化钛网适配
在术前，医生收到3D打印个性化钛网（3D-PITM）套装，包含3D打印的颌骨模型和钛网。将钛网适配到颌骨模型上，验证骨增量轮廓、与基骨贴合度、与相邻解剖结构（如邻牙和颏孔等）之间的位置关系以及螺钉固定位置等。

通常，钛网支撑的引导骨再生（TMs-GBR）的术前准备与传统引导骨再生（GBR）相类似。

● **口腔卫生维护与术前用药**　在术前应当进行病灶牙处理和口腔卫生维护，降低术中感染风险。术前24小时口服阿莫西林，每次1.0g、每天2次。青霉素过敏史的患者，口服克拉霉素，每次0.25g、每天2次；甲硝唑每次0.5g、每天3次。

● **消毒、铺巾与麻醉**　常规面部及口腔内消毒，铺无菌巾。在种植位点的唇侧（颊侧）和舌侧（腭侧）进行骨膜上局部浸润麻醉，麻醉药通常为阿替卡因肾上腺素注射液。

5.1 翻黏骨膜瓣，暴露术区

翻黏骨膜瓣、暴露术区，除遵循传统的引导骨再生（GBR）的一般原则外，钛网支撑的引导骨再生（TMs-GBR）切口设计更加注重黏骨膜瓣血供以及金属钛网对创口愈合的影响。换言之，TMs-GBR切口设计最为重要的原则是避免术后的创口裂开和钛网暴露。

5.1.1 牙槽嵴顶水平切口

在传统的引导骨再生（GBR）中，在关闭创口时，骨增量材料体积的可塑性使唇侧（颊侧）软组织向腭侧（舌侧）推进时具有一定的灵活性和延伸余地。因此，通常采取牙槽嵴顶正中或略偏腭侧（舌侧）的牙槽嵴顶水平向切口。

在钛网支撑的引导骨再生（TMs-GBR）中，因为骨增量区为具有刚性特点的钛网支撑，骨增量材料体积和空间无任何可塑性，使唇侧（颊侧）软组织向腭侧（舌侧）推进时缺乏灵活性，而腭侧黏骨膜瓣的冠向推进能力有限。因此，为了实现无张力的创口关闭和尽量增加创缘的接触面积（例如使用具有外翻效果的褥式缝合），以降低创口裂开和钛网暴露的风险，建议采取牙槽嵴顶正中或略偏唇侧（颊侧）的牙槽嵴顶水平向切口，尽量避免偏向腭侧（舌侧）。

5.1.2 垂直向松弛切口

在传统的引导骨再生（GBR）中，基于不同

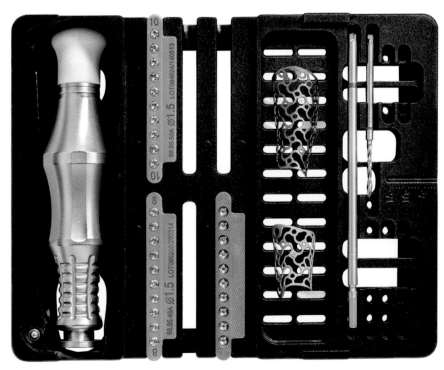

图5-2　迪迈仕（Digital Mesh）钛网工具盒

迪迈仕（Digital Mesh）钛网工具盒为金属材质，除在工具盒内放置钛网外，还可以放置固定螺钉、手柄和钻针等。将钛网放入工具盒中进行高温高压消毒灭菌，可以避免在同一高压锅中的其他消毒物品对钛网造成的挤压。

的临床情况，通常采取有两个垂直向松弛切口的梯形瓣或矩形瓣，或采取一个垂直向松弛切口的角形瓣。

在钛网支撑的引导骨再生（TMs-GBR）中，为了有效地无张力创口关闭和增加创缘的接触面积（如使用有外翻效果的褥式缝合），降低创口裂开和钛网暴露风险，通常采取有两个垂直向松弛切口的梯形瓣或矩形瓣，避免采取一个垂直向松弛切口的角形瓣。后者通常无法达到有效的无张力创口初期关闭，其临床教训可见本书第7章。

5.1.3 翻黏骨膜瓣

通常，上颌腭侧的黏骨膜较厚、结缔组织致密、稳定性好，因为无需在腭侧进行3D打印个性化钛网（3D-PITM）的螺钉固定，所以不需要广泛剥离骨增量区两侧的黏骨膜。而上颌唇侧（颊侧）、下颌唇侧（颊侧）以及舌侧黏骨膜较薄、结缔组织疏松、稳定性较差，并且需在这些部位进行3D打印个性化钛网（3D-PITM）的螺钉固定，翻瓣范围较大，要超过钛网边缘近中和远中1～2个牙位。要充分注意骨增量区毗邻的特殊解

剖结构，例如颏孔区或颏孔附近的骨增量，应在翻黏骨膜瓣时暴露颏孔和颏神经血管束，避免钛网就位和黏骨膜瓣减张时损伤颏神经。

5.2 试戴和定位钛网

翻黏骨膜瓣、暴露术区后，将3D打印个性化钛网（3D-PITM）放置在骨增量区，检查钛网就位情况，再次确定固位螺钉的位置以及与重要解剖结构（例如邻牙牙根、颏孔和鼻底等）的位置关系，并估算骨增量材料的需要量。

术中在暴露骨缺损区后，先试戴钛网以确定钛网的植入位置，然后将其取下，在植入骨增量材料后就位并固定钛网。这种简单的定位方法可能会导致钛网的实际位置与术前设计的位置存在一定的偏差，但通常可以满足骨增量的需求。如果希望更加准确地就位和固定钛网，可以参考如下5种方法。这些方法的共同点是将钛网置于计划的位置之后，制备钛网的"固定螺钉通道"，然后取下钛网，在植入骨增量材料和就位钛网之后沿制备的"固位螺钉通道"拧入螺钉，即可获得

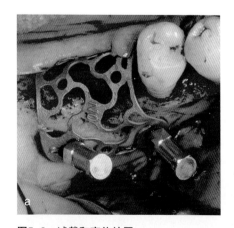

图5-3 试戴和定位钛网
a. "钛网定位栓"定位钛网。用螺纹钻制备第一个螺钉固位通道，然后插入"钛网定位栓"，再制备第二个螺钉通道。

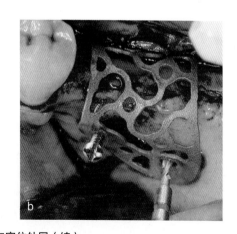

图5-3 试戴和定位钛网（续）
b. "钛网固定螺钉"定位钛网。用螺纹钻制作第一个螺钉固位通道，然后拧入钛网固定螺钉，再制备第二个螺钉通道。

基本准确的钛网定位。

● **定位钛网方法之一：使用钛网定位栓**　具体方法是：将钛网放置在计划位置之后，先用与钛网固定螺钉直径匹配的螺纹钻制备第一个螺钉固位通道，然后插入"钛网定位栓"。如果需要2颗或2颗以上的螺钉固定钛网，则需要再制备第二个螺钉固位通道（图5-3a）。

● **定位钛网的方法之二：使用钛网固定螺钉**　具体方法是：将钛网放置在计划位置之后，先用

与钛网固定螺钉直径匹配的螺纹钻制备第一个螺钉固位通道，然后拧入钛网固定螺钉。如果需要2颗或2颗以上的螺钉固定钛网，则需要再制备第二个螺钉固位通道（图5-3b）。

● **定位钛网的方法之三：使用种植外科导板**　如果骨增量同期植入种植体，可以通过牙支持式"种植外科导板"定位钛网。种植外科导板带有延伸翼设计，延伸翼上有与钛网固定螺钉通道位置一致的"引导孔"，沿引导孔制备螺钉

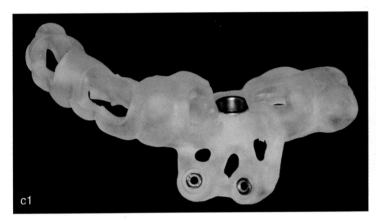
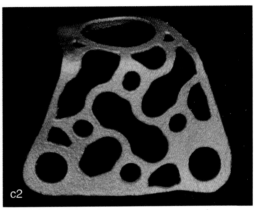

图5-3　试戴和定位钛网（续）
c. 牙支持式"种植外科导板"定位钛网。c1. 种植外科导板。c2. 钛网。种植外科导板的延伸翼带有与钛网固定螺钉通道位置一致的"引导孔"，沿引导孔制备螺钉固位通道。

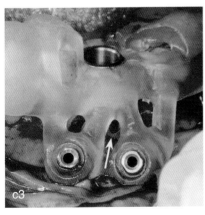
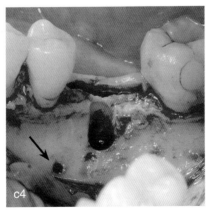
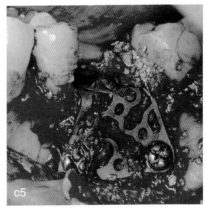

图5-3　试戴和定位钛网（续）
c. 牙支持式"种植外科导板"定位钛网。c3. 试戴种植外科导板与钛网，黄色箭头所示位于导板之下的钛网。c4. 完成种植窝与螺钉通道预备，取下种植外科导板，黑色箭头所示预备的钛网固位通道。c5. 植入种植体和骨增量材料，螺钉固定钛网。

固位通道（图5-3c）。

● **定位钛网的方法之四：使用钛网定位导板**[1]

术前制作牙支持式"钛网定位导板"，定位导板带有延伸翼设计，延伸翼上有与钛网固定螺钉通道位置一致的"引导孔"，沿引导孔制备螺钉固位通道（图5-3d）。理论上，可以在钛网上直接打印与钛网为一体的固位装置（固定翼），通过邻牙来定位钛网，在完成钛网固定后将固位装置与钛网分离[2-3]。但不适合常规的临床应用，因为：①与钛网为一体的固位装置增加了制造成本；②必须要有专门的产品注册证，限制了该方法的应用；③将固位装置与钛网分离后会在钛网表面产生毛刺。

● **定位钛网的方法之五：使用钛网就位模块**[4]

在术前打印出与骨增量轮廓一致的"树脂钛网就位模块"，模块带有邻牙支撑翼。将模块和钛网就位后制备螺钉固位通道（图5-3e）。

其中，前两种方法和最后一种方法简便易行，避免了在钛网上添加辅助性钛网固位装置，既可以达到钛网的定位目的，又节约了成本，并且也适合于无牙颌种植的骨增量患者。

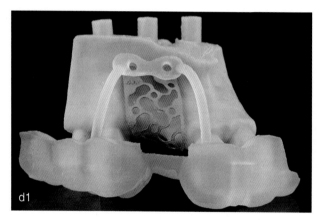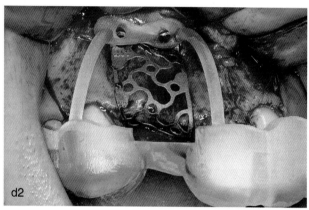

图5-3 试戴和定位钛网（续）

d. 牙支持式"钛网定位导板"定位钛网。定位导板的延伸翼带有与钛网固定螺钉通道位置一致的"引导孔"，沿引导孔制备螺钉固位通道。d1. 在模型上试戴钛网和导板。d2. 在术中试戴钛网和导板。本书作者陈卓凡提供的病例

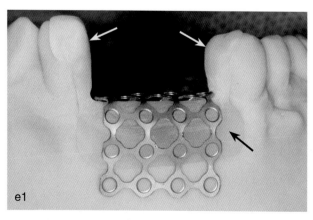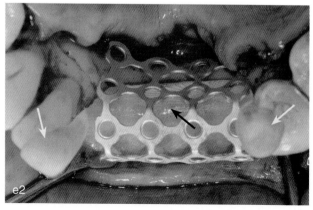

图5-3 试戴和定位钛网（续）

e. 牙支持式"钛网就位模块"定位钛网。模块（黑色箭头所示）带有邻牙支撑翼（黄色箭头所示），将模块和钛网就位后制备螺钉固位通道。e1. 在模型上试戴钛网和定位模块。e2. 在术中戴入定位模块和钛网。经原作者伍颖颖授权使用图片[4]

5.3 黏骨膜瓣减张

基于Daniel Buser的引导骨再生（GBR）[5]和Hom-Lay Wang的"PASS"原则[6]，"无张力创口初期关闭"是包括引导骨再生（GBR）在内的所有骨增量成功的重要要素之一（图5-4），在

钛网支撑的引导骨再生（TMs-GBR）中更加重要。创口"无张力"初期关闭的目的是保持黏骨膜瓣的正常血运，避免因血供障碍所导致的创口愈合不良和黏骨膜瓣坏死。在传统的引导骨再生（GBR）中，当骨增量区受到外部压力时，骨增量材料体积压缩所产生的"塌陷"在一定程度上可以缓解黏骨膜瓣血运所受到的影响。但是，在钛网支撑的引导骨再生（TMs-GBR）中，黏骨膜本身的张力和受到外部压力时，黏骨膜瓣下方的刚性钛网不会变形和"塌陷"，无法缓解黏骨膜瓣的血供所受到的影响。因此，当黏骨膜瓣存在张力时，会显著增加如下并发症的风险。

引导骨再生（GBR）的4个基本要素
- 无张力创口初期关闭
- 骨增量材料的血管化
- 创造与维持骨增量空间
- 初始血凝块与骨增量材料稳定

基于Daniel Buser[5]、Hom-Lay Wang[6]等的论述

- **无法完全关闭创口**　创口不能完全关闭，存在骨增量材料暴露和感染的风险，导致骨增量效果欠佳或失败。

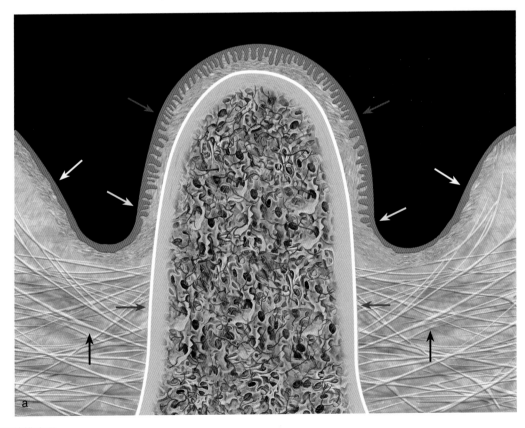

图5-4　切断骨膜减张的模式图
a. 减张之前的模式图，示意的组织学结构分别为附着黏膜（蓝色箭头所示）、膜龈联合（黄色箭头所示）、牙槽黏膜（白色箭头所示）、黏膜下层（黑色箭头所示）和骨膜（红色箭头所示）。

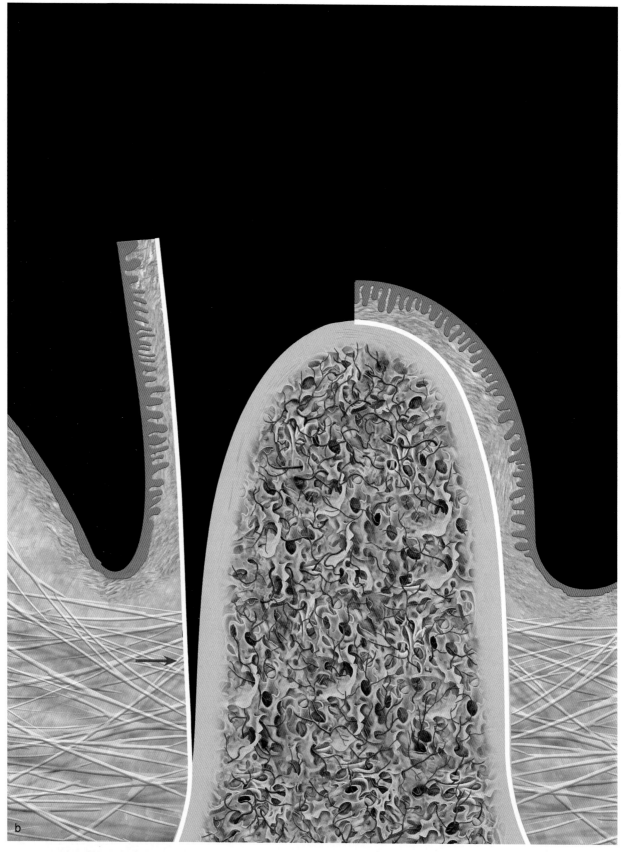

图5-4 切断骨膜减张的模式图（续）

b. 翻黏骨膜瓣之后的模式图，将黏骨膜从骨表面剥离，因为致密纤维结缔组织构成的骨膜（箭头所示）张力较大、缺乏延展性，导致黏骨膜瓣张力大、缺乏移动性。

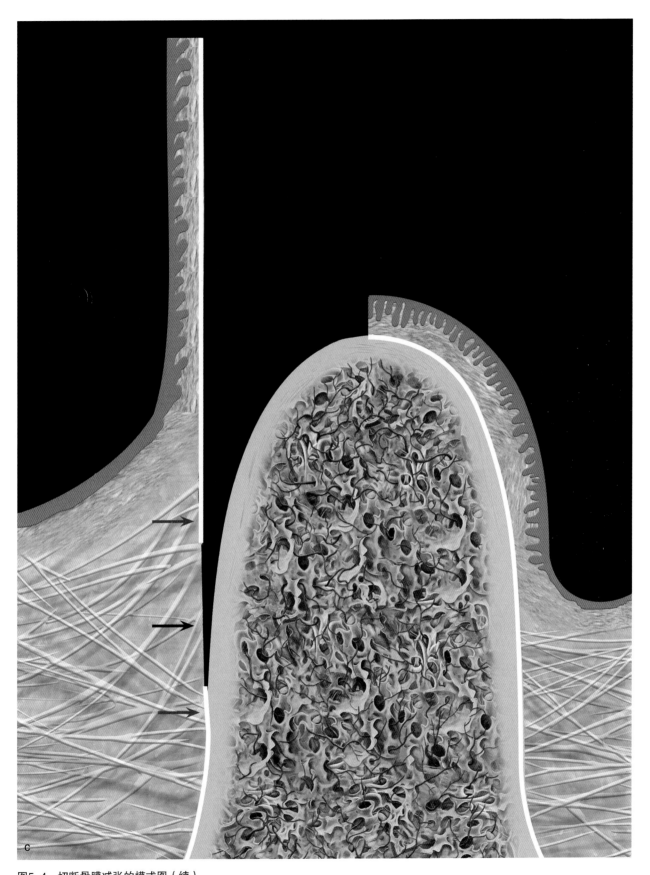

图5-4 切断骨膜减张的模式图（续）

c. 切断骨膜、黏骨膜瓣减张之后的模式图，切断由致密纤维结缔组织构成的骨膜（红色箭头所示），释放黏骨膜瓣的张力，利用疏松的黏膜下层的延展性（黑色箭头所示），拉伸黏骨膜瓣，获得黏骨膜瓣伸长与移动。

● **创口裂开** 黏骨膜瓣的张力会影响对位的创缘的血管化，导致创口无法一期愈合。

● **黏骨膜瓣坏死** 过多的张力会影响黏骨膜瓣的血运，导致黏骨膜瓣的缺血性坏死。

基于不同的解剖学部位和黏骨膜瓣的张力来源，黏骨膜瓣减张的方法不同，减张的效果也存在差异。骨膜是黏骨膜瓣张力的主要来源，其次是黏膜与肌肉的附着张力、黏膜下层中的结缔组织张力以及黏膜瘢痕等。

● **骨膜的张力** 构成骨膜的主要成分是致密的结缔组织，可以通过切断膜龈联合根方的骨膜，利用黏膜下层的可延伸性释放黏骨膜瓣张力，例如在上颌唇侧（颊侧）、下颌唇侧（颊侧）和下颌舌侧的减张（图5-5，图5-6）。

● **黏膜与肌肉的附着张力** 黏膜与肌肉的紧密附着所产生的张力，例如下颌后部口底黏膜与下颌舌骨肌的附着，可以从肌肉表面剥离黏膜附着来释放张力（图5-7～图5-9）。

● **黏膜下层结缔组织的张力** 切断骨膜之后，当黏膜下层的结缔组织张力依然较大时，可以用剥离子辅助钝性剥离黏膜下层的结缔组织来释放张力。

● **黏膜瘢痕的张力** 通常，缓解黏膜瘢痕所产生的张力较为困难，只能依靠切断骨膜来释放黏骨膜瓣的张力，但要注意是否会影响血供。

5.3.1 上颌唇侧（颊侧）黏骨膜瓣减张

上颌唇侧和颊侧黏膜包括附着黏膜和牙槽黏膜两个部分。

牙缺失之后，牙槽窝表面的软组织愈合为角化的附着黏膜。换言之，在膜龈联合冠方的牙龈为角化的附着黏膜，即咀嚼黏膜。咀嚼黏膜的特点是固有层的乳头与上皮层的钉突呈犬牙交错的指状镶嵌，而固有层直接附着于骨膜，形成与牙槽嵴附着牢固、不能移动的黏骨膜。翻黏骨膜瓣之后，黏骨膜瓣的弹性和可延伸性受到限制。在膜龈联合的根方为牙槽黏膜，由无角化的上皮层、固有层和黏膜下层所组成。黏膜下层较厚，

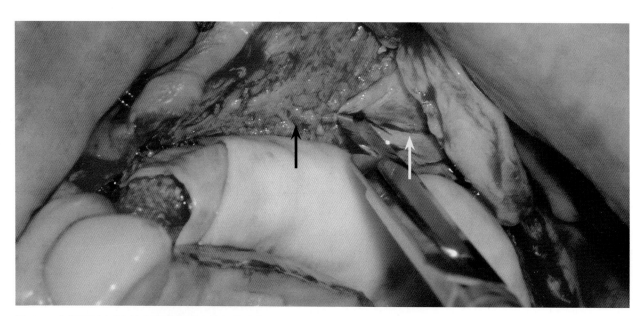

图5-5 上颌唇侧（颊侧）切断骨膜减张的术中照片
切断膜龈联合根方骨膜的过程。切开骨膜（黑色箭头所示），可见黏膜下层结缔组织（黄色箭头所示）。通常，切开骨膜后即可获得满意的减张效果。如果松弛程度不够，可以用剥离子辅助分离黏膜下层的结缔组织。

为疏松的结缔组织，富含血管，向冠方的黏骨膜瓣提供血供。牙槽黏膜与牙槽突表面骨膜的附着并不紧密，具备一定的可延伸性，移动度大。

上颌唇侧（颊侧）黏骨膜瓣减张时，切断黏骨膜瓣基底（蒂部）的骨膜，可以充分发挥牙槽黏膜可延伸性和移动度大的特性，降低黏骨膜瓣的张力，使黏骨膜瓣向冠方充分移动（图5-5）。切断黏骨膜减张时，应注意如下要点。

- **垂直向减张切口的设计**　垂直向减张切口要越过膜龈联合，适度向前庭沟延伸，以获得骨增量所需的黏骨膜瓣冠向移动度。

- **黏骨膜瓣的设计**　要保持黏骨膜瓣蒂部有足够的宽度（如形成梯形黏骨膜瓣），确保黏骨膜瓣的血供，避免因血供障碍所导致的创口不愈合（如创口裂开）或黏骨膜瓣坏死。

- **骨膜切口的位置**　水平向的骨膜切口应尽量远离膜龈联合、向前庭沟根方延伸，切断骨膜后可以充分发挥牙槽黏膜疏松的固有层的可延伸性，实现黏骨膜瓣无张力的冠向推进。

- **骨膜切口的深度**　只要切断牙槽黏膜的骨膜，黏骨膜瓣就可以冠向推进。切口不要过深地进入黏膜下层，防止过度损伤影响黏骨膜瓣血供以及发生术中出血和术后血肿。同时，切口线应连贯、整齐，有利于释放黏骨膜瓣的张力。

事实上，在此所叙述的减张之后的上颌唇侧（颊侧）"黏骨膜瓣"是一个相对广义的概念，包含了膜龈联合冠方的黏骨膜（牙龈）和根方的牙槽黏膜。

唇侧（颊侧）黏骨膜瓣减的有利条件是在牙槽黏膜的黏膜下层内不存在知名血管，不会发生较为严重的术中和术后出血。在牙槽黏膜的黏膜下层内也无重要的神经干和末梢神经走行，不会发生相应的并发症。

5.3.2　下颌唇侧（颊侧）黏骨膜瓣减张

与上颌相同，下颌唇侧（颊侧）黏膜包括附着黏膜和牙槽黏膜两个部分。就黏骨膜瓣减张而

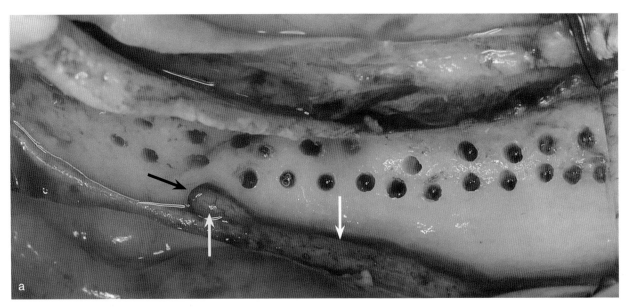

图5-6　下颌唇侧（颊侧）黏骨膜瓣减张的术中照片
a. 下颌左侧尖牙及远中的所有牙缺失，在完成下颌舌侧黏骨膜瓣减张和受植区开放骨髓腔后，准备进行下颌唇侧（颊侧）黏骨膜瓣减张，清晰可见颏孔（黑色箭头所示）、颏神经血管束（黄色箭头所示）和骨膜（白色箭头所示）。

言，主要是避免损伤颏神经。颏孔位于下颌体的外侧面，在成年人通常位于牙槽嵴顶与下颌下缘之间的中点、第二前磨牙的下方或其稍前方。对严重牙槽骨吸收的病例，颏孔相对上移，接近萎缩后的下颌骨上缘，在极端骨吸收的病例，颏孔甚至下牙槽神经直接暴露在黏膜的下方。下牙槽神经出颏孔后更名为颏神经。成人颏孔多朝向后、上、外方，颏神经和颏动脉（又称之为颏神经血管束）从此孔穿出。颏神经出颏孔之后分为3支，穿过骨膜，向前、外侧和中线走行，越向前方越表浅，终末支仅位于黏膜下。

下颌唇侧（颊侧）黏骨膜瓣减张时，首先要找到颏孔和颏神经，用手术刀或弯组织剪小心地锐性打开颏神经周围的骨膜（注意：切开或剪断的动作只限于骨膜），然后基于减张的范围向前和/或后分离，用手术刀切断或用弯组织剪剪断骨膜，松弛下颌唇侧（颊侧）黏骨膜瓣（图5-6）。

颏神经支配颏部皮肤、下唇皮肤和黏膜以及第一前磨牙之前的唇侧牙龈的感觉。颏神经受到损伤时，会导致下唇及颏部出现麻木或感觉异常等症状。因此，为了避免损伤或切断颏神经必须考虑如下建议。

● **垂直向松弛切口** 根据术前在CBCT扫描图像上确定的颏孔位置，垂直向松弛切口应位于颏孔的近中和/或远中1~2个牙位。

● **仔细操作** 在翻黏骨膜瓣时，先要找到颏孔和颏神经血管束主干，锐性打开颏孔近中和/或远中的骨膜，然后再进一步分离，避免损伤颏神经血管束。应当注意的是，只要在术中颏神经血管束受到牵拉，术后均会有数日的感觉异常等症状，但不会有后遗症。

同样，在此所叙述的下颌唇侧（颊侧）"黏骨膜瓣"也是一个相对广义的概念，包含了膜龈联合冠方的黏骨膜（牙龈）和膜龈联合根方的牙槽黏膜。

5.3.3 下颌舌侧黏骨膜瓣减张

复杂的口底结构是下颌舌侧黏骨膜瓣剥离和减张慎之又慎的主要原因。

口底（又称之为舌下区）位于舌根之前、下

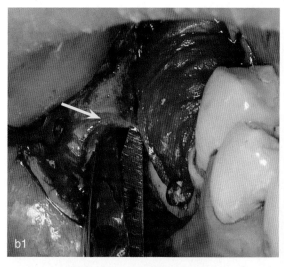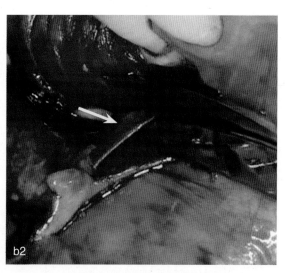

图5-6 下颌唇侧（颊侧）黏骨膜瓣减张的术中照片（续）
b. 下颌右侧磨牙缺失，颏孔远中的黏骨膜瓣减张。b1. 正面观，用15C刀片轻轻划开颏神经血管束后的骨膜，然后弯组织剪从此小切口进入骨膜下，紧贴骨膜向后分离。b2. 侧面观，剪断骨膜。由此，下颌后部的黏骨膜瓣减张，箭头所示为骨膜。

颌体内侧，下方为下颌舌骨肌和舌骨舌肌，上方为口底黏膜，内含许多重要结构，从两侧至中线排列的结构有舌下腺、下颌下腺深部、下颌下腺导管、舌神经、舌下神经及舌下神经伴行静脉以及舌下动脉。口底的主要解剖标志包括舌系带、舌下肉阜（下颌下腺导管和舌下腺大管的共同开口）和舌下皱襞（舌下腺小管的开口部位）。

口底黏膜较薄，固有层乳头较短，黏膜下层有大量的疏松结缔组织和脂肪组织，所以黏膜容易移动。口底黏膜与较薄的下颌舌侧牙龈相连，界限清楚；向后与舌腹黏膜相延续。口底的下方被下颌舌骨肌和舌骨舌肌封闭。因此，在口底受伤或感染时，水肿会非常明显，可能会将舌向上后推挤，造成呼吸困难，甚至窒息。

5.3.3.1　下颌后部舌侧黏骨膜瓣减张

下颌后部舌侧黏骨膜瓣的张力主要源自口底黏膜与下颌舌骨肌（mylohyoid）的附着。

下颌舌骨肌位于二腹肌前腹的深部，为三角形扁肌，起自下颌骨内侧的下颌舌骨线（又称之为内斜线），止于舌骨，与对侧同名肌会合于正中线，参与口底构成。下颌舌骨线自下颏棘，斜向后上走行、向磨牙后区延伸。通常，智齿和第二磨牙的根尖位于下颌舌骨肌线下方，而第一磨牙及其之前的牙根位于下颌舌骨肌线。依据下颌舌骨肌距离牙槽嵴顶的位置，Urban将下颌后部舌侧（下颌舌骨肌区）分为以下3个区[7]（图5-7）：Ⅰ区，在磨牙后垫区，下颌舌骨线和下颌舌骨肌靠近牙槽嵴顶，舌神经走行靠近该区；Ⅱ区，在磨牙区，下颌舌骨线和下颌舌骨肌靠近牙槽嵴顶；Ⅲ区，在前磨牙区，下颌舌骨线和下颌舌骨肌远离牙槽嵴顶，靠近下颌下缘。牙槽嵴萎缩之后，下颌舌骨肌线相对"上移"，下颌舌骨肌接近甚至平齐牙槽嵴顶。下颌舌侧黏骨膜瓣减张时，通常要将口底黏膜与下颌舌骨肌剥离。

在Ⅰ区和Ⅱ区，由于下颌舌骨肌的附丽位置较高，口底黏膜与下颌舌骨肌直接附着，在黏骨膜瓣减张时，将口底黏膜从下颌舌骨肌表面剥离也并不困难。将口底黏膜从下颌舌骨肌表面剥离

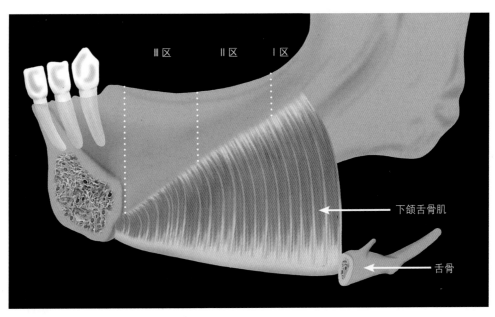

图5-7　下颌舌骨肌走行和分区模式图
依据下颌舌骨肌距离牙槽嵴顶的位置，Urban将下颌舌骨肌区分为3个区：Ⅰ区，在磨牙后垫区；Ⅱ区，在磨牙区，下颌舌骨线和下颌舌骨肌靠近牙槽嵴顶；Ⅲ区，在前磨牙区，下颌舌骨线和下颌舌骨肌远离牙槽嵴顶，靠近下颌下缘。基于Urban重新绘制

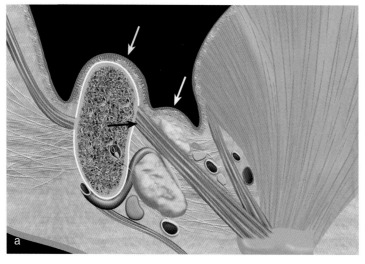

图5-8 下颌后部黏骨膜瓣减张的模式图

a. 减张之前的模式图，口底黏膜紧密附着于下颌舌骨肌。附着黏膜（黄色箭头所示），口底黏膜（白色箭头所示），下颌舌骨肌（黑色箭头所示）。

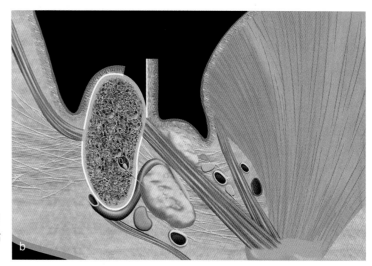

图5-8 下颌后部黏骨膜瓣减张的模式图（续）

b. 翻黏骨膜瓣之后的模式图，将黏骨膜从骨表面剥离，因为口底黏膜与下颌舌骨肌紧密附着，导致黏骨膜瓣张力大、缺乏移动性。

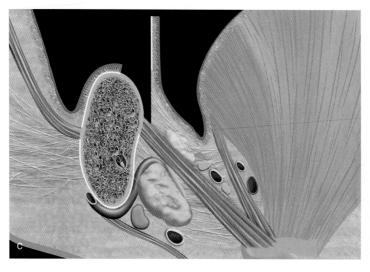

图5-8 下颌后部黏骨膜瓣减张的模式图（续）

c. 黏骨膜瓣减张之后的模式图，剥离口底黏膜与下颌舌骨肌附着，释放黏骨膜瓣的张力，通过疏松的黏膜下层的延展性，拉伸黏骨膜瓣，获得黏骨膜瓣伸长与移动。

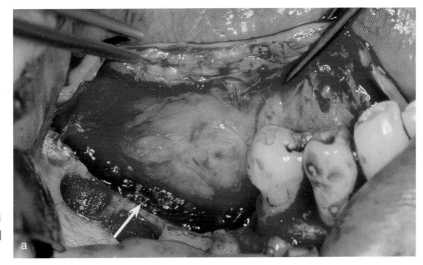

图5-9　下颌后部舌侧黏骨膜瓣减张
a. 病例之一：下颌右侧磨牙缺失，将口底黏膜从下颌舌骨肌（箭头所示）表面剥离后，黏骨膜瓣提升高度超过20mm。

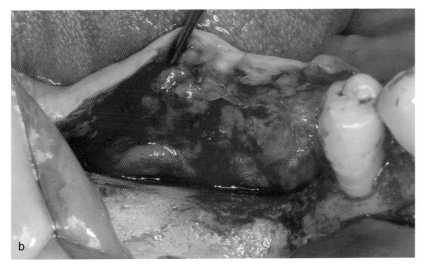

图5-9　下颌后部舌侧黏骨膜瓣减张（续）
b. 病例之二：下颌右侧磨牙缺失，将口底黏膜从下颌舌骨肌表面剥离后，口底黏膜松弛，黏骨膜瓣提升高度超过20mm。

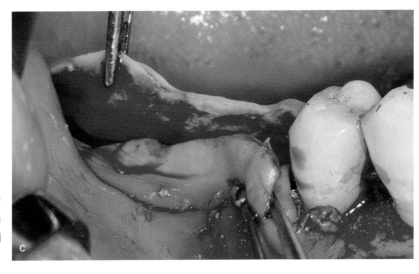

图5-9　下颌后部舌侧黏骨膜瓣减张（续）
c. 与上一张照片为同一病例。完成了下颌舌侧和颊侧黏骨膜瓣的减张，黏骨膜瓣的延伸程度完全能够满足无张力创口初期关闭的需要。

时，先仔细沿牙槽嵴顶水平向切口暴露下颌舌骨肌的骨面附着，然后用细齿镊向上提拉舌侧黏骨膜瓣，同时用椭圆形剥离子向下施加压力，钝性剥离下颌舌骨肌与黏膜的附着，黏骨膜瓣的提升可高达20mm。笔者喜欢用细齿镊向上提拉舌侧黏骨膜瓣，先用15C刀片潜行分离下颌舌骨肌与口底黏膜的附着，然后用椭圆形剥离子向下施加压力，即可将口底黏膜与下颌舌骨肌分离。此时，黏骨膜瓣松弛，完全能够满足垂直向骨增量的无张力创口关闭，不建议进一步剥离口底黏膜下层，避免损伤深部走行的神经和血管等重要解剖结构（图5-8，图5-9）。在Ⅲ区，下颌舌骨肌远离牙槽嵴顶、靠近下颌下缘，下颌舌骨肌冠方的骨膜直接附着于下颌骨内面。因此，翻黏骨膜瓣

后无需剥离下颌舌骨肌，直接切开骨膜即可达到黏骨膜瓣减张的目的。

5.3.3.2 下颌前部舌侧黏骨膜瓣减张

与下颌后部相比，下颌前部口底黏膜下结缔组织更加疏松。翻黏骨膜瓣后，只要切开骨膜，黏骨膜瓣的张力会自动释放，完全能够获得垂直向骨增量的无张力创口关闭。舌动脉以及通过颏嵴上方舌孔进入下颌颏部的舌动脉分支均走行该区域（图5-10），切开骨膜的深度是划开骨膜即可，不要深度剥离，因为过度剥离黏膜下所导致的口底水肿以及血管损伤所导致的出血，均会造成术后口底肿胀，引起呼吸困难，甚至危及生命。因此，在此区域进行广泛的黏骨膜瓣减张术

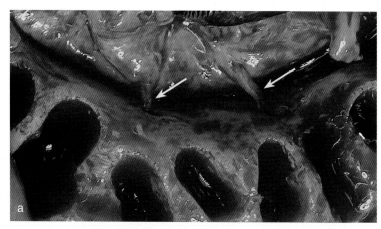

图5-10　下颌前部舌侧黏骨膜瓣减张
a. 术中照片，病例之一。切开下颌舌侧黏骨膜瓣的骨膜，避免损伤颏舌动脉（进入舌侧骨壁的舌下动脉分支，箭头所示），防止出血和术后水肿。本书作者徐光宙提供的病例

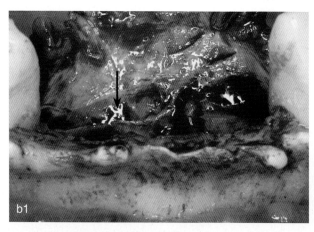
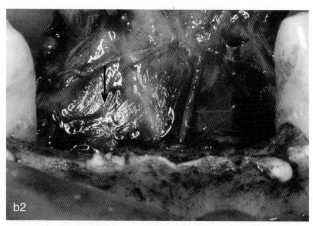

图5-10　下颌前部舌侧黏骨膜瓣减张（续）
b. 术中照片，病例之二。b1. 切开下颌舌侧黏骨膜瓣的骨膜（黑色箭头所示），避免损伤颏舌动脉（进入舌侧骨壁的舌下动脉分支，蓝色箭头所示）。b2. 剥离疏松的黏膜下层（黑色箭头所示），显著提升黏骨膜瓣，未损伤颏舌动脉（蓝色箭头所示）。本书作者罗朝阳提供的病例

后，要密切观察患者，并有处理并发症的能力。

同样，在此所叙述的下颌后部及前部舌侧"黏骨膜瓣"也是一个广义的概念，包含了舌侧黏骨膜（即牙龈）和口底黏膜。

5.3.4 上颌腭侧黏骨膜瓣减张

腭黏膜由两部分组成，前2/3为硬腭，后1/3为软腭。硬腭前方正中有切牙乳头，上皮下为致密的结缔组织。硬腭前方侧部有黏膜皱襞（腭皱襞），其隆起部分由固有层致密的结缔组织组成。就黏骨膜瓣而言，"腭侧黏骨膜瓣"的黏膜是指硬腭黏膜。硬腭黏膜属于咀嚼黏膜，表面角化层较厚（以正角化为主），固有层结缔组织致密，乳头与上皮层的钉突呈犬牙交错的指状镶嵌。根据有无黏膜下层可将其分为牙龈区、中间区、脂肪区和腺区4部分。牙龈区和中间区无黏膜下层，固有层与骨膜紧密相连；脂肪区和腺区有黏膜下层，其中有很多胶原纤维将脂肪和腺体分成若干大小不一、形状各异的小隔。

准确而言，上颌腭侧黏骨膜瓣减张是指腭侧牙龈区的黏骨膜减张。牙龈区黏膜固有层直接附着于骨膜，形成与牙槽嵴附着牢固、不能移动的黏骨膜，无法通过切断骨膜实现翻黏骨膜瓣减张的目的。为了避免唇侧（颊侧）黏骨膜瓣过度向腭侧移位，并有利于无张力创口初期关闭，可以将牙槽嵴顶水平向切口适当向唇侧（颊侧）偏移，甚至接近或达到前庭沟处。尽管上颌腭侧黏骨膜基本不具备可移动性和可延展性，但可以利用黏骨膜较厚和骨有层结缔组织致密的特点，制作带蒂的结缔组织转移瓣，例如血管化的结缔组织转移瓣（VIP-CT）参与创口关闭，弥补黏骨膜瓣的减张不足（图5-11）。

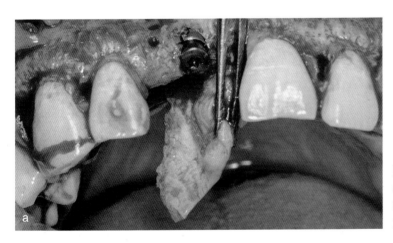

图5-11　血管化的结缔组织转移瓣
a. 蒂位于腭侧的血管化的结缔组织转移瓣（VIP-CT），转移瓣的血供理想。但目前尚无用于钛网支撑的引导骨再生（TMs-GBR）的临床报道。

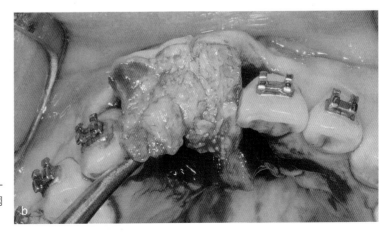

图5-11　血管化的结缔组织转移瓣（续）
b. 蒂位于唇侧的血管化的结缔组织转移瓣（VIP-CT），转移瓣的血供理想。但目前尚无用于钛网支撑的引导骨再生（TMs-GBR）的临床报道。

5.4 开放骨髓腔

> **引导骨再生（GBR）的4个基本要素**
> ● 无张力创口初期关闭
> ● 骨增量材料的血管化
> ● 创造与维持骨增量空间
> ● 初始血凝块与骨增量材料稳定
>
> 基于Daniel Buser[5]、Hom-Lay Wang[6]等的论述

开放骨髓腔是复杂骨增量手术的重要步骤之一，其目的是向移植的骨增量材料提供充分的血供，确保和加速骨增量材料的血管化。尤其是对不利型骨缺损和骨增量范围广泛的有利型骨缺损。开放骨髓腔的另一个目的是去除皮质骨后的骨创可以为骨缺损区提供生长因子和骨原细胞，为新骨提供骨生成和骨诱导的能力。目前，有以下两种开放骨髓腔的主要方法。

● **皮质骨穿孔** 用直径2.3mm左右小球钻穿透皮质骨，进入骨髓腔，制造多个出血点，使骨髓腔血液流入骨增量区（图5-12a）。

● **去皮质化** 对面积较大、骨髓腔不明显的骨缺损位点，可以用直径4.5mm左右的钨钢球钻磨削皮质骨，制造多个出血点（图5-12b）。

此外，用从术区收集的血液调拌骨增量材料或在骨代用品中混合自体骨，可增加血凝块的含

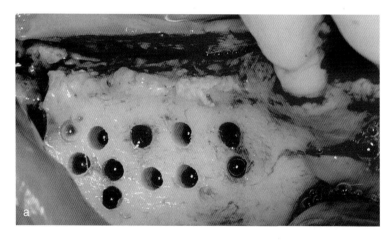

图5-12 开放骨髓腔
a. 开放骨髓腔是复杂骨增量手术的重要步骤之一。用直径2.3mm左右的小球钻穿透皮质骨，进入骨髓腔，制造多个出血点，使骨髓腔内的血液流入骨增量区。

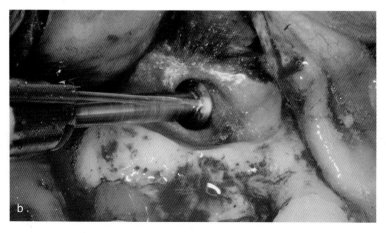

图5-12 开放骨髓腔（续）
b. 开放骨髓腔是复杂骨增量手术的重要步骤之一。对面积较大、骨髓腔不明显的骨缺损位点，可以直接用直径4.5mm左右的钨钢球钻磨削皮质骨，尽量制造多个出血点。

量，加速骨增量材料的血管化速度，为新骨提供骨生成、骨诱导和骨引导的能力。

5.5 植骨、就位钛网和螺钉固定

5.5.1 骨增量材料的选择

在口腔种植学领域，骨增量材料主要分为4种：自体骨、同种异体骨、异种骨和异质骨（人工合成）骨增量材料（图5-13）。因为受到引导骨再生（GBR）发展不同时期、骨缺损不同类型

以及不同临床方法等因素的影响，至今文献上没有使用何种骨增量材料能够获得最佳骨增量效果的一致性结论。但是，目前倾向性结论是自体骨仍然是骨增量材料的金标准，而去蛋白牛骨矿物质（DBBM）是文献报道最多的生物材料之一，自体骨与去蛋白牛骨矿物质（DBBM）1：1混合物是严重骨缺损的理想骨增量材料。

5.5.1.1 获取自体骨

在引导骨再生的临床程序中，自体骨已受到

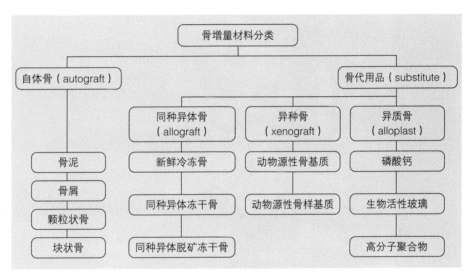

图5-13 骨增量材料分类图
在口腔种植学领域，骨增量材料主要分为4种：自体骨、同种异体骨、异种骨和异质骨（人工合成）。

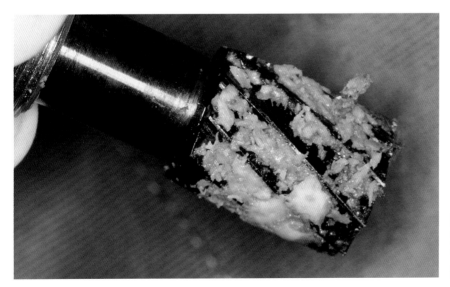

图5-14 用骨磨粉碎块状骨
首先从下颌支或颏部获取块状自体骨，然后用骨磨将骨块粉碎为较小的颗粒状自体骨。

了骨代用品的挑战，然而骨代用品仍然不能完全替代自体骨。移植自体骨后，自体骨所含有的骨刺激生长因子和活性成骨细胞被带到受区。在传统的引导骨再生（GBR）或钛网支撑的引导骨再生（TMs-GBR）中所使用的自体骨主要包括颗粒状自体骨和自体骨屑。

● **颗粒状骨** 颗粒状骨（particulate bone），又称之为骨颗粒，是用骨磨将获取的骨块粉碎为较

小的骨颗粒（图5-14），或直接用颗粒状取骨环钻获取颗粒状自体骨（图5-15a），可以从下颌支（图5-15b）、下颌颏部或术区周围取骨（图5-15c）。下颌支是理想的取骨部位，可以获得具备良好骨质的充分骨量。

● **骨屑** 通常从术区刮取骨屑（bone chips）。骨屑呈细条状。可以用刮骨刀取骨，但需要锋利的刮骨刀和较大的力量，使用超声骨刀则较为

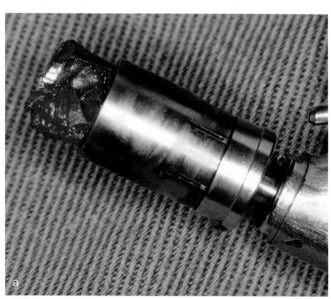

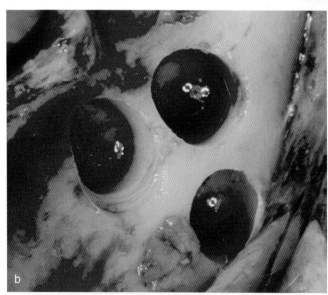

图5-15 用颗粒状自体骨取骨环钻获取颗粒状骨

a. 用颗粒状自体骨取骨环钻从下颌支获取颗粒状自体骨，骨屑尚未从取骨环钻内取出。以Megagen（韩国）颗粒状自体骨取骨环钻为例，环钻内芯的直径在2.5~7.0mm之间，取骨深度为5.5mm。b. 取骨后的下颌支。

省力。用刮骨刀刮取骨屑属于冷切割，对骨屑的损伤小，且不需要开辟新的供骨区，可以用于少量骨增量的病例。

由于用骨磨粉碎骨块时，机械粉碎和挤压作用会导致骨的机械性损伤，目前该方法临床的应用越来越少。用颗粒状自体骨取骨环钻获取颗粒状骨（图5-15d）或用锋利的刮骨刀刮取自体骨屑（图5-16）的取骨过程中，自体骨和出血（含有胶原蛋白等成分）混为一团，形成的骨颗粒团块或骨屑团块（osseous coagulum）具有理想的成骨特性（包括骨生成性、骨诱导性和骨引导性）。骨代用品与其混合（图5-17）能够加快新骨形成速度、提高新生骨质量。如果同期植入种植体，可以加快骨结合速度、提高骨结合质量。

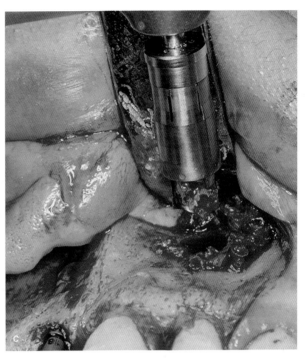

图5-15　用颗粒状自体骨取骨环钻获取颗粒状骨（续）
c. 用颗粒状自体骨取骨环钻从术区周围获取颗粒状自体骨，颗粒状自体骨含有皮质骨和松质骨。

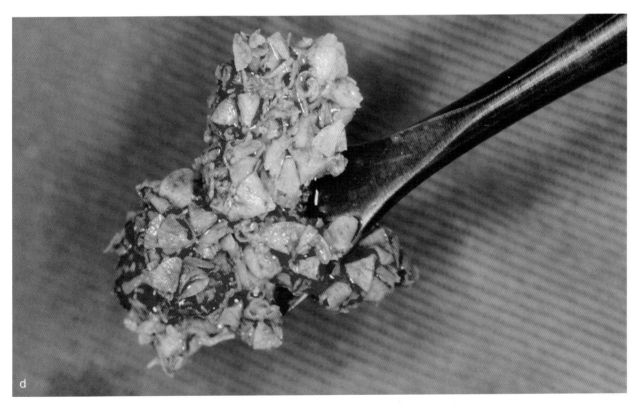

图5-15　用颗粒状自体骨取骨环钻获取颗粒状骨（续）
c. 用颗粒状自体骨取骨环钻从下颌支获取颗粒状自体骨，从取骨环钻取出颗粒状自体骨，出血中的纤维蛋白将颗粒状骨凝聚在一起，形成骨颗粒团块。从下颌支取出的通常为皮质骨。

5.5.1.2 骨增量材料的新思考

在传统的引导骨再生（GBR）中，由于所使用的屏障膜并非是对骨增量材料的刚性支撑，外部压力会压实增量材料，影响骨增量材料的血管化，进而干扰新骨生成能力。而钛网支撑的引导骨再生（TMs-GBR）真正创造和维持了一个不受任何外部压力影响的骨增量空间，这种骨增量环境的变化，启发人们对选择骨增量材料的新思考。例如，是否与拔牙窝自然愈合一样，在拔牙窝内不植入任何骨增量材料就会发生骨愈合；是否与上颌窦底提升一样，并不苛求植入何种骨增量材料。目前，尽管缺乏此类研究证据，但还是出现了一些积极的探索（图5-18）。

目前，在传统钛网和3D打印个性化钛网支撑的引导骨再生（TMs-GBR）中选择骨增量材料方面尚无共识性研究结论，以下摘要部分有影响力的部分文献供读者参考。

2023年，南祥等[8]在一项回顾性研究中，自体骨屑与DBBM按照7:3～1:1的比例混合后，再混合i-PRF制作成黏性骨，用作3D打印个性化钛网的骨增量材料，获得了理想的骨增量效果。

2022年，Paeng等[9]在6只犬下颌的胶原膜和骨代用品在传统钛网支撑的引导骨再生（TMs-GBR）的研究中，设有1个对照组（无骨增量）和4个实验组：钛网（TM）组、钛网+骨代用品（TM+BS）组以及钛网+胶原膜（TM+CM）组、钛网+骨代用品+胶原膜（TM+BS+CM）组。实验结果颇为有趣：在垂直向骨增量方面，TM组多于其他组，但无统计学差异；在水平向骨增量方

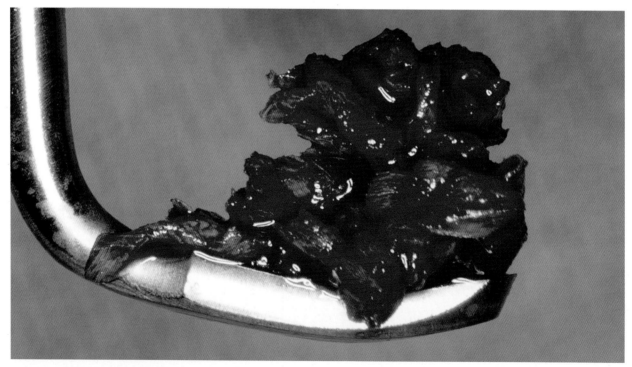

图5-16 用刮骨刀刮取自体骨屑
用刮骨刀从术区刮取自体骨屑，自体骨和出血（含有胶原蛋白等成分）混为一团，形成的骨颗粒或骨屑团块具有理想的成骨特性（包括骨生成性、骨诱导性和骨引导性）。

面，种植体平台水平的硬组织只在TM组和TM+BS组可观察到，后者的硬组织厚度最宽，但与其他实验组无统计学差异；在新骨形成方面，4个实验组均优于对照组，其中TM组新骨形成更多。

2019年，Hartmann等[10]使用3D打印个性化钛网进行骨增量，骨增量材料为DBBM+自体骨，在钛网表面覆盖改良富血小板纤维蛋白（A-PRF）以促进创口愈合，获得了预期的骨增量效果。

2018年，Seiler等[11]的一项3D打印个性化钛网（3D-PITM）的临床研究中，共100名患者115个骨增量部位，其中自体骨和去蛋白牛骨矿物质（DBBM）的比例为1∶1混合者104个部位，单独使用自体骨者2个部位，单独使用异种骨者5个部位，单独使用同种异体骨者1个部位，未使用任何

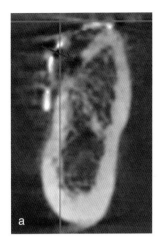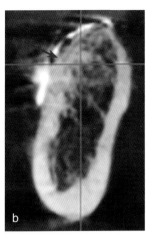

图5-18 在钛网内不植入任何骨增量材料的病例
下颌第一磨牙位点钛网支撑的引导骨再生（TMs-GBR），CBCT扫描的颊舌向断层。a. 术后即刻CBCT扫描，在骨增量区去除大量皮质骨，显著开放骨髓腔（箭头所示），钛网内充满血凝块，不植入任何骨增量材料。b. 5个月后CBCT扫描，可见骨增量区充满新骨，新骨质量理想，接近完美的皮质骨化（箭头所示）。本病例只是通过稳定血凝块即获得了完美的骨量。当然，这只是一个例证，目前尚无法确定与骨缺损类型以及大小的关联性。本书作者王屹博提供的病例

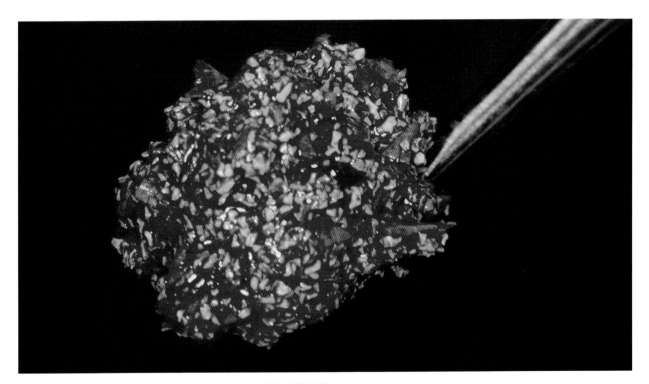

图5-17 颗粒状自体骨或自体骨屑与骨代用品混合的骨增量材料
颗粒状自体骨或自体骨屑与骨代用品1∶1混合，可以有效地利用存在于自体骨中的生长因子（如骨形态发生蛋白）、细胞（如血管原细胞和骨原细胞）及纤维蛋白支架，提高新骨生成的质量和加快新骨形成的速度。

骨增量材料者1个部位。研究结论显示均获得了理想的骨增量效果。

2014年的一项系统性综述[12]中，评价了使用传统钛网的骨增量病例中，单独使用自体骨、不同比例（50∶50/70∶30）混合自体骨和骨代用品、单独使用骨代用品的骨增量效果。结果表明，单独使用自体骨在成骨效果上优于其他两种情况，单独使用骨代用品和不同比例混合自体骨和骨代用品的成骨效果之间没有明显差异。

引导骨再生（GBR）的4个基本要素
● 无张力创口初期关闭
● 骨增量材料的血管化
● 创造与维持骨增量空间
● 初始血凝块与骨增量材料稳定

基于Daniel Buser[5]、Hom–Lay Wang[6]等的论述

5.5.2 植骨和钛网固定的顺序

就植入骨增量材料、就位钛网和螺钉坚固固定钛网的顺序而言，这3个操作步骤有多种组合方法，其中主要包括如下4种。

● **方案一**　固定钛网，植入骨增量材料。
● **方案二**　植入骨增量材料，固定钛网。
● **方案三**　钛网内填满骨增量材料，固定钛网。
● **方案四**　植入部分骨增量材料，在钛网内填入部分骨增量材料，固定钛网。

5.5.2.1 方案一　固定钛网，植入骨增量材料

该方法的操作顺序是就位钛网，用与固位螺钉匹配的钻针制备螺钉固定通道，拧入固定螺钉，从钛网的孔隙中导入并压实骨增量材料（图5-19a）。该方法的优点是不受植入骨增量材料的干扰，容易将钛网就位于预先设计的位置，并且易于制作固位螺钉通道和拧入钛网固定螺钉。该方法的缺点是，从钛网的孔隙中导入并压实骨增量材料较为耗时。

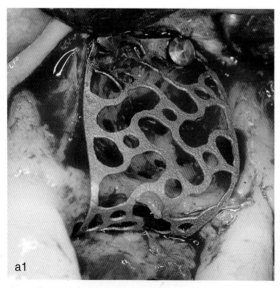
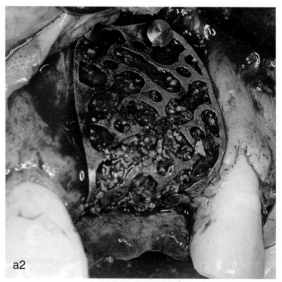

a1　　　　　　　　　　　　　a2

图5-19　植骨、就位钛网和螺钉固定
a.　方案一：固定钛网，植入骨增量材料。a1. 就位钛网，膜钉固定钛网。a2. 从钛网的孔隙中导入并压实骨增量材料。本书作者曾浩提供的病例

5.5.2.2 方案二 植入骨增量材料，固定钛网

该方法的操作顺序是就位钛网，用与固位螺钉匹配的钻针制备螺钉固定通道（如果已经制备了螺钉固定通道，在此则省略该步骤，见本章5.2），取下钛网，植入骨增量材料，再次就位钛网，拧入固定螺钉，从钛网的孔隙中再次导入并压实骨增量材料（图5-19b）。该方法的优点是明显节约了从钛网的孔隙中导入并压实骨增量材

料的时间，缺点是由于骨增量材料遮盖了螺钉通道，需要仔细寻找螺钉通道的位置。

5.5.2.3 方案三 钛网内填满骨增量材料，固定钛网

该方法的操作顺序是就位钛网，用与固位螺钉匹配的钻针制备螺钉通道（如果已经制备了螺钉固定通道，在此则省略该步骤，见本章5.2），取下钛网，在钛网内填满骨增量材料，就位钛网

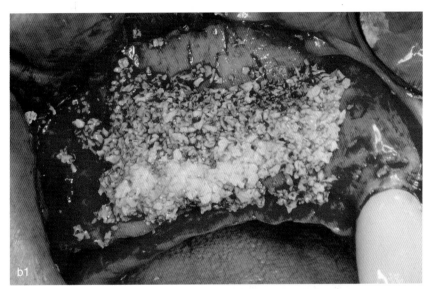

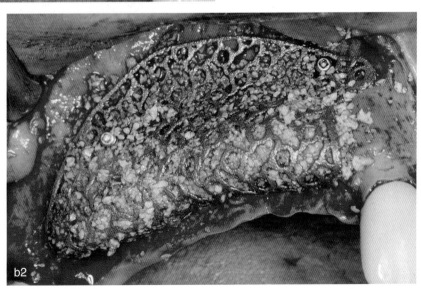

图5-19 植骨、就位钛网和螺钉固定（续）

b. 方案二：植入骨增量材料，固定钛网。b1. 就位钛网，用与固位螺钉匹配的钻针依次制备螺钉固定通道，然后取下钛网，在骨增量区植入骨增量材料。b2. 再次就位钛网，在预备的螺钉固定通道拧入螺钉，从钛网孔隙中再次导入并压实骨增量材料。

和骨增量材料，拧入固定螺钉。该方法的优点是能够一次性填实骨增量材料，通常不需要从钛网的孔隙中再次导入（图5-19c），缺点是由于骨增量材料遮盖了螺钉通道，需要仔细寻找螺钉通道的位置。

5.5.2.4 方案四 植入部分骨增量材料，在钛网内填入部分骨增量材料，固定钛网

该方法的操作顺序是就位钛网，用与固位螺钉匹配的钻针制备螺钉固位通道（如果已经制作了螺钉固定通道，在此则省略该步骤，见本章5.2），取下钛网，在骨增量区植入部分骨增量材料，同时在钛网内植入部分骨增量材料，就位钛网和骨增量材料，拧入固定螺钉。该方法的优点是能够一次性填实骨增量材料，不需要从钛网的孔隙中再次导入，尤其适合骨增量范围较大的病例（图5-19d），缺点是由于骨增量材料遮盖了螺钉通道，需要寻找螺钉通道位置。

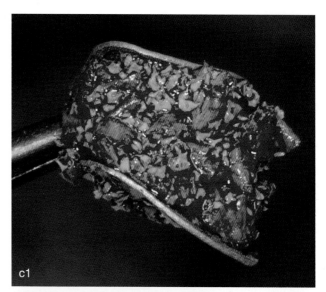

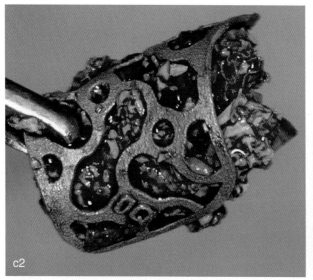

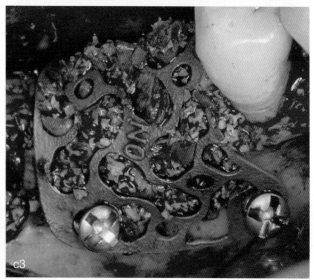

图5-19 植骨、就位钛网和螺钉固定（续）

c. 方案三：钛网内填满骨增量材料，固定钛网。c1, c2. 就位钛网，用与固位螺钉匹配的钻针制备螺钉通道，取下钛网，在钛网内填满骨增量材料。c3. 就位钛网和骨增量材料，拧入固定螺钉。该方法可以一次性填实骨增量材料。

5.5.3 钛网的固定螺钉

　　钛网固定螺钉有两种：钛合金固定螺钉和不锈钢固定螺钉，目前没有文献证实两种固定螺钉的固定效果存在差异，但临床上通常使用钛合金固定螺钉。文献中关于固定螺钉的直径和长度的选择也存在差异，直径从1.4至2mm不等，长度从5至10mm不等。笔者建议使用直径2mm、长度5～7mm的固定螺钉，较粗的螺钉和较大的螺帽有利于钛网的稳定。因为3D打印个性化钛网

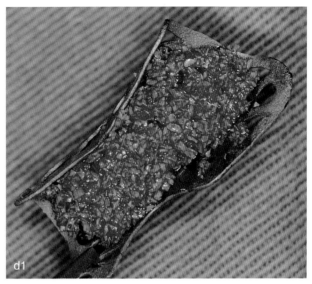

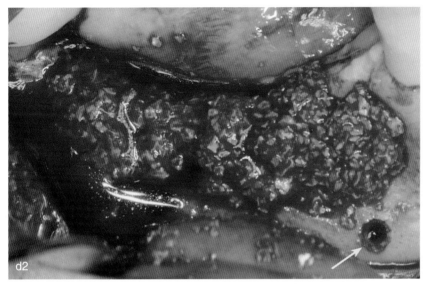

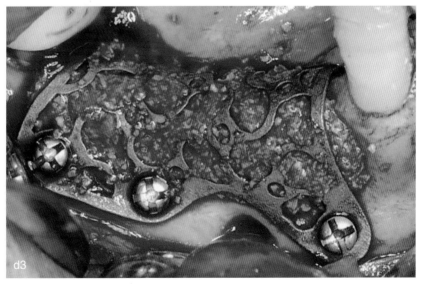

图5-19　植骨、就位钛网和螺钉固定（续）

d. 方案四：植入部分骨增量材料，在钛网内填入部分骨增量材料，固定钛网。d1. 就位钛网，制备螺钉通道后取下钛网，在其中植入部分骨增量材料。d2. 在钛网内填入部分骨增量材料，箭头所示为螺钉通道。d3. 就位钛网和骨增量材料，拧入螺钉。

（3D-PITM）与基骨贴合，钛网无回弹张力，通常根据钛网的大小在唇侧（颊侧）使用1~3颗固位螺钉坚固固定即可，并且不需要在腭侧、舌侧或牙槽嵴顶进行螺钉固定。

5.5.4 钛网支撑的引导骨再生同期种植

与传统的引导骨再生（GBR）相比，钛网支撑的引导骨再生（TMs-GBR）创造和维持了骨增量空间，在新骨生成过程中骨增量材料不会受到外部压力的影响。因此，人们开始尝试钛网支撑的引导骨再生（TMs-GBR）同期植入种植体（图5-20），在目前有限的证据中未发现对新骨生成和新骨与种植体的骨结合有负面影响。

在钛网的牙槽嵴顶部分有两种设计：①开口式钛网。按照种植体的植入位置，在钛网的牙槽嵴顶部分制作开孔，可以将钛网用作简易的种植窝预备导板，用于同期植入种植体，开孔的直径略大于植入种植体直径（图5-20a，b）。②闭合式钛网。非同期种植时，在钛网的牙槽嵴顶部分没有必要制作开孔，按照钛网的单胞结构进行常规设计即可（图5-20c）。

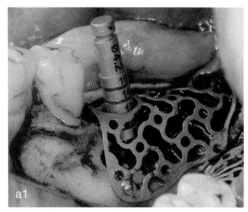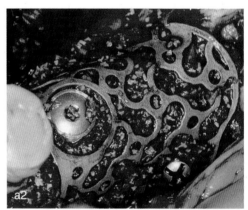

图5-20 钛网支撑的引导骨再生同期种植

a. 病例之一：开口式钛网，用于钛网支撑的引导骨再生同期种植。a1. 就位和固定钛网，兼作简易的种植窝预备导板。a2. 种植窝预备之后，取下钛网或直接植入种植体，这取决于所选择的操作方案。本病例，直接植入种植体，然后植入骨增量材料。

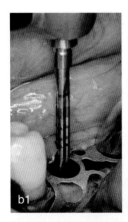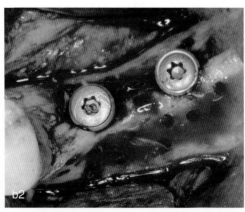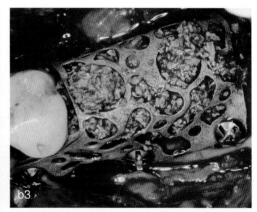

图5-20 钛网支撑的引导骨再生同期种植（续）

b. 病例之二：2/4型骨缺损，钛网支撑的引导骨再生同期种植。b1. 在开口式钛网的引导下预备种植窝，植入亲水表面的软组织水平种植体，种植体的三维位置与轴向理想。b2. 种植窝预备完成之后，开放骨髓腔，植入种植体。b3. 按照以上讨论的"方案三：钛网内填满骨增量材料，固定钛网"的方法植入骨增量材料和固定钛网，可见骨增量材料饱满。本书作者张健提供的病例

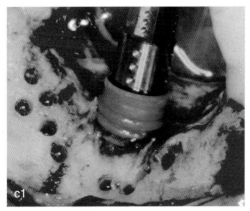
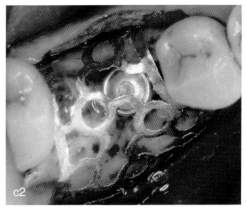

图5-20 钛网支撑的引导骨再生同期种植（续）

c. 病例之三：4/4型骨缺损，钛网支撑的引导骨再生同期种植。c1. 预备种植窝，植入亲水表面的骨水平种植体，种植体的三维位置与轴向理想。c2. 就位的钛网，这类钛网被称之为牙槽嵴顶"闭合式钛网"。

5.5.5 在钛网表面植入骨增量材料的作用

目前，缺乏在钛网表面覆盖骨增量材料是否能够形成新骨的研究，只是在临床观察中发现不同病例的结果并不一致（图5-21）。

事实上，尽管假设在钛网表面能形成新骨，也无临床意义，因为在取出钛网时也必须先去除钛网表面的新骨，才能将钛网取出。但是，在钛网表面覆盖骨增量材料也具备以下潜在优势。在传统的引导骨再生（GBR）中，外部压力施加于骨增量区表面的黏膜时，其下方屏障膜以及骨增量材料会发生向心性微动，缓解对黏膜的压力和对黏膜血运的影响，避免因黏膜血供障碍所导致的创口愈合不良和黏骨膜瓣的坏死。但是，在钛网支撑的引导骨再生（TMs-GBR）中，钛网是一种刚性支撑，外部压力施加于骨增量区表面的黏膜时，其下方的钛网不会发生向心性微动，压应力会反作用于表面的黏膜，黏膜的压力可能会影响黏膜血运，增加黏膜血供障碍所导致的创口愈合不良和黏骨膜瓣坏死的风险，而在钛网表面覆盖骨增量材料可以对钛网表面的压应力起到一定的缓冲作用。

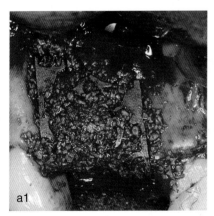
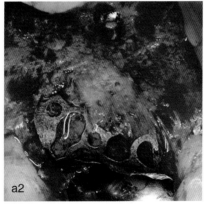
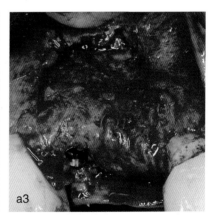

图5-21 在钛网表面植入骨增量材料

a. 病例之一：钛网表面覆盖骨增量材料，在钛网表面有皮质骨化的新骨形成。a1. 本病例采用的是"方案一：固定钛网，植入骨增量材料"，骨增量材料覆盖部分钛网。a2. 术后9个月取出钛网，可见钛网表面有部分皮质骨化的新骨形成。a3. 取出钛网后，可见新骨理想的皮质骨化。本书作者陈卓凡提供的病例

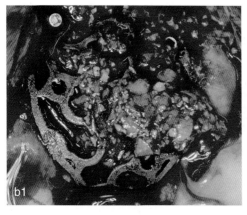
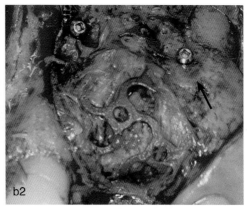

图5-21 在钛网表面植入骨增量材料（续）

b. 病例之二：钛网表面覆盖骨增量材料，在钛网表面有皮质骨化的新骨形成。b1. 本病例采用的是"方案二：植入骨增量材料，固定钛网"，在部分钛网覆盖有骨增量材料。b2. 术后9个月取出钛网，在钛网表面有部分皮质骨化的新骨形成（箭头所示）。

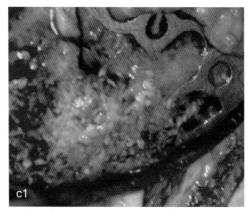
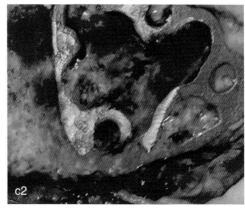

图5-21 在钛网表面植入骨增量材料（续）

c. 病例之三：钛网表面覆盖骨增量材料，在钛网表面有未发生皮质骨化的新骨形成。c1. 本病例采用"方案二：植入骨增量材料，固定钛网"，在钛网前下方遗留有骨增量材料，术后6个月时可见有部分未发生皮质骨化的新骨形成。c2. 去除钛网表面的新骨。

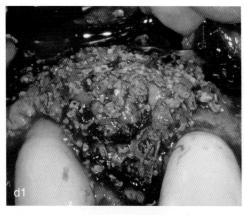
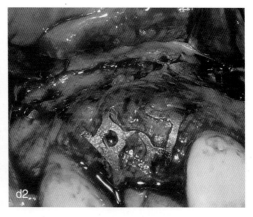

图5-21 在钛网表面植入骨增量材料（续）

d. 病例之四：在钛网覆盖骨增量材料，在钛网表面无新骨形成。d1. 本病例采用的是"方案一：固定钛网，植入骨增量材料"可见在整个钛网表面覆盖有骨增量材料。d2. 术后11个月取出钛网，在钛网表面未见新骨形成。本书作者满毅提供的病例

5.6 覆盖胶原膜和创口关闭

在钛网支撑的引导骨再生（TMs-GBR）中，钛网的作用是有效地创造和维持骨增量空间的稳定，并无屏障功能。因此，需要在钛网表面覆盖生物可吸收性胶原膜来屏蔽骨增量空间之外上皮细胞和结缔组织细胞。在目前的临床文献中，有以下几种可以借鉴的处理方法（图5-22a，b）。

● **覆盖胶原膜** 在钛网表面覆盖生物可吸收性胶原膜。因为胶原膜只是起屏障作用，不是用来创造和维持骨增量空间的稳定，不需要用膜钉固定。

● **覆盖胶原膜和血小板浓缩物** 在钛网表面覆盖生物可吸收性胶原膜，然后在胶原膜表面再覆盖一层膜片状血小板浓缩物，例如富血小板血浆（platelet-rich plasma，PRP）、富血小板纤维蛋白（platelet-rich fibrin，PRF）和浓缩生长因子（concentrated growth factors，CGF）等，其优势在于缓冲外部压力对钛网表面软组织血供的影响，并有利于软组织愈合[13-15]。

● **只覆盖血小板浓缩物** 目前尚无充足的证据证明单独使用膜片状血小板浓缩物具备有效的屏障功能。

必须确保在无张力下关闭创口。建议采用褥式缝合+间断缝合关闭创口来增加创缘的接触面积，有利于创口愈合并防止创口开裂。当然，在下颌唇侧（颊侧）黏骨膜瓣都可以充分减张和游离，可以实现满意的褥式缝合效果（图5-22c，d）。而在上颌，由于腭侧黏骨膜瓣难以通过骨膜减张来获得充分的松弛，只能起到褥式缝合的部分外翻效果。

术后护理及用药

术后口服阿莫西林每次1.0g、每天3次（青霉素过敏者口服克拉霉素每次0.25g、每天2次，甲硝唑每次0.5g、每天3次），持续5天；复方葡萄糖酸氯己定含漱液含漱，每天3次，直至拆线。

对口底区减张的患者，在术后24小时要密切观察口底是否肿胀，方便及时对症治疗。不

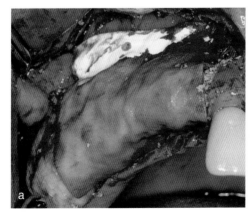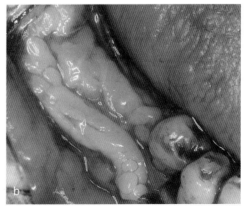

图5-22 覆盖胶原膜和创口关闭
a. 在钛网表面覆盖生物可吸收性胶原膜，因为胶原膜只是起屏障作用，不需要用膜钉固定。b. 在钛网表面覆盖胶原膜，然后在胶原膜表面再覆盖一层膜片状血小板浓缩物，有利于缓冲外部压力对钛网表面黏膜血供的影响，并有利于软组织愈合。

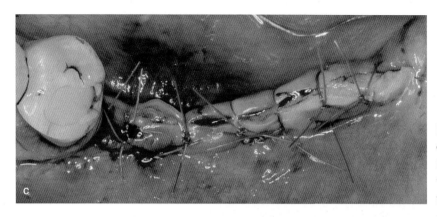

图5-22 覆盖胶原膜和创口关闭（续）
c. 褥式缝合（通常是水平褥式缝合）+间断缝合无张力创口初期关闭，有利于创口愈合并防止创口开裂。通常，在下颌易于获得这样的缝合效果。

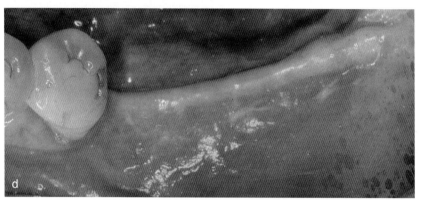

图5-22 覆盖胶原膜和创口关闭（续）
d. 同一患者在取钛网之前的口内照片。由于褥式缝合+间断缝合无张力创口初期关闭，创口愈合理想，无创口裂开和钛网暴露。

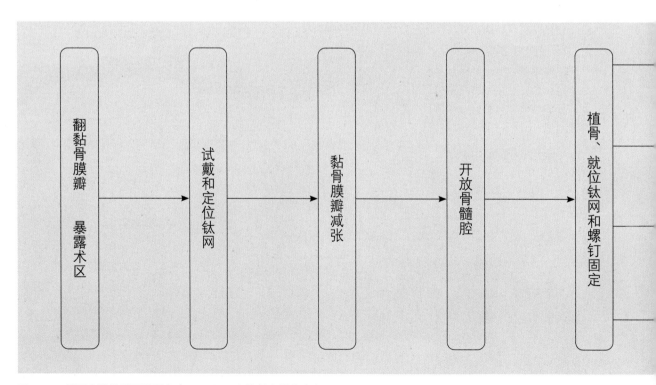

图5-23 钛网支撑的引导骨再生（TMs-GBR）的基本操作流程图

建议在拆线前，甚至更长的时间内戴用黏膜支持式过渡义齿，避免义齿压力对创口愈合的负面影响，防止创口裂开。如果是牙支持式过渡义齿，义齿的组织面也要与骨增量区的黏膜脱离接触。

5.7 取出钛网和假骨膜处理

事实上，就传统的引导骨再生（GBR）分阶段植入种植体而言，尚未达成在骨增量术后何时植入种植体的共识。同样，目前也缺乏在钛网支撑的引导骨再生（TMs-GBR）术后何时取出钛网的系统性研究。目前的临床建议如下：①新骨形成后，需要取出钛网，不建议将钛网始终留在术区；②因为钛网创造和维持的骨增量空间与侧壁开窗上颌窦底提升的骨增量环境相类似，按照骨增量材料的种类来界定取出钛网的时机，具体建议如下[16]。

● 如果选择单独使用自体骨作为骨增量材料，建议在骨增量术后4~6个月取出钛网。

● 如果选择颗粒状自体骨与骨代用品1∶1混合的骨增量材料，建议在骨增量术后6~8个月取出钛网。

● 如果选择单独使用骨代用品作为骨增量材料，建议在骨增量术后9~12个月取出钛网。

因为假骨膜是被覆在骨增量的新生骨表面的致密纤维结缔组织，无论是哪种类型（Ⅰ型、Ⅱ型或Ⅲ型假骨膜），均建议将假骨膜保留在原处。如果假骨膜被连同钛网一同取出，也应当尽量将其复位，重新覆盖回新生骨的表面[17]。保留假骨膜的优势是：①假骨膜可能有类似于"骨膜"的生理机制，有利于保护新生骨组织[18]；②假骨膜与表面软组织能够整合而快速形成新的骨膜，有利于促进新骨的稳定[19-20]。

图5-23简要总结了如上所讨论的钛网支撑的引导骨再生（TMs-GBR）的基本操作流程。

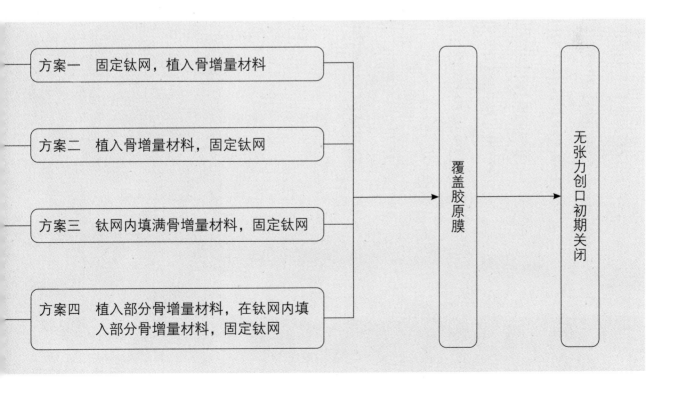

附录 钛网支撑的引导骨再生的软组织增量

与传统引导骨再生（GBR）相同，某些钛网支撑的引导骨再生（TMs-GBR）的病例需要在术前或术后进行软组织移植改善附着黏膜的质与量，例如增加角化黏膜宽度或增加前庭沟的深度，以获得理想的美学和功能效果，并防止种植体周围的生物学并发症。钛网支撑的引导骨再生（TMs-GBR）可以获得理想的骨增量轮廓，通常不需要通过软组织移植来改善骨弓轮廓。

显然，本书的重点不在于软组织增量，但通过本病例来提醒读者软组织增量的临床程序的意义（图5-24）。

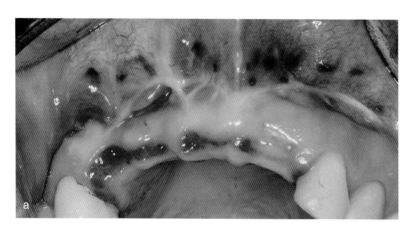

图5-24 上颌前部软组织增量

a. 外伤导致上颌左侧中切牙至右侧第一前磨牙缺失2年余，可见唇侧附着黏膜和牙槽黏膜有较多的条索状瘢痕，形态和走行不规则。

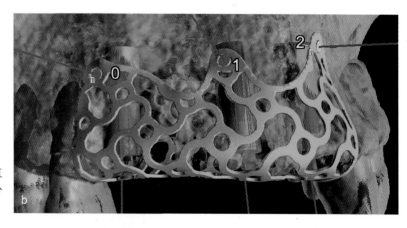

图5-24 上颌前部软组织增量（续）

b. CBCT扫描可见存在严重的水平向和垂直向骨缺损，计划进行钛网支撑引导骨再生，分阶段手术植入3颗种植体支持四单位修复体。

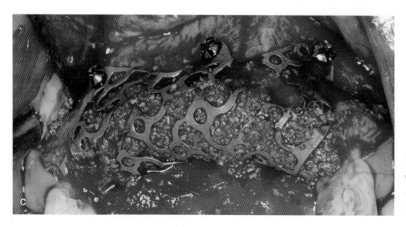

图5-24 上颌前部软组织增量（续）

c. 钛网支撑的引导骨再生的术中照片。植入去蛋白牛骨矿物质（DBBM），就位3D打印的个性化钛网，用3颗螺钉坚固固定。

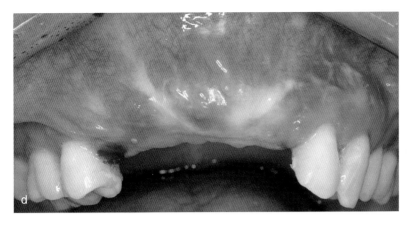

图5-24 上颌前部软组织增量（续）

d. 愈合6个月之后，拆除钛网、同期种植并进行软组织移植之前的口内照片，可见创口愈合良好，骨弓轮廓理想，附着黏膜质量不佳。

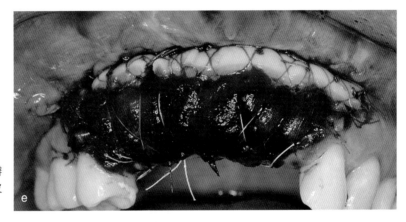

图5-24 上颌前部软组织增量（续）

e. 拆除钛网后植入种植体，将唇侧黏骨膜瓣根向复位，在前庭沟处植入取自腭部的带上皮的条带状结缔组织瓣，牙槽嵴移植胶原膜。

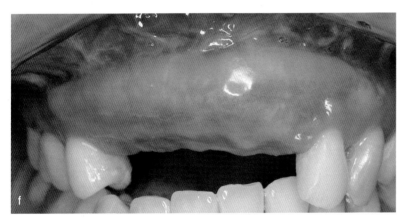

图5-24 上颌前部软组织增量（续）

f. 4个月后复诊，进行二期手术之前的口内照片，可见条带技术的软组织增量获得了满意的临床效果，附着黏膜质量和前庭沟深度理想。

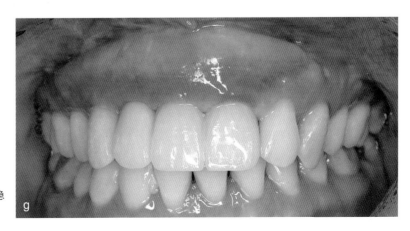

图5-24 上颌前部软组织增量（续）

g. 最终修复后的口内照片，骨弓轮廓理想，附着黏膜质量理想，种植体周软组织健康稳定。*本书作者徐世同和罗朝阳提供的病例*

Chapter 6

Case Report of Titanium Mesh supported Guided Bone Regeneration (TMs-GBR)

Liu Qian, Xu Shitong, Xu Haiyang, Zhou Yanmin, Fu Li, Li Jun, Qu Zhe, Fu Gang, Yang Lan, Wang Liping, Wu Yiqun, Pi Xuemin, Su Yucheng

第6章

钛网支撑的引导骨再生的临床病例

刘　倩　徐世同　徐海洋　周延民　付　丽　李　军　曲　哲

付　钢　杨　岚　王丽萍　吴轶群　皮雪敏　宿玉成

病例之一：上颌前部单颗牙缺失，4/4型骨缺损

患者基本信息和术前检查

　　45岁女性患者，上颌左侧侧切牙缺失3年余，曾在外院进行3次骨增量治疗，均以失败而告终。现转入我院，希望再次骨增量和种植治疗。

　　2016年，患者在外院进行口腔检查时发现上颌左侧侧切牙大范围根尖周囊肿。尝试保守治疗无效后，于2017年5月拔除患牙、摘除囊肿并同期进行引导骨再生（GBR）。1年后，CBCT扫描显示GBR成骨不良，手术清创并再次进行GBR。1.5年后，CBCT检查显示骨量尚可，拟植入种植体。

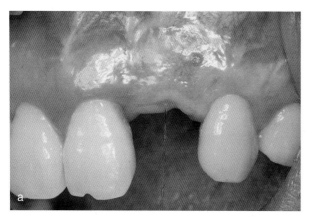

图6-1　Terheyden 4/4型骨缺损，3D打印钛网支撑的引导骨再生

a. 术前检查，上颌左侧侧切牙缺牙位点附着龈充足，但有瘢痕样组织。在龈颊沟处骨膜上麻醉剂时，麻药从牙槽嵴顶的瘘道中漏出。

　　术中翻瓣后发现依然是新骨质量不佳，遂进行第三次GBR。愈合半年后复诊，CBCT扫描显示骨增量失败，于2020年10月转诊来我院。

　　患者身体健康，一般状态良好，不吸烟、不饮酒，否认药物过敏史，依从性强。口腔检查可见口腔卫生良好，上颌左侧侧切牙缺失，厚龈表型，缺牙位点的附着龈宽度充足，近中和远中龈乳头缺失。在上颌左侧中切牙与侧切牙唇侧附着龈可见有瘢痕样组织，牙槽嵴顶可见小瘘道（图6-1a）。

　　CBCT扫描显示，上颌左侧侧切牙缺失位点的骨结构混乱。在冠方部分可见直径约6mm、高度约10mm的柱状中高密度影，其腭侧为与之不连续的骨板、高度约3mm，其根方为大范围骨缺损、唇侧有游离状态的薄层骨板（图6-1b）。

诊断与方案设计

　　该患者归类为Terheyden 4/4型骨缺损。按照"国际口腔种植学会（ITI）临床指南系列第7卷（2014）"中的建议，单颗牙缺失相关的Terheyden 4/4型骨缺损的有以下两种方案可供选择。

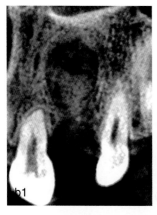
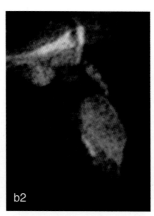
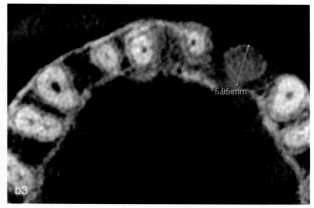

图6-1　Terheyden 4/4型骨缺损，3D打印钛网支撑的引导骨再生（续）

b. 术前CBCT扫描。b1. 近远中向断层，骨缺损区距鼻底约3mm。b2. 颊舌向断层，冠方为"骨岛"样组织，厚度约6mm；在其根方为大范围贯通式骨缺损。b3. 牙槽嵴顶的水平向断层，可见直径约6mm的球形"骨岛"样组织。

- **"优选方案": 分阶段块状骨移植** 即块状自体骨移植, 骨愈合后再次手术植入种植体。
- **"备选方案": 分阶段GBR联合使用间隙保持装置** 即引导骨再生, 新骨形成后再进行种植。使用的"间隙保持装置"是指可吸收性胶原膜、钛加强的聚四氟乙烯膜和帐篷螺钉等。

显然, 对这种单颗牙缺失的Terheyden 4/4型骨缺损, 将块状骨移植列为"优选方案"、将GBR列为"备选方案"的原因是担心GBR所使用的"间隙保持装置"难以有效地维持骨增量的空间稳定。

但是, 伴随数字化增材制造的快速发展, 基于数字化设计的骨增量3D打印个性化钛网 (3D-PITM) 获得了成功。由此, 将3D打印个性化钛网作为"间隙保持装置"的GBR成为可以预期的"优选方案"。因此, 本病例的治疗计划如下。

- **第一次手术: 骨增量** 钛网支撑的引导骨再生 (TMs-GBR)。首先, 基于CBCT扫描的DICOM数据重建颌骨模型并设计个性化钛网, 拟增量的牙槽嵴顶骨厚度约6.18mm、唇侧骨厚度约2.62mm (图6-1c)。术中所使用的骨增量材料为从下颌支获取的颗粒状自体骨与去蛋白牛骨矿物质的1:1混合物。
- **第二次手术: 取钛网和植入种植体** 9个月后取出钛网, 植入种植体。
- **第三次手术: 二期手术** 3个月后行暴露种植体平台的二期手术。
- **修复程序** 通过种植体支持式临时修复体成形软组织轮廓, 3个月后戴入最终修复体。

第一次手术: 骨增量

行盐酸阿替卡因骨膜上浸润麻醉, 在上颌左侧侧切牙位点做牙槽嵴顶的水平向切口以及左侧中切牙近中和侧切牙远中的两个垂直向松弛切口, 翻黏骨膜瓣。可见先前植入的骨粉成骨不良, 肉芽组织包绕成骨不良团块, 有些不成熟的质韧骨片黏附于唇侧黏骨膜瓣, 并随黏骨膜瓣一并翻开 (图6-1d1)。清创后可见严重的贯通式骨缺损, 只是在腭侧靠牙槽嵴顶处尚存高度约3mm的皮质骨板 (图6-1d2)。试戴骨增量3D打印个性化钛网 (迪迈仕, 中国), 钛网就位准确、贴合理想 (图6-1d3)。使用颗粒状自体骨取骨钻 (Megagen, 韩国) 从右侧下颌

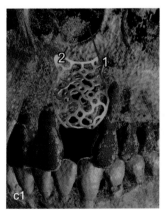
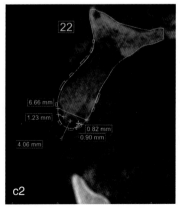
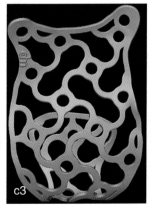
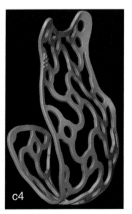

图6-1 Terheyden 4/4型骨缺损, 3D打印钛网支撑的引导骨再生 (续)
c. 3D打印个性化钛网设计。c1. 正面观, 基于CBCT扫描的DICOM数据重建颌骨模型并设计个性化钛网。c2. 虚拟设计骨增量轮廓, 颊舌向断层, 拟增量的牙槽嵴顶骨厚度约6.18mm。c3. 设计钛网的正面观。c4. 设计钛网的侧面观。

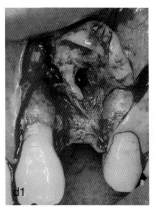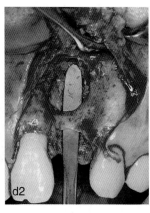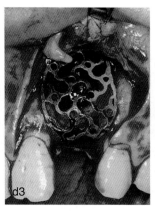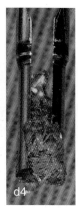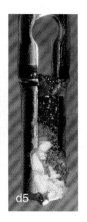

图6-1　Terheyden 4/4型骨缺损，3D打印钛网支撑的引导骨再生（续）

d.　骨增量术中照片。d1.　翻黏骨膜瓣，肉芽与"骨岛"交织，部分不成熟骨片黏附于黏骨膜瓣，被一同翻起。d2.　清创后可见严重贯通式骨缺损，只在腭侧牙槽嵴顶尚存高度约3mm的骨板。d3.　试戴钛网，就位准确、贴合理想。d4，d5.　取骨钻从右侧下颌支获取的颗粒状自体骨。

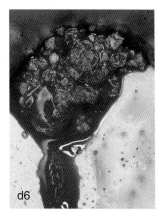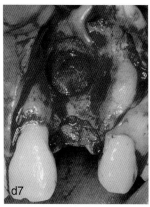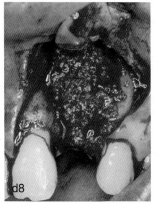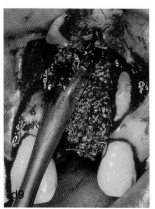

图6-1　Terheyden 4/4型骨缺损，3D打印钛网支撑的引导骨再生（续）

d.　骨增量术中照片。d6.　从右侧下颌支获取的颗粒状自体骨。d7.　在骨缺损的腭侧衬垫一层生物可吸收性胶原膜。d8，d9.　在骨缺损区填入用从术区收集的血液调拌的颗粒状自体骨与去蛋白牛骨矿物质1∶1混合的骨增量材料，并压实。

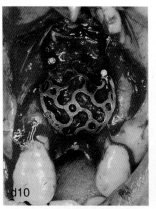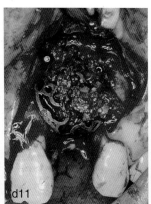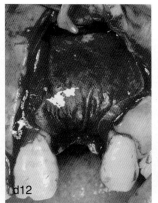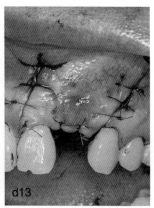

图6-1　Terheyden 4/4型骨缺损，3D打印钛网支撑的引导骨再生（续）

d.　骨增量术中照片。d10.　放置钛网，并用2颗直径1.2mm、长度6mm的钛合金微螺钉固定。d11.　继续通过钛网的孔隙充填骨增量材料，充满钛网下方的成骨空间。d12.　在钛网的表面覆盖双层胶原膜。d13.　黏骨膜瓣减张后无张力创口关闭。

支取骨（图6-1d4~d6），与0.5g细颗粒去蛋白牛骨矿物质（Bio-Oss，Geistlich，瑞士）1:1混合，并用从术区收集的血液调拌。将胶原膜（Bio-Gide，Geistlich，瑞士）衬垫于骨缺损区腭侧（图6-1d7），然后植入混合性骨增量材料并压实（图6-1d8，d9）。就位钛网（迪迈仕，中国），用2颗直径1.2mm、长度6mm的钛合金微螺钉（Stoma，德国）坚固固定（图6-1d10）。之后，继续通过钛网的孔隙充填骨增量材料并压实（图6-1d11），直至骨增量材料完全填实钛网下方的成骨空间，在钛网表面覆盖胶原膜（图6-1d12）。切断黏骨膜瓣基底的骨膜层，充分减

张，复位黏骨膜瓣，间断缝合，无张力创口初期关闭（图6-1d13）。

术后即刻CBCT检查显示，钛网与基骨密贴，骨缺损区的骨增量材料饱满，骨密度影像类似松质骨。在钛网唇侧有游离的中高密度影，与初诊时一致，为之前手术遗留的不成熟骨片（图6-1e）。

术后静脉滴注头孢呋辛钠5天，每天2次，每次0.75g；静脉滴注地塞米松注射液2天，每天1次，每次10mg；葡萄糖酸氯己定含漱液含漱，每

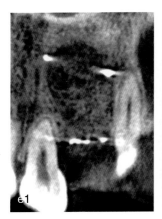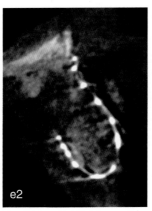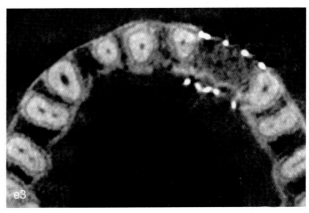

图6-1 Terheyden 4/4型骨缺损，3D打印钛网支撑的引导骨再生（续）
e. 骨增量术后即刻CBCT检查。e1. 近远中向断层。e2. 颊舌向断层。e3. 牙槽嵴顶的水平向断面。显示钛网与骨面密贴，骨缺损区已被骨增量材料所占据。颊舌向断层显示，在钛网的唇侧有游离的不成熟骨片，与术前一致。

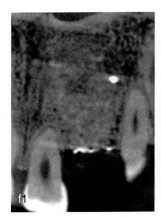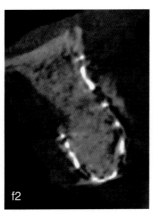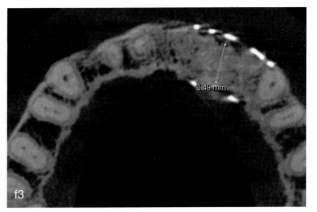

图6-1 Terheyden 4/4型骨缺损，3D打印钛网支撑的引导骨再生（续）
f. 骨增量术后9个月的CBCT检查。f1. 近远中向断层。f2. 颊舌向断层。f3. 牙槽嵴顶的水平向断面。显示钛网与骨面密贴，新骨充满钛网形成的成骨空间，骨密度理想。颊舌向断层显示，在钛网的唇侧原先存在的游离的不成熟骨片仍位于原位。

天3次，直至10天后拆线。患者在当地医院拆线。电话随访结果为术后5天内局部软组织中度肿胀、无疼痛，创口愈合良好，无异常分泌物，创口无裂开。

第二次手术：取钛网和植入种植体

术后9个月，患者复诊，准备取出钛网，同期进行种植体植入。CBCT扫描显示，新骨充满钛网形成的成骨空间，新骨密度理想，骨密度显著高于术后即刻CBCT扫描（图6-1f），术前位于钛网唇侧，附着于黏骨膜表面的中高密度影（不成熟的骨片），仍位于原位。口内检查可见钛网无暴露，骨增量位点的唇侧丰满度理想（图6-1g）。

行盐酸阿替卡因骨膜上浸润麻醉，手术切口与上次骨增量手术相同。翻黏骨膜瓣，暴露骨增量位点（图6-1h1）。根方剥离至骨增量区域完全显露，唇面观以及𬌗面观均显示钛网与下方新骨之间未见明显空隙、只存在较薄的假骨膜，钛网所维持的空间内成骨体积和质量满意（图6-1h2，h3）。用配套的螺钉扳手旋出固定螺钉（图6-1h4），用剥离子去除生长到钛网表面的新骨（图6-1h5）。之后，将剥离子插入钛网与假骨膜之间，挺松钛网（图6-1h6），将其取出可见钛网

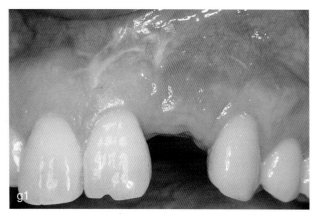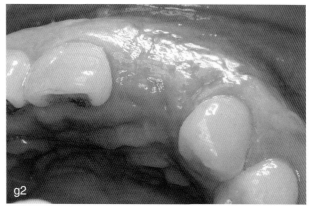

图6-1 Terheyden 4/4型骨缺损，3D打印钛网支撑的引导骨再生（续）

g. 钛网取出前的口内照片。g1. 正面观。g2. 𬌗面观。唇侧丰满度理想，轮廓与邻牙协调一致，钛网无暴露。创口愈合良好，切口愈合的线样瘢痕不明显，在近中的不规则状线样瘢痕形成于之前的多次手术。

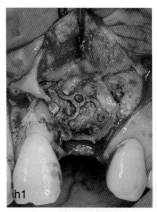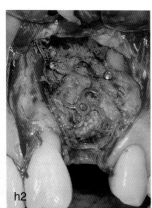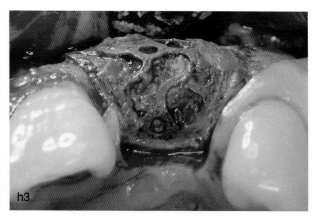

图6-1 Terheyden 4/4型骨缺损，3D打印钛网支撑的引导骨再生（续）

h. 取钛网和植入种植体的术中照片。h1. 按照前次手术的切口切开黏骨膜，翻黏骨膜瓣，暴露骨增量位点。h2，h3. 正面观及𬌗面观均显示钛网与下方新骨之间未见明显空隙，钛网所维持的成骨空间内成骨体积和质量满意，假骨膜较薄。

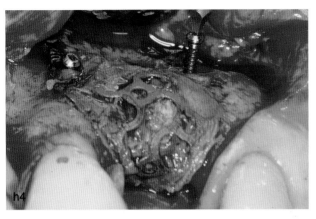
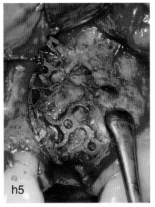
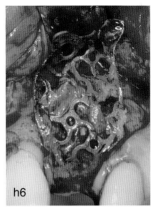

图6-1　Terheyden 4/4型骨缺损，3D打印钛网支撑的引导骨再生（续）

h. 取钛网和植入种植体的术中照片。h4. 用配套的螺钉扳手旋出固定钛网的2颗微螺钉。h5. 用剥离子去除生长到钛网表面的新骨。h6. 将剥离子插入假骨膜和钛网之间，挺松钛网，将钛网从骨面剥离。

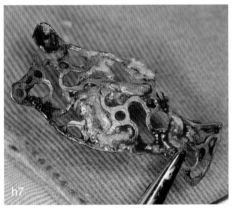
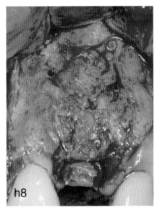
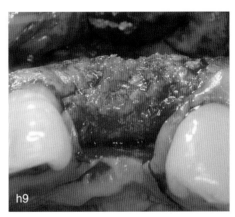

图6-1　Terheyden 4/4型骨缺损，3D打印钛网支撑的引导骨再生（续）

h. 取钛网和植入种植体的术中照片。h7. 将钛网取出，部分钛网表面附着假骨膜。h8，h9. 钛网取出后的正面观和殆面观，缺牙区的可用骨高度恢复到了较为理想的状态，可用骨厚度理想，假骨膜覆盖部分新骨表面。

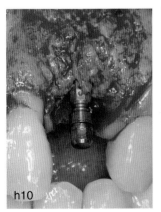
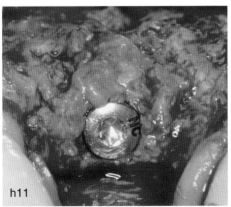
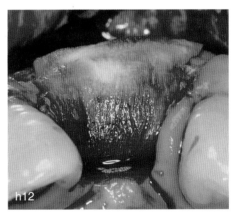

图6-1　Terheyden 4/4型骨缺损，3D打印钛网支撑的引导骨再生（续）

h. 取钛网和植入种植体的术中照片。h10. 预备种植窝，植入1颗骨水平锥柱状亲水表面种植体，获得了理想的三维位置与轴向。h11. 安放2mm高的愈合帽。h12. 覆盖双层生物可吸收性胶原膜的殆面观。

表面依然有部分假骨膜附着（图6-1h7）。钛网取出后可见缺牙区的可用骨高度和厚度理想，表面皮质骨化并有部分假骨膜附着（图6-1h8，h9）。预备种植窝，植入直径3.3mm、长度16mm的骨水平锥柱状亲水表面种植体（BLT，SLActive，NC，TiZr，Straumann，瑞士），种植体的三维位置与轴向理想，最终植入扭矩约为25Ncm，种植体平台位于未来龈缘中点根方4~5mm处（图6-1h10）。安放2mm高的愈合帽（图6-1h11），用双层生物可吸收性胶原膜（Bio-Gide，Geistlich，瑞士）覆盖术区，并在其表面覆盖膜片状浓缩生长因子（CGF），复位黏骨膜瓣，间断

缝合，无张力创口初期关闭（图6-1h12~h15）。

术后即刻CBCT检查显示，种植体完全被骨所包绕，与近远中邻牙均有合适的安全距离，唇侧保留有1.5mm以上的骨厚度，术前位于钛网唇侧，附着于黏骨膜的中高密度影，仍位于原位（图6-1i）。

第三次手术：二期手术

种植体植入3个月后的CBCT检查显示，种植体唇侧的骨密度进一步增高，新骨质量理想，厚度仍约1.5mm以上，术前附着在黏骨膜表面的中

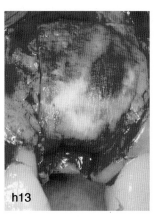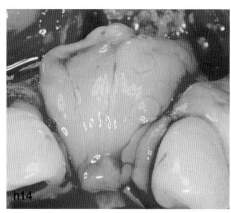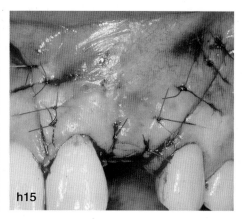

图6-1　Terheyden 4/4型骨缺损，3D打印钛网支撑的引导骨再生（续）
h. 取钛网和植入种植体的术中照片。h13. 覆盖双层生物可吸收性胶原膜的正面观。h14. 在胶原膜表面覆盖膜片状浓缩生长因子（CGF）。h15. 黏骨膜瓣充分减张后，间断缝合，无张力创口关闭。

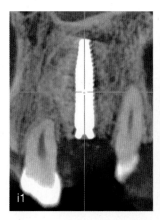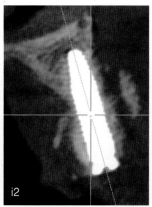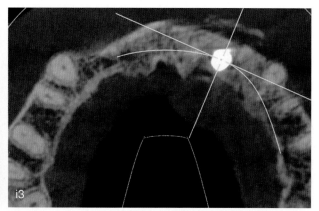

图6-1　Terheyden 4/4型骨缺损，3D打印钛网支撑的引导骨再生（续）
i. 种植体植入后即刻CBCT检查。i1. 近远中向断层。i2. 颊舌向断层。i3. 牙槽嵴顶的水平向断层。种植体完全被骨所包绕，与邻牙均有合适的距离，唇侧保留有1.5mm以上的骨厚度。术前位于钛网唇侧、附着于黏骨膜表面的中高密度影，仍位于原位。

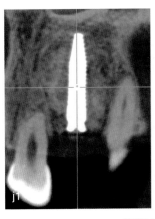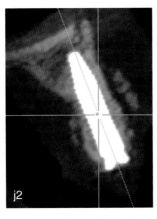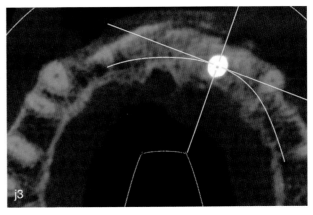

图6-1　Terheyden 4/4型骨缺损，3D打印钛网支撑的引导骨再生（续）

j. 种植术后3个月、二期手术前的CBCT检查。j1. 近远中向断层。j2. 颊舌向断层。j3. 牙槽嵴顶的水平向断层。种植体周围骨密度进一步增高，新骨质量理想，骨轮廓稳定，唇侧骨厚度仍约1.5mm以上，原先游离于牙槽骨、附着在黏骨膜的不成熟骨片，仍位于原位。

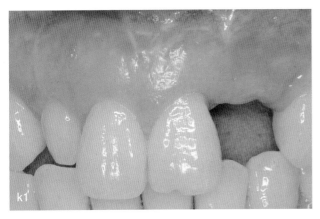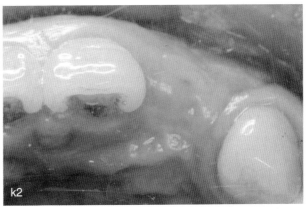

图6-1　Terheyden 4/4型骨缺损，3D打印钛网支撑的引导骨再生（续）

k. 种植术后3个月、二期手术前的口内照片。k1. 正面观。k2. 殆面观。正面观显示附着龈宽度理想，缺牙位点近中无龈乳头，缺牙位点远中龈乳头高度不足1/2。殆面观显示附着龈质量理想，唇侧骨弓轮廓理想。

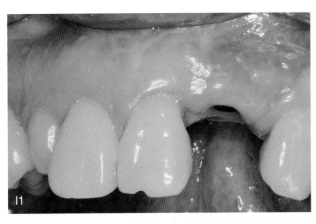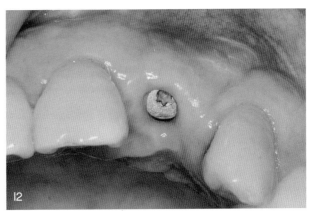

图6-1　Terheyden 4/4型骨缺损，3D打印钛网支撑的引导骨再生（续）

l. 二期手术后1个月时的口内照片。l1. 正面观。l2. 殆面观。正面观显示缺牙位点近中没有龈乳头，也没有龈曲线形态。殆面观显示唇侧软组织轮廓形态理想，远中龈乳头呈曲线形。

高密度影仍位于原位（图6-1j）。口内检查显示附着黏膜宽度理想，缺牙位点近中龈乳头缺失、无龈曲线形态，Jemt指数为0；远中龈乳头高度不足1/2，软组织呈曲线，Jemt指数为1。骨弓轮廓和附着黏膜质量理想（图6-1k）。用软组织激光微创暴露种植体，取出2mm高的愈合帽，更换为5mm高的愈合帽，种植体的ISQ平均值为75。

修复程序

二期手术后1个月复诊，制取印模，制作临时修复体。口内检查显示骨弓轮廓形态理想，软组织健康稳定，Jemt指数略有改善（图6-1l）。印模帽就位后拍摄平行投照根尖放射线片，显示种植体周围骨密度理想，骨高度稳定。近中与远中邻面牙槽嵴均位于种植体平台冠方1.5mm处。在近中，邻面牙槽嵴顶至邻面接触点之间的距离＞5mm，在远中则接近5mm（图6-1m1）。

2天后戴入临时修复体，可见种植体周软组织健康，骨弓轮廓理想。近中龈乳头高度不足一半，远中龈乳头高度超过1/2，但未达两牙的接触点（图6-1m2，m3）。

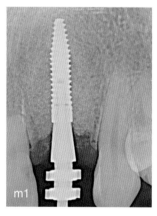
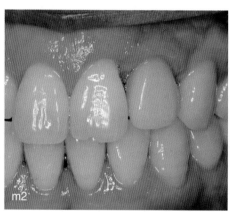
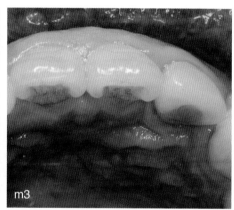

图6-1　Terheyden 4/4型骨缺损，3D打印钛网支撑的引导骨再生（续）

m. 戴入临时修复体。m1. 印模帽就位后的根尖放射线片，种植体周骨高度稳定。m2，m3. 戴入临时修复体的正面观和𬌗面观。种植体周围软组织健康，骨弓轮廓理想，螺钉通道位于修复体的舌侧窝。近中龈乳头高度不足，远中尚可。

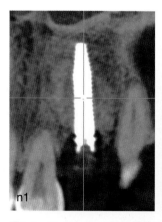
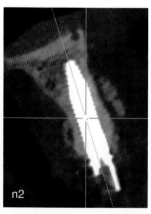
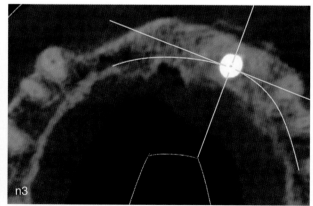

图6-1　Terheyden 4/4型骨缺损，3D打印钛网支撑的引导骨再生（续）

n. 戴入临时修复体3个月、最终修复前的CBCT检查。n1. 近远中向断层。n2. 颊舌向断层。n3. 牙槽嵴顶的水平断面。种植体周围新骨质量理想，骨高度和厚度稳定。原先游离于牙槽骨、附着于黏骨膜的不成熟骨片，仍位于原位。

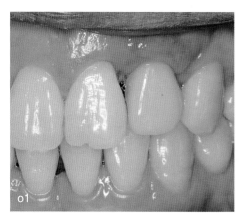
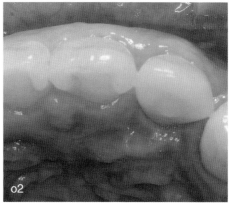
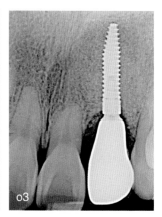

图6-1 Terheyden 4/4型骨缺损，3D打印钛网支撑的引导骨再生（续）
o. 戴入最终修复体。o1. 正面观。o2. 𬌗面观。种植体周围软组织健康，近中龈乳头高度不足，远中龈乳头高度尚可，骨弓轮廓理想，螺钉通道位于修复体的舌侧窝。o3. 戴入最终修复体的根尖放射线片，种植体周围骨高度理想，修复体与基台密合。

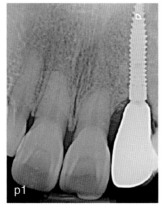
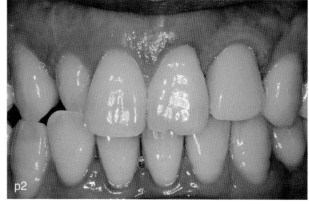

图6-1 Terheyden 4/4型骨缺损，3D打印钛网支撑的引导骨再生（续）
p. 戴入最终修复体1年后复诊。p1. 平行投照根尖放射线片，种植体周围骨高度和骨密度理想。与刚刚戴入最终修复体后拍摄的根尖放射线片相比，种植体周围骨高度稳定。p2. 正面观，种植体周围软组织健康稳定，与刚刚戴入最终修复体相比，龈乳头高度有明显改善。

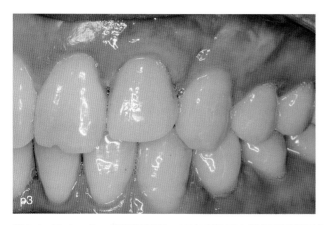
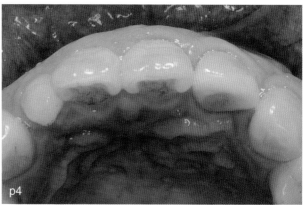

图6-1 Terheyden 4/4型骨缺损，3D打印钛网支撑的引导骨再生（续）
p. 戴入最终修复体1年后复诊。p3. 侧面观。p4. 𬌗面观。骨弓轮廓理想，种植体周围软组织健康稳定。与刚刚戴入最终修复体相比，龈乳头高度有明显改善。

戴入临时修复体后3个月时患者复诊，制取印模，制作最终修复体。CBCT扫描显示种植体周围骨轮廓稳定、骨质量理想，厚度仍约1.5mm以上，原先游离于牙槽骨、附着在黏骨膜表面的中高密度影，仍位于原位（图6-1n）。

2周后戴入全瓷修复体。口内照片显示近中龈乳头高度不足一半，远中龈乳头高度超过1/2，骨弓轮廓理想（图6-1o1，o2）。根尖放射线片显示上颌左侧侧切牙近中和远中牙槽嵴均吸收至种植体平台水平，修复体与基台密合（图6-1o3）。

戴入最终修复体后1年后复诊。拍摄平行投照根尖放射线片显示种植体周围骨高度稳定，骨密度理想（图6-1p1）。口内检查可见骨弓轮廓理想，种植体周围软组织健康稳定，附着龈质量理想，龈乳头高度有明显改善（图6-1p2~p4）。

钛网植入位置的分析

钛网实际位置与术前设计位置相比，在垂直向略偏根方约1.4mm（图6-1q）。

钛网位置的稳定性分析

钛网植入6个月后与植入后的即刻位置相比，钛网位置稳定，几乎不存在偏差（图6-1r）。钛网位置稳定的原因取决于如下因素：①与3D打印个性化钛网的材料、构型设计以及制造工艺相关；②与钛网的坚固固定相关。

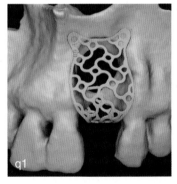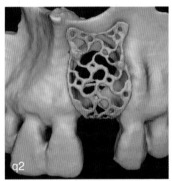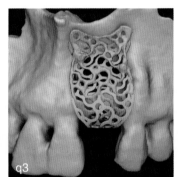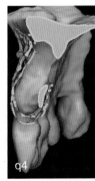

图6-1　Terheyden 4/4型骨缺损，3D打印钛网支撑的引导骨再生（续）

q. 钛网植入位置的分析。q1. 术前设计的钛网位置。q2. 钛网的实际植入位置。q3，q4. 钛网实际位置与术前设计位置的对比，其中q4为颊舌向断面。钛网实际位置与术前设计位置相比，在垂直向略偏根方约1.4mm。

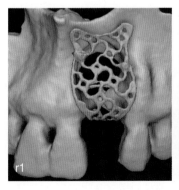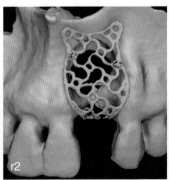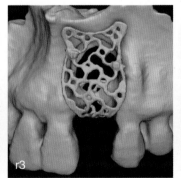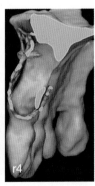

图6-1　Terheyden 4/4型骨缺损，3D打印钛网支撑的引导骨再生（续）

r. 钛网位置的稳定性分析。r1. 钛网植入后的即刻位置。r2. 钛网植入6个月后的位置。r3，r4. 钛网植入6个月后与植入后的即刻位置对比，其中r4为颊舌向断面。钛网植入6个月后与植入后的即刻位置相比，钛网位置稳定，几乎不存在偏差。

骨增量体积的分析

用布尔运算（nTopology软件）分析了不同时期的骨增量体积变化（图6-1s～图6-1w）。

● **"术后即刻" vs "术前设计"的骨增量体积**　实际骨增量体积（1399.97mm³）与术前设计骨增量体积（1121.37mm³）相比，增加了24.84%（图6-1s）。其原因是骨增量材料溢出术前设计的骨增量范围，是钛网作为骨增量间隙维持装置的常见的良性现象。

● **"术后9个月" vs "术后即刻"的骨增量**

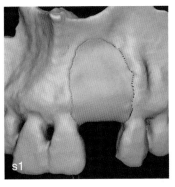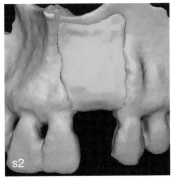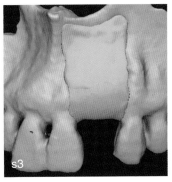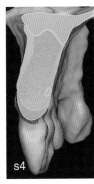

图6-1　Terheyden 4/4型骨缺损，3D打印钛网支撑的引导骨再生（续）
s. 骨增量体积的分析之一。s1. 术前设计的骨增量体积。s2. 术后即刻的实际骨增量体积。s3，s4. 术后即刻的实际骨增量体积与术前设计骨增量体积的对比，其中s4为颊舌向断面。实际骨增量体积与术前设计骨增量体积相比，增加了24.84%。

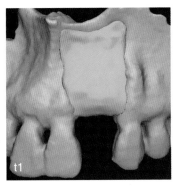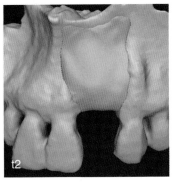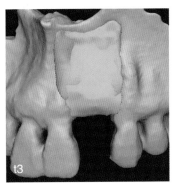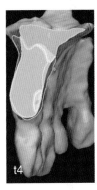

图6-1　Terheyden 4/4型骨缺损，3D打印钛网支撑的引导骨再生（续）
t. 骨增量体积的分析之二。t1. 术后即刻的实际骨增量体积。t2. 术后9个月的骨增量体积。t3，t4. 术后9个月的骨增量体积与术后即刻骨增量体积的对比，其中t4为颊舌向断面。术后9个月（拆钛网之前）与术后即刻相比，骨增量体积减少了7.09%。

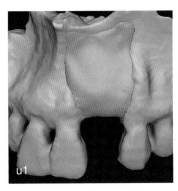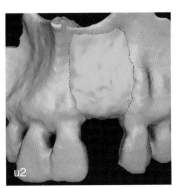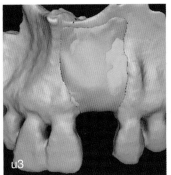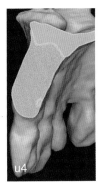

图6-1　Terheyden 4/4型骨缺损，3D打印钛网支撑的引导骨再生（续）
u. 骨增量体积的分析之三。u1. 术后9个月拆钛网前的骨增量体积。u2. 在同一天拆钛网并同期植入种植体后的骨增量体积。u3，u4. 拆钛网之后与拆钛网之前骨增量体积的对比，其中u4为颊舌向断面。拆钛网之后，骨增量体积减少了3.34%。

体积　术后9个月拆除钛网，拆钛网之前骨增量体积（1300.78mm³）与术后即刻相比（1399.97mm³），减少了7.09%（图6-1t）。其主要原因可能是溢出术前设计的骨增量范围的骨增量材料吸收或改建现象。

● **"植入种植体后"vs"拆钛网前"的骨增量体积**　术后9个月拆除钛网并植入种植体。拆钛网并植入种植体之后（1257.37mm3）与拆钛网之前（1300.78mm3）相比，骨增量体积减少了3.34%（图6-1u）。其原因可能是拆钛网时去除了部分边缘骨，或由于骨增量轮廓边缘密度较低（图6-1i），提取的CBCT数据信号较弱。

● **"植入种植体3个月后"vs"植入种植体后"的骨增量体积**　植入种植体3个月后行二期手术，术前的骨增量体积（1327.29mm³）与拆钛网并植入种植体之后（1257.37mm³）相比，增加了5.56%（图6-1v）。其原因是新骨进一步成熟，骨增量轮廓边缘的骨密度显著增加（图6-1j），提取的CBCT数据信号较强。

● **"植入种植体6个月后"vs"植入种植体3个月后"的骨增量体积**　植入种植体6个月（戴入临时修复体3个月）后行最终修复。此时的骨增量体积（1294.37mm³）与植入种植体3个月戴入临时修复体前（1327.29mm³）相比，减少了2.48%（图6-1w）。可能的原因是戴临时修复体的3个月过程中，骨改建的结果。

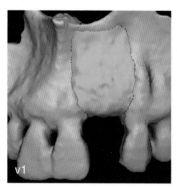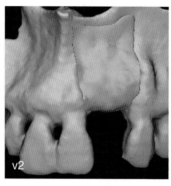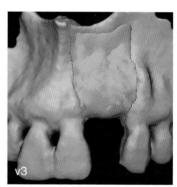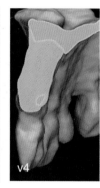

图6-1　Terheyden 4/4型骨缺损，3D打印钛网支撑的引导骨再生（续）
v. 骨增量体积的分析之四。v1. 拆钛网并同期植入种植体后的骨增量体积。v2. 3个月后进行二期手术准备临时修复时的骨增量体积。v3, v4. 植入种植体前后骨增量体积的对比，其中v4为颊舌向断面。种植体植入之后，骨增量体积增加了5.56%。

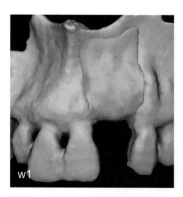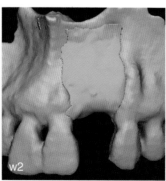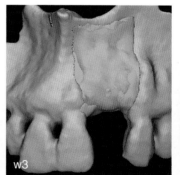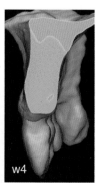

图6-1　Terheyden 4/4型骨缺损，3D打印钛网支撑的引导骨再生（续）
w. 骨增量体积的分析之五。w1. 植入种植体3个月后的骨增量体积。w2. 6个月（临时修复3个月）后的骨增量体积。w3, w4. 6个月后与植入种植体3个月后骨增量体积的对比，其中w4为颊舌向断面。与植入种植体后相比，6个月后骨增量体积减少了2.48%。

骨增量轮廓分析

用Blue Sky Plan软件匹配不同时期颌骨模型，观察和比较颊舌向骨增量轮廓变化（图6-1x）。

● **种植体植入前的骨增量轮廓** 与骨增量术后即刻相比，术后9个月拆钛网前的骨增量轮廓稳定，骨高度及厚度无明显变化，骨质量理想。

● **戴入临时修复体前的骨增量轮廓** 9个月后在拆钛网同期植入种植体。与拆除钛网前相比，新骨颊舌向骨厚度无明显变化，但垂直向高度变化较为明显。其原因为种植体植入在较深位置后发生的适应性骨轮廓变化。

● **戴入修复体后的骨增量轮廓** 戴临时修复体和最终修复体的对比分析显示，骨增量轮廓非常稳定，新骨高度及骨厚度无明显变化。

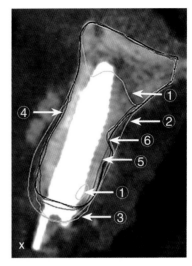

图6-1 Terheyden 4/4型骨缺损，3D打印钛网支撑的引导骨再生（续）

x. 骨增量轮廓分析。①术前残余的基骨；②骨增量术后即刻；③拆钛网前；④拆钛网同期种植后；⑤临时修复前；⑥最终修复前，可见骨增量轮廓理想。

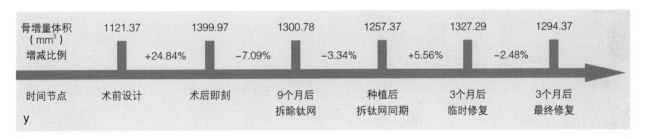

图6-1 Terheyden 4/4型骨缺损，3D打印钛网支撑的引导骨再生（续）

y. 骨增量体积的变化。

讨论

该患者归类为Terheyden 4/4型骨缺损，选择3D打印个性化钛网（3D-PITM）作为"间隙保持装置"的钛网支撑的引导骨再生（TMs-GBR），骨增量材料为下颌支获取的颗粒状自体骨与去蛋白牛骨矿物质的1:1混合物。

本病例在经历了3次失败的骨增量后，本次手术获得了完美的骨增量效果，成功因素如下：①3D打印个性化钛网创造和维持了骨增量轮廓。②颗粒状自体骨与骨代用品1:1混合，确保新骨质量。③本病例的操作程序为先植入骨增量材料，再就位个性化钛网，然后再将骨增量材料导入钛网下方和钛网的网格之间并压实，然后覆盖胶原膜。由此，可确保新骨质量和骨增量轮廓饱满。④本病例实现了无张力创口关闭，一期愈合。

通过15个月的CBCT分析，骨增量体积非常稳定：15个月后的骨增量体积与术前设计相比有所增加，为15.43%；与骨增量术后即刻相比略有减少，为7.54%（图6-1y）。颊舌向断层的骨增量轮廓分析显示，颊舌向的骨增量轮廓稳定；由于种植体的植入位置较深，垂直向轮廓发生了适应性变化。

迪迈仕（Digital Mesh）3D打印个性化钛网（3D-PITM）。钛网设计：罗炜，刘倩；种植外科程序：刘倩，宿玉成；种植修复程序：彭玲燕；术中摄像和照相：陶丹；手术配合：陶丹，刘敏；放射线诊断程序：苑秋华，王倩；数据分析：孙甲文，任斌；病例完成时间：2021年

病例之二：上颌前部连续2颗牙缺失，4/4型骨缺损

患者基本信息和术前检查

29岁女性患者，因上颌中切牙松动、溢脓于我院就诊，希望通过种植修复恢复美观与功能。

4年前患者开始出现牙龈红肿出血现象，但未行牙周治疗。2年前上颌前牙不慎磕伤，依然未行治疗。现在2颗中切牙松动、溢脓加重，前来我院就诊。患者身体健康，一般状态良好，不吸烟、不饮酒，否认药物过敏史，依从性强。口腔检查可见口腔卫生一般，牙石Ⅱ度，可探及龈下牙石，上颌右侧中切牙松动Ⅱ度，上颌左侧中切牙松动Ⅲ度，探诊溢脓，远中牙龈退缩约2mm，与两侧牙齿均有约1mm间隙，上颌左侧侧切牙缺失，右侧侧切牙过小牙，左侧尖牙近中移位，右侧尖牙扭转，中厚龈表型（图6-2a）。

CBCT显示2颗中切牙的牙槽骨已吸收至根尖，骨缺损呈"火山口样"表现（图6-2b）。

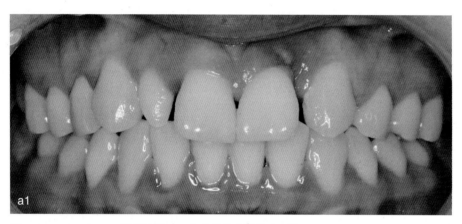

图6-2　Terheyden 4/4型骨缺损，3D打印钛网支撑的引导骨再生

a. 初诊时口内检查。a1. 正面观，上颌右侧中切牙松动Ⅱ度，上颌左侧中切牙松动Ⅲ度，上颌右侧侧切牙发育畸形为过小牙，上颌左侧侧切牙先天缺失，牙龈红肿，口腔卫生良好。

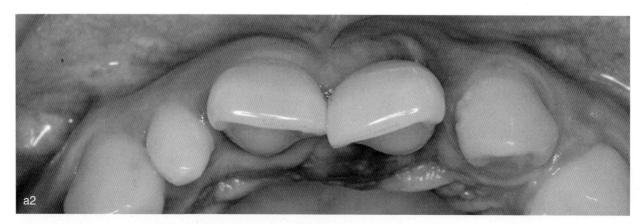

图6-2　Terheyden 4/4型骨缺损，3D打印钛网支撑的引导骨再生（续）

a. 初诊时口内检查。a2. 𬌗面观，2颗中切牙扭转错位，上颌右侧侧切牙发育畸形为过小牙，上颌左侧侧切牙先天缺失，唇侧和腭侧牙龈红肿，口腔卫生良好。

诊断与方案设计

患者存在错拾畸形，上颌右侧侧切牙发育畸形，为过小牙，左侧侧切牙缺失。最后确认的治疗方案是：①放弃正畸治疗；②拔除2颗中切牙、骨增量和种植治疗；③上颌右侧侧切牙贴面治疗。

拔除2颗中切牙后1.5个月患者复诊。口内检查可见，拔牙窝愈合良好，附着黏膜宽度和质量良好，前庭沟深度尚可（图6-2c）。CBCT扫描可见，拔牙后牙槽骨发生进一步的骨吸收，存在严重的垂直向骨缺损（图6-2d1，d2）。

根据Terheyden牙槽骨缺损分类，该患者归类为4/4型骨缺损。鉴于3D打印个性化钛网（3D-PITM）可以有效地创造和维持骨增量空间，本病例的治疗计划如下。

● **3D打印个性化钛网设计**　基于上面个性化骨弓

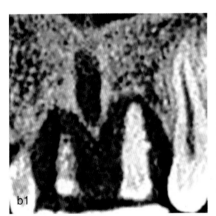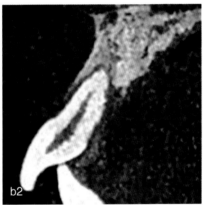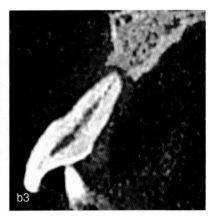

图6-2　Terheyden 4/4型骨缺损，3D打印钛网支撑的引导骨再生（续）
b. 初诊时CBCT检查。b1 ~ b3. 分别为双侧中切牙的近远中向断层以及上颌右侧中切牙、左侧中切牙的颊舌向断层。2颗中切牙周围严重骨吸收，呈"火山口样"骨缺损。

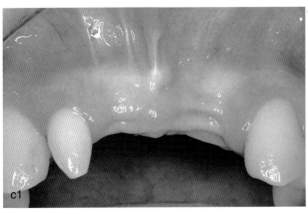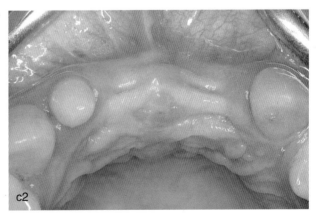

图6-2　Terheyden 4/4型骨缺损，3D打印钛网支撑的引导骨再生（续）
c. 拔牙后1.5个月、骨增量术前口内检查。c1. 正面观。c2. 拾面观。拔牙窝愈合良好，附着黏膜宽度和质量良好，前庭沟深度尚可，牙龈无红肿，口腔卫生良好。

轮廓的需求重建颌骨模型并设计个性化钛网，拟增量的牙槽嵴顶骨厚度约7.29mm，高度约7.92mm（图6-2d3~d6）。

- **第一次手术：骨增量** 缺牙区行钛网维持空间的引导骨再生，分阶段种植。术中所使用的骨增量材料为从下颌支获取的颗粒状自体骨与去蛋白牛骨矿物质1：3混合物。
- **第二次手术：取钛网和植入种植体** 9个月后取出钛网，植入种植体。
- **第三次手术：二期手术** 4个月后行暴露种植体平台的二期手术。

- **修复程序** 通过种植体支持式临时修复体及临时贴面成形软组织轮廓，3个月后最终修复。

第一次手术：骨增量

行盐酸阿替卡因骨膜上浸润麻醉，在上颌右侧中切牙至上颌左侧侧切牙做牙槽嵴顶的水平向切口以及右侧侧切牙远中和左侧尖牙远中的两个垂直向松弛切口，翻黏骨膜瓣。可见在垂直向和水平向存在大量骨缺损，清理表面肉芽组织，制备受骨床、开放骨髓腔（图6-2e1）。拔除下颌左侧智齿，并用颗粒状自体骨取骨环钻（Megagen，

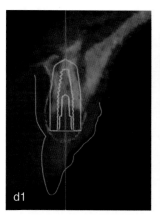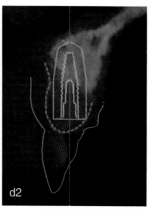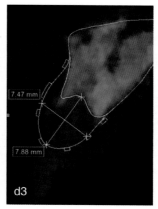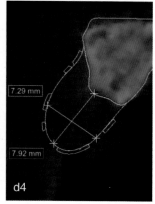

图6-2 Terheyden 4/4型骨缺损，3D打印钛网支撑的引导骨再生（续）

d. 3D打印个性化钛网设计。d1，d2. 分别为上颌右侧中切牙和左侧中切牙位点的颊舌向断层。虚拟植入骨水平锥柱状种植体，可见种植体周围存在严重的垂直向骨缺损。d3，d4. 分别为上颌右侧中切牙和左侧中切牙位点的骨增量轮廓。

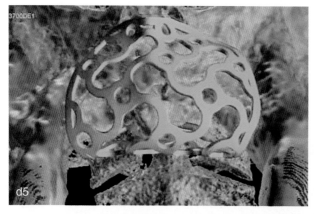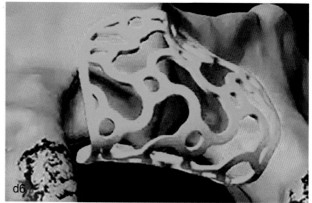

图6-2 Terheyden 4/4型骨缺损，3D打印钛网支撑的引导骨再生（续）

d. 3D打印个性化钛网设计。基于CBCT扫描的DICOM数据设计的3D打印个性化钛网的工程图。d5，正面观。d6. 侧面观。可见个性化钛网水平向与垂直向骨增量程度。

韩国）从外斜线取自体骨颗粒，与0.75g细颗粒去蛋白牛骨矿物质（Bio-Oss，Geistlich，瑞士）1∶3混合，并使用从术区收集的自体血液调拌。在3D打印个性化钛网（迪迈仕，中国）中置入混合性骨增量材料（图6-2e2），将钛网按照术前设计放置于植骨区，钛网精准就位并贴合于骨缺损区，使用1颗直径1.2mm、长度5mm的钛合金微螺钉（Stoma，德国）坚固固定（图6-2e3），通过钛网的空隙继续导入骨增量材料并压实。在钛网表面覆盖生物可吸收性胶原膜（Bio-Gide，Geistlich，瑞士），并在牙槽嵴顶处进行双层胶原膜覆盖（图6-2e4）。行系带成形术、切断黏骨膜

瓣基底的骨膜层，充分减张，复位黏骨膜瓣，间断缝合，无张力创口初期关闭（图6-2e5，e6）。

术后静脉滴注头孢呋辛钠5天，每天2次，每次0.75mg；静脉滴注地塞米松注射液2天，每天1次，每次10mg；葡萄糖酸氯己定含漱液含漱，每天3次，直至14天拆线。患者拆线时伤口愈合良好，无异常分泌物，创口无裂开。

术后即刻CBCT检查显示，钛网与基骨密贴，骨缺损区的骨增量材料饱满，植骨区骨密度影像类似松质骨（图6-2f）。

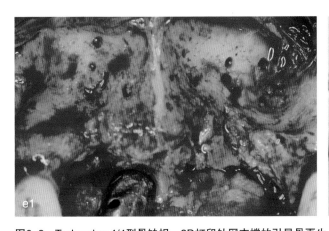
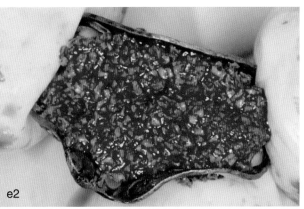

图6-2　Terheyden 4/4型骨缺损，3D打印钛网支撑的引导骨再生（续）
e. 第一次手术：骨增量术中照片。e1. 翻黏骨膜瓣，暴露骨增量术区，牙槽轮廓塌陷明显，存在水平向和垂直向骨缺损，清理附着于骨表面的纤维结缔组织后用小球钻充分开放骨髓腔。e2. 将混合性骨增量材料置入钛网中，组织面观。

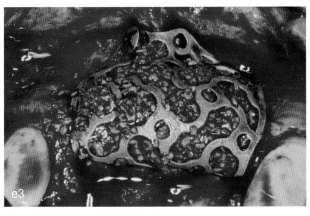
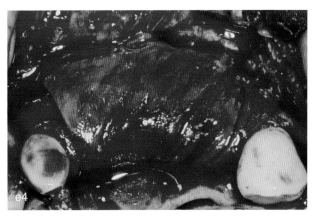

图6-2　Terheyden 4/4型骨缺损，3D打印钛网支撑的引导骨再生（续）
e. 第一次手术：骨增量术中照片。e3. 就位含有骨增量材料的钛网，并用1颗微螺钉坚固固定。e4. 继续通过钛网的孔隙充填骨增量材料并压实，在钛网表面覆盖双层生物可吸收性胶原膜。

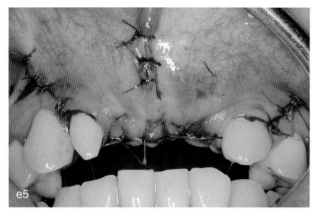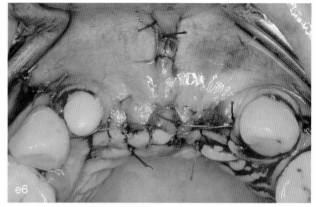

图6-2 Terheyden 4/4型骨缺损，3D打印钛网支撑的引导骨再生（续）

e. 第一次手术：骨增量术中照片。e5. 正面观。e6. 殆面观。切断黏骨膜瓣基底的骨膜层，充分减张黏骨膜瓣。修整唇细带，复位黏骨膜瓣，间断缝合，无张力创口初期关闭。

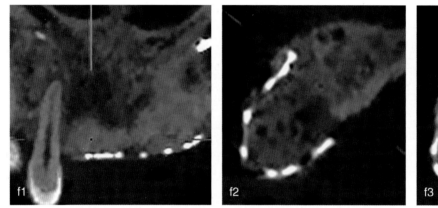

图6-2 Terheyden 4/4型骨缺损，3D打印钛网支撑的引导骨再生（续）

f. 骨增量术后即刻CBCT检查。f1~f3. 分别为双侧中切牙的近远中向断层以及上颌右侧中切牙、左侧中切牙位点的颊舌向断层。钛网与骨面密贴，骨缺损区的骨增量材料饱满，充分占据了术前所设计的骨增量空间，骨密度影像类似松质骨。

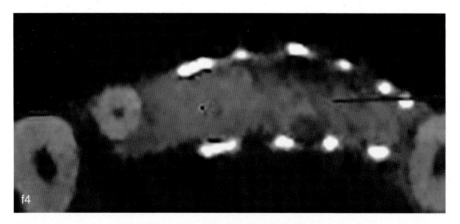

图6-2 Terheyden 4/4型骨缺损，3D打印钛网支撑的引导骨再生（续）

f. 骨增量术后即刻CBCT检查。f4. 骨增量位点牙槽嵴顶水平的水平向断层。钛网与骨面密贴，骨缺损区的骨增量材料饱满，充分占据了术前所设计的骨增量空间，骨密度影像类似松质骨。

第二次手术：取钛网和植入种植体

术后8个月复诊，准备去除钛网，同期进行种植体植入。口内检查可见，创口愈合良好，钛网无暴露，骨增量区唇侧丰满度理想，附着黏膜宽度和质量理想，前庭沟深度正常（图6-2g）。CBCT扫描显示，新骨充满钛网形成的骨增量空间，新骨密度理想，骨密度显著高于术后即刻CBCT扫描所见（图6-2h1，h2）。模拟植入种植体，可见各种植位点的骨量充足，无需进行二次骨增量（图6-2h3，h4）。

行盐酸阿替卡因骨膜上浸润麻醉，手术切口与上次骨增量手术相同。翻黏骨膜瓣，暴露骨增量位点和钛网。向根方剥离黏骨膜瓣，直至骨增量区域完全暴露，正面观及𬌗面观均显示钛网与下方新骨之间未见明显空隙，只存在较薄的假骨膜，钛网所维持的空间内成骨体积和质量满意（图6-2i1，i2），用配套的螺钉扳手旋出固定螺钉，用剥离子去除生长到钛网表面的新骨。之后将剥离子插入钛网与假骨膜之间，挺松钛网，将钛网取出后在植骨区表面有部分假骨膜附着（图6-2i3）。钛网取出后可见缺牙区骨弓轮廓恢复良好（图6-2i3）。就位3D打印种植导板，在导板引导下在双侧中切牙位点预备种植窝，分别植

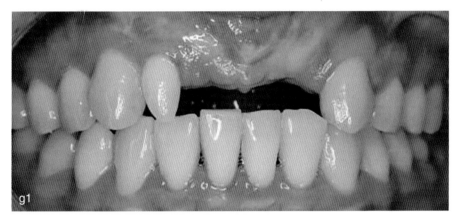

图6-2 Terheyden 4/4型骨缺损，3D打印钛网支撑的引导骨再生（续）
g. 骨增量术后8个月拆除钛网、同期种植前的口内照片。g1. 正面观，创口愈合良好，无异常分泌物。创口无裂开，无钛网暴露，也没有黏膜下钛网透出的金属色。

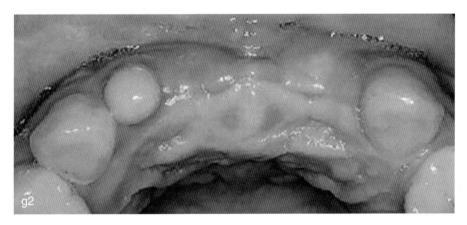

图6-2 Terheyden 4/4型骨缺损，3D打印钛网支撑的引导骨再生（续）
g. 骨增量术后8个月拆除钛网、同期种植前的口内照片。g2. 𬌗面观，创口愈合良好，无异常分泌物。创口无裂开，无钛网暴露，也没有黏膜下钛网透出的金属色。

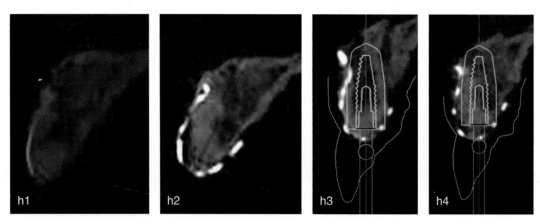

图6-2 Terheyden 4/4型骨缺损，3D打印钛网支撑的引导骨再生（续）

h. 骨增量术后8个月拆除钛网、同期种植前的CBCT检查。h1，h2. 分别为上颌右侧中切牙和左侧中切牙位点的颊舌向断层。新骨充满钛网形成的成骨空间，骨密度理想。h3，h4. 分别为上颌右侧中切牙、左侧中切牙位点模拟植入种植体，可见骨量充足。

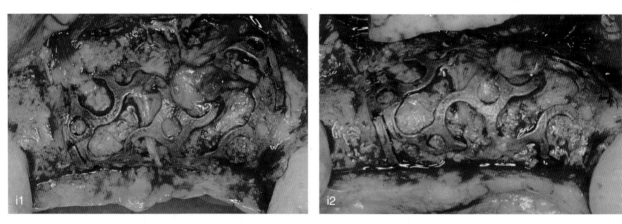

图6-2 Terheyden 4/4型骨缺损，3D打印钛网支撑的引导骨再生（续）

i. 第二次手术：取钛网并同期植入种植体的术中照片。i1. 正面观。i2. 殆面观。按照前次手术的切口切开黏骨膜，翻黏骨膜瓣，显示钛网与下方新骨之间未见明显空隙，钛网所维持的成骨空间内成骨体积和质量理想，部分新骨已经生长到钛网表面。

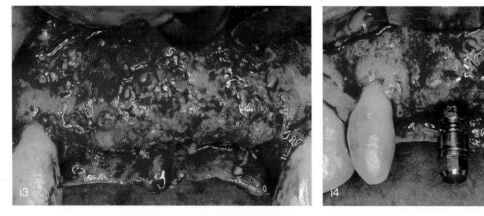

图6-2 Terheyden 4/4型骨缺损，3D打印钛网支撑的引导骨再生（续）

i. 第二次手术：取钛网并同期植入种植体的术中照片。i3. 去除生长到钛网表面的新骨，取出钛网，表面皮质骨化，假骨膜较薄。i4. 在导板引导下在双侧中切牙位点预备种植窝，植入骨水平锥柱状钛锆亲水表面种植体，种植体获得了理想的三维位置与轴向。

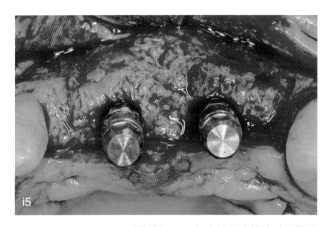

入直径3.3mm、长度12mm的骨水平锥柱状钛锆亲水表面种植体（BLT，SLActive，NC，TiZr，Straumann，瑞士），种植体三围位置与轴向理想，最终植入扭矩均大于20Ncm，种植体平台位于未来龈缘中点根方约4mm处（图6-2i4，i5）。取下携带体，安防2mm高愈合帽，可见种植位点唇侧骨弓轮廓理想，种植体唇侧骨板厚度充足（图6-2i6）。在新骨表面覆盖膜片状浓缩生长因子（CGF），以期增加黏膜厚度（图6-2i7）。复位黏骨膜瓣，间断缝合，无张力关闭创口，种植体潜入式愈合（图6-2i8）。

图6-2 Terheyden 4/4型骨缺损，3D打印钛网支撑的引导骨再生（续）

i. 第二次手术：取钛网并同期植入种植体的术中照片。i5. 殆面观，可见种植体获得了理想的三维位置与轴向。

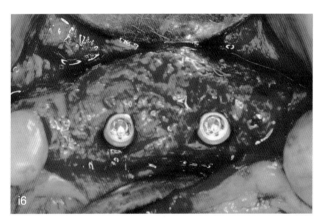 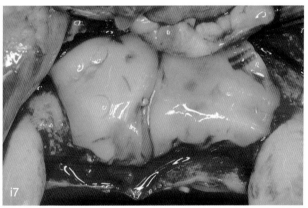

图6-2 Terheyden 4/4型骨缺损，3D打印钛网支撑的引导骨再生（续）

i. 第二次手术：取钛网并同期植入种植体的术中照片。i6. 取下携带体，安放封闭螺钉，种植体唇侧骨板厚度充足。i7. 在新骨表面覆盖膜片状浓缩生长因子（CGF）。

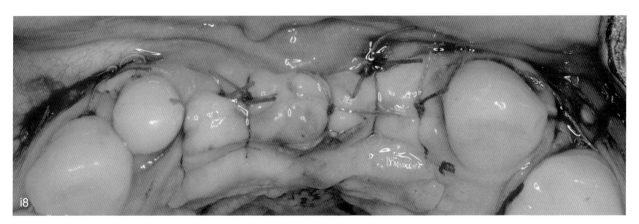

图6-2 Terheyden 4/4型骨缺损，3D打印钛网支撑的引导骨再生（续）

i. 第二次手术：取钛网并同期植入种植体的术中照片。i8. 殆面观，在新骨表面覆盖膜片状浓缩生长因子后，复位黏骨膜瓣，间断缝合，无张力创口初期关闭，种植体潜入式愈合。

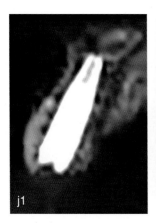
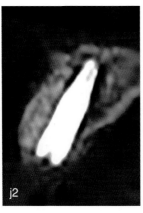
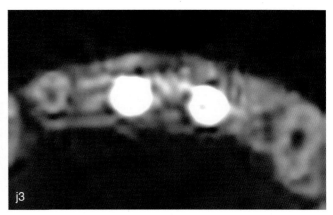

图6-2　Terheyden 4/4型骨缺损，3D打印钛网支撑的引导骨再生（续）

j. 拆除钛网同期种植后的即刻CBCT检查。j1～j3. 分别为上颌右侧中切牙、左侧中切牙位点的颊舌向断层和牙槽嵴顶的水平向断层。可见种植体获得了理想的三维位置与轴向，唇侧骨板厚度充足。

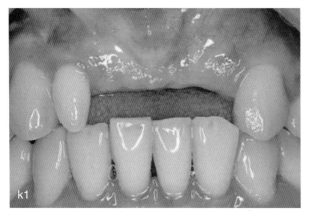

图6-2　Terheyden 4/4型骨缺损，3D打印钛网支撑的引导骨再生（续）

k. 种植体植入4个月后复诊，准备进行二期手术。k1. 术前口内照片，正面观，创口愈合良好，附着黏膜质量理想、宽度正常。

第三次手术：二期手术

种植体植入4个月后复诊，准备进行二期手术。CBCT检查显示，骨弓轮廓理想，新骨密度进一步增高，种植体唇侧骨板厚度均大于2mm。与骨增量术前（图6-2d）相比，获得了理想的骨增量效果（图6-2j）。口内及CBCT检查显示，附着黏膜质量、宽度和牙槽骨外形轮廓理想，缺牙位点龈乳头缺失，无龈曲线形态（图6-2k）。

不翻瓣暴露种植体平台，取出2mm高的愈合帽，更换为5mm高的愈合帽。

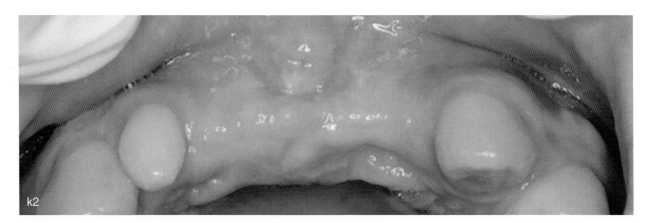

图6-2　Terheyden 4/4型骨缺损，3D打印钛网支撑的引导骨再生（续）

k. 种植体植入4个月后复诊，准备进行二期手术。k2. 术前口内照片，𬌗面观，创口愈合良好，附着黏膜质量理想、宽度正常，骨弓轮廓尚可。

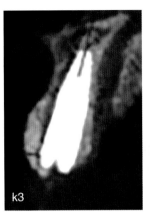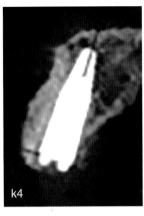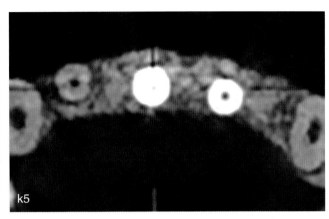

图6-2　Terheyden 4/4型骨缺损，3D打印钛网支撑的引导骨再生（续）

k. 种植体植入4个月后复诊，准备进行二期手术。k3～k5. 术前CBCT检查，分别为上颌右侧中切牙、左侧中切牙位点的颊舌向断层和牙槽嵴顶的水平向断层。与种植体植入后的即刻CBCT检查相比，可见新骨密度理想，种植体唇侧骨板厚度无显著变化。

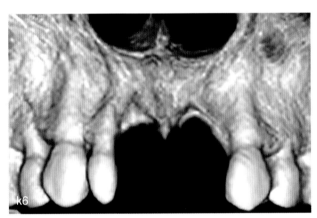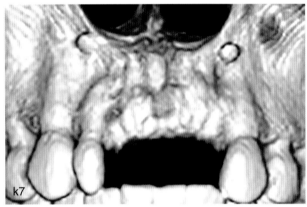

图6-2　Terheyden 4/4型骨缺损，3D打印钛网支撑的引导骨再生（续）

k. 种植体植入4个月后复诊，准备进行二期手术。k6，k7. 基于CBCT扫描三维重建的影像。与骨增量之前（k6）相比，现在的骨弓轮廓非常理想（k7）。

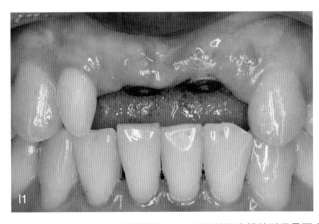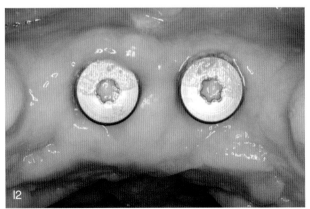

图6-2　Terheyden 4/4型骨缺损，3D打印钛网支撑的引导骨再生（续）

l. 二期手术后2周复诊。l1. 正面观。l2. 殆面观。可见5mm高的愈合帽周围软组织健康稳定，附着黏膜宽度和质量理想，前庭沟深度正常，骨弓轮廓理想。

修复程序

二期手术2周后复诊，制取印模，制作临时修复体。口内检查显示骨弓轮廓理想，种植体周围软组织健康稳定（图6-2l）。

戴临时修复体3个月后复诊，取下临时修复体，可见过渡带形态理想，牙周探诊显示种植体平台位于龈下4～5mm（图6-2m）。戴入螺钉固定的最终全瓷修复体，上颌右侧侧切牙进行全瓷

贴面修复。可见修复体形态及色泽理想，种植体周软组织形态较好（图6-2n）。CBCT片显示2颗中切牙位点种植体骨高度稳定，唇侧骨厚度均大于2mm（图6-2o）。

戴入最终修复体1年后复诊，口内检查可见骨弓轮廓理想，种植体周围软组织健康稳定，附着龈理想，龈乳头与刚刚戴入修复体相比，龈乳头形态、质地有明显改善（图6-2p）。

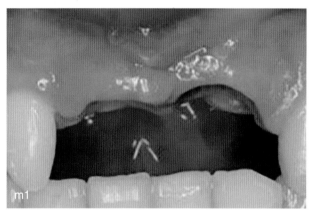
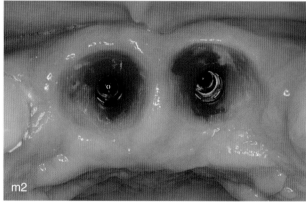

图6-2　Terheyden 4/4型骨缺损，3D打印钛网支撑的引导骨再生（续）
m. 戴临时修复体3个月后的软组织状态。m1. 正面观。m2. 𬌗面观。可见龈缘弧线形尚可，过渡带形态理想，牙周探诊显示种植体平台位于龈下4～5mm。

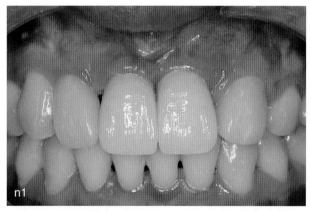
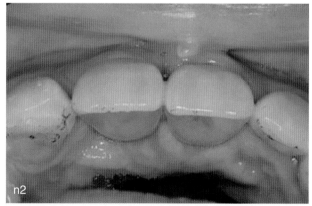

图6-2　Terheyden 4/4型骨缺损，3D打印钛网支撑的引导骨再生（续）
n. 戴入最终修复体的口内照片。n1. 正面观。n2. 𬌗面观。戴入最终全瓷修复体，上颌右侧侧切牙进行全瓷贴面修复。可见修复体形态及色泽理想，种植体周围软组织形态较好。

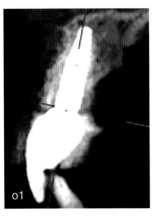
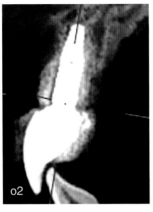
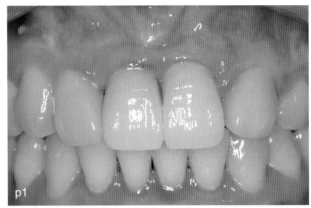

图6-2　Terheyden 4/4型骨缺损，3D打印钛网支撑的引导骨再生（续）

o. 戴入最终修复体的即刻CBCT检查。o1，o2. 分别为上颌右侧中切牙和左侧中切牙位点的颊舌向断层。种植体唇侧骨板厚度稳定。p. 戴入最终修复体1年后的口内照片。p1. 正面观，种植体周围软组织健康稳定。

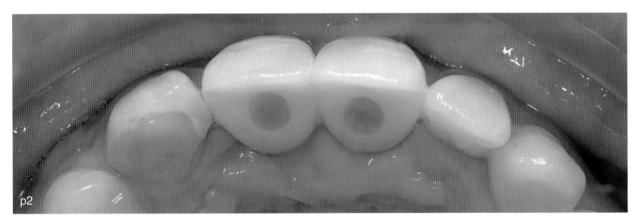

图6-2　Terheyden 4/4型骨缺损，3D打印钛网支撑的引导骨再生（续）

p. 戴入最终修复体1年后的口内照片。p2. 殆面观，上颌右侧侧切牙进行全瓷贴面修复，2颗中切牙位点为种植体支持的螺钉固位全瓷修复体，种植体周围软组织健康稳定。

讨论

　　该患者归类为Terheyden 4/4型骨缺损，选择骨增量3D打印个性化钛网（3D-PITM）作为"间隙保持装置"的引导骨再生（GBR），骨增量材料为自体骨颗粒与去蛋白牛骨矿物质1∶3混合物，获得了理想的骨增量效果。

　　通过15个月的临床观察和CBCT检查与分析，可见骨增量效果稳定，美学修复效果理想。由于种植体唇侧骨板厚度稳定，为保证了长期的美学修复效果奠定了基础。

迪迈仕（Digital Mesh）3D打印个性化钛网（3D-PITM）。钛网设计：孙甲文，徐世同；种植外科程序：徐世同；种植修复程序：徐海洋；病例完成时间：2022年

病例之三：上颌前部连续3颗牙缺失，3/4型骨缺损

患者基本信息和术前检查

24岁女性患者，上颌前牙因外伤缺失6个月余，既往未行任何修复治疗，现要求种植修复。

患者身体健康，一般状态良好，不吸烟、不饮酒，否认全身疾病病史、药物过敏史及家族史，依从性强。口外检查见患者口腔颌面部左右基本对称，色泽正常，无明显突出或凹陷，无肿胀畸形。双侧颞下颌关节动度对称，无压痛，未闻及弹响及杂音。双侧咀嚼肌收缩力度基本一致，无压痛。开口度及开口型正常。面中1/3丰满度欠佳，高位笑线。

口内检查见上颌双侧中切牙和上颌左侧侧切牙连续缺失，缺牙区唇腭侧牙槽嵴软硬组织轮廓塌陷，龈缘及龈乳头形态丧失，附着龈宽度尚可，缺牙间隙宽度21mm，缺牙间隙高度8～9mm，牙龈无红肿。缺牙间隙的邻牙（上颌右

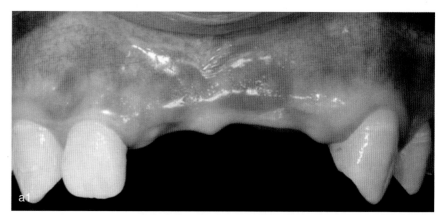

图6-3　Terheyden 3/4型骨缺损，3D打印钛网支撑的引导骨再生

a. 术前检查，口内照片。a1. 正面观，上颌双侧中切牙和上颌左侧侧切牙连续缺失，中厚龈表型，缺牙区唇腭侧牙槽嵴软硬组织轮廓塌陷，龈缘及龈乳头形态丧失，牙龈无红肿。

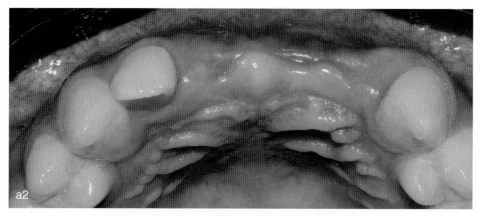

图6-3　Terheyden 3/4型骨缺损，3D打印钛网支撑的引导骨再生（续）

a. 术前检查，口内照片。a2. 殆面观，上颌双侧中切牙和上颌左侧侧切牙连续缺失，中厚龈表型，缺牙区唇腭侧牙槽嵴软硬组织轮廓塌陷，龈缘及龈乳头形态丧失，牙龈无红肿。

侧侧切牙和上颌左侧尖牙）未见明显异常，矩形牙冠，中厚龈表型，𬌗关系正常（图6-3a）。

CBCT扫描显示，缺牙区牙槽嵴同时存在水平向及垂直向骨缺损，唇侧骨板明显凹陷，上颌右侧中切牙位点可用牙槽骨高度为16.8mm、宽度为3.2mm；上颌左侧中切牙位点可用牙槽骨高度为14.5mm、宽度为3.8mm；上颌左侧侧切牙位点可用牙槽骨高度为17.7mm、宽度为4.1mm。上颌右

侧中切牙、左侧中切牙和侧切牙位点的垂直向骨缺损分别约为2mm、3mm、2.5mm（图6-3b）。

诊断与方案设计

根据美学风险评估（ERA），该患者美学期望值高，为高位笑线，美学区连续多颗牙缺失，同时存在水平向以及垂直向骨缺损，属于美学高风险病例。根据Terheyden牙槽骨缺损分类，该患者归类为3/4型骨缺损。按照"国际口腔种植学

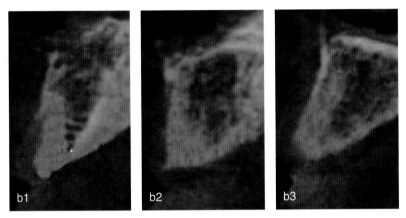

图6-3 Terheyden 3/4型骨缺损，3D打印钛网支撑的引导骨再生（续）

b. 术前检查，CBCT扫描。b1~b3. 分别为上颌右侧中切牙、左侧中切牙和左侧侧切牙位点的颊舌向断层。牙槽骨可用骨高度为14.5~17.7mm，宽度为3.2~4.1mm。

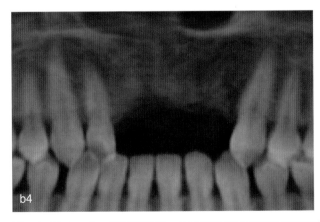
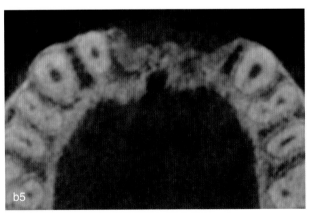

图6-3 Terheyden 3/4型骨缺损，3D打印钛网支撑的引导骨再生（续）

b. 术前检查，CBCT扫描。b4. 三维重建的上颌全景片的局部截图。b5. 水平向断层的局部截图。缺牙区同时存在水平向及垂直向骨缺损，剩余骨的骨密度较低。

会（ITI）临床指南系列第7卷（2014）"中的建议，连续多颗牙缺失的3/4型骨缺损有以下方案可供选择。

● "优选方案"：块状自体骨移植或"贝壳"技术　骨愈合后再次手术植入种植体。
● "备选方案"：分阶段GBR联合使用间隙保持装置　即引导骨再生，新骨形成后再次手术植入种植体。所使用的"间隙保持装置"是指生物可吸收性胶原膜、钛加强的膨体聚四氟乙烯膜和帐篷螺钉等。

　　自体骨移植长期以来一直被认为是植骨的金标准，采用自体块状骨可以较好地解决此类患者骨量不足的问题。但这种方法需要开辟第二术区、连续多颗牙缺失所需骨块量较大，存在着手术创伤大和患者接受度低等问题。GBR作为种植外科常用的骨增量技术，在此类严重骨缺损患者中的骨增量效果有限，特别是在扩增骨高度方面效果不佳。其原因是单纯使用屏障膜作为"间隙保持装置"进行GBR，难以有效维持骨增量区域的空间稳定性。随着数字化增材制造的迅速发展，基于数字化设计的3D打印个性化钛网（3D-PITM）逐渐应用于临床，其良好的空间维持作用及三维形态为可预期的骨再生提供了保障。对于3/4型骨缺损，由3D打印个性化钛网辅助

的GBR可以作为优选的方案。因此，本病例的治疗计划如下。

● 第一次手术：骨增量　利用3D打印个性化钛网作为间隙保持装置的GBR。基于CBCT扫描的DICOM数据重建颌骨模型并设计个性化钛网（图6-3c）。术中所使用的骨增量材料为去蛋白牛骨矿物质与颗粒状自体骨的混合物。
● 第二次手术：取钛网和植入种植体　6个月后取出钛网，数字化导板引导下植入种植体。
● 修复程序　通过种植体支持式临时修复体成形软组织轮廓，3～6个月后戴入最终修复体。

第一次手术：骨增量

　　行盐酸阿替卡因骨膜上浸润麻醉，在缺牙区位点做牙槽嵴顶水平向切口，并在上颌右侧侧切牙远中和左侧尖牙远中做两个垂直向松弛切口，

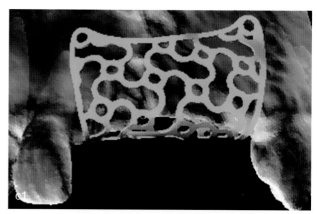

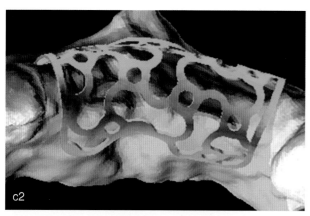

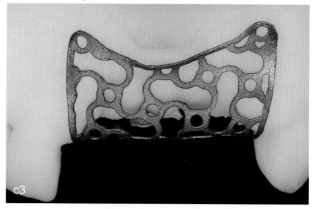

图6-3　Terheyden 3/4型骨缺损，3D打印钛网支撑的引导骨再生（续）
c. 3D打印个性化钛网设计。c1，c2. 基于CBCT扫描的DICOM数据设计的3D打印个性化钛网的工程图。c3. 将打印的钛网置于3D打印的模型上。清晰地显示了水平向和垂直向骨增量空间。

翻黏骨膜瓣，可见骨弓轮廓塌陷，牙槽嵴顶凸凹不平（图6-3d1）。试戴骨增量3D打印个性化钛网（迪迈仕，中国），钛网就位准确、贴合理想（图6-3d2）。于缺牙区唇侧皮质骨处刮取自体骨屑，开放骨髓腔，同时使用颗粒状自体骨取骨钻从牙槽嵴顶根方取自体骨屑（图6-3d3）。将

取得的自体骨颗粒与0.75g细颗粒去蛋白牛骨矿物质（Bio-Oss，Geistlich，瑞士）混合，并用从术区收集的血液调拌。然后在骨缺损区域植入混合性骨增量材料，并充分地压实。就位钛网后，用2颗微螺钉（Stoma，德国）坚固固定。随后，继续通过钛网的孔隙充填骨增量材料并压实，直

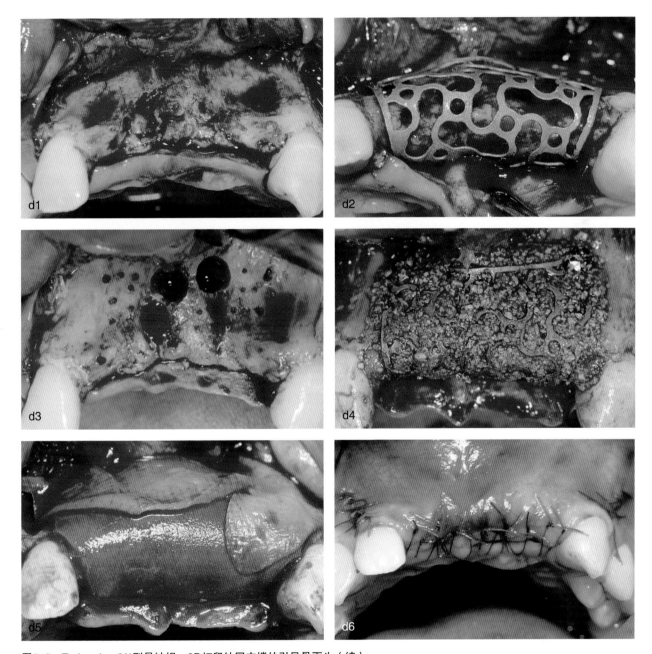

图6-3 Terheyden 3/4型骨缺损，3D打印钛网支撑的引导骨再生（续）

d. 骨增量术中照片。d1. 翻黏骨膜瓣，暴露骨增量术区，牙槽轮廓明显塌陷。d2. 试戴钛网，可见钛网的边缘与邻牙存在理想的安全距离。d3. 从骨表面处刮取自体骨屑，同时使用颗粒状自体骨取骨钻从牙槽嵴顶根方取自体骨屑。之后，开放骨髓腔。d4. 植入混合性骨增量材料，就位钛网后，用2颗微螺钉坚固固定。之后补充植入混合性骨增量材料，并充分压实。d5. 在钛网表面覆盖生物可吸收性胶原膜和膜片状富血小板纤维蛋白（PRF）。d6. 切断黏骨膜瓣基底的骨膜层，黏骨膜瓣充分减张后，间断缝合，无张力创口关闭。

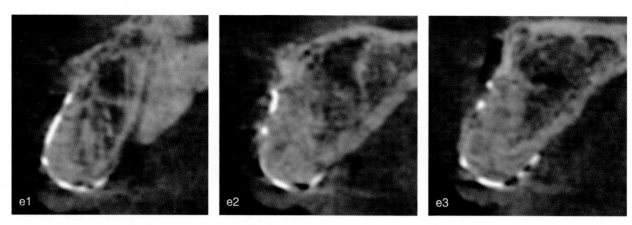

图6-3　Terheyden 3/4型骨缺损，3D打印钛网支撑的引导骨再生（续）

e. 骨增量术后即刻CBCT扫描。e1～e3. 分别为上颌右侧中切牙、左侧中切牙和左侧侧切牙位点的颊舌向断层。钛网与基骨密贴，骨缺损区的骨增量材料饱满，骨密度影像类似松质骨。

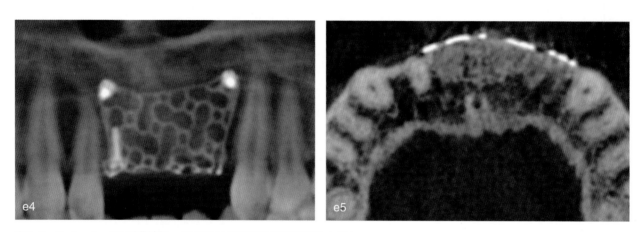

图6-3　Terheyden 3/4型骨缺损，3D打印钛网支撑的引导骨再生（续）

e. 骨增量术后即刻CBCT扫描。e4. 三维重建的上颌全景片的局部截图。e5. 水平向断层的局部截图。钛网与基骨密贴，骨缺损区的骨增量材料饱满，骨弓轮廓理想。

图6-3　Terheyden 3/4型骨缺损，3D打印钛网支撑的引导骨再生（续）

f. 骨增量术后7个月CBCT扫描。f1～f3. 分别为上颌右侧中切牙、左侧中切牙和左侧侧切牙位点的颊舌向断层。钛网与基骨密贴，骨缺损区的骨增量材料饱满，骨密度理想。

至骨增量材料完全填实钛网下方的成骨空间（图6-3d4）。为了促进愈合过程，在钛网表面覆盖双层生物可吸收性胶原膜（Bio-Gide，Geistlich，瑞士）以及膜片状富血小板纤维蛋白（PRF）（图6-3d5）。切断黏骨膜瓣基底的骨膜层，充分减张，复位黏骨膜瓣，间断缝合，无张力创口初期关闭（图6-3d6）。

术后即刻CBCT检查显示，钛网与基骨密贴，骨缺损区的骨增量材料饱满，骨弓轮廓理想，骨密度影像类似松质骨（图6-3e）。

术后静脉滴注头孢呋辛钠5天，每天2次，每次0.75g；静脉滴注地塞米松注射液2天，每天1次，每次10mg；葡萄糖酸氯己定含漱液含漱，每天3次，直至10天后拆线。患者自述术后5天内局部软组织中度肿胀、无疼痛。术后2周拆线，创口愈合良好、创口无裂开。

第二次手术：取钛网和植入种植体

术后7个月，患者复诊，准备取出钛网，同期进行种植体植入。CBCT扫描显示，新骨充满钛网形成的成骨空间，新骨密度理想，骨密度显

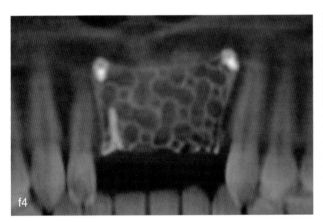
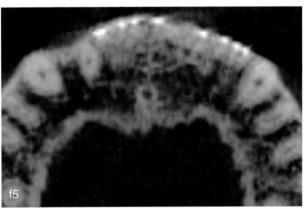

图6-3　Terheyden 3/4型骨缺损，3D打印钛网支撑的引导骨再生（续）
f. 骨增量术后7个月CBCT扫描。f4. 三维重建的上颌全景片的局部截图。f5. 水平向断层的局部截图。钛网与基骨密贴，骨密度与骨弓轮廓理想。

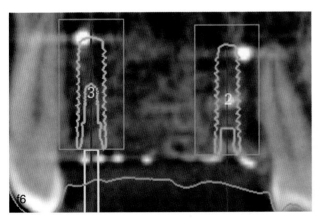
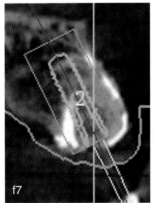
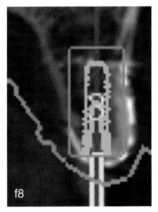

图6-3　Terheyden 3/4型骨缺损，3D打印钛网支撑的引导骨再生（续）
f. 骨增量术后7个月CBCT扫描。f6. 缺牙位点的近远中向断层。f7，f8. 分别为拟植入种植体的上颌右侧中切牙和左侧侧切牙位点的颊舌向断层。种植体可以获得理想的三维位置与轴向，种植体唇侧骨板厚度充足。

著高于术后即刻CBCT扫描（图6-3f1～f5）。上颌右侧中切牙位点可用牙槽骨高度为17.7mm、宽度为7.8mm；上颌左侧中切牙位点可用牙槽骨高度为17.6mm、宽度为7.5mm；左侧侧切牙位点可用牙槽骨高度为20.3mm、宽度为7.9mm（图6-3f1～f5）。以修复为导向设计种植体三维位置，可见种植体唇侧骨板厚度正常（图6-3f6～f8）。

创口愈合良好，钛网无暴露（图6-3g1）。行盐酸阿替卡因骨膜上浸润麻醉，手术切口与上次骨增量手术相同。翻黏骨膜瓣，暴露骨增量位点（图6-3g2）。根方剥离至骨增量区域完全显露，取出钛网后可见缺牙区的可用骨高度、骨宽度及成骨质量非常理想（图6-3g3）。在外科导板引导下预备种植窝，在上颌右侧中切牙和左侧侧切牙植入2颗直径3.3mm、长度12mm的骨水平锥柱状亲水表面种植体（BLT，SLActive，TiZr，Straumann，瑞士），种植体的三维位置与轴向理想，最终植入扭矩约为25Ncm，安放穿龈高度5mm的愈合帽（图6-3g4），复位黏骨膜瓣，间断缝合，无张力创口初期关闭（图6-3g5）。

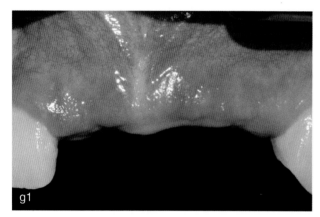
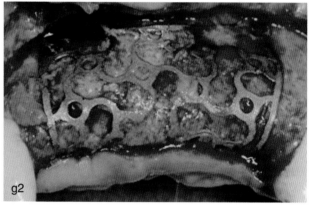

图6-3 Terheyden 3/4型骨缺损，3D打印钛网支撑的引导骨再生（续）
g. 取钛网并同期植入种植体的术中照片。g1. 术前的口内照片，可见创口愈合良好、无裂开。g2. 按照前次手术的切口切开黏骨膜，翻黏骨膜瓣，暴露骨增量位点，在钛网与下方新骨之间未见明显空隙，只存在较薄的假骨膜。

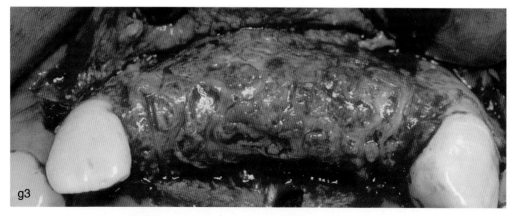

图6-3 Terheyden 3/4型骨缺损，3D打印钛网支撑的引导骨再生（续）
g. 取钛网并同期植入种植体的术中照片。g3. 取出钛网，缺牙区的可用骨高度和宽度恢复到了较为理想的状态，骨弓轮廓饱满，新骨皮质骨化理想。在新骨表面只存在较薄的假骨膜。

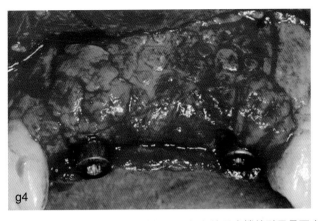
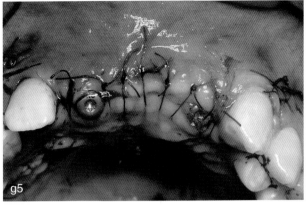

图6-3　Terheyden 3/4型骨缺损，3D打印钛网支撑的引导骨再生（续）

g. 取钛网并同期植入种植体的术中照片。g4. 种植外科导板引导下预备种植窝，在上颌右侧中切牙和左侧侧切牙位点植入2颗骨水平锥柱状亲水表面种植体，安放穿龈高度5mm的愈合帽。g5. 黏骨膜瓣充分减张后，间断缝合，无张力创口关闭。

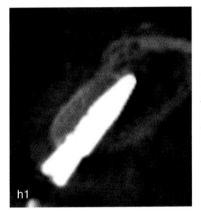
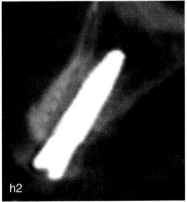
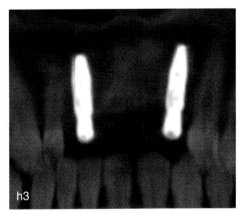

图6-3　Terheyden 3/4型骨缺损，3D打印钛网支撑的引导骨再生（续）

h. 种植体植入后的即刻CBCT扫描。h1，h2. 分别为上颌右侧中切牙和左侧侧切牙位点种植体的颊舌向断层。h3. 三维重建的上颌全景片的局部截图。种植体的三维位置与轴向理想，种植体唇侧骨板厚度充足。

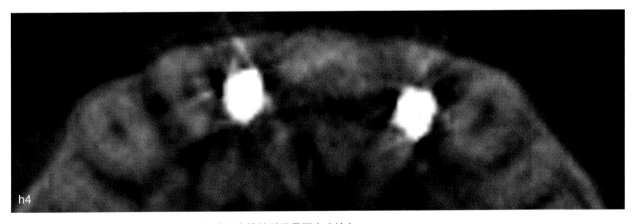

图6-3　Terheyden 3/4型骨缺损，3D打印钛网支撑的引导骨再生（续）

h. 种植体植入后的即刻CBCT扫描。h4. 水平向断层的局部截图。种植体的三维位置与轴向理想，种植体唇侧骨板厚度充足，骨板厚度均超过2mm。

种植术后即刻CBCT检查，种植体三维位置理想，与近远中邻牙均有合适的安全距离，唇侧保留有2mm以上的骨板厚度（图6-3h）。

修复程序

种植体植入术后5个月复诊，口内检查显示骨弓轮廓形态理想，种植体周围附着黏膜宽度超过4mm，龈缘和龈乳头的曲线形欠佳（图6-3i1），但软组织健康（图6-3i2）。取下愈合帽，可见过渡带形态理想（图6-3i3）。制取印模，制作2颗种植体支持式三单位螺钉固位临时修复体（图6-3i4）。

戴入临时修复体，龈缘高度位置良好，龈缘曲度尚不理想，上颌左侧中切牙修复体近中和远中龈乳头充盈不足（图6-3i5）。

戴入临时修复体4个月后患者复诊，口内检查可见种植体周围软组织稳定，颜色及质地健康，附着龈质量理想。与刚刚戴入临时修复体相比，附着黏膜的质量、龈缘曲线和龈乳头高度有明显改善（图6-3i6）。

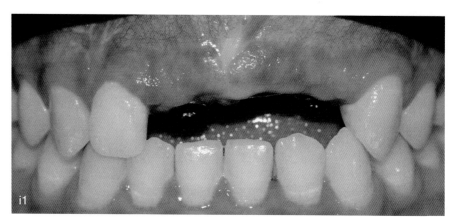

图6-3 Terheyden 3/4型骨缺损，3D打印钛网支撑的引导骨再生（续）
i. 种植术后5个月戴入临时修复体。i1. 口内照片，正面观，愈合帽周围软组织健康稳定，附着黏膜宽度理想，缺牙位点近中龈乳头缺失、无龈曲线形态，口内骨弓轮廓和附着黏膜质量理想。

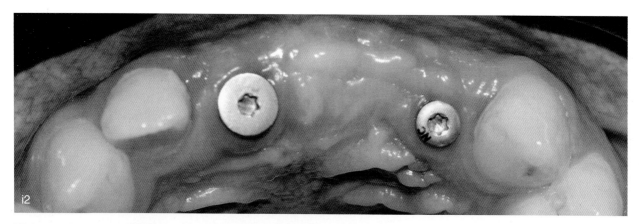

图6-3 Terheyden 3/4型骨缺损，3D打印钛网支撑的引导骨再生（续）
i. 种植术后5个月戴入临时修复体。i2. 口内照片，𬌗面观，可见愈合帽周围软组织健康稳定、无炎症，附着黏膜宽度和质量满意，骨弓轮廓理想，口腔卫生较好。

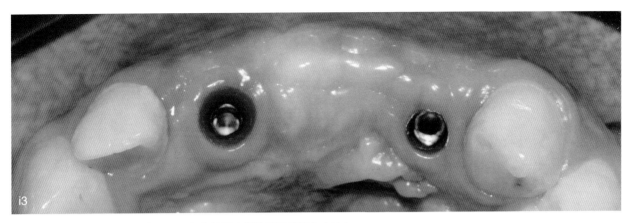

图6-3 Terheyden 3/4型骨缺损，3D打印钛网支撑的引导骨再生（续）

i. 种植术后5个月戴入临时修复体。i3. 口内照片，𬌗面观，取下愈合帽，可见骨弓轮廓理想，过渡带形态理想，附着黏膜宽度和质量满意，口腔卫生较好。

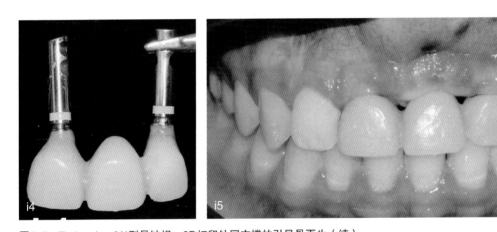

图6-3 Terheyden 3/4型骨缺损，3D打印钛网支撑的引导骨再生（续）

i. 种植术后5个月戴入临时修复体。i4. 2颗种植体支持式三单位螺钉固位修复体。i5. 口内照片，正面观，戴入螺钉固位的临时修复体，可见龈缘高度位置良好，龈缘曲度尚不理想，上颌左侧中切牙修复体近中和远中龈乳头充盈不足。

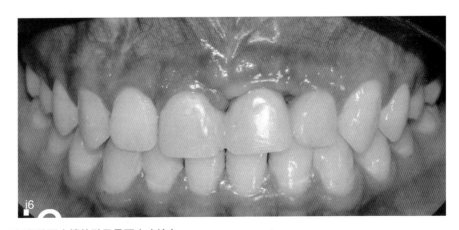

图6-3 Terheyden 3/4型骨缺损，3D打印钛网支撑的引导骨再生（续）

i. 种植术后5个月戴入临时修复体。i6. 戴入临时修复体4个月后复诊，口内检查可见种植体周围软组织稳定，颜色及质地健康，附着龈质量理想，与刚刚戴入临时修复体相比，龈缘曲线和龈乳头高度有明显改善。

钛网植入位置的分析

钛网实际植入位置与术前设计位置基本一致，仅存在微量偏差（图6-3j）。

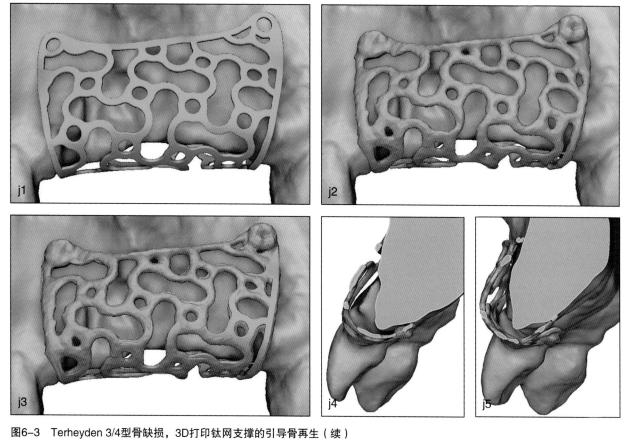

图6-3　Terheyden 3/4型骨缺损，3D打印钛网支撑的引导骨再生（续）

j. 钛网植入位置分析。j1~j3. 分别为术前设计的钛网位置、钛网的实际植入位置以及钛网实际位置与术前设计位置对比的正面观。j4, j5. 分别为上颌右侧中切牙和左侧侧切牙种植位点的颊舌向断层。钛网实际植入位置与术前设计位置基本一致。

钛网位置的稳定性分析

　　钛网植入7个月后与植入后的即刻位置相比，钛网位置稳定，几乎不存在偏差（图6-3k）。

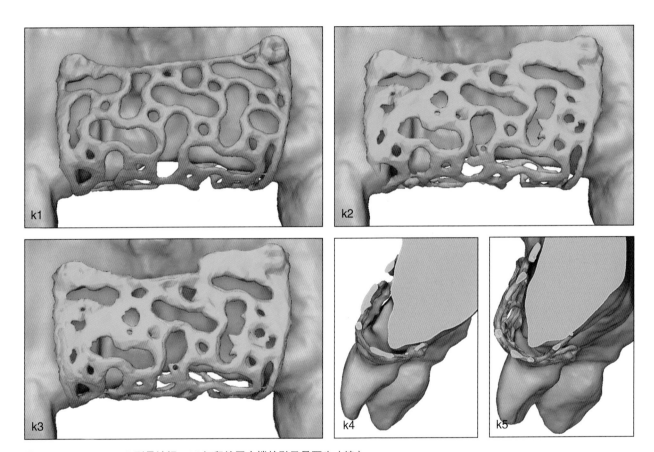

图6-3　Terheyden 3/4型骨缺损，3D打印钛网支撑的引导骨再生（续）

k. 钛网位置稳定性分析。k1~k3. 分别为钛网植入后的即刻位置、钛网植入7个月后的位置以及钛网植入7个月与植入后的即刻位置对比的正面观。k4，k5. 分别为上颌右侧中切牙和左侧侧切牙种植位点的颊舌向断层。钛网位置稳定，几乎不存在偏差。

骨增量体积的分析

用布尔运算（nTopology软件）分析了不同时期的骨增量体积变化（图6-3l～n）。

● **骨增量体积分析之一："术后即刻"vs"术前设计"的骨增量体积** 骨增量后的实际骨增量体积（527.58mm³）与术前设计骨增量体积（561.91mm³）相比，减少了6.11%（图6-3l）。其主要原因可能是钛网位置的微量偏差，或骨增量材料边缘密度较低，提取的CBCT数据信号较弱。

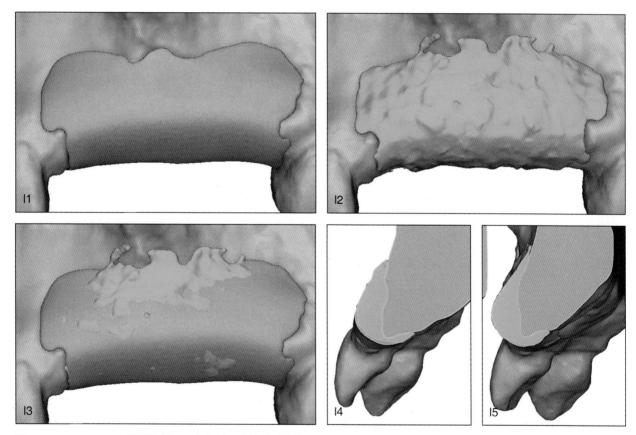

图6-3 Terheyden 3/4型骨缺损，3D打印钛网支撑的引导骨再生（续）

l. 骨增量体积分析之一。l1～l3. 分别为术前设计的骨增量体积、术后即刻的实际骨增量体积以及术后即刻的实际骨增量体积与术前设计骨增量体积对比的正面观。l4，l5. 分别为上颌右侧中切牙和左侧侧切牙种植位点的颊舌向断层。实际骨增量体积减少了6.11%。

骨增量体积的分析

● 骨增量体积分析之二："术后7个月" vs "术后即刻"的骨增量体积　术后7个月，拆钛网

之前骨增量体积（519.55mm³）与术后即刻相比，减少了1.52%（图6-3m）。其主要原因可能是骨增量材料吸收或改建现象。

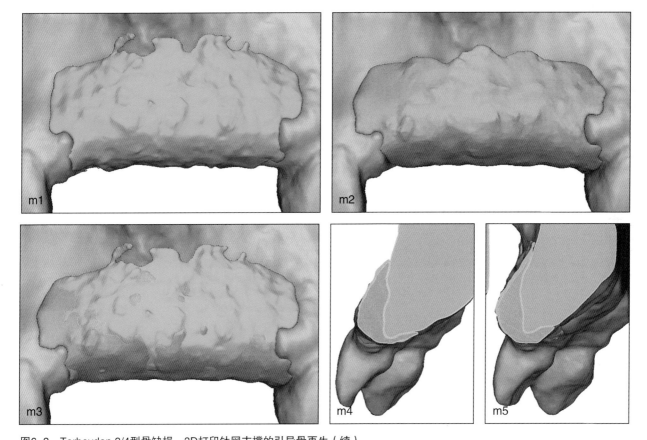

图6-3　Terheyden 3/4型骨缺损，3D打印钛网支撑的引导骨再生（续）

m. 骨增量体积分析之二。m1～m3. 分别为术后即刻的实际骨增量体积、术后7个月的骨增量体积以及术后7个月骨增量体积与术后即刻骨增量体积对比的正面观。m4，m5. 分别为上颌右侧中切牙和左侧侧切牙种植位点的颊舌向断层。骨增量体积减少了1.52%。

骨增量体积的分析

● **骨增量体积分析之三："植入种植体后" vs "拆钛网前"的骨增量体积** 术后7个月拆除钛网并植入种植体。基于同一天的CBCT扫描，拆钛网并植入种植体之后（517.74mm³）与拆钛网之前（519.55mm³）相比，骨增量体积减少了0.35%（图6-3n）。这种微量减少的原因，是拆除钛网所导致的。

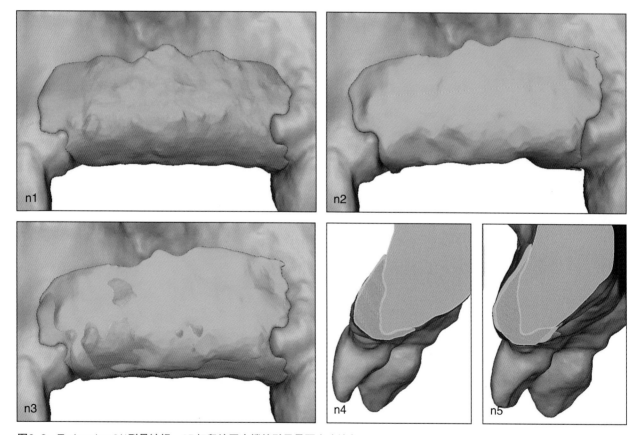

图6-3 Terheyden 3/4型骨缺损，3D打印钛网支撑的引导骨再生（续）

n. 骨增量体积分析之三。n1～n3. 分别为术后7个月拆钛网前的骨增量体积、同一天拆钛网并同期种植后的骨增量体积以及拆钛网后与拆钛网前骨增量体积对比的正面观。n4，n5. 分别为上颌右侧中切牙和左侧侧切牙种植位点的颊舌向断层。骨增量体积减少了0.35%。

骨增量轮廓分析

用Blue Sky Plan软件匹配不同时期的颌骨模型，观察和比较颊舌向骨增量的轮廓变化（图6-3o）。

● **种植体植入前的骨增量轮廓** 与骨增量术后即刻相比，术后7个月拆除钛网前的骨增量轮廓稳定，新骨垂直向高度及颊舌向骨厚度无明显变化，新骨质量理想。

● **种植体植入后的骨增量轮廓** 7个月后在拆钛网同期植入种植体。与拆除钛网前相比，骨增量轮廓非常稳定，新骨垂直向高度及颊舌向骨厚度无明显变化。

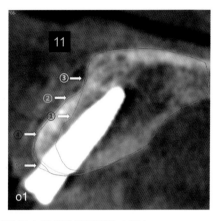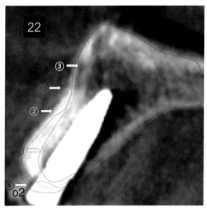

图6-3 Terheyden 3/4型骨缺损，3D打印钛网支撑的引导骨再生（续）
o. 骨增量轮廓分析。o1. 上颌右侧中切牙位点骨增量轮廓对比。o2. 上颌左侧侧切牙位点骨增量轮廓分析。①术前骨缺损；②术前设计增量；③植骨术后即刻；④植骨术后7个月；⑤种植术后即刻，可见骨增量轮廓理想。

讨论

该患者为年轻女性，为美学区连续多颗牙缺失，高位笑线，美学期望值极高，存在水平向和垂直向骨缺损，归类为Terheyden 3/4型骨缺损，属于美学高风险病例。此病例想获得理想的种植修复效果，苛求充足骨量和种植体的三维位置与轴向。

本病例获得了理想的骨增量效果，成功因素如下：①3D打印个性化钛网创造和维持了骨增量轮廓。②颗粒状自体骨与骨代用品1：1混合，确保新骨质量。③本病例的操作程序为先植入骨增量材料，再就位个性化钛网，然后再将骨增量材料导入钛网下方和钛网的网格之间并压实，然后覆盖胶原膜。由此，可确保新骨质量和骨增量轮廓饱满。④本病例实现了无张力创口关闭，利用PRF促进软组织愈合，创口达到一期愈合。

迪迈仕（Digital Mesh）3D打印个性化钛网（3D-PITM）。钛网设计：孙甲文，付丽；种植外科程序：周延民，付丽；种植修复程序：付丽；术中摄像和照相：朱婷；手术配合：朱婷，李宏娜；放射线诊断程序：付丽，丁佳鑫；数据分析：孙甲文，任斌，付丽；病例完成时间：2023年

病例之四：上颌前部连续3颗牙缺失，3/4型骨缺损

患者基本信息和术前检查

31岁女性患者，上前牙残根1年余，曾在外院行种植咨询。现转入我院，希望行上前牙种植修复治疗。患者患有系统性红斑狼疮，不吸烟、不饮酒，否认药物过敏史，依从性较强。口腔卫生状况一般，术前检查可见上颌双侧中切牙及左侧侧切牙为树脂冠修复，龈乳头及龈缘红肿（图6-4a1，a2）。CBCT扫描显示，上颌双侧中切牙根尖可见低密度影像，唇侧及腭侧骨板菲薄；左侧

切牙根尖可见大面积低密度影，唇侧及腭侧骨板缺如，基骨严重吸收（图6-4a3～a5）。拆除修复体，可见上颌双侧中切牙残根、上颌左侧侧切牙残冠，患牙无保留价值（图6-4b1，b2）。微创拔除，拔牙窝内植入CGF（图6-4b3，b4）。"国际口腔种植学会（ITI）临床指南第7卷（2014）"中指出，种植体留存率与长期使用皮质类固醇激素没有显著相关性，未将系统性红斑狼疮列为骨增量禁忌证，本病例拟2个月后行骨增量手术。

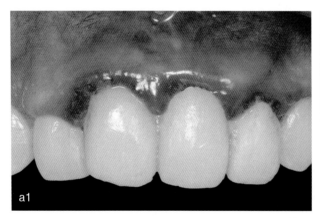
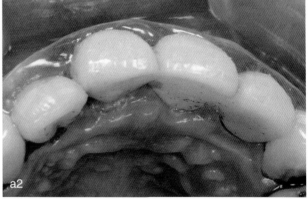

图6-4　Terheyden 3/4型骨缺损，3D打印钛网支撑的引导骨再生
a. 术前检查。a1. 正面观。a2. 殆面观。上颌双侧中切牙及左侧侧切牙为天然牙支持式树脂冠修复，龈缘及龈乳头红肿，龈缘退缩。

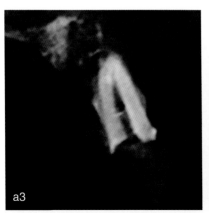
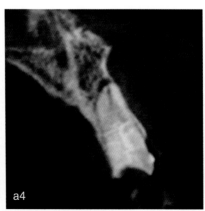
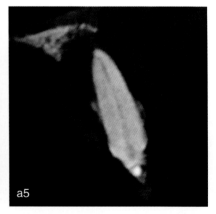

图6-4　Terheyden 3/4型骨缺损，3D打印钛网支撑的引导骨再生（续）
a. 术前检查。a3～a5. 分别为模拟上颌右侧中切牙、左侧中切牙和侧切牙种植位点的颊舌向断层。上颌双侧中切牙残根，根尖可见低密度影像，唇侧及腭侧骨板极薄。左侧侧切牙残冠，根尖以及唇侧和腭侧骨板缺如，基骨严重吸收。

拔牙2个月后复诊。口腔检查可见口腔卫生良好，厚龈表型，缺牙位点的附着黏膜质量欠佳，牙槽嵴顶黏膜存在线样瘢痕（图6-4c1，c2）。牙槽嵴宽度不足，唇侧骨弓轮廓塌陷，龈乳头连续缺失，缺牙区对颌牙伸长。CBCT扫描显示缺牙位点大范围骨缺损，剩余牙槽嵴高度为5～7mm，宽度为5～6mm，骨密度不均匀，骨高度和骨宽度显著不足（图6-4c3～c5）。其中，上颌左侧侧切牙位点的骨缺损尤为严重（图6-4c5）。

诊断与方案设计

根据Terheyden牙槽骨缺损分类，该患者归类为3/4型骨缺损。按照"国际口腔种植学会（ITI）临床指南系列第7卷（2014）"中的建议，连续多颗牙缺失相关的Terheyden 3/4型骨缺损的有以下两种方案可供选择。

● **"优选方案"：分阶段块状骨移植**　即块状自体骨移植，骨愈合后再次手术植入种植体。

● **"备选方案"：分阶段GBR联合使用间隙保持**

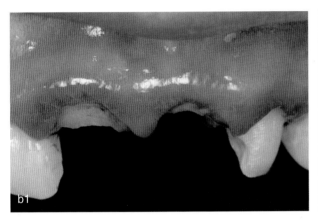
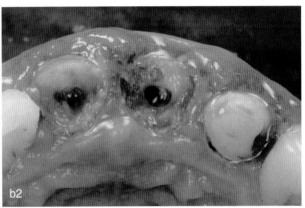

图6-4　Terheyden 3/4型骨缺损，3D打印钛网支撑的引导骨再生（续）
b. 拔牙的术中照片。b1. 去除修复体的正面观。b2. 去除修复体的𬌗面观。上颌双侧中切牙残根，左侧侧切牙残冠，龈缘及龈乳头红肿。结合CBCT扫描，患牙均无保留价值。

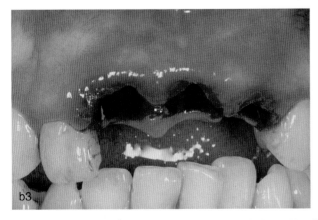
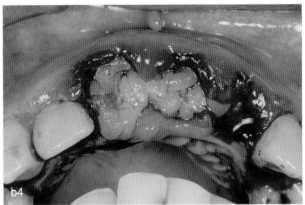

图6-4　Terheyden 3/4型骨缺损，3D打印钛网支撑的引导骨再生（续）
b. 拔牙的术中照片。b3. 拔牙后的正面观，用高速涡轮机分牙，微创拔除患牙。b4. 拔牙后的𬌗面观，拔牙窝内植入膜片状浓缩生长因子（CGF）。

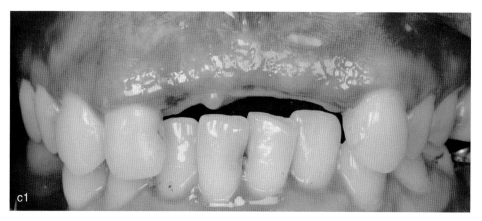

图6-4　Terheyden 3/4型骨缺损，3D打印钛网支撑的引导骨再生（续）

c. 拔牙2个月之后，骨增量的术前检查。c1. 正面观，厚龈表型，缺牙位点的附着黏膜质量欠佳，龈乳头连续缺失，缺牙区对颌牙伸长，修复空间受限。

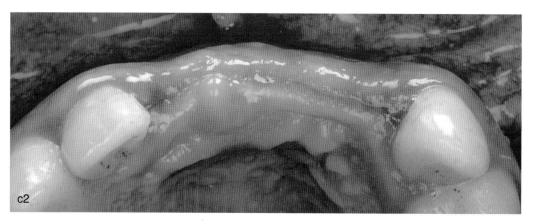

图6-4　Terheyden 3/4型骨缺损，3D打印钛网支撑的引导骨再生（续）

c. 拔牙2个月之后，骨增量的术前检查。c2. 拾面观，拔牙窝内植入CGF愈合后的牙槽嵴顶黏膜存在线样瘢痕，牙槽嵴宽度不足，唇侧骨弓轮廓塌陷。

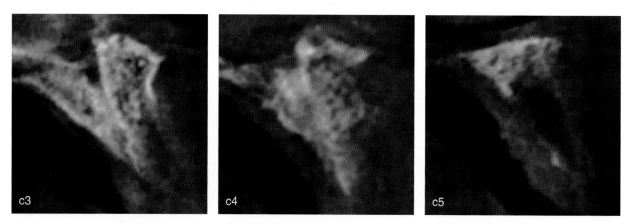

图6-4　Terheyden 3/4型骨缺损，3D打印钛网支撑的引导骨再生（续）

c. 拔牙2个月之后，骨增量的术前检查。c3～c5. 分别为模拟上颌右侧中切牙、左侧中切牙和侧切牙种植位点的颊舌向断层。缺牙位点大范围骨缺损，骨密度不均匀，骨高度和骨宽度显著不足。其中，上颌左侧侧切牙位点的骨缺损尤为严重。

装置　即引导骨再生，新骨形成后再次手术植入种植体。所使用的"间隙保持装置"是指生物可吸收性胶原膜、钛加强的膨体聚四氟乙烯膜和帐篷螺钉等。

对连续多颗牙缺失的Terheyden 3/4型骨缺损，将引导骨再生（GBR）列为"备选方案"的原因是担心"间隙保持装置"难以有效的维持骨增量空间的稳定。基于3D打印个性化钛网（3D-PITM）获得了成功，将其作为"间隙保持装置"的钛网支撑的引导骨再生（TMs-GBR）成为可以预期的"优选方案"。此外，患者因多种因素拒绝对排列不齐的对颌牙的正畸治疗。因此，本病例的治疗计划如下。

● **第一次手术：骨增量**　骨增量3D打印个性化钛网作为"间隙保持装置"的引导骨再生

（GBR）。首先，基于CBCT扫描的DICOM数据重建颌骨模型并设计个性化钛网，拟增量的上颌右侧中切牙牙槽嵴顶骨厚度约5.79mm、高度约9.01mm，上颌左侧中切牙牙槽嵴顶骨厚度约5.97mm、高度约13.65mm，上颌左侧中切牙牙槽嵴顶骨厚度约5.77mm、高度约6.54mm（图6-4d）。骨增量材料为下颌支获取的颗粒状自体骨与去蛋白牛骨矿物质的1:1混合物。

● **第二次手术：取钛网和植入种植体**　12个月后取出钛网，植入种植体。

● **第三次手术：软组织移植**　种植体植入3个月后行条带技术增宽角化黏膜。

● **第四次手术：二期手术**　种植体植入6个月后行暴露种植体平台的二期手术。

● **修复程序**　通过种植体支持式临时修复体成形软组织轮廓，3个月后戴入最终修复体。

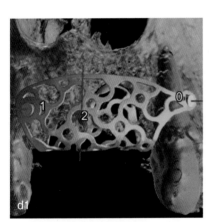
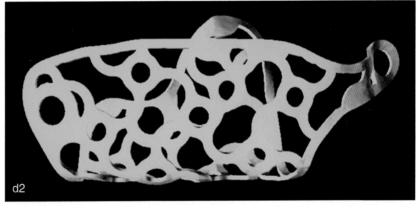
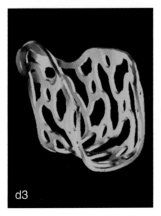
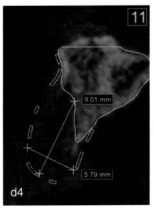
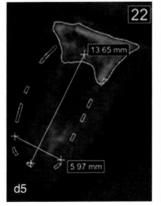
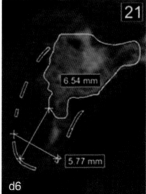

图6-4　Terheyden 3/4型骨缺损，3D打印钛网支撑的引导骨再生（续）

d. 3D打印个性化钛网设计。d1～d3. 基于CBCT扫描的DICOM数据设计的3D打印个性化钛网的工程图。d4～d6. 基于CBCT扫描的DICOM数据重建颌骨模型并设计骨增量轮廓，分别为上颌右侧中切牙、左侧中切牙和侧切牙种植位点的颊舌向断层。

第一次手术：骨增量

行盐酸阿替卡因局部浸润麻醉，做牙槽嵴顶水平向切口以及右侧尖牙远中和左侧第一前磨牙远中的两个垂直向松弛切口，翻黏骨膜瓣。可见缺牙区骨弓轮廓塌陷，左侧侧切牙位点严重的贯通式骨缺损（图6-4e1，e2）。在下颌右侧外斜线磨牙区膜龈联合处行一字切口，暴露下颌支骨面，用骨刨获取骨屑。将自体骨屑与0.5g细颗粒去蛋白牛骨矿物质（Bio-Oss，Geistlich，瑞士）1:1混合，并与CGF混合制作黏性骨，完成骨增量材料的制作（图6-4e3~e5）。试戴骨增量3D打

印个性化钛（迪迈仕，中国），钛网就位准确、贴合理想（图6-4e6）。将骨增量材料置于钛网中（图6-4e7），钛网就位后用2颗直径1.2mm、长度5mm的微螺钉（Stoma，德国）在钛网的近远中处固定于，用1颗直径1.2mm、长度6mm的微螺钉（Stoma，德国）在右侧中切牙位点的剩余牙槽嵴处进行唇舌向固定。坚固固定钛网之后，继续通过钛网的孔隙充填骨增量材料并压实，直至骨增量材料完全填实钛网下方的成骨空间（图6-4e8）。在钛网表面覆盖25mm×25mm的双层胶原膜（Bio-Gide，Geistlich，瑞士）和CGF膜（图

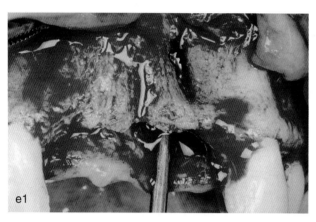
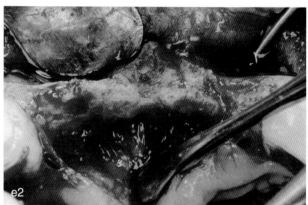

图6-4　Terheyden 3/4型骨缺损，3D打印钛网支撑的引导骨再生（续）
e. 骨增量术中照片。e1. 正面观。e2. 殆面观。翻黏骨膜瓣，暴露骨增量术区，牙槽轮廓塌陷明显，上颌左侧侧切牙位点存在严重的贯通式骨缺损。

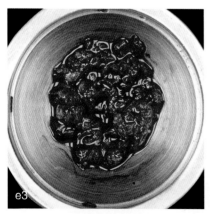
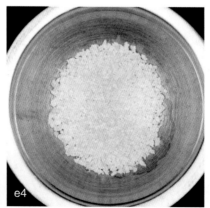
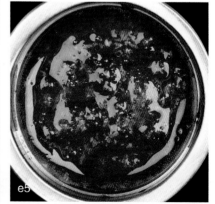

图6-4　Terheyden 3/4型骨缺损，3D打印钛网支撑的引导骨再生（续）
e. 骨增量术中照片。e3. 用骨刨从右侧下颌支骨刨取自体骨屑。e4. 0.5g细颗粒的去蛋白牛骨矿物质。e5. 自体骨与去蛋白牛骨矿物质1:1混合，并混入CGF制作的黏性骨（sticky bone）。

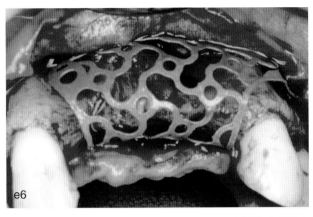
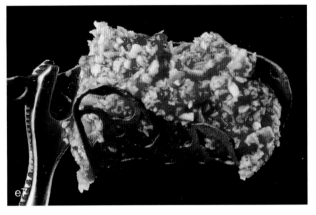

图6-4　Terheyden 3/4型骨缺损，3D打印钛网支撑的引导骨再生（续）

e.　骨增量术中照片。e6. 试戴骨增量3D打印个性化钛，钛网就位准确、贴合理想。e7. 将自体骨、去蛋白牛骨矿物质和CGF混合的黏性骨（sticky bone）置于钛网中。

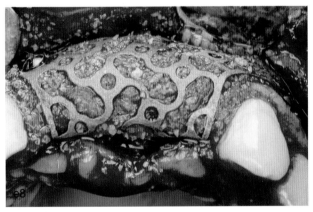
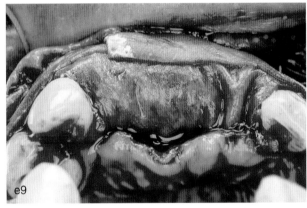

图6-4　Terheyden 3/4型骨缺损，3D打印钛网支撑的引导骨再生（续）

e.　骨增量术中照片。e8. 用小球钻充分开放骨髓腔后就位钛网，用3颗微螺钉坚固固定钛网。之后，继续通过钛网的孔隙充填骨增量材料并压实。e9. 在钛网表面覆盖双层生物可吸收性胶原膜。

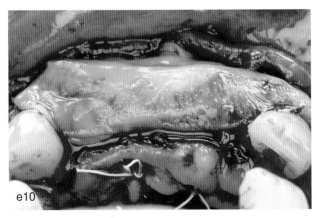
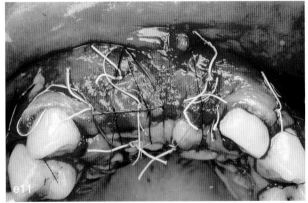

图6-4　Terheyden 3/4型骨缺损，3D打印钛网支撑的引导骨再生（续）

e.　骨增量术中照片。e10. 在生物可吸收性胶原膜表面覆盖膜片状浓缩生长因子（CGF）。e11. 切断黏骨膜瓣基底的骨膜层，复位黏骨膜瓣，水平褥式和间断缝合，无张力创口初期关闭。

6-4e9，e10）。切断黏骨膜瓣基底的骨膜，充分减张，复位黏骨膜瓣，水平褥式+间断缝合，无张力创口初期关闭（图6-4e11）。

术后即刻CBCT检查显示，钛网与基骨密贴，骨弓轮廓理想，骨增量材料饱满，骨密度影像类似松质骨（图6-4f）。

由于患者患有系统性红斑狼疮，术前服用头孢拉定胶囊3天，每天3次，每次0.5g。术后服用头孢泊肟酯片6天，每天2次，每次0.1g；替硝唑片6天，每天1次，每次1g；醋酸地塞米松2天，每天3次，每次0.15g。氟麻滴鼻液滴鼻2天。葡萄糖酸氯己定含漱液含漱，直至术后7天复诊。

术后4天鼻腔轻微渗血，局部软组织中度肿胀、无疼痛。术后7天复诊，可见创口愈合良好，无异常分泌物，创口无裂开。术后2周拆除部分缝线，创口一期愈合，戴入翼板桥过渡义齿。术后1个月拆除全部缝线，创口无裂开，愈合良好。

第二次手术：取钛网和植入种植体

术后4个月患者系统性红斑狼疮复发，复用泼尼松等激素控制，术后8个月患者病情稳定，激素

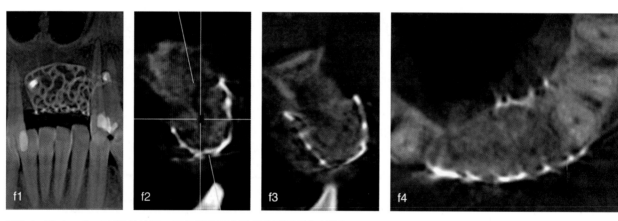

图6-4　Terheyden 3/4型骨缺损，3D打印钛网支撑的引导骨再生（续）
f. 骨增量术后即刻CBCT检查。f1. 近远中向断层。f2. 右侧中切牙位点颊舌向断层。f3. 左侧侧切牙位点颊舌向断层。f4. 牙槽嵴顶的水平向断层。钛网与基骨密贴，骨增量材料饱满，充分占据了术前所设计的骨增量空间，骨密度影像类似松质骨。

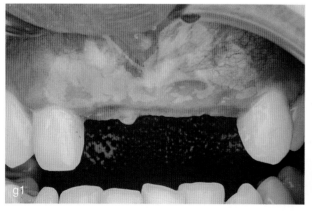
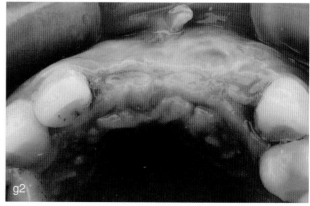

图6-4　Terheyden 3/4型骨缺损，3D打印钛网支撑的引导骨再生（续）
g. 钛网取出前的术前检查。g1. 正面观。g2. 𬌗面观。钛网无暴露，黏膜下轻微透青，骨弓轮廓理想，骨增量位点的唇侧丰满度理想。

逐渐减量。术后1年，患者系统性红斑狼疮病情稳定，患者复诊，准备取出钛网、同期种植。

口内检查可见钛网无暴露，黏膜下轻微透青，骨弓轮廓理想（图6-4g1，g2）。CBCT扫描显示，新骨充满钛网形成的成骨空间，新骨密度理想，骨密度显著高于术后即刻CBCT扫描（图6-4g3~g6）。

行盐酸阿替卡因浸润麻醉，做牙槽嵴顶水平向切口和上颌左侧第一前磨牙远中的垂直向松弛切口，翻角形骨膜瓣，暴露骨增量位点。根方剥

离至骨增量区域完全显露，唇面观以及𬌗面观均显示钛网与下方新骨之间未见明显空隙、只存在较薄的假骨膜，钛网所维持的空间内成骨体积和质量满意（图6-4h1，h2）。用配套的螺钉扳手旋出固定螺钉，将剥离子插入钛网与假骨膜之间，挺松钛网将其取出，在新骨表面依然有部分假骨膜附着，透过假骨膜可见理想的皮质骨（图6-4h3）。

预备种植窝，植入直径3.75mm、长度11.5mm的骨水平种植体（Bego，德国）。种植体的三维位置与轴向理想，最终植入扭矩约为25Ncm，种

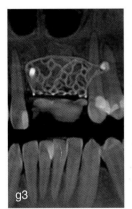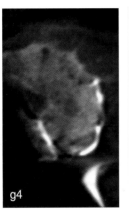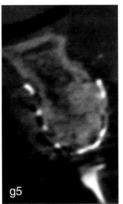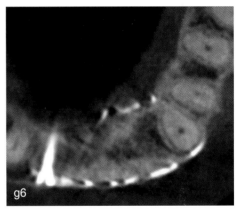

图6-4 Terheyden 3/4型骨缺损，3D打印钛网支撑的引导骨再生（续）
g. 钛网取出前的术前检查。g3. 近远中向断层。g4. 右侧中切牙位点颊舌向断层。g5. 左侧侧切牙位点颊舌向断层。g6. 牙槽嵴顶的水平向断层。新骨充满钛网形成的成骨空间，骨密度理想、显著高于术后即刻CBCT扫描。

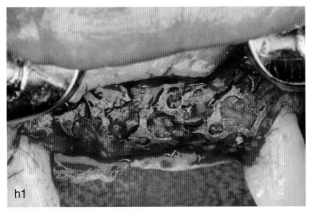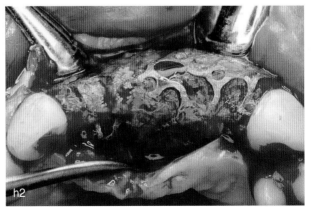

图6-4 Terheyden 3/4型骨缺损，3D打印钛网支撑的引导骨再生（续）
h. 取钛网并同期植入种植体的术中照片。h1. 正面观。h2. 𬌗面观。做牙槽嵴顶水平向切口和上颌左侧第一前磨牙远中的垂直向松弛切口，翻黏骨膜瓣，暴露骨增量位点，在钛网与下方新骨之间未见明显空隙，只存在较薄的假骨膜。

植体平台位于未来龈缘中点根方4～5mm处（图6-4h4，h5）。安放覆盖螺钉，在术区唇侧及牙槽嵴顶植入0.25g百奥骨（Purgo，韩国）与CGF混合制作的黏性骨（图6-4h6），并在其表面覆盖CGF（图6-4h7）。复位黏骨膜瓣，水平褥式和连续锁边缝合，无张力创口初期关闭（图6-4h8，h9）。

术后即刻CBCT检查显示，种植体完全被骨所包绕，与近远中邻牙均有合适的安全距离，唇侧保留有2mm以上的骨厚度（图6-4i）。

第三次手术：结缔组织移植

种植体植入3个月后的口腔检查显示，唇侧角化黏膜较薄，前庭沟较浅（图6-4j1，j2）。行条带技术进行软组织处理，增宽角化黏膜。于右侧中切牙至左侧侧切牙位点的膜龈联合处做水平向切口，向根方制备半厚瓣，根向复位固定于骨膜上。从腭侧取宽4mm、长20mm的游离龈条带，固定于右侧中切牙至左侧尖牙位点根方，其上方至牙槽嵴顶区域覆盖胶原膜（Mucograft，Geistlich，瑞士）。术后2周拆线，创口一期愈合（图6-4j3～j7）。术后1个月复诊，戴入翼板桥过

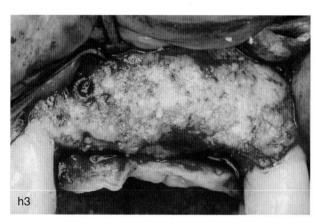
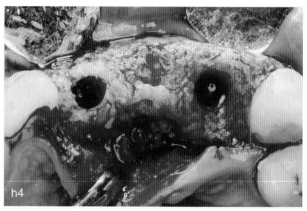

图6-4　Terheyden 3/4型骨缺损，3D打印钛网支撑的引导骨再生（续）
h. 取钛网并同期植入种植体的术中照片。h3. 取下钛网的固定螺钉并从骨面剥离钛网，在新骨表面依然有部分假骨膜附着，透过假骨膜可见理想的皮质骨。h4. 预备种植窝，其唇侧骨壁厚度理想。

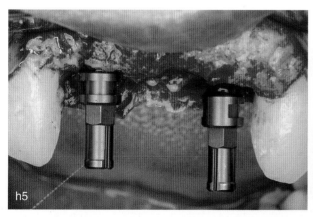
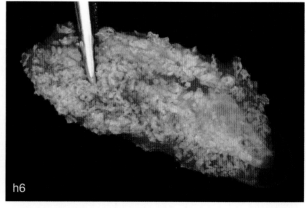

图6-4　Terheyden 3/4型骨缺损，3D打印钛网支撑的引导骨再生（续）
h. 取钛网并同期植入种植体的术中照片。h5. 在上颌右侧中切牙位点和左侧侧切牙位点植入2颗种植体，种植体的三维位置与轴向理想。h6. 用0.25g百奥骨与CGF混合制作的黏性骨（sticky bone）。

渡义齿，可见右侧中切牙至左侧尖牙位点区域角化黏膜增宽，前庭沟明显加深（图6-4j8）。

第四次手术：二期手术

种植体植入6个月后的CBCT检查显示，种植体唇侧的骨密度进一步增高，新骨质量理想，厚度仍约1.5mm以上（图6-4k）。口内检查显示附着黏膜宽度理想，缺牙位点近中龈乳头缺失、无龈曲线形态，骨弓轮廓和附着黏膜质量理想。阿替卡因局部浸润麻醉下，微创切口暴露种植体，取出封闭螺钉，更换为愈合帽（图6-4l）。

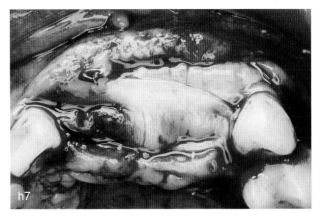

图6-4　Terheyden 3/4型骨缺损，3D打印钛网支撑的引导骨再生（续）

h. 取钛网并同期植入种植体的术中照片。h7. 植入黏性骨，并在骨增量材料表面覆盖膜片状浓缩生长因子（CGF）。

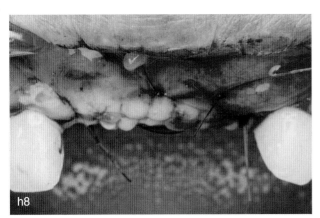

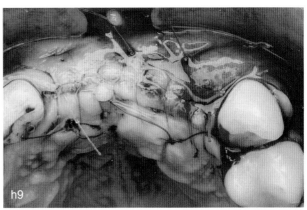

图6-4　Terheyden 3/4型骨缺损，3D打印钛网支撑的引导骨再生（续）

h. 取钛网并同期植入种植体的术中照片。h8, h9. 切断黏骨膜瓣基底的骨膜层，黏骨膜充分减张后，复位黏骨膜瓣，水平褥式和连续锁边缝合，无张力创口初期关闭。

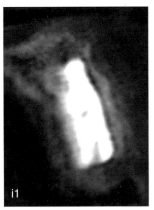
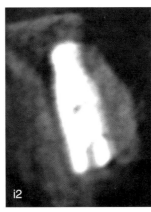
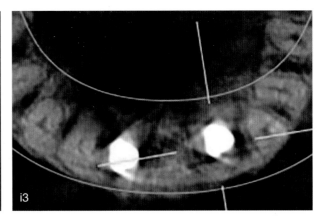

图6-4　Terheyden 3/4型骨缺损，3D打印钛网支撑的引导骨再生（续）

i. 取钛网并同期植入种植体术后的即刻CBCT检查。i1. 右侧中切牙位点颊舌向断层。i2. 左侧侧切牙位点颊舌向断层。i3. 牙槽嵴顶的水平向断层。可见种植体的三维位置理想，与近远中邻牙均有合适的安全距离，唇侧有2mm以上的骨板厚度。

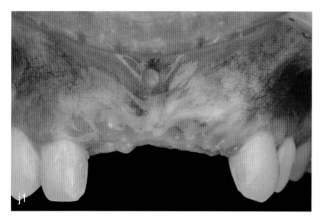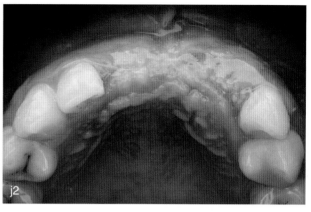

图6-4　Terheyden 3/4型骨缺损，3D打印钛网支撑的引导骨再生（续）

j. 种植体植入3个月术后进行软组织移植。j1. 正面观。j2. 殆面观。骨弓轮廓理想，骨增量位点的唇侧丰满，唇面观唇侧角化黏膜较薄，前庭沟较浅。

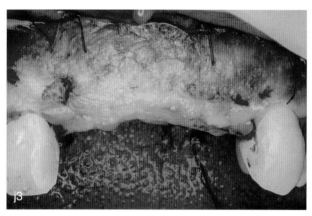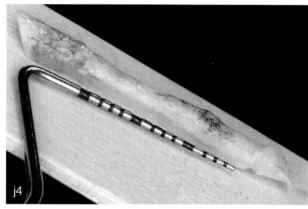

图6-4　Terheyden 3/4型骨缺损，3D打印钛网支撑的引导骨再生（续）

j. 种植体植入3个月术后进行软组织移植。j3. 于右上颌中切牙至左侧侧切牙位点在膜龈联合处做水平向切口，向根方制备半厚瓣，根向复位固定于骨膜上。j4. 从腭侧切取的宽4mm、长20mm的游离龈条带。

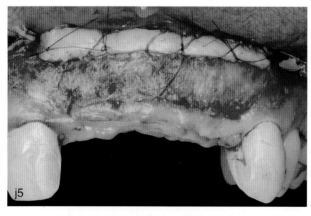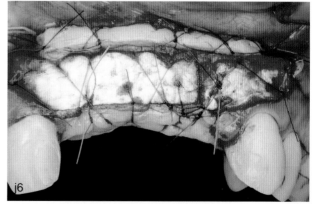

图6-4　Terheyden 3/4型骨缺损，3D打印钛网支撑的引导骨再生（续）

j. 种植体植入3个月术后进行软组织移植。j5. 将从腭侧切取的游离龈条带固定于右侧中切牙至左侧尖牙位点根方。j6. 在游离龈条带上方至牙槽嵴顶区域覆盖胶原基质。

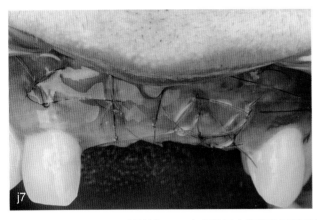
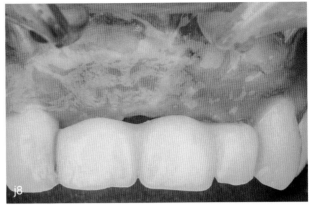

图6-4　Terheyden 3/4型骨缺损，3D打印钛网支撑的引导骨再生（续）

j. 种植体植入3个月术后进行软组织移植。j7. 术后2周拆线，创口一期愈合。j8. 术后1个月复诊，右侧中切牙至左侧尖牙位点根方的软组织移植区域角化黏膜增宽，前庭沟明显加深。

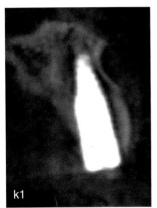
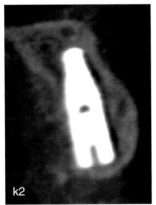
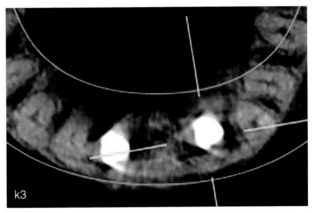

图6-4　Terheyden 3/4型骨缺损，3D打印钛网支撑的引导骨再生（续）

k. 种植术后6个月、二期手术前的CBCT检查。k1. 右侧中切牙位点颊舌向断层。k2. 左侧侧切牙位点颊舌向断层。k3. 牙槽嵴顶的水平向断层。种植体周围骨密度进一步增高，新骨质量理想，骨轮廓稳定，唇侧骨厚度仍约1.5mm以上。

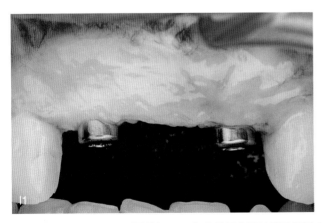
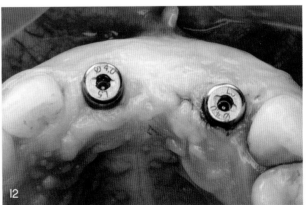

图6-4　Terheyden 3/4型骨缺损，3D打印钛网支撑的引导骨再生（续）

l. 二期手术后的口内照片。l1. 正面观。l2. 殆面观。微创取出封闭螺钉，更换愈合帽，可见附着黏膜宽度理想，缺牙位点近中龈乳头缺失、无龈曲线形态，口内骨弓轮廓和附着黏膜质量理想。

修复程序

二期手术后1个月复诊，制取印模，制作临时修复体。戴入临时修复体，可见种植体周软组织健康，附着龈和骨弓轮廓理想，在2颗中切牙修复体之间、左侧中切牙和侧切牙修复体之间的龈乳头不充盈，存在"黑三角"（图6-4m1）。

戴入临时修复体3周后复诊，调整临时修复体穿龈轮廓和修复体外形，继续成形种植体周软组织形态。戴入临时修复体1个月时患者复诊，龈乳头充盈，患者对临时修复体形态满意，种植体周软组织健康，形态稳定（图6-4m2）。

3周后复诊，制取印模，制作最终修复体。取下临时修复体，可见过渡带健康，唇侧软组织轮廓形态理想，种植修复体及桥体区龈缘呈较为理想的曲线形态（图6-4n1，n2）。就位个性化全瓷基台（图6-4n3，n4），戴入粘接固位的全瓷修复体，龈乳头形态理想，修复体形态协调、美观，种植体周围软组织轮廓理想，唇侧骨弓轮廓丰满（图6-4n5，n6）。拍摄曲面体层放射线片，显示修复体被动就位，与基台密合（图6-4n7）。

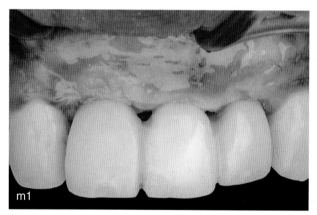
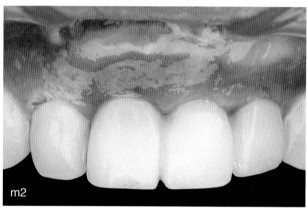

图6-4 Terheyden 3/4型骨缺损，3D打印钛网支撑的引导骨再生（续）

m. 临时修复。m1. 戴入临时修复体，在2颗中切牙修复体之间、左侧中切牙和侧切牙修复体之间的龈乳头不充盈，存在"黑三角"。m2. 戴入临时修复体1个月后复诊，龈乳头充盈，种植体周软组织健康，形态稳定，与刚刚戴入临时修复体相比，龈乳头高度有明显改善。

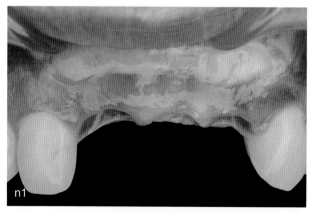
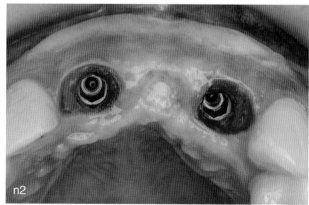

图6-4 Terheyden 3/4型骨缺损，3D打印钛网支撑的引导骨再生（续）

n. 最终修复。n1. 正面观。n2. 𬌗面观。取下临时修复体，龈乳头形态明显，种植修复体及桥体区龈缘呈较为理想的曲线形态，穿龈轮廓健康、稳定。

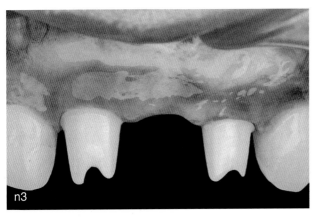
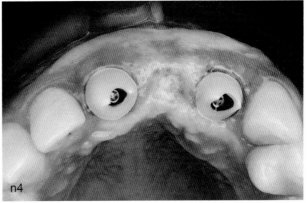

图6-4　Terheyden 3/4型骨缺损，3D打印钛网支撑的引导骨再生（续）
n. 最终修复。n3. 正面观。n4. 殆面观。就位个性化氧化锆全瓷基台，种植体周软组织健康，稳定龈乳头形态明显，种植修复体及桥体区龈缘呈较为理想的曲线形态。

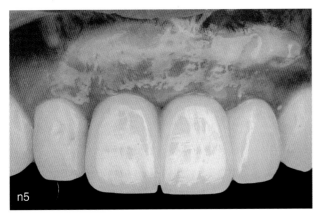
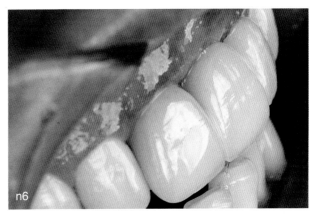

图6-4　Terheyden 3/4型骨缺损，3D打印钛网支撑的引导骨再生（续）
n. 最终修复。n5. 正面观。n6. 侧面观。戴入粘接固位的全瓷修复体，龈乳头形态理想，修复体形态协调、美观，种植体周围软组织轮廓理想，唇侧骨弓轮廓丰满。

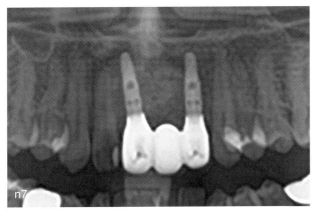
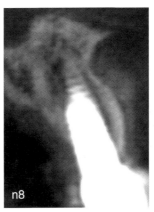
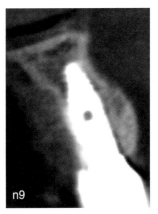

图6-4　Terheyden 3/4型骨缺损，3D打印钛网支撑的引导骨再生（续）
n. 最终修复。n7. 戴入最终修复体后即刻拍摄的曲面体层放射线片。n8，n9. 分别为右侧中切牙和左侧侧切牙种植位点的颊舌向断层。可见种植体周围骨高度理想，修复体被动就位，修复体与基台密合，下颌也有2颗缺失牙的种植修复。

钛网植入位置的分析

钛网实际位置与术前设计位置相比，在上颌右侧中切牙位点颊舌向略偏唇侧约0.7mm，垂直向略偏冠方0.4mm，在左侧侧切牙位点颊舌向略偏唇侧约1.2mm，向腭侧略偏1.0mm，整体向右侧移位约3mm（图6-4o）。在术前设计钛网时，唇侧骨增量区域设计的宽度不足，尤其是在左侧侧切牙位点偏差较大，手术时术者将钛网略加旋转，同时发生唇向和腭向扩大，以容纳更多的骨增量材料，由此导致钛网的就位偏差。

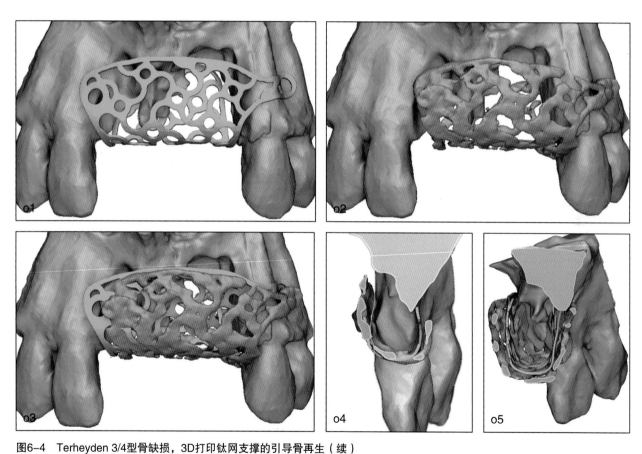

图6-4 Terheyden 3/4型骨缺损，3D打印钛网支撑的引导骨再生（续）

o. 钛网植入位置分析。o1 ~ o3. 分别为术前设计的钛网位置、钛网的实际植入位置以及钛网实际位置与术前设计位置对比的正面观。o4，o5. 分别为上颌右侧中切牙和左侧侧切牙种植位点的颊舌向断层。钛网实际位置整体向右侧偏移约3mm。

钛网位置的稳定性分析

● **钛网稳定性分析之一：钛网植入4个月与植入后的即刻位置对比** 钛网植入4个月与植入后的即刻位置相比，钛网位置稳定，几乎不存在

偏差（图6-4p）。钛网位置稳定的原因取决于如下因素：①与3D打印个性化钛网的材料、制造工艺以及构型设计相关；②与钛网的坚固固定相关。

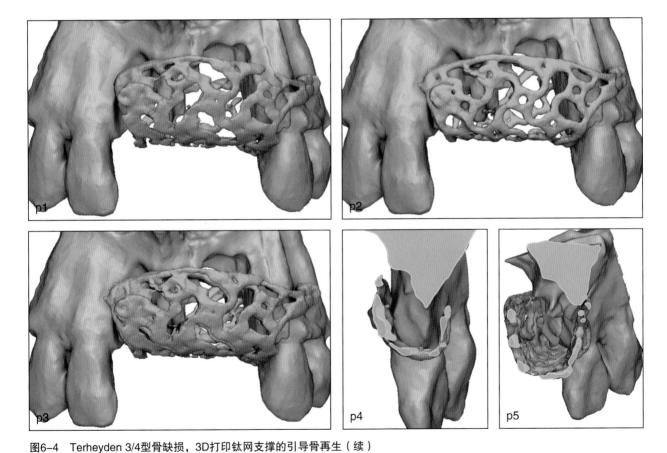

图6-4 Terheyden 3/4型骨缺损，3D打印钛网支撑的引导骨再生（续）
p. 钛网位置稳定性分析之一。p1～p3. 分别为钛网植入后的即刻位置、钛网植入4个月后的位置以及钛网植入4个月与植入后的即刻位置对比的正面观。p4，p5. 分别为上颌右侧中切牙和左侧侧切牙种植位点的颊舌向断层。钛网位置稳定，几乎不存在偏差。

钛网位置的稳定性分析

● **钛网稳定性分析之二：钛网植入4个月后与植入12个月的位置对比**　钛网植入12个月与植入4个月的位置相比，钛网位置稳定，几乎不存在偏差（图6-4q）。钛网位置稳定的原因取决于如下因素：①与3D打印个性化钛网的材料、制造工艺以及构型设计相关；②与钛网的坚固固定相关。

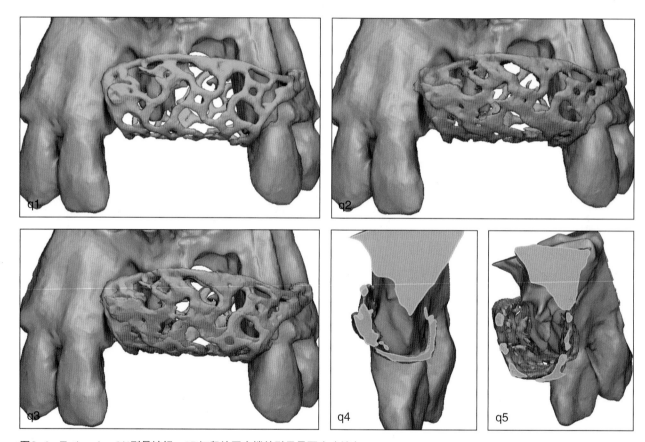

图6-4　Terheyden 3/4型骨缺损，3D打印钛网支撑的引导骨再生（续）

q. 钛网位置稳定性分析之二。q1 ~ q3. 分别为钛网植入4个月的位置、钛网植入12个月的位置以及钛网植入12个月与植入4个月位置对比的正面观。q4，q5. 分别为上颌右侧中切牙和左侧侧切牙种植位点的颊舌向断层。钛网位置稳定，几乎不存在偏差。

骨增量体积的分析

用布尔运算（nTopology软件）分析了不同时期的骨增量体积变化（图6-4r）。

● 骨增量体积分析之一："术后即刻" vs "术前设计"的骨增量体积 实际骨增量体积

（1137.42mm^3）与术前设计骨增量体积（968.39mm^3）相比，增加了17.45%（图6-4r）。其原因是骨增量材料溢出术前设计的骨增量范围，是钛网作为骨增量间隙维持装置的常见的良性现象。

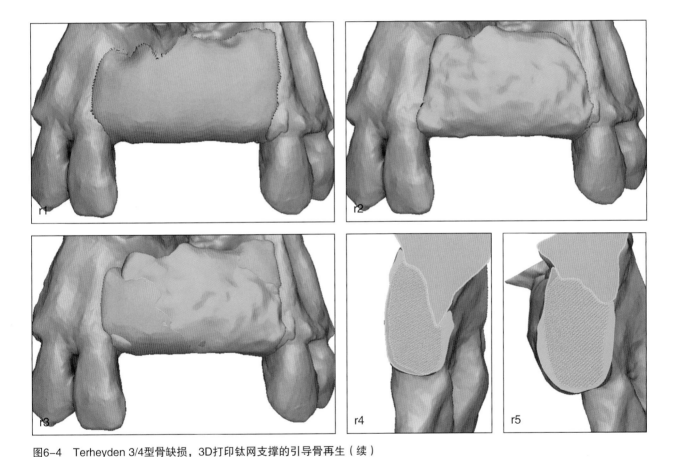

图6-4　Terheyden 3/4型骨缺损，3D打印钛网支撑的引导骨再生（续）

r. 骨增量体积分析之一。r1～r3. 分别为术前设计的骨增量体积、术后即刻的实际骨增量体积以及术后即刻的实际骨增量体积与术前设计骨增量体积对比的正面观。r4，r5. 分别为上颌右侧中切牙和左侧侧切牙种植位点的颊舌向断层。实际骨增量体积增加了17.45%。

骨增量体积的分析

● **骨增量体积分析之二："术后12个月"vs"术后即刻"的骨增量体积** 术后12个月（拆钛网前）骨增量体积（1033.13mm^3）与术后即刻的骨增量体积（1137.42mm^3）相比，减少了

9.17%（图6-4s）。可见经过术后12个月的骨增量材料吸收或改建现象，新骨进一步成熟。术后即刻至术后12个月骨增量体积均维持在一个较稳定的状态，是钛网作为骨增量间隙维持装置的良性现象。

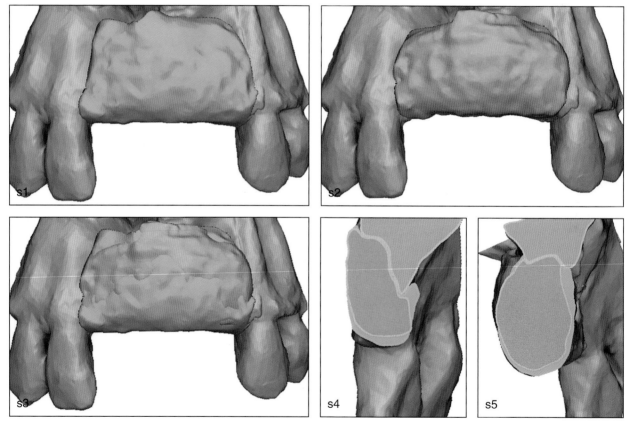

图6-4 Terheyden 3/4型骨缺损，3D打印钛网支撑的引导骨再生（续）

s. 骨增量体积分析之二。s1～s3. 分别为术后即刻的实际骨增量体积、术后12个月的骨增量体积以及术后12个月骨增量体积与术后即刻骨增量体积对比的正面观。s4，s5. 分别为上颌右侧中切牙和左侧侧切牙种植位点的颊舌向断层。骨增量体积减少了9.17%。

骨增量体积的分析

● **骨增量体积分析之三："植入种植体后"vs"拆钛网前"的骨增量体积**　术后12个月拆除钛网并植入种植体。基于同一天的CBCT扫描，拆钛网并植入种植体后（1159.86mm³）与拆钛网之前（1033.13mm³）相比，骨增量体积增加了10.93%（图6-4t）。其原因可能是虽然拆除钛网时，顺便去除了部分边缘骨，但为了保护新形成的骨（baby bone），本病例在种植体植入后，在种植体唇侧用0.25g百奥骨与CGF混合的黏性骨（sticky bone）覆盖术区，并在其表面覆盖膜片状浓缩生长因子（CGF）。

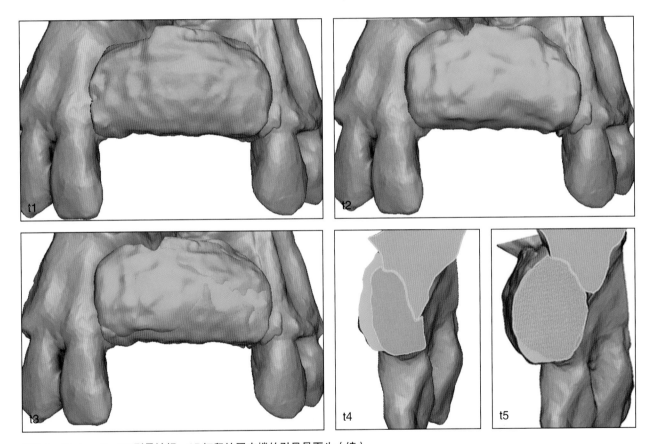

图6-4　Terheyden 3/4型骨缺损，3D打印钛网支撑的引导骨再生（续）

t. 骨增量体积分析之三。t1~t3. 分别为术后12个月拆钛网前的骨增量体积、拆钛网和种植术后骨增量体积以及拆钛网和种植术后与拆钛网前骨增量体积对比的正面观。t4，t5. 分别为上颌右侧中切牙和左侧侧切牙种植位点的颊舌向断层。骨增量体积增加了10.93%。

骨增量体积的分析

● **骨增量体积分析之四："植入种植体6个月后"vs"植入种植体后"的骨增量体积** 植入种植体6个月后行二期手术暴露种植体。二期手术前的骨增量体积（926.31mm³）与拆钛网并植入种植体后（1159.86mm³）相比，骨增量体积减少了20.14%（图6-4u）。其可能原因是植入种植体唇侧及牙槽嵴顶的黏性骨在垂直向由于没有强有力支撑维持空间稳定，发生了较明显的吸收或改建现象。

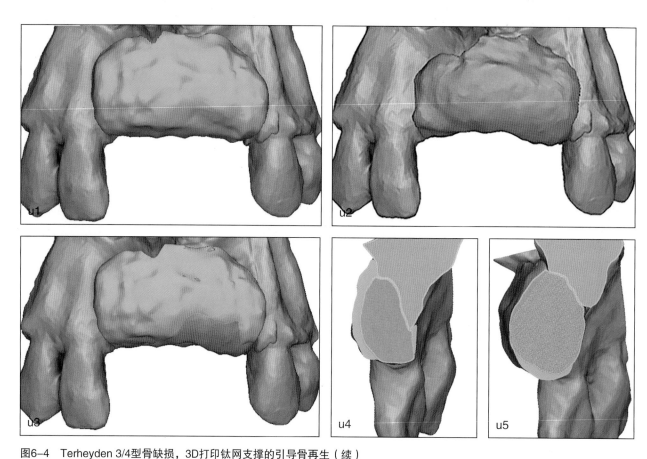

图6-4 Terheyden 3/4型骨缺损，3D打印钛网支撑的引导骨再生（续）
u. 骨增量体积分析之四。u1～u3. 分别为拆钛网和种植术后骨增量体积、种植术后6个月的骨增量体积以及种植术后6个月与拆钛网和种植术后骨增量体积对比的正面观。u4，u5. 分别为上颌右侧中切牙和左侧侧切牙种植位点的颊舌向断层。骨增量体积减少了20.14%。

骨增量轮廓分析

用Blue Sky Plan软件匹配不同时期的颌骨模型，观察和比较骨增量的轮廓变化（图6-4v）。

● **种植体植入前的骨增量轮廓** 与骨增量术后即刻相比，术后12个月拆除钛网前的骨增量轮廓较为稳定。

● **种植体植入后的骨增量轮廓** 12个月后拆钛网同期植入种植体。与拆钛网前相比，新骨颊舌向宽度及垂直向高度均有增加。其原因为种植体植入后为保护新生骨，以及弥补拆除钛网时去除的部分边缘骨，在种植术区唇侧及牙槽嵴顶植入黏性骨，进行唇侧及垂直向轮廓增量。

● **戴入修复体后的骨增量轮廓** 戴临时修复体和种植体植入后的对比分析显示，唇侧骨增量轮廓非常稳定，新骨垂直向高度出现较明显吸收，原因是黏性骨在进行垂直向骨增量时没有强有力的支撑，骨增量材料出现了明显吸收。但黏性骨在维持唇侧轮廓上效果稳定。

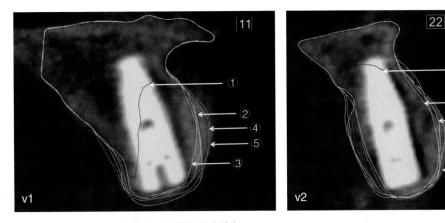

图6-4 Terheyden 3/4型骨缺损，3D打印钛网支撑的引导骨再生（续）

v. 骨增量轮廓分析。v1，v2. 分别为上颌右侧中切牙和左侧侧切牙位点的颊舌向断层。①术前残余的基骨；②骨增量术后即刻；③12个月后（拆钛网前）；④拆钛网同期种植后；⑤种植6个月后（临时修复前），可见骨增量轮廓理想。

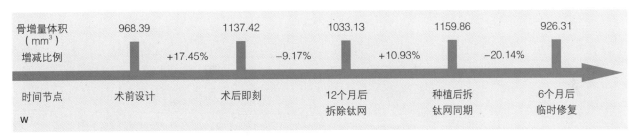

图6-4 Terheyden 3/4型骨缺损，3D打印钛网支撑的引导骨再生（续）

w. 骨增量体积的变化。

讨论

该患者归类为Terheyden 3/4型骨缺损，选择骨增量3D打印个性化钛网（3D-PITM）作为"间隙保持装置"的引导骨再生（GBR），骨增量材料为下颌支获取的颗粒状自体骨与去蛋白牛骨矿物质的1∶1混合物。本病例在基骨条件极差的情况下，本次手术获得了完美的骨增量效果，成功因素如下：①3D打印个性化钛网创造和维持了骨增量轮廓。②颗粒状自体骨与骨代用品1∶1混合，并制作黏性骨确保新骨质量。③本病例的操作程序为先植入骨增量材料，再就位个性化钛网，然后再将骨增量材料导入钛网下方和钛网的网格之间并压实，之后覆盖胶原膜及CGF膜。由此，可确保新骨质量和骨增量轮廓饱满。④本病例实现了无张力创口关闭，一期愈合。⑤本病例

通过条带技术进行角化龈增量，实现了种植体周角化龈增宽增厚，实现了良好的美学效果。

通过18个月的CBCT分析，骨增量体积非常稳定：18个月后的骨增量体积与术前设计相比略有减少，为4.35%；与骨增量术后即刻相比有所减少，为18.56%（图6-4w）。颊舌向断层的骨增量轮廓分析显示，颊舌向和垂直向骨轮廓稳定。

迪迈仕（Digital Mesh）3D打印个性化钛网（3D-PITM）。钛网设计：史佳俊，李军；种植外科程序：李军；种植修复程序：李军；术中摄像和照相：陈康怡；手术配合：洪娟红，冯淑梅；放射线诊断程序：单硕，张妮妮；数据分析：史佳俊，任斌；病例完成时间：2022年

病例之五：上颌前部连续4颗牙缺失，2/4～4/4型骨缺损

患者基本信息和术前检查

52岁男性患者，因外伤致上颌双侧前牙缺失半年余，现于我院就诊，要求修复缺失牙。

患者身体健康，一般状态良好，不吸烟，不饮酒，否认药物过敏史，依从性强。患者有牙周病史，定期进行牙周维护。口腔检查可见口腔卫生尚可，中位笑线，中厚龈表型，覆𬌗覆盖关系正常，上颌右侧中切牙至左侧尖牙连续性缺失，

并伴有严重的水平向和垂直向骨缺损及软组织塌陷，缺牙间隙近远中向距离约32mm，龈缘和龈乳头中度退缩（图6-5a）。

CBCT扫描可见上颌右侧中切牙以及左侧中切牙、侧切牙和尖牙位点的可用牙槽嵴高度分别约为18mm、18mm、15mm和15mm，但存在牙槽嵴顶垂直向高度不足、牙槽嵴宽度均小于5mm。骨密度较低，为Lekholm-Zarb Ⅲ类骨。余留牙的牙

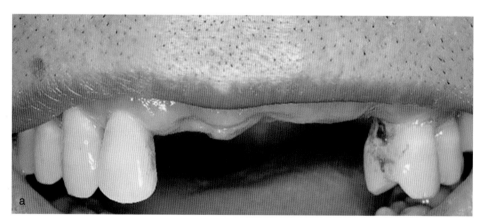

图6-5 Terheyden 2/4～4/4型骨缺损，3D打印钛网支撑的引导骨再生
a. 术前口内照片。上颌右侧中切牙至左侧尖牙连续性缺失，中位笑线，中厚龈表型，覆𬌗覆盖关系正常，并伴有严重的水平向和垂直向骨缺损及软组织塌陷。

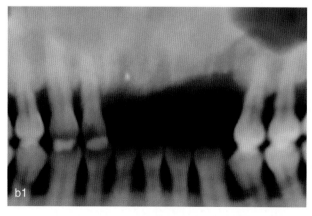 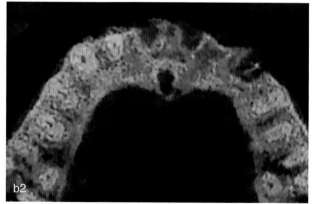

图6-5 Terheyden 2/4～4/4型骨缺损，3D打印钛网支撑的引导骨再生（续）
b. 术前CBCT扫描。b1. 近远中向断层。b2. 水平向断层。在牙槽嵴顶垂直向高度明显降低，骨密度较低，为Lekholm-Zarb Ⅲ类骨。余留牙的牙槽嵴显著退缩，邻牙根尖无暗影。

槽嵴显著退缩，邻牙根尖无暗影（图6-5b）。

诊断与方案设计

本病例归类为Terheyden牙槽骨缺损分类的2/4～4/4型骨缺损，治疗方案为钛网支撑的引导骨再生（TMs-GBR），治疗计划如下。

● **设计和打印个性化钛网**　基于数字化微笑设计（digital smile design，DSD）原则虚拟设计修复效果（图6-5c1），利用CBCT扫描文件设计以修复为导向的种植体植入位置和以种植体为导向的骨增量范围（图6-5c2～c5），打印个性化钛网（图6-5c6，c7）。

● **第一次手术：骨增量**　钛网支撑的引导骨再生（TMs-GBR），拟增量的骨高度约为4.5mm。

● **第二次手术：取钛网同期种植体**　骨增量术后9个月后取钛网，同期种植，非潜入式愈合。

● **修复程序**　在种植体植入后即刻修复，3个月后戴入最终修复体。

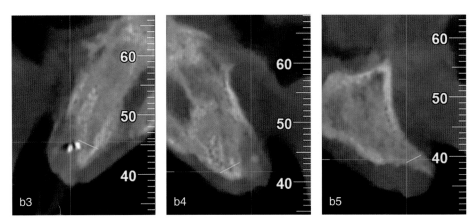

图6-5　Terheyden 2/4～4/4型骨缺损，3D打印钛网支撑的引导骨再生（续）
b. 术前CBCT扫描。b3～b5. 分别为上颌右侧中切牙、左侧中切牙和尖牙位点的颊舌向断层，可见剩余牙槽骨高度不足，并存在水平向骨缺损。

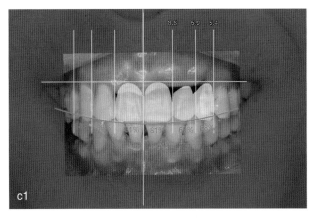
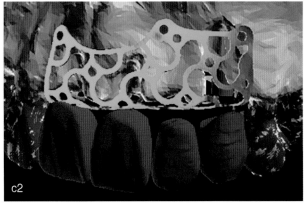

图6-5　Terheyden 2/4～4/4型骨缺损，3D打印钛网支撑的引导骨再生（续）
c. 设计和3D打印个性化钛网。c1. 基于数字化微笑设计（digital smile design，DSD）原则虚拟设计修复效果。c2. 利用CBCT扫描文件设计以修复为导向的种植体植入位置和以种植体为导向的骨增量范围。

第一次手术：骨增量

术前制备用于术中的自体血液浓缩物。在2份无菌采血管中采集血液9mL，分别离心2分钟及12分钟后，用注射器收集第一份采血管中的上层可注射富血小板纤维蛋白（i-PRF）；在第二份采血管中收集浓缩生长因子（CGF），用剪刀剪除CGF上的红细胞，然后将CGF压成膜片状备用。

行盐酸阿替卡因骨膜上浸润麻醉，在缺牙位点做牙槽嵴顶正中水平向切口，在左侧第二前磨牙远中和右侧尖牙远中做两个延伸至前庭沟底部的垂直向松弛切口，翻黏骨膜瓣，暴露骨增量区，在膜龈联合下10mm处切开黏骨膜瓣基底的骨膜层，释放黏骨膜瓣的张力。用球钻去除骨表面的软组织，于牙槽嵴顶及唇侧的皮质骨打孔，开放骨髓腔，促进血液供应。随后将3D打印个性化钛网（3D-PITM）置于骨增量区域，检验其是否可就位于预先设计的位置，同时检查黏骨膜瓣是否可无张力创口初期关闭（图6-5d1）。

用取骨环钻从下颌右侧磨牙后区采集块状自体骨块，然后将其研磨成骨颗粒，与细颗粒去蛋

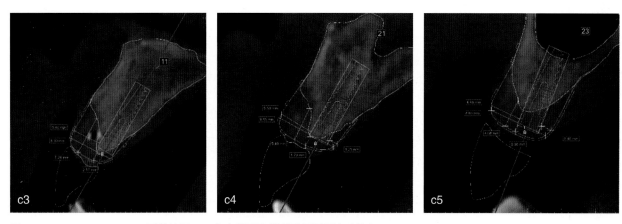

图6-5 Terheyden 2/4～4/4型骨缺损，3D打印钛网支撑的引导骨再生（续）

c. 设计和3D打印个性化钛网。c3～c5. 虚拟设计骨增量轮廓，分别为上颌右侧中切牙、左侧中切牙和尖牙位点的颊舌向断层，拟增量的牙槽嵴顶骨厚度和骨高度分别可达10mm和4.5mm。

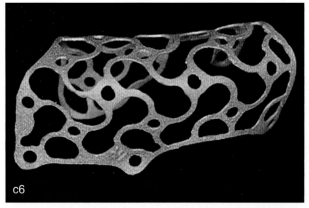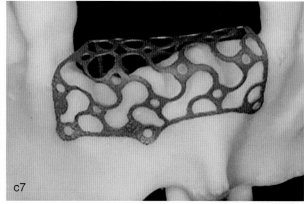

图6-5 Terheyden 2/4～4/4型骨缺损，3D打印钛网支撑的引导骨再生（续）

c. 设计和3D打印个性化钛网。c6. 3D打印个性化钛网的正面观。c7. 3D打印个性化钛网在3D打印骨缺损模型上试戴的正面观，钛网在模型上就位、密切贴合，并清晰可见骨增量轮廓。

白牛骨矿物质（Bio-Oss，Geistlich，瑞士）1:1混合，将i-PRF与混合物混合获得黏性骨，并置于钛网中，然后就位于骨缺损处，钛网边缘距邻牙牙根的距离为1~2mm。在钛网的唇侧使用3颗微螺钉坚固固定（图6-5d2）。在钛网表面覆盖30mm×40mm的生物可吸收性胶原膜（Bio-Gide，Geistlich，瑞士）发挥屏障功能，并促进黏骨膜瓣的附着（图6-5d3）。为了加速软组织愈合，在胶原膜表面覆盖膜片状浓缩生长因子（CGF）。复位黏骨膜瓣，使用不可吸收缝线进行水平褥式+间断缝合，无张力创口初期关闭（图6-5d4）。

术后静脉滴注克林霉素3天，每天1次，每次0.6g；复方氯己定含漱液含漱，每天3次，直至10天后拆线。嘱患者2个月内不要佩戴临时过渡义齿，并注意口腔卫生。

术后即刻CBCT扫描显示，钛网与牙槽骨紧密贴合，骨缺损区的骨增量范围与术前设计相一致，骨密度影像类似松质骨（图6-5e）。

术后10天拆线，可见创口愈合良好，无创口裂开和钛网暴露。嘱其9个月后复诊，取出钛网同

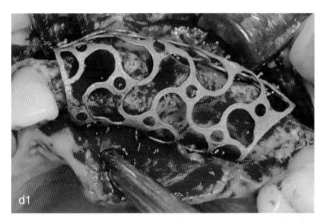
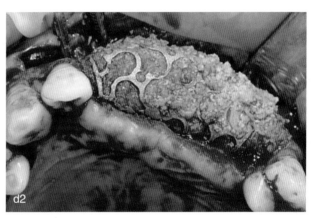

图6-5　Terheyden 2/4~4/4型骨缺损，3D打印钛网支撑的引导骨再生（续）
d. 骨增量术中照片。d1. 翻黏骨膜瓣，暴露骨增量区，开放骨髓腔。试戴钛网，确认骨增量轮廓。d2. 将颗粒状自体骨与去蛋白牛骨矿物质1:1混合的骨增量材料置于钛网中，然后就位于骨缺损处，在钛网的唇侧使用3颗微螺钉坚固固定。

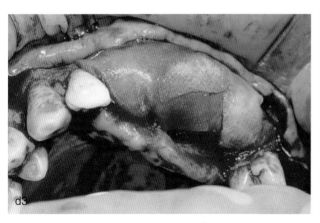
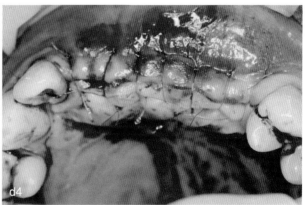

图6-5　Terheyden 2/4~4/4型骨缺损，3D打印钛网支撑的引导骨再生（续）
d. 骨增量术中照片。d3. 在钛网表面覆盖30mm×40mm的生物可吸收性胶原膜。d4. 在胶原膜表面覆盖膜片状浓缩生长因子（CGF）后复位黏骨膜瓣，使用不可吸收缝线进行水平褥式+间断缝合，无张力创口初期关闭。

期植入种植体并即刻修复。

第二次手术：取钛网同期种植和即刻修复

经历9个月的无并发症愈合期后，患者再次复诊，制作种植外科导板和预成临时修复体，准备取出钛网并同期植入种植体的二次手术。

CBCT扫描显示，骨密度理想，新骨轮廓饱满，新骨与原有骨组织相互融合，两者之间的骨密度无明显区别，获得了理想的骨增量结果，只是在腭侧钛网下方存在1~2mm的空隙（图6-5f）。口内检查可见创口愈合良好，钛网无暴露，骨增量区附着黏膜质量和唇侧丰满度理想（图6-5g1）。

行盐酸阿替卡因骨膜上浸润麻醉，沿第一次手术切口切开黏骨膜，翻黏骨膜瓣，完全暴露骨增量区，可观察到局部钛网被骨组织包围，无炎症迹象；同时可见非常薄的透明软组织伪膜附着在坚固固定的钛网表面（图6-5g2）。利用配套的螺钉扳手旋出固定螺钉，使钛网与新骨分离。可见钛网下方的假骨膜厚度为1~2mm，为

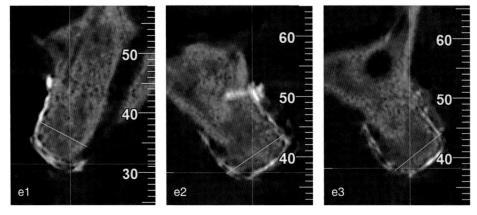

图6-5 Terheyden 2/4~4/4型骨缺损，3D打印钛网支撑的引导骨再生（续）

e. 骨增量术后即刻CBCT扫描。e1~e3. 分别为上颌右侧中切牙、左侧中切牙和尖牙位点的颊舌向断层，显示钛网就位良好，骨密度影像类似松质骨，在唇侧和牙槽嵴顶的钛网与牙槽骨紧密贴合，但在腭侧存在微小间隙。

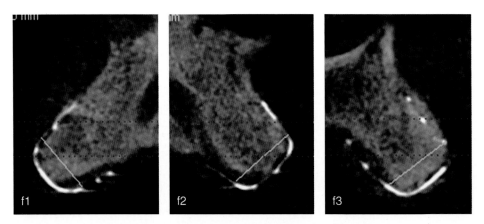

图6-5 Terheyden 2/4~4/4型骨缺损，3D打印钛网支撑的引导骨再生（续）

f. 骨增量术后9个月的CBCT扫描。f1~f3. 分别为上颌右侧中切牙、左侧中切牙和尖牙位点的颊舌向断层，可见骨密度理想，新骨轮廓饱满，新骨与原有骨组织相互融合，两者之间的骨密度无明显区别，只是在腭侧钛网下方存在1~2mm的空隙。

Ⅱ类假骨膜，新骨质量与骨弓轮廓理想，可以在理想的位置与轴向植入标准直径的种植体（图6-5g3）。在外科导板的引导下预备种植窝，在上颌右侧中切牙以及左侧中切牙、尖牙位点分别植入直径3.5mm、长度12mm/14mm的骨水平种植体（BLX，SLActive，Straumann，瑞士），种植体的三维位置与轴向理想，最终植入扭矩均大于30Ncm（图6-5g4，g5）。

在种植体上以15Ncm的扭矩旋入临时基台（图6-5g6），然后在上颌左侧中切牙位点的唇侧植入从上颌腭侧切取的去上皮结缔组织瓣，增加软组织厚度及丰满度（图6-5g7，g8）。复位黏骨膜瓣，无张力创口初期关闭（图6-5g9）。

戴入预先制作的螺钉固位的聚甲基丙烯酸甲酯（PMMA）临时修复体，临时修复体被动就位（图6-5g10）。嘱患者勿用临时修复体咬硬物，注意口腔卫生，每月进行复诊。戴入临时修复体后即刻CBCT扫描，可见种植体周围骨密度理想，唇侧骨板厚度充分，均接近3mm，基台与种植体密合（图6-5h）。

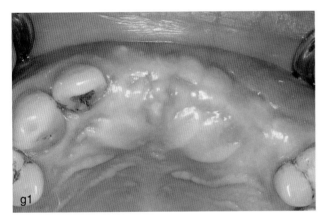
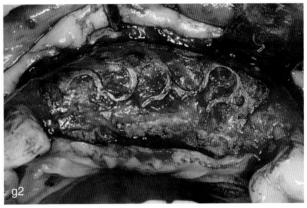

图6-5　Terheyden 2/4～4/4型骨缺损，3D打印钛网支撑的引导骨再生（续）
g. 取出钛网同期种植、即刻修复的照片。g1. 术前（骨增量术后6个月）的口内照片，可见移植的软组织愈合良好，色泽、形态和附着宽度理想。g2. 翻黏骨膜瓣，充分暴露钛网，可见钛网位置稳定。

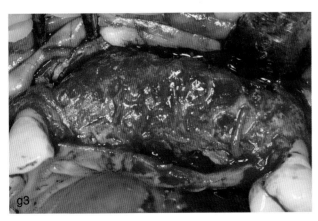
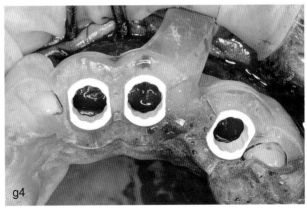

图6-5　Terheyden 2/4～4/4型骨缺损，3D打印钛网支撑的引导骨再生（续）
g. 取出钛网同期种植、即刻修复的照片。g3. 取出钛网，可见假骨膜厚度1～2mm，为Ⅱ类假骨膜，新骨质量与骨弓轮廓理想。g4. 就位牙和骨联合支持式种植外科导板，在导板的引导下预备种植窝。

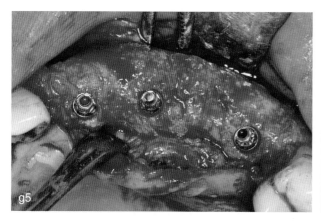
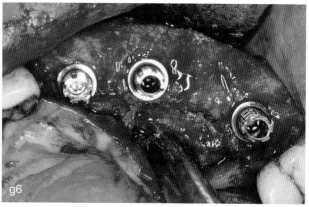

图6-5 Terheyden 2/4 ~ 4/4型骨缺损，3D打印钛网支撑的引导骨再生（续）

g. 取出钛网同期种植、即刻修复的照片。g5. 在上颌右侧中切牙以及左侧中切牙、尖牙位点预备种植窝，唇侧骨板厚度充分，分别植入直径3.5mm、长度12mm/14mm的骨水平种植体，种植体的三维位置与轴向理想。g6. 在种植体上以15Ncm的扭矩旋入临时基台。

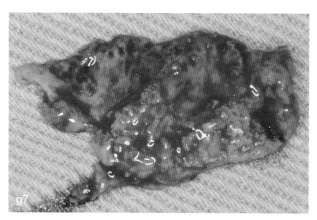
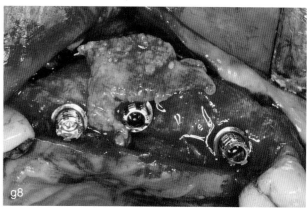

图6-5 Terheyden 2/4 ~ 4/4型骨缺损，3D打印钛网支撑的引导骨再生（续）

g. 取出钛网同期种植、即刻修复的照片。g7. 从上颌腭侧切取的去上皮结缔组织瓣。g8. 在上颌左侧中切牙位点的唇侧植入去上皮结缔组织瓣，以增加软组织厚度及丰满度。

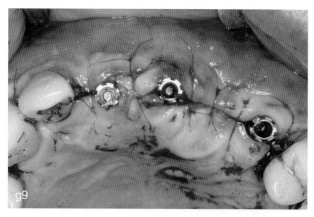
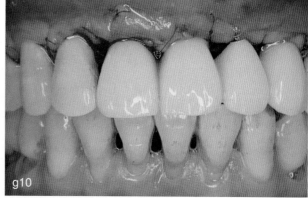

图6-5 Terheyden 2/4 ~ 4/4型骨缺损，3D打印钛网支撑的引导骨再生（续）

g. 取出钛网同期种植、即刻修复的照片。g9. 复位黏骨膜瓣，无张力创口初期关闭。g10. 戴入预先制作的螺钉固位的聚甲基丙烯酸甲酯（PMMA）临时修复体，临时修复体被动就位。

戴入临时修复体1个月后复诊，龈乳头的形态明显改善，仍处于动态塑形过程中（图6-5i）。

种植体植入位置的分析

用布尔运算（nTopology软件）分析种植体位置偏差。与术前设计相比，上颌右侧中切牙以及左侧中切牙、尖牙位点种植体的实际位置分别偏移约为0.37mm、0.79mm和0.71mm（图6-5j）。

骨增量体积的分析

用布尔运算（nTopology软件）分析了不同时期的骨增量体积变化（图6-5k，图6-5l）。

● "术后即刻"vs"术前设计"的骨增量体积　实际骨增量体积（1819.38mm³）与术前设计骨增量体积（1192.07mm³）相比，增加了52.62%。其原因可能是在钛网就位时的位置变化以及骨增量材料溢出了术前设计的骨增量范围（图6-5k）。

● "术后9个月"vs"术后即刻"的骨增量体积　术后即刻和术后9个月的CBCT扫描配准，在正面和横断面上均显示术后9个月时的水平向及垂直向骨吸收量均小于1mm（图6-5l）。

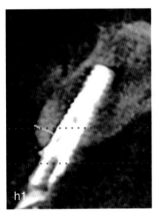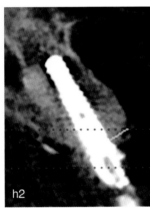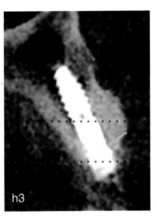

图6-5　Terheyden 2/4～4/4型骨缺损，3D打印钛网支撑的引导骨再生（续）

h. 戴入临时修复体后的即刻CBCT扫描。h1～h3. 分别为上颌右侧中切牙、左侧中切牙和尖牙位点的颊舌向断层，可见种植体周围骨密度理想，唇侧骨板厚度充分，均接近3mm，基台与种植体密合。

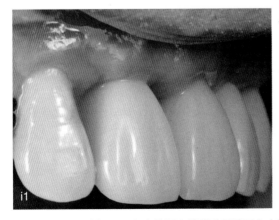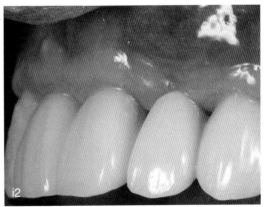

图6-5　Terheyden 2/4～4/4型骨缺损，3D打印钛网支撑的引导骨再生（续）

i. 戴入临时修复体1个月后复诊，可见种植体周围软组织健康稳定，龈乳头形态明显改善，仍处于动态塑形过程中，计划2个月后进行最终修复。i1. 右侧面观。i2. 左侧面观。

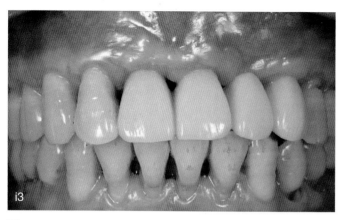

图6-5　Terheyden 2/4～4/4型骨缺损，3D打印钛网支撑的引导骨再生（续）
i. 戴入临时修复体1个月后复诊，可见种植体周围软组织健康稳定，龈乳头形态明显改善，仍处于动态塑形过程中，计划2个月后进行最终修复。i3. 正面观。

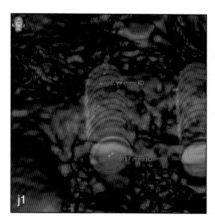
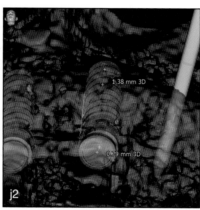
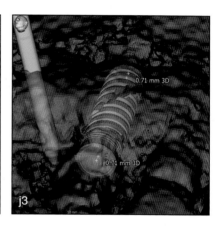

图6-5　Terheyden 2/4～4/4型骨缺损，3D打印钛网支撑的引导骨再生（续）
j. 种植体植入位置的分析。j1～j3. 分别为上颌右侧中切牙、左侧中切牙和尖牙位点的种植体位置对比，与术前设计相比，上颌右侧中切牙、左侧中切牙和尖牙位点种植体的实际位置偏移均不超过0.79mm，红色种植体为实际位置，蓝色种植体为设计位置。

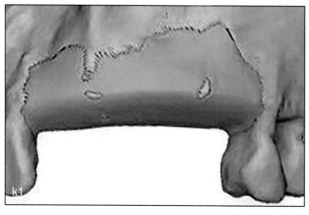
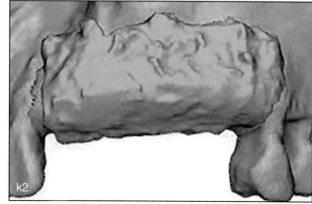

图6-5　Terheyden 2/4～4/4型骨缺损，3D打印钛网支撑的引导骨再生（续）
k. 骨增量体积分析之一。k1. 术前设计的骨增量体积。k2. 术后即刻的实际骨增量体积与术前设计骨增量体积的对比。实际骨增量体积与术前设计骨增量体积相比，增加了52.62%。

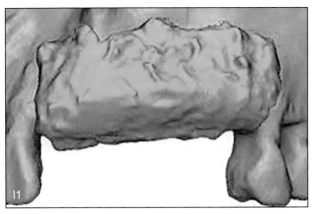 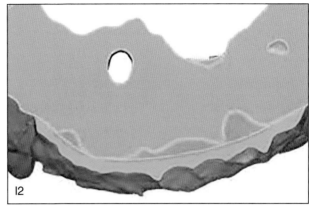

图6-5　Terheyden 2/4～4/4型骨缺损，3D打印钛网支撑的引导骨再生（续）

I. 骨增量体积分析之二，术后9个月的骨增量体积与术后即刻骨增量体积的对比。I1. 正面观。I2. 横切面观。增量对比切面图，术后9个月与术后即刻相比，骨增量体积减少量小于1%。

讨论

　　该患者属于Terheyden 2/4～4/4型骨缺损，选择的治疗方案为钛网支撑的引导骨再生（TMs-GBR），获得了令人满意的治疗结果。

　　通过不同时期CBCT扫描分析，可见骨增量体积稳定。钛网自身良好的机械性能可有效维持空间并保护血凝块免受外力的影响，利于成骨细胞进入骨缺损。

　　随着数字化的发展，现如今根据3D模型为每个患者定制的个性化钛网，在术前即可做到精确设计，缩短术中调整成品钛网的手术时间，减少患者术后并发症的同时提高了骨增量手术的成功率。钛网的使用具有较高的成骨可预见性，通过本病例研究证明，钛网延期植入可获得的平均水平向骨增量为5～7mm，垂直向骨增量为5～6mm。本病例报告表明，钛网支撑的引导骨再生（TMs-GBR）是一种可预测的重建严重的垂直向和水平向骨缺损的有效技术。

迪迈仕（Digital Mesh）3D打印个性化钛网（3D-PITM）。钛网设计：罗炜，曲哲；种植外科程序：曲哲；种植修复程序：赵佳明；术中摄像和照相：毛瀚琦；手术配合：梁艺馨；放射线诊断程序：刘昊；数据分析：罗炜，任斌；病例完成时间：2024年

病例之六：上颌前部连续6颗牙缺失，2/4型骨缺损

患者基本信息和术前检查

28岁男性患者，3个月前因外伤导致髁突骨折和双侧上前牙连续缺失，已在我院颌面外科行骨折复位和坚固内固定，现要求种植修复缺失牙。

患者既往体健，一般状态良好，不吸烟、不饮酒，无系统性疾病和药物过敏史。口内检查可见，口腔卫生状况尚可。就缺牙数目而言，为上颌双侧切牙和尖牙的6颗牙的连续缺失，但缺牙间隙大小仅能排列5颗牙。右侧第一前磨牙颊尖部分缺失，厚龈表型，缺牙区位点的附着龈宽度充足，龈乳头缺失。对颌牙排列不齐，伸长2~3mm，伴倾斜、移位，无修复体（图6-6a）。

CBCT扫描显示，上颌双侧切牙和尖牙缺牙位点牙槽骨高度尚可，宽度严重不足，有5~6mm的水平向严重的骨量缺失，骨弓轮廓塌陷，局部吸收呈刃状，最薄处仅约2mm（图6-6b）。

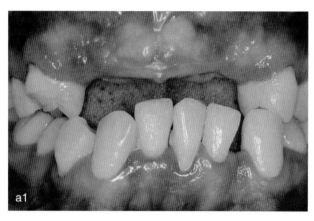
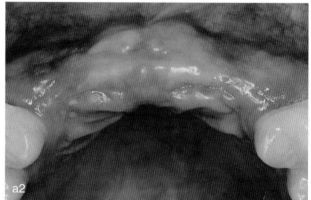

图6-6　Terheyden 2/4型骨缺损，3D打印钛网支撑的引导骨再生
a. 术前检查。a1. 正面观。a2. 殆面观。上颌双侧切牙与尖牙连续缺失，右侧第一前磨牙牙体缺损，对颌牙伸长，且伴倾斜、移位。缺牙区牙槽轮廓塌陷明显，但附着龈充足。

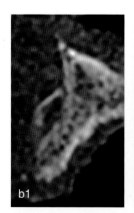
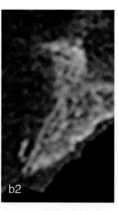
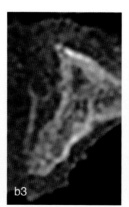
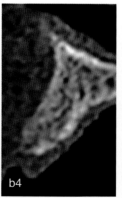
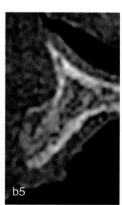

图6-6　Terheyden 2/4型骨缺损，3D打印钛网支撑的引导骨再生（续）
b. 术前CBCT扫描。b1~b5. 分别为模拟上颌右侧尖牙至左侧侧切牙种植位点的颊舌向断层。上颌牙列缺失，垂直向可用骨高度尚可，水平向存在不同程度的骨缺损。

诊断与方案设计

根据Terheyden牙槽骨缺损分类，该患者为2/4型骨缺损。按照"国际口腔种植学会（ITI）临床指南系列第7卷（2014）"中的建议，有以下方案可供选择：①"优选方案"：块状自体骨移植，分阶段种植；②"备选方案"：GBR分阶段或同期种植。

虽然分阶段块状自体骨移植为"优选方案"，但患者因经历多次颌面部手术而拒绝该方案。因而选择"备选方案"。相较于传统钛网，3D打印的个性化钛网精准度高，有优秀的空间创造和维持能力，可以在术前设计骨增量的轮廓，精确重建骨缺损。由此，本病例的治疗计划如下。

● **第一次手术：骨增量** 3D打印个性化钛网支撑的引导骨再生（TMs-GBR）。首先，基于CBCT扫描的DICOM数据重建颌骨模型，以修复为导向设计种植体植入位点，根据种植位点进行骨增量设计，并设计个性化钛网，拟获得

5.0 ~ 6.0mm的水平向骨增量（图6-6c）。骨增量材料为下颌支获取的颗粒状自体骨与去蛋白牛骨矿物质的1∶1混合物。

● **第二次手术：取钛网和植入种植体** 取钛网和植入种植体。尽管缺6颗牙，但是缺牙间隙只能排列5个牙冠。因此决定植入3颗种植体，支持五单位的修复体。

● **第三次手术：二期手术** 6个月后二期手术。

● **修复程序** 通过种植体支持式临时修复体成形软组织轮廓，3个月后戴入最终修复体。

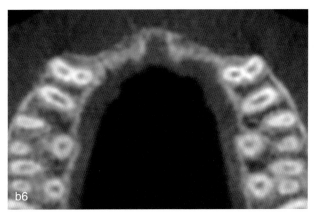

图6-6 Terheyden 2/4型骨缺损，3D打印钛网支撑的引导骨再生（续）

b. 术前CBCT扫描。b6. 上颌骨牙槽嵴顶的水平向断层。水平向骨量不足，近远中向距离不足以排列6颗种植体。

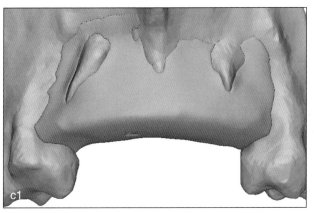

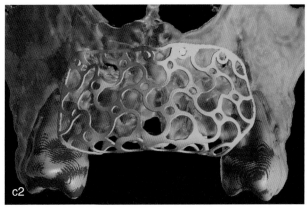

图6-6 Terheyden 2/4型骨缺损，3D打印钛网支撑的引导骨再生（续）

c. 3D打印个性化钛网设计。c1. 基于CBCT扫描的DICOM数据重建颌骨模型并虚拟设计骨增量轮廓。c2. 基于虚拟骨增量设计进行个性化钛网的设计。

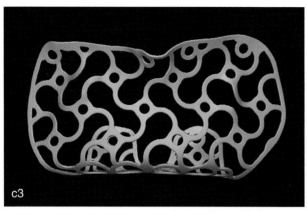

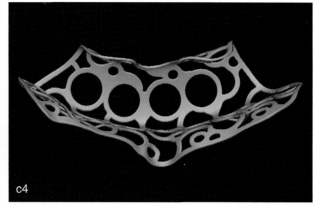

图6-6 Terheyden 2/4型骨缺损，3D打印钛网支撑的引导骨再生（续）
c. 3D打印个性化钛网设计。基于CBCT扫描的DICOM数据设计的3D打印个性化钛网的工程图。c3. 3D打印个性化钛网的正面观。c4. D打印个性化钛网的组织面观。

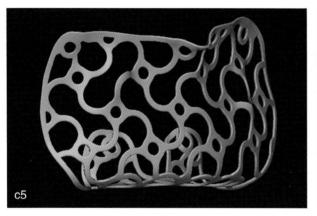

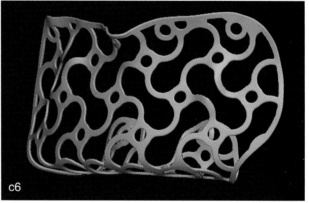

图6-6 Terheyden 2/4型骨缺损，3D打印钛网支撑的引导骨再生（续）
c. 3D打印个性化钛网设计。基于CBCT扫描的DICOM数据设计的3D打印个性化钛网的工程图。c5. 3D打印个性化钛网的右侧面观。c6. D打印个性化钛网的左侧面观。

第一次手术：骨增量

行盐酸阿替卡因骨膜上局部浸润麻醉，做牙槽嵴顶略偏腭侧的水平向切口，在双侧第一前磨牙远中做垂直向松弛切口，翻倒梯形黏骨膜瓣，暴露受区骨床，用小球钻开放骨髓腔（图6-6d1）。试戴骨增量3D打印个性化钛网（迪迈仕，中国），钛网就位准确、贴合理想（图6-6d2）。使用颗粒状自体骨取骨环钻（Megagen，韩国）从术区邻近鼻底的骨表面获取自体骨颗粒状，并与1.5g细颗粒去蛋白牛骨矿物质（Bio-Oss，Geistlich，瑞士）1∶1混合后并加入富血小板纤维蛋白（i-PRF）。将骨增量植入受植区（图6-6d3），就位钛网并用2颗直径

为2.0mm、长度为6.0mm的微螺钉坚固固定（图6-6d4）。继续通过钛网的孔隙充填骨增量材料并压实，直至骨增量材料完全填实钛网下方的成骨空间，在钛网表面覆盖双层生物可吸收性胶原膜（Bio-Gide，Geistlich，瑞士）和膜片状浓缩生长因子（CGF）。切断黏骨膜瓣基底的骨膜层，充分松弛黏骨膜，无张力创口初期关闭（图6-6d5，d6）。

术后静脉滴注头孢呋辛钠5天，每天2次，每次0.75g；静脉滴注地塞米松注射液2天，每天1次，每次10mg；葡萄糖酸氯己定含漱液含漱，每天3次，直至10后天拆线。

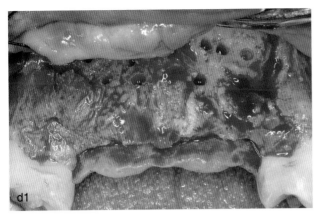
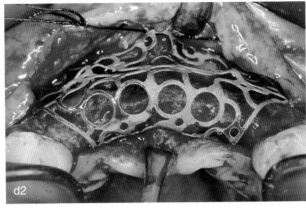

图6-6 Terheyden 2/4型骨缺损，3D打印钛网支撑的引导骨再生（续）

d. 骨增量术中照片。d1. 翻黏骨膜瓣，暴露骨增量术区，牙槽轮廓塌陷明显。仔细清除附着于骨表面的纤维结缔组织，用小球钻充分开放骨髓腔。d2. 试戴钛网，就位准确、贴合理想。

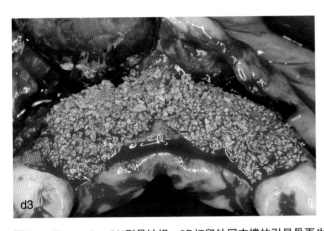
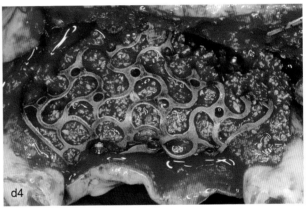

图6-6 Terheyden 2/4型骨缺损，3D打印钛网支撑的引导骨再生（续）

d. 骨增量术中照片。d3. 颗粒状自体骨与去蛋白牛骨矿物质1∶1混合并加入富血小板纤维蛋白（i-PRF），将其植入植骨增量区。d4. 钛网就位与固定，并用微螺钉固位。

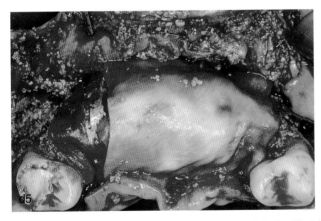
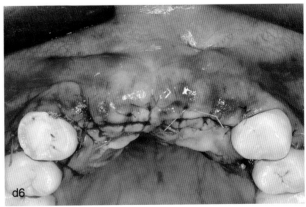

图6-6 Terheyden 2/4型骨缺损，3D打印钛网支撑的引导骨再生（续）

d. 骨增量术中照片。d5. 在钛网表面覆盖双层生物可吸收性胶原膜。d6. 切断黏骨膜瓣基底的骨膜层，充分减张黏骨膜瓣，间断缝合，无张力创口初期关闭。

术后即刻CBCT检查显示钛网与基骨贴合，覆盖缺牙区牙槽嵴，骨粉充填效果良好，骨缺损区的骨增量材料饱满，充分占据了术前设计的骨增量空间，骨密度影像类似松质骨（图6-6e）。

术后10天拆线。可见术区局部软组织轻度肿胀，创口愈合良好，无异常分泌物，创口无裂开。

第二次手术：取钛网和植入种植体

术后3个月复诊，钛网无暴露。术后6个月，患者复诊，计划取钛网并同期植入种植体。口内检查可见钛网无暴露，𬌗面观可见上颌前牙区骨增量位点的唇侧丰满度理想（图6-6f）。CBCT扫描显示，骨增量效果稳定，新骨充满钛网所创造的骨增量空间，缺牙区骨量较术前明显增加，新骨密度良好，骨弓轮廓理想，唇侧为密度较高的皮质骨影像（图6-6g）。与术前的CBCT扫描获得的DICOM数据进行模型拟合，显示获得了5.0~6.0mm的水平向骨增量，牙槽骨宽度满足种植需求。

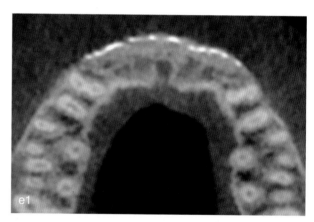

图6-6　Terheyden 2/4型骨缺损，3D打印钛网支撑的引导骨再生（续）

e. 骨增量术后即刻CBCT检查。e1. 牙槽嵴顶的水平向断层，可见钛网与骨面密贴，骨增量材料充填效果良好。

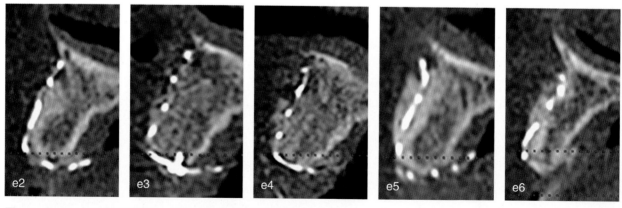

图6-6　Terheyden 2/4型骨缺损，3D打印钛网支撑的引导骨再生（续）

e. 骨增量术后即刻CBCT检查。e2~e6. 分别为模拟上颌右侧尖牙至左侧侧切牙种植位点的颊舌向断层。骨增量材料充填效果良好，充分占据了术前所设计的骨增量空间。

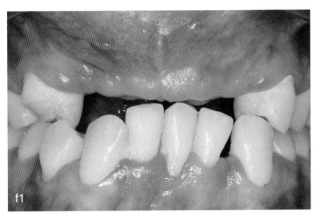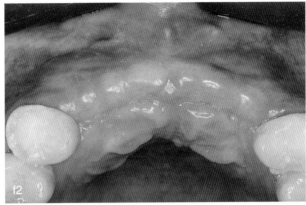

图6-6 Terheyden 2/4型骨缺损,3D打印钛网支撑的引导骨再生(续)

f. 骨增量术后6个月后复诊的口内照片检查。f1. 正面观。f2. 船面观。牙槽骨弓轮廓丰满,创口愈合良好,附着黏膜健康、无红肿,钛网无暴露。

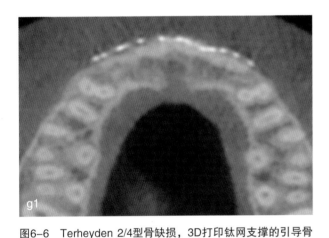

图6-6 Terheyden 2/4型骨缺损,3D打印钛网支撑的引导骨再生(续)

g. 骨增量术后6个月的CBCT检查。g1. 牙槽嵴顶的水平向断层,可见骨增量效果明显,骨密度理想,唇侧可见皮质骨形成。

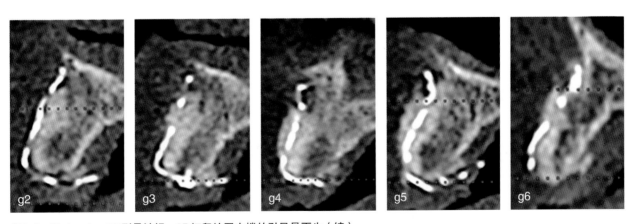

图6-6 Terheyden 2/4型骨缺损,3D打印钛网支撑的引导骨再生(续)

g. 骨增量术后6个月的CBCT检查。g2~g6. 分别为上颌右侧尖牙左侧侧切牙种植位点的颊舌向断层。可见骨增量效果明显,骨密度理想,唇侧可见皮质骨形成。

行盐酸阿替卡因骨膜上浸润麻醉，手术切口与上次骨增量手术相同。翻黏骨膜瓣，暴露术区，根方剥离至骨增量区域完全显露钛网（图6-6h1），钛网与下方新骨之间未见明显空隙、只存在较薄的假骨膜，钛网所维持的空间内成骨体积和质量满意。取下固定钛网的微螺钉，用剥离子去除生长到钛网表面的新骨后挺松钛网，将其取出。钛网取出后可见缺牙区的牙槽骨轮廓形态饱满，可用骨高度和厚度理想，骨表面皮质骨化理想，质地坚韧、光滑完整，有些许假骨膜附着（图6-6h2）。在牙支持式CAD/CAM 3D打印外科导板的引导下预备种植窝（图6-6h3），

在上颌右侧尖牙、上颌左侧中切牙和侧切牙位点植入3颗直径3.3mm、长度12mm的骨水平种植体（创英，中国），种植体的三维位置与轴向理想（图6-6h4）。覆盖可吸收性胶原膜（Bio-Gide，Geistlich，瑞士）和膜片状浓缩生长因子（CGF），复位黏骨膜瓣，无张力创口初期关闭（图6-6h5，h6）。

术后即刻CBCT检查显示，种植体完全被骨所包绕，颈缘低于骨平面，与近远中邻牙均有合适的安全距离，距离邻牙牙根2mm以上，唇侧骨壁丰满，有1.5mm以上的骨厚度（图6-6i）。

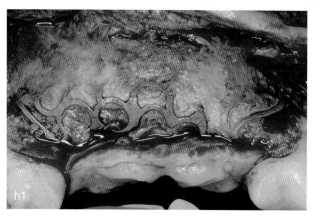
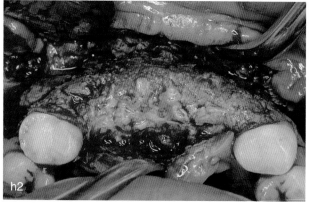

图6-6　Terheyden 2/4型骨缺损，3D打印钛网支撑的引导骨再生（续）
h. 取钛网同期植入种植体的术中照片。h1. 按照原手术切口切开，翻黏骨膜瓣，取下钛网的固定螺钉并从骨面剥离钛网。h2. 钛网取出后的耠面观。可见骨增量效果显著，表面光滑，质地坚韧。

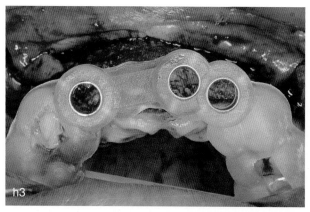
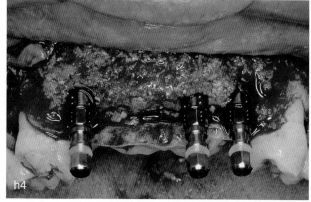

图6-6　Terheyden 2/4型骨缺损，3D打印钛网支撑的引导骨再生（续）
h. 取钛网同期植入种植体的术中照片。h3. 在CAD/CAM导板的引导下进行种植窝预备。h4. 在上颌右侧尖牙、左侧中切牙和侧切牙位点植入种植体。

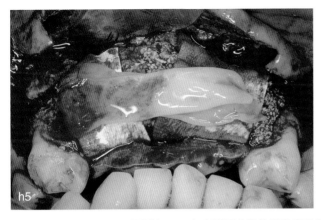
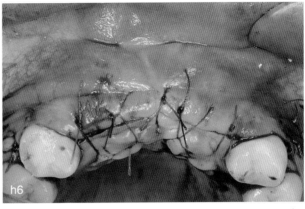

图6-6 Terheyden 2/4型骨缺损，3D打印钛网支撑的引导骨再生（续）

h. 取钛网同期植入种植体的术中照片。h5. 在骨增量的新骨表面植入少量的细颗粒去蛋白牛骨矿物质，表面覆盖单层生物可吸收性胶原膜和膜片状浓缩生长因子（CGF）。h6. 黏骨膜充分减张后，无张力创口初期关闭。

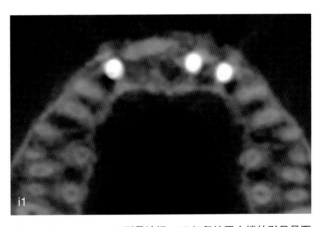

图6-6 Terheyden 2/4型骨缺损，3D打印钛网支撑的引导骨再生（续）

i. 种植术后即刻CBCT检查。i1. 牙槽嵴顶的水平向断层，可见种植体植入位点理想，充分被骨组织包绕。

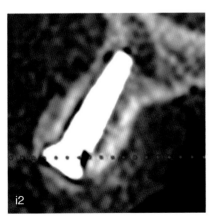
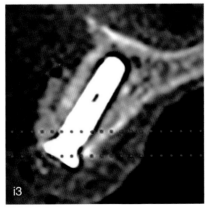
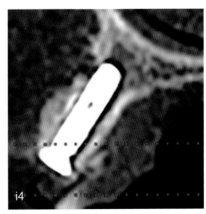

图6-6 Terheyden 2/4型骨缺损，3D打印钛网支撑的引导骨再生（续）

i. 种植术后即刻CBCT检查。i2~i4. 分别为上颌右侧尖牙、左侧中切牙和侧切牙种植位点的颊舌向断层。可见种植体植入位点理想，充分被骨组织包绕。

修复程序

种植后6个月行二期手术。CBCT检查显示，骨增量效果稳定可靠，种植体周围骨量充分，唇侧的骨密度进一步增高，厚度仍约1.5mm以上，新骨质量理想（图6-6j）。术前口内检查可见缺牙区丰满度良好，牙龈呈粉红色，角化龈充足（图6-6k1，k2）。在牙槽嵴顶做水平向切口，取出封闭螺钉，更换愈合帽，间断缝合（图6-6k3）。

1个月后进行临时修复。戴入个性化基台（图6-6l1）和临时修复体，平行投照根尖放射线片显示种植体周围骨组织稳定，无明显吸收（图6-6l2）。

4个月后进行最终修复。戴入3颗种植体支持式五单位螺钉固位全瓷修复体，可见种植体周围软组织健康，骨弓轮廓理想（图6-6m1~m4）。平行投照根尖放射线片显示种植体周围骨组织无明显吸收，修复体与基台密合（图6-6m5）。

戴入最终修复体后1年后复诊。CBCT扫描显示种植体周围骨结合良好，骨高度稳定，骨密度理想，骨增量效果可靠（图6-6n）。

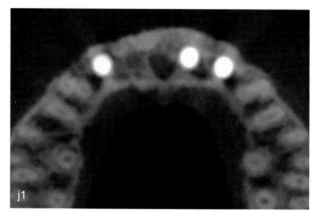

图6-6 Terheyden 2/4型骨缺损，3D打印钛网支撑的引导骨再生（续）

j. 种植术后6个月的CBCT检查。j1. 牙槽嵴顶的水平向断层，种植体周围骨密度进一步增高，骨增量效果稳定且可靠。

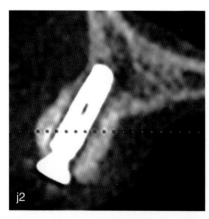
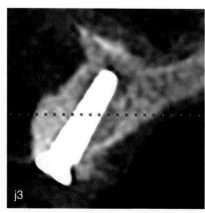
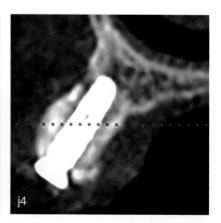

图6-6 Terheyden 2/4型骨缺损，3D打印钛网支撑的引导骨再生（续）

j. 种植术后6个月的CBCT检查。j2~j4. 分别为上颌右侧尖牙、左侧中切牙和侧切牙种植位点的颊舌向断层。可见种植体周围骨密度进一步增高，骨增量效果稳定且可靠。

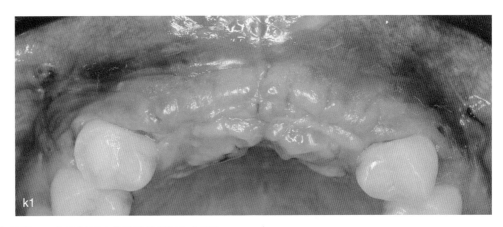

图6-6　Terheyden 2/4型骨缺损，3D打印钛网支撑的引导骨再生（续）

k. 种植术后6个月，二期手术。k1. 二期手术术前口内照片，殆面观。可见骨弓轮廓理想，创口愈合良好，附着黏膜健康、无红肿，角化黏膜充足。

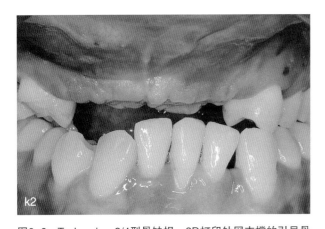

图6-6　Terheyden 2/4型骨缺损，3D打印钛网支撑的引导骨再生（续）

k. 种植术后6个月，二期手术。k2. 二期手术前口内照片，正面观。附着龈宽度理想。

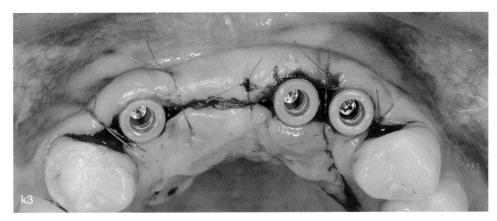

图6-6　Terheyden 2/4型骨缺损，3D打印钛网支撑的引导骨再生（续）

k. 种植术后6个月，二期手术。k3. 局部浸润麻醉后做牙槽嵴顶水平切口，翻较小的黏骨膜瓣，取出封闭螺钉，更换愈合帽，修整牙龈形态后，间断缝合。

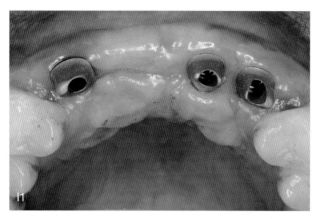
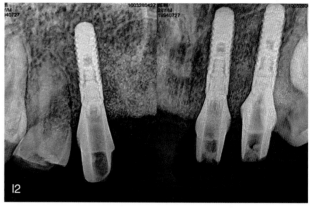

图6-6　Terheyden 2/4型骨缺损，3D打印钛网支撑的引导骨再生（续）

l. 临时修复。l1. 二期手术戴入愈合帽1个月后，制作个性化基台。戴入基台，基台被动就位，用于支持临时修复体。l2. 根尖放射线片显示，种植体周围骨高度稳定，基台与种植体密合。

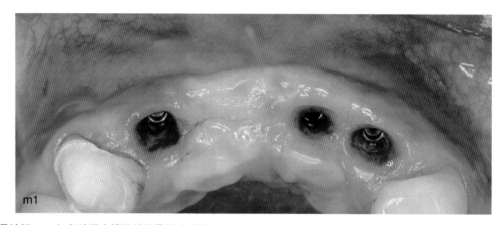

图6-6　Terheyden 2/4型骨缺损，3D打印钛网支撑的引导骨再生（续）

m. 最终修复。m1. 戴用临时修复体4个月后进行最终修复。制取印模前的口内照片，𬌗面观。可见骨弓轮廓理想，附着黏膜健康、无红肿，角化黏膜充足，过渡带轮廓良好，种植体平台处于理想的龈缘下深度。

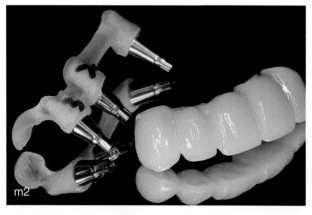
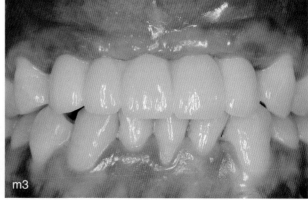

图6-6　Terheyden 2/4型骨缺损，3D打印钛网支撑的引导骨再生（续）

m. 最终修复。m2. 3颗种植体支持式五单位螺钉固位全瓷修复体，口外观。m3. 在口内戴入3颗种植体支持式五单位全瓷修复体，正面观。可见种植体周围软组织健康。

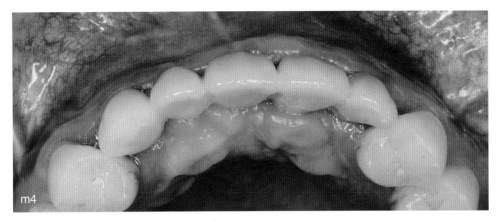

图6-6　Terheyden 2/4型骨缺损，3D打印钛网支撑的引导骨再生（续）

m. 最终修复。m4. 在口内戴入3颗种植体支持的五单位螺钉固位全瓷修复体，𬌗面观。可见骨弓轮廓理想，种植体周围软组织健康，修复体轮廓协调。

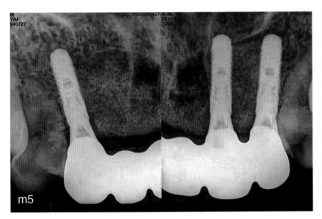
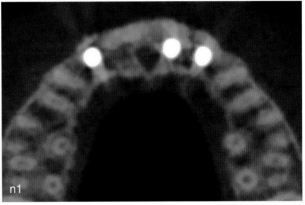

图6-6　Terheyden 2/4型骨缺损，3D打印钛网支撑的引导骨再生（续）

m. 最终修复。m5. 戴入最终修复体即刻拍摄的根尖放射线片显示，种植体周围骨高度稳定，修复体被动就位。n. 戴入最终修复体1年后的CBCT检查。n1. 牙槽嵴顶水平向断层，骨弓轮廓稳定，骨密度理想。

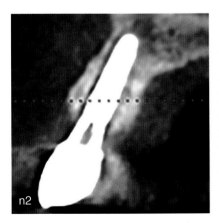
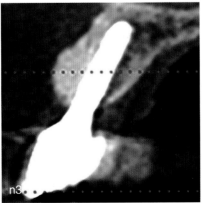
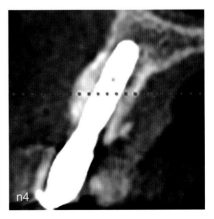

图6-6　Terheyden 2/4型骨缺损，3D打印钛网支撑的引导骨再生（续）

n. 戴入最终修复体1年后的CBCT检查。n2～n4. 分别为上颌右侧尖牙、左侧中切牙和侧切牙种植位点的颊舌向断层。骨弓轮廓稳定，骨密度理想，种植体周围骨高度稳定。

钛网植入位置的分析

钛网实际位置与术前设计位置相比，在水平向略偏右侧约1.5mm（图6-6o）。图6-6o清楚显

示因钛网植入位置偏移导致钛网的腭侧边缘未能与骨壁贴合。但是，骨增量轮廓分析显示未明显影响骨增量效果（图6-6p～v）。

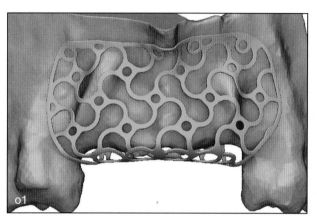
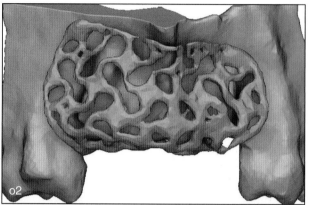
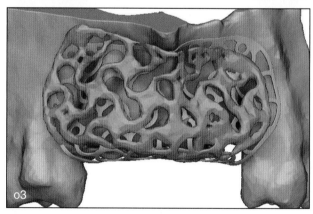
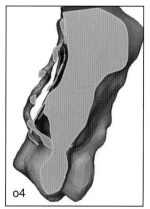
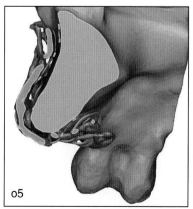
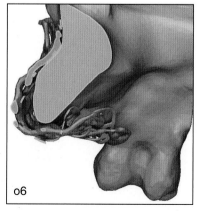

图6-6 Terheyden 2/4型骨缺损，3D打印钛网支撑的引导骨再生（续）

o. 钛网植入位置分析。o1～o3. 分别为术前设计的钛网位置、钛网的实际植入位置以及钛网实际位置与术前设计位置对比的正面观。o4～o6. 分别为上颌右侧尖牙和左侧中切牙、侧切牙位点的颊舌向断层。钛网实际位置在水平向略偏右侧约1.5mm。

钛网位置的稳定性分析

钛网植入6个月后与植入后的即刻位置相比，钛网位置稳定，几乎不存在偏差（图6-6p），钛网位置稳定的原因取决于如下因素：①与3D打印个性化钛网的材料、制造工艺以及构型设计相关；②与钛网的坚固固定相关。

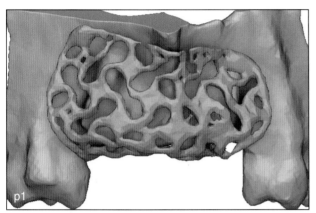
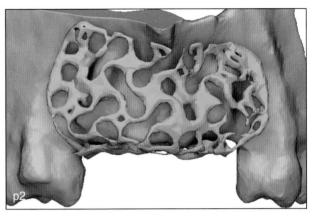
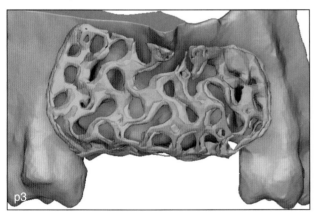
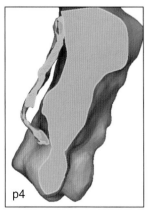
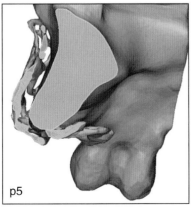
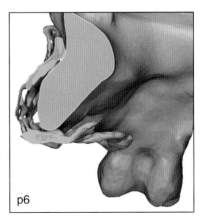

图6-6　Terheyden 2/4型骨缺损，3D打印钛网支撑的引导骨再生（续）
p. 钛网位置稳定性分析。p1~p3. 分别为钛网植入后的即刻位置、钛网植入6个月后的位置以及钛网植入6个月后与植入后即刻位置对比的正面观。p4~p6. 分别为上颌右侧尖牙和左侧中切牙、侧切牙位点的颊舌向断层。钛网位置准确，几乎不存在偏差。

骨增量体积的分析

用布尔运算（nTopology软件）分析了不同时期的骨增量体积变化（图6-6q～图6-6u）。

● **骨增量体积分析之一："术后即刻"vs"术前设计"的骨增量体积** 实际骨增量体积（1219.46mm³）与术前设计骨增量体积（1057.32mm³）相比，增加了15.33%（图6-6q）。其原因是骨增量材料溢出术前设计的骨增量范围，是钛网作为骨增量间隙维持装置的常见的良性现象。

● **骨增量体积分析之二："术后6个月"vs"术后即刻"的骨增量体积** 术后6个月拆除钛

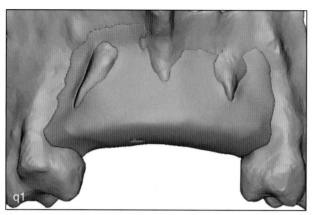
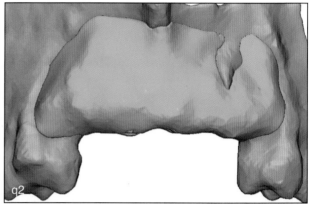
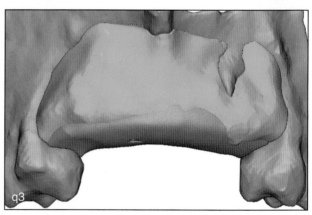
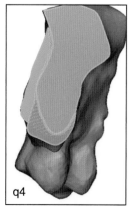
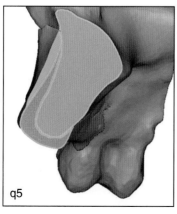
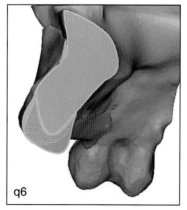

图6-6 Terheyden 2/4型骨缺损，3D打印钛网支撑的引导骨再生（续）

q. 骨增量体积分析之一。q1～q3. 分别为术前设计的骨增量体积、术后即刻的实际骨增量体积以及术后即刻的实际骨增量体积与术前设计骨增量体积对比的正面观。q4～q6. 分别为上颌右侧尖牙和左侧中切牙、侧切牙位点的颊舌向断层。实际骨增量体积增加了15.33%。

网，拆钛网之前骨增量体积（1217.24mm³）与术后即刻相比（1219.46mm³），减少了0.19%（图6-6r）。其主要原因可能是溢出术前设计的骨增量范围的骨增量材料吸收或改建现象。

● **骨增量体积分析之三："植入种植体后"vs"拆钛网前"的骨增量体积** 术后

6个月拆除钛网并植入种植体。基于同一天的CBCT扫描，拆钛网并植入种植体之后（1147.46mm³）与拆钛网之前（1217.38mm³）相比，骨增量体积减少了5.74%（图6-6s），原因可能是拆除钛网时部分钛网边缘骨被损失。

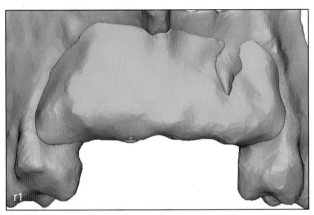
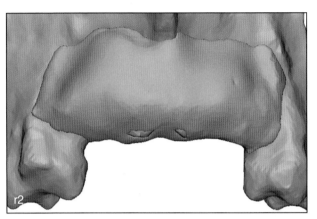
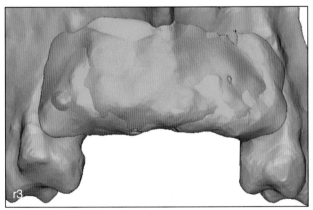
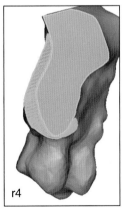
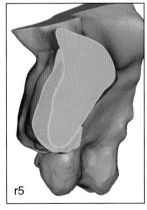
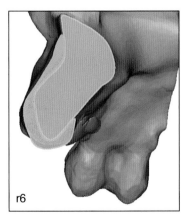

图6-6　Terheyden 2/4型骨缺损，3D打印钛网支撑的引导骨再生（续）

r. 骨增量体积分析之二。r1～r3. 分别为术后即刻的实际骨增量体积、术后6个月的骨增量体积以及术后6个月的骨增量体积与术后即刻骨增量体积对比的正面观。r4～r6. 分别为上颌右侧尖牙和左侧中切牙、侧切牙位点的颊舌向断层。骨增量体积减少了0.19%。

● 骨增量体积分析之四："植入种植体6个月后"vs"植入种植体后"的骨增量体积 植入种植体6个月后行二期手术，术前的骨增量体积（1189.95mm³）与拆钛网并植入种植体之后（1147.46mm³）相比，增加了3.70%（图

6-6t）。其原因是新骨进一步成熟，骨增量轮廓边缘的骨密度显著增加，提取的CBCT数据信号较强。

● 骨增量体积分析之五："植入种植体1年后"vs"植入种植体6个月后"的骨增量

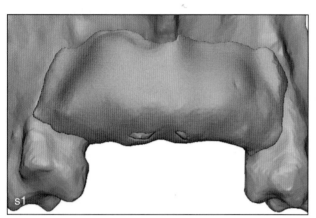
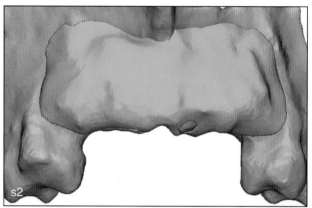
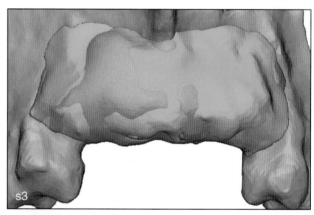
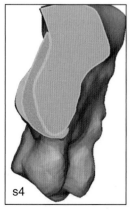
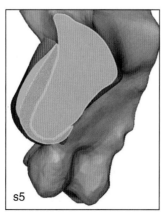
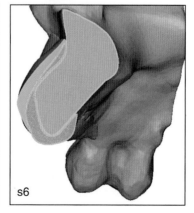

图6-6 Terheyden 2/4型骨缺损，3D打印钛网支撑的引导骨再生（续）

s. 骨增量体积分析之三。s1～s3. 分别为术后6个月拆钛网的骨增量体积、拆钛网并同期植入种植体后的骨增量体积以及拆钛网后与拆钛网前骨增量体积对比的正面观。s4～s6. 分别为上颌右侧尖牙和左侧中切牙、侧切牙位点的颊舌向断层。骨增量体积减少了5.74%。

体积　植入种植体1年（戴入临时修复体3个月）后行最终修复。此时的骨增量体积（1181.08mm³）与植入种植体3个月戴入临时修复体前（1189.95mm³）相比，减少了0.75%（图6-6u）。可能的原因是戴临时修复体的3个月过程中，骨改建的结果。

骨增量轮廓分析

用Blue Sky Plan软件匹配不同时期的颌骨模型，观察和比较颊舌向骨增量的轮廓变化。

● **种植体植入前的骨增量轮廓**　与骨增量术后即刻相比，术后6个月拆除钛网前上颌右侧中切牙、左侧中切牙和侧切牙3个种植位点的骨增

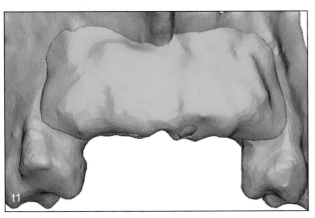
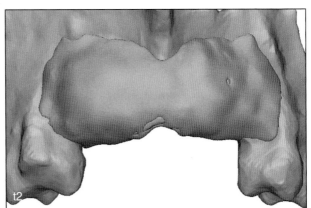
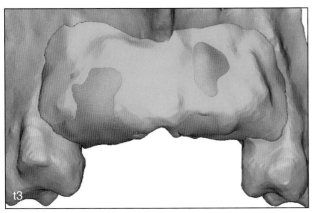
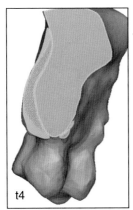
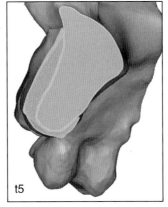
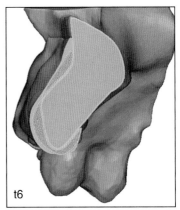

图6-6　Terheyden 2/4型骨缺损，3D打印钛网支撑的引导骨再生（续）

t. 骨增量体积分析之四。t1～t3. 分别为拆除钛网并同期植入种植体后的骨增量体积、6个月后二期手术时的骨增量体积以及6个月后与种植后即刻骨增量体积对比的正面观。t4～t6. 分别为上颌右侧尖牙和左侧中切牙、侧切牙位点的颊舌向断层。骨增量体积增加了3.70%。

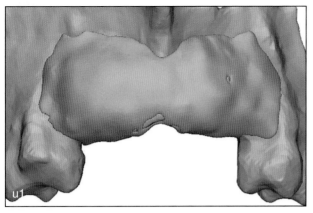
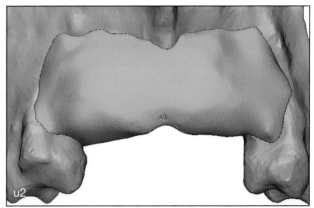
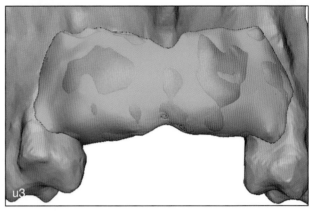

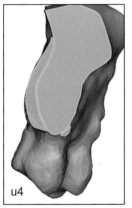
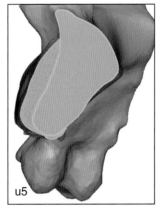
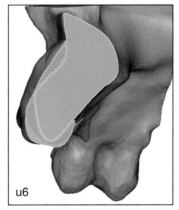

图6-6 Terheyden 2/4型骨缺损，3D打印钛网支撑的引导骨再生（续）

u. 骨增量体积分析之五。u1~u3. 分别为种植体植入后6个月的骨增量体积、1年的骨增量体积以及种植体植入1年后与种植体植入后6个月骨增量体积对比的正面观。u4~u6. 分别为上颌右侧尖牙和左侧中切牙、侧切牙位点的颊舌向断层。骨增量体积减少了0.75%。

量轮廓稳定，新骨垂直向高度及颊舌向骨厚度无明显变化，新骨质量理想（图6-6v）。

● **二期手术前的骨增量轮廓** 骨增量术后6个月后在拆钛网同期植入种植体。与拆除钛网前相比，3个种植位点的新骨颊舌向骨厚度无明显变化，但垂直向高度变化较为明显（图6-6u2）。其原因为种植体植入在较深位置后发生的适应性骨轮廓变化。

● **戴入修复体后的骨增量轮廓** 戴临时修复体和最终修复体时期的对比分析显示，骨增量轮廓非常稳定，新骨垂直向高度及颊舌向骨厚度无明显变化（图6-6u3）。

讨论

该患者归类为该患者归类为Terheyden 2/4型骨缺损，选择3D打印个性化钛网辅助引导骨再生

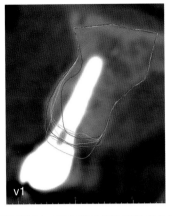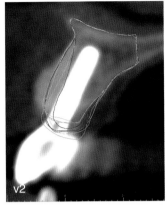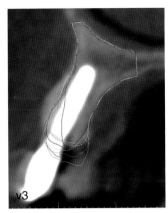

图6-6　Terheyden 2/4型骨缺损，3D打印钛网支撑的引导骨再生（续）

v. 骨增量轮廓分析。v1~v3. 分别为上颌右侧尖牙和左侧中切牙、侧切牙位点的颊舌向断层。①红色：术前残余基骨；②绿色：骨增量设计；③紫色：骨增量术后即刻；④黄色：骨增量术后6个月（拆钛网前）；⑤粉色：拆钛网同期种植后；⑥橙色：种植后6个月（二期手术前）；⑦蓝色：种植后1年（戴入临时修复体3个月，最终修复前），可见骨增量轮廓理想。

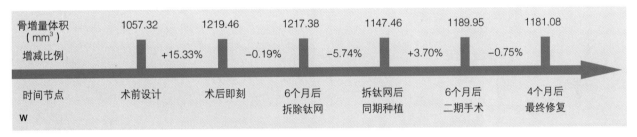

骨增量体积（mm³）	1057.32		1219.46		1217.38		1147.46		1189.95		1181.08
增减比例		+15.33%		−0.19%		−5.74%		+3.70%		−0.75%	
时间节点	术前设计		术后即刻		6个月后 拆除钛网		拆钛网后 同期种植		6个月后 二期手术		4个月后 最终修复

w

图6-6　Terheyden 2/4型骨缺损，3D打印钛网支撑的引导骨再生（续）

w　骨增量体积的变化。

（GBR），骨增量材料为术区根方获取的颗粒状自体骨与去蛋白牛骨矿物质的1:1混合物。

本病例为前牙区连续缺失伴严重水平向骨量不足的高难度病例，但本次手术获得了较为理想的骨增量效果，成功因素如下：①3D打印个性化钛网提供并维持了可靠且精准的成骨空间，利于理想骨轮廓的恢复；②颗粒状自体骨与骨代用品1:1混合，增加骨代用品的骨诱导力、骨引导力、骨再生能力，提高了新骨质量；③在骨代用材料与颗粒状自体骨混合时加入了富血小板纤维蛋白（i-PRF），形成具有黏性的骨粉团（sticky bone），不但可增加其操作便利性和机械抗压效果，还可通过其中富含的生长/信号因子提高植骨材料的骨诱导能力；④可吸收性胶原膜与CGF膜

的双重覆盖，促进组织愈合，降低钛网早期暴露的风险；⑤实现了无张力创口关闭，一期愈合。

通过16个月的CBCT分析，骨增量体积非常稳定：16个月后的骨增量体积与术前设计相比有所增加，为11.71%；与骨增量术后即刻相比略有减少，为3.15%（图6-6w）。颊舌向断层的骨增量轮廓分析显示，颊舌向的骨增量轮廓稳定；由于种植体的植入位置较深，加之戴入临时牙后，牙槽骨垂直向轮廓发生了适应性变化。

迪迈仕（Digital Mesh）3D打印个性化钛网（3D-PITM）。钛网设计：孙甲文，付钢；种植外科程序：付钢；种植修复程序：付钢；术中摄像和照相：何田，唐晓枫；手术配合：唐晓枫，吴庆庆；放射线诊断程序：吴庆庆，唐晓枫；数据分析：孙甲文，任斌；病例完成时间：2022年

病例之七：上颌连续7颗牙缺失，3/4型骨缺损

患者基本信息和术前检查

25岁男性患者，10余年前上颌多颗牙因外伤缺失，曾于外院行牙支持式固定桥修复。现因固定桥修复失败来我院就诊，要求行固定修复。

患者身体健康，一般状态良好，不吸烟、不饮酒，否认药物过敏史，依从性强。口腔检查可见口腔卫生良好，上颌右侧侧切牙至左侧第一磨牙缺失，缺牙区牙槽骨严重吸收，厚龈表型，缺牙位点附着龈宽度略不足，上颌右侧尖牙为牙支持式树脂修复体完好（图6-7a）。CBCT扫描显示，缺牙位点牙槽骨与下颌骨呈Ⅲ类反𬌗关系（图6-7b1，b2），缺牙区牙槽嵴垂直向及水平向均有明显吸收。以下是拟种植位点的CBCT颊舌向断层测量值。上颌右侧侧切牙位点：水平向骨宽度约4.5mm，骨高度约15mm；上颌左侧中切牙位点：水平向骨宽度约5mm，骨高度约13mm；上颌左侧尖牙位点：水平向骨宽度约4mm，骨高度约

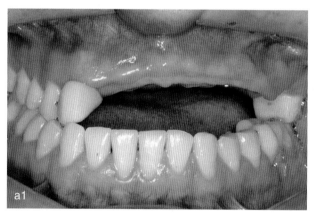
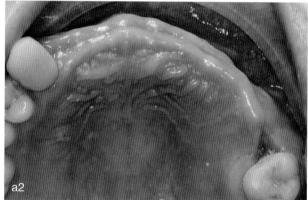

图6-7 Terheyden 3/4型骨缺损，3D打印钛网支撑的引导骨再生

a. 术前口内检查。a1. 正面观。a2. 𬌗面观。上颌右侧侧切牙至左侧第一磨牙缺失，上下牙弓呈Ⅲ类反𬌗关系，厚龈表型，缺牙位点附着龈宽度略不足，口腔卫生良好。

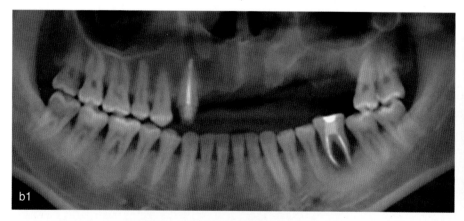
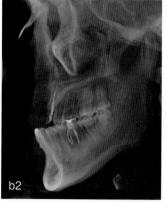

图6-7 Terheyden 3/4型骨缺损，3D打印钛网支撑的引导骨再生（续）

b. 术前放射线检查。b1. 曲面体层放射线片，上颌右侧侧切牙至上颌左侧第一磨牙缺失，上颌右侧尖牙和下颌左侧第一磨牙可见根管充填影像。b2. 头颅侧位放射线片，缺牙位点牙槽骨与下颌骨呈Ⅲ类反𬌗关系。

18mm；上颌左侧第一磨牙位点：水平向骨宽度约9mm，骨高度约9mm。上颌左侧尖牙根管充填，根尖未见明显异常（图6-7b3～b6）。

诊断与方案设计

根据Terheyden牙槽骨缺损分类，该患者上颌归类为3/4型骨缺损，按照"国际口腔种植学会（ITI）临床指南系列第7卷（2014）"中的建议，连续多颗牙缺失相关的Terheyden 3/4型骨缺损有

两种骨增量方案。"夹层骨移植"和"块状自体外置法骨移植或牵张成骨"。显然，这两种常规骨增量方案损伤较大，操作复杂，技术敏感性较高。鉴于患者缺牙数目及牙槽骨缺损情况，3D打印个性化钛网（3D-PITM）可以有效地为该患者创造与维持骨增量空间，种植治疗计划如下。

● **3D打印个性化钛网设计**　首先将CBCT扫描的DICOM数据、模型扫描等数据导入至设计软件中进行虚拟排牙，以修复为引导，结合CBCT

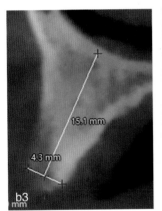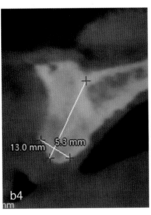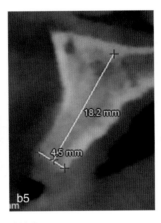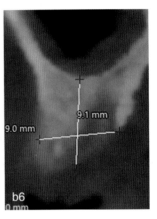

图6-7　Terheyden 3/4型骨缺损，3D打印钛网支撑的引导骨再生（续）

b. 术前放射线检查。b3～b6. 分别为拟植入种植体的上颌右侧侧切牙以及左侧中切牙、尖牙和第一磨牙位点的颊舌向断层。除需要修复不同程度的水平向和垂直向骨量不足外，必须矫正Ⅲ类反𬌗关系。

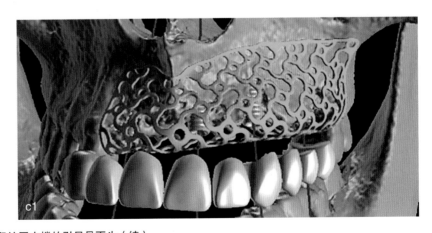

图6-7　Terheyden 3/4型骨缺损，3D打印钛网支撑的引导骨再生（续）

c. 3D打印个性化钛网设计。c1. 基于CBCT扫描的DICOM数据设计的3D打印个性化钛网的工程图，正面观。可见数字化模拟设计的修复体与钛网之间的位置关系。

扫描的DICOM数据重建颌骨模型，按照水平向和垂直向的骨增量轮廓均过增量1mm的原则设计钛网，重塑骨弓轮廓（图6-7c1，c2，c7）。基于以上的钛网设计思路与设计原则，拟种植位点的骨增量数据如下（图6-7c3～c6）。上颌右侧侧切牙位点：垂直向骨增量约4.10mm，水平向骨厚度约6.72mm；上颌左侧中切牙位点：垂直向骨增量约6.74mm，水平向骨厚度约7.05mm；上颌左侧尖牙位点：垂直向骨增量约4.40mm，水平向骨厚度约7.50mm；上颌左侧第一磨牙位点：垂直向骨增量约2.24mm，水平向骨厚度约10.68mm。

- 第一次手术：骨增量　术中所使用的骨增量材料为原位根方获取的颗粒自体骨与去蛋白牛骨矿物质的1∶1混合物。缺牙区行钛网维持空间的引导骨再生，分阶段种植。
- 第二次手术：取钛网和植入种植体　10～12个月后取出钛网，植入种植体。
- 第三次手术：软组织移植　4个月后行软组织移植术增宽角化龈。
- 第四次手术：二期手术　1个月后行二期手术。
- 修复程序　1个月后通过种植体支持式临时修复体成形软组织，3个月后戴入最终修复体。

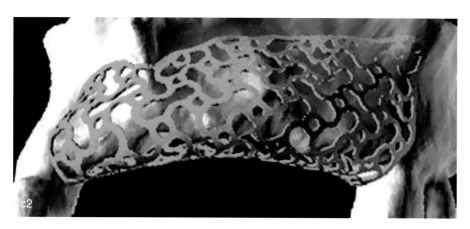

图6-7　Terheyden 3/4型骨缺损，3D打印钛网支撑的引导骨再生（续）
c. 3D打印个性化钛网设计。c2. 基于CBCT扫描的DICOM数据设计的3D打印个性化钛网的工程图，侧面观。可见个性化钛网水平向与垂直向骨增量程度。

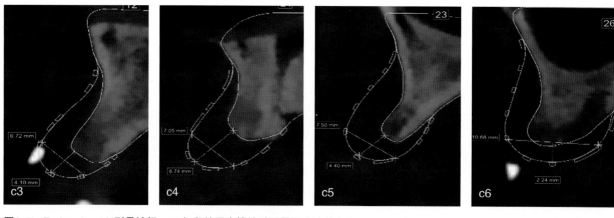

图6-7　Terheyden 3/4型骨缺损，3D打印钛网支撑的引导骨再生（续）
c. 3D打印个性化钛网设计。c3～c6. 为基于CBCT扫描的DICOM数据重建颌骨模型并虚拟设计骨增量轮廓，分别为模拟上颌右侧侧切牙以及上颌左侧中切牙、尖牙和第一磨牙种植位点的颊舌向断层。

第一次手术：骨增量

术前拆除上颌右侧尖牙树脂冠。行盐酸阿替卡因骨膜上浸润麻醉，做牙槽嵴顶水平向切口以及右侧尖牙和左侧第二磨牙远中的两个垂直向松弛切口，翻黏骨膜瓣，暴露缺牙区牙槽嵴顶及骨壁，用大球钻清理骨面纤维结缔组织、用小球钻开放骨髓腔（图6-7d1）。试戴3D打印个性化钛网（迪迈仕，中国），钛网就位准确、贴合理想（图6-7d2）。在唇侧骨壁用骨刨进一步去皮质化，收集约0.5g的自体骨屑（6-7d3），与2.5g细颗粒去蛋白牛骨矿物质（Bio-Oss，Geistlich，瑞士）按照1∶5混合，并用从术区收集血液调拌。然后将混合的骨增量材料置于个性化钛网内，并压实（图6-7d4），就位钛网，用1颗1.5mm×5mm和3颗1.5mm×7mm的微螺钉（中邦，中国）坚固固定。继续通过钛网的孔隙充填骨增量材料并压实，直至骨增量材料完全填实钛网下方的成骨空间（图6-7d5）。随后，在钛网表面覆盖双侧生物可吸收性胶原膜（Bio-Gide，Geistlich，瑞士），并在胶原膜表面覆盖膜片状浓缩生长因子（CGF）（图6-7d6）。切断黏骨膜瓣基底的骨膜层，充分减张，复位黏骨膜瓣，用5-0不可吸收聚丙烯缝线（Prolene，Ethicon，美国）间断缝合，无张力创口初期关闭（图6-7d7）。

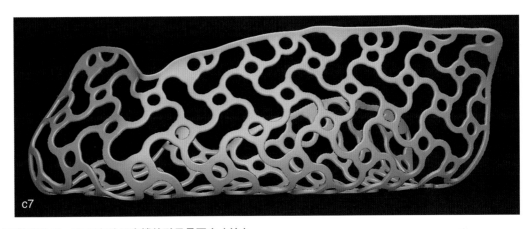

图6-7　Terheyden 3/4型骨缺损，3D打印钛网支撑的引导骨再生（续）
c. 3D打印个性化钛网设计。c7. 基于CBCT扫描的DICOM数据设计的3D打印个性化钛网的工程图，3D打印个性化钛网的正面观，钛网厚度为0.4mm。

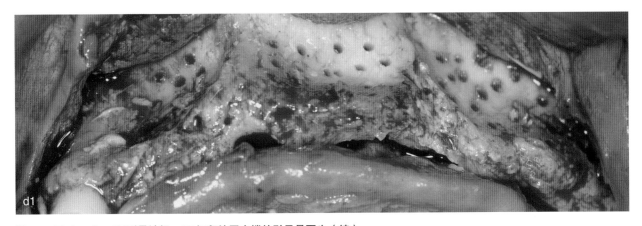

图6-7　Terheyden 3/4型骨缺损，3D打印钛网支撑的引导骨再生（续）
d. 第一次手术：骨增量术中照片。d1. 翻黏骨膜瓣，暴露骨增量术区，牙槽轮廓塌陷明显，存在水平向和垂直向骨缺损，清理附着于骨表面的纤维结缔组织后用小球钻充分开放骨髓腔。

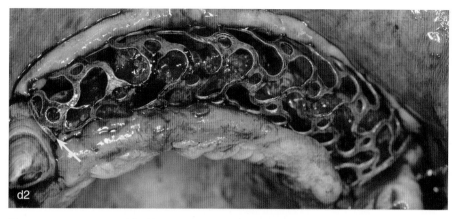

图6-7　Terheyden 3/4型骨缺损，3D打印钛网支撑的引导骨再生（续）

d.　第一次手术：骨增量术中照片。d2. 试戴3D打印个性化钛网。钛网的右侧边缘接触到了右侧尖牙的牙根（箭头所示）。此时需要将钛网向远中略微调整，直至钛网就位准确、贴合理想。

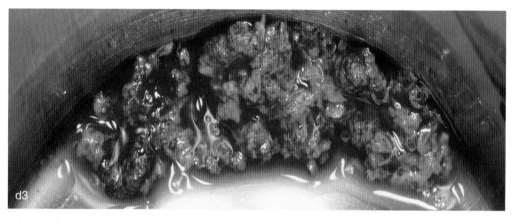

图6-7　Terheyden 3/4型骨缺损，3D打印钛网支撑的引导骨再生（续）

d.　第一次手术：骨增量术中照片。d3. 用骨刨从术区和术区周围获取约0.5g的自体骨屑，与骨代用品结合，可以增加骨增量材料的骨生成、骨诱导和骨引导能力。

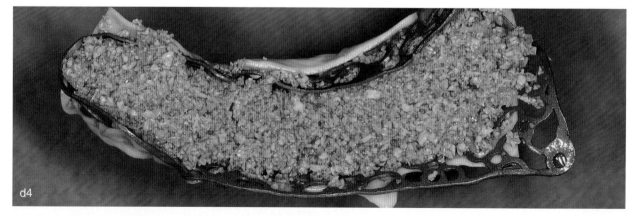

图6-7　Terheyden 3/4型骨缺损，3D打印钛网支撑的引导骨再生（续）

d.　第一次手术：骨增量术中照片。d4. 将0.5g自体骨屑与2.5g细颗粒的去蛋白牛骨矿物质进行1∶5混合，并用从术区收集的血液调拌。之后将其置入钛网中，组织面观。

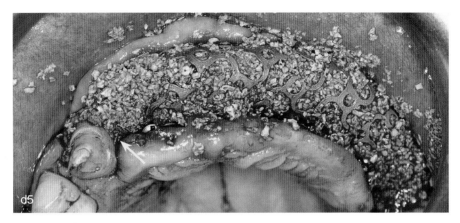

图6-7　Terheyden 3/4型骨缺损，3D打印钛网支撑的引导骨再生（续）

d.　第一次手术：骨增量术中照片。d5. 就位含有骨增量材料的钛网，并用4颗微螺钉坚固固定。之后，继续通过钛网的孔隙充填骨增量材料并压实。此时可见钛网的右侧边缘与右侧尖牙的牙根保持安全距离（箭头所示）。

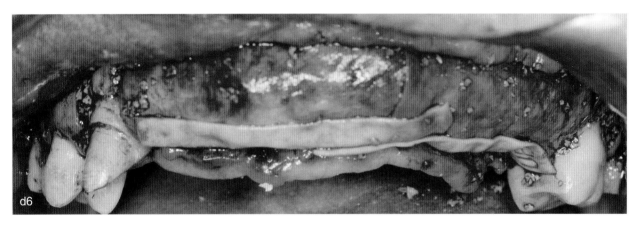

图6-7　Terheyden 3/4型骨缺损，3D打印钛网支撑的引导骨再生（续）

d.　第一次手术：骨增量术中照片。d6. 继续通过钛网的孔隙充填骨增量材料并压实后，清理散落的骨增量材料，在钛网表面覆盖双层生物可吸收性胶原膜。之后在胶原膜表面覆盖膜片状浓缩生长因子（CGF）。

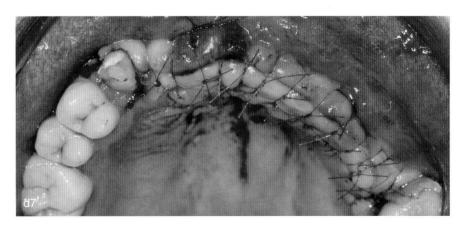

图6-7　Terheyden 3/4型骨缺损，3D打印钛网支撑的引导骨再生（续）

d.　第一次手术：骨增量术中照片。d7. 切断黏骨膜瓣基底的骨膜层，充分减张黏骨膜瓣。复位黏骨膜瓣，用5-0不可吸收聚丙烯缝线间断缝合，无张力创口初期关闭。

术后静脉滴注头孢呋辛酯3天，每天1次，每次1.5g；静脉滴注地塞米松注射液3天，每天1次，每次10mg，静脉滴注甲硝唑注射液3天，每天1次，每次500mg；葡萄糖酸氯己定含漱液含漱，每天3次，直至拆线。

术后即刻CBCT检查显示，钛网与基骨密贴，骨缺损区的骨增量材料饱满，植骨区骨密度影像类似松质骨（图6-7e）。

术后21天复诊，准备拆除缝线。口内检查可见创口愈合良好、无裂开，无异常分泌物。患者主诉术后前3天局部软组织轻微肿胀、略有痛感，但不影响日常生活（图6-7f）。

第二次手术：取钛网和植入种植体

骨增量术后10个月复诊。CBCT扫描显示，骨增量区饱满，新骨充满钛网形成的成骨空间、新骨骨密度理想，骨密度高于术后即刻CBCT扫描影像，新骨表面皮质骨化（图6-7g）。患者因工作原因未按原计划时间复诊，至术后18个月复诊检查，并在4个月后进行第二次手术。

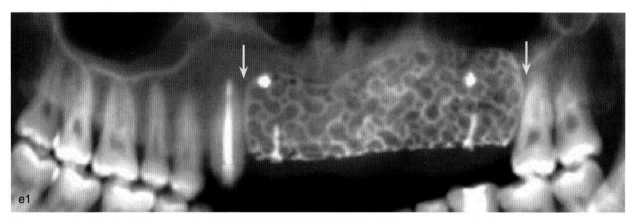

图6-7　Terheyden 3/4型骨缺损，3D打印钛网支撑的引导骨再生（续）
e. 骨增量术后即刻放射线检查。e1. 曲面体层放射线片，可见钛网就位良好，钛网的近中和远中边缘距离上颌右侧尖牙和左侧第一磨牙的牙根均保持安全距离（箭头所示）。

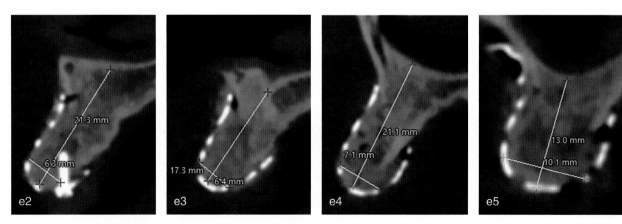

图6-7　Terheyden 3/4型骨缺损，3D打印钛网支撑的引导骨再生（续）
e. 骨增量术后即刻放射线检查。e2～e5. 分别为拟植入种植体的上颌右侧侧切牙以及左侧中切牙、尖牙和第一磨牙位点的颊舌向断层。钛网与骨面密贴，骨缺损区的骨增量材料饱满，充分占据了术前所设计的骨增量空间，骨密度影像类似松质骨。

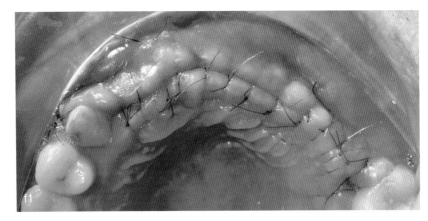

图6-7 Terheyden 3/4型骨缺损，3D打印钛网支撑的引导骨再生（续）

f. 骨增量术后21天拆线前的口内照片。f1. 殆面观。创口愈合良好，无异常分泌物。创口无裂开，无钛网暴露，也没有黏膜下钛网透出的金属色。

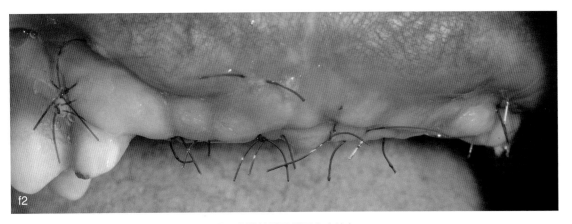

图6-7 Terheyden 3/4型骨缺损，3D打印钛网支撑的引导骨再生（续）

f. 骨增量术后21天拆线前的口内照片。f2. 正面观。创口愈合良好，无异常分泌物。创口无裂开，无钛网暴露，也没有黏膜下钛网透出的金属色。

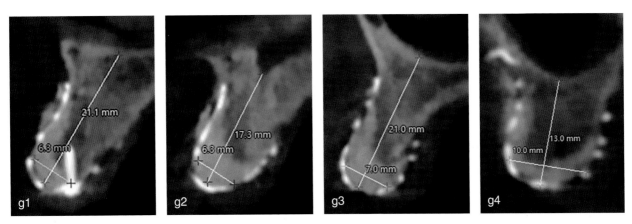

图6-7 Terheyden 3/4型骨缺损，3D打印钛网支撑的引导骨再生（续）

g. 骨增量术后10个月的CBCT检查。g1～g4. 分别为拟植入种植体的上颌右侧侧切牙以及左侧中切牙、尖牙和第一磨牙位点的颊舌向断层。钛网与骨面密贴，新骨充满钛网形成的成骨空间，骨密度理想，表面皮质骨化。

口内检查见骨增量区域愈合良好，黏膜下可见钛网影，但未见钛网暴露，骨弓轮廓明显丰满于骨增量手术前（图6-7h1，h2）。CBCT扫描显示，新骨基本充满钛网形成的成骨空间、新骨骨密度理想，新骨表面皮质骨化（图6-7h3～h6）。由于骨增量后的骨弓轮廓理想，可以按照理想的三维位置与轴向设计种植体的植入位置（图6-7h7～h10）。

行盐酸阿替卡因骨膜上浸润麻醉，手术切口与上次骨增量手术相同。钝性加锐性分离翻黏骨膜瓣，暴露骨增量区。钛网下可见假骨膜与黏骨膜瓣粘连，部分钛网外可见少量新骨形成（图6-7i1）。颊侧及腭侧根方剥离至骨增量区完全显露（图6-7i2），可见钛网与下方新骨之间未见明显空隙、只存在较薄的假骨膜，钛网所维持的空间内成骨体积和质量满意（图6-7i1，i2）。用配套的螺钉扳手旋出固定钛网的4颗微螺钉，用剥离子去除生长到钛网表面的新骨。随后将剥离子插入钛网与假骨膜之间，挺松钛网，并将其分段取出（图6-7i3）。取出钛网后可见骨增量区域表面依然有部分假骨膜附着，缺牙区的牙槽骨外形

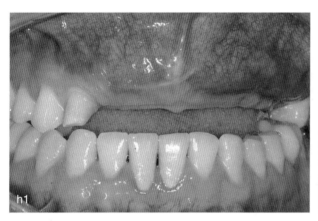
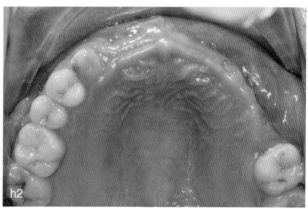

图6-7 Terheyden 3/4型骨缺损，3D打印钛网支撑的引导骨再生（续）
h. 骨增量后18个月拆钛网和植入种植体。h1. 正面观。h2. 𬌗面观，唇侧丰满度较理想，轮廓与下颌牙齿较为协调，钛网无暴露。创口愈合良好，切口愈合的线样瘢痕不明显。

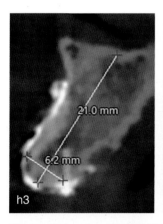
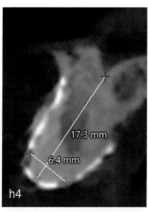
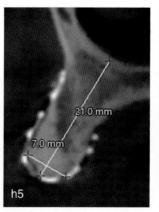
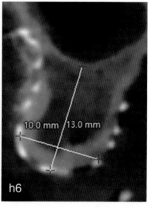

图6-7 Terheyden 3/4型骨缺损，3D打印钛网支撑的引导骨再生（续）
h. 骨增量后18个月拆钛网和植入种植体。h3～h6. CBCT检查，分别为拟植入种植体的上颌右侧侧切牙以及左侧中切牙、尖牙和第一磨牙位点的颊舌向断层。钛网与骨面密贴，新骨充满钛网形成的成骨空间，骨密度理想，表面皮质骨化。

恢复良好，可用骨高度和骨宽度理想（图6-7i4，i5）。透过假骨膜，依稀可见新骨皮质骨化理想，未见骨代用品颗粒。

取出钛网后戴入先锋钻外科导板，导板就位良好，在导板引导下逐级预备种植窝（图6-7i6）在上颌右侧侧切牙位点、左侧中切牙、尖牙和第一磨牙位点分别植入直径3.3mm（长度12mm）、直径4.1mm（长度12mm）、直径4.1mm（长度12mm）和直径4.8mm（长度10mm）的骨水平锥柱状亲水表面种植体（BLT，SLActive，TiZr，

Straumann，瑞士）。种植体获得了理想的三维位置与轴向，种植体平台均位于骨下约1.0mm（图6-7i7，i8），最终植入扭矩均大于25Ncm。取下种植体携带体，安放2.0mm高的愈合帽（图6-7i9），复位黏骨膜瓣，间断缝合，无张力创口初期关闭（图6-7i10，i11）。

术后即刻CBCT检查显示，4颗种植体完全被骨所包绕，三维位置与轴向理想，与近中和远中邻牙均保持合适的安全距离，唇侧均至少保留2.0mm以上的骨板厚度（图6-7j）。

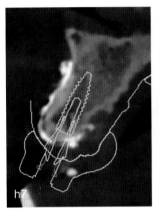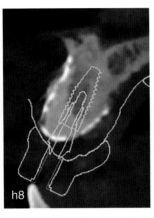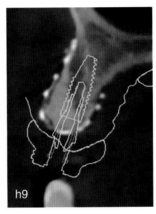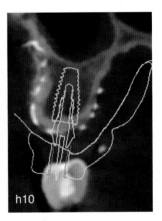

图6-7　Terheyden 3/4型骨缺损，3D打印钛网支撑的引导骨再生（续）

h. 骨增量后18个月拆钛网和植入种植体。h7～h10. 种植体植入位置和种植外科导板术设计，分别为拟植入种植体的上颌右侧侧切牙以及左侧中切牙、尖牙和第一磨牙位点的颊舌向断层。种植体唇侧均保留有充足的骨厚度。

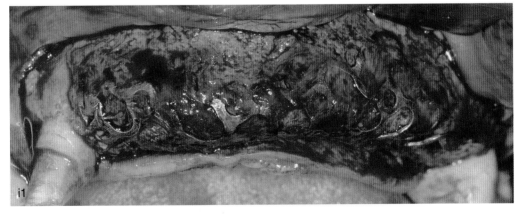

图6-7　Terheyden 3/4型骨缺损，3D打印钛网支撑的引导骨再生（续）

i. 第二次手术：取钛网并同期植入种植体的术中照片。i1. 正面观。按照前次手术的切口切开黏骨膜，翻黏骨膜瓣，显示钛网与下方新骨之间未见明显空隙，钛网所维持的成骨空间内成骨体积和质量理想。

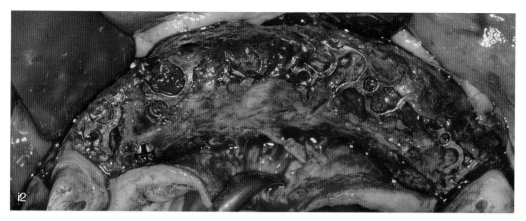

图6-7　Terheyden 3/4型骨缺损，3D打印钛网支撑的引导骨再生（续）

i. 第二次手术：取钛网并同期植入种植体的术中照片。i2. 殆面观。按照前次手术的切口切开黏骨膜，翻黏骨膜瓣，显示钛网与下方新骨之间未见明显空隙，钛网所维持的成骨空间内成骨体积和质量理想。

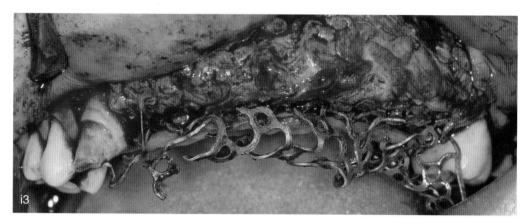

图6-7　Terheyden 3/4型骨缺损，3D打印钛网支撑的引导骨再生（续）

i. 第二次手术：取钛网并同期植入种植体的术中照片。i3. 殆面观。去除生长到钛网表面的新骨，挺松钛网，锐性分离。因为钛网面积较大，将其分段后从骨面剥离。

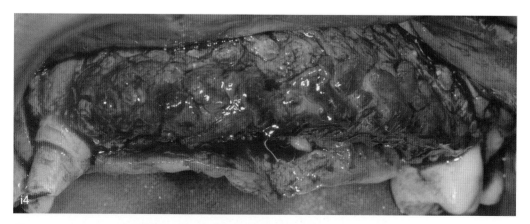

图6-7　Terheyden 3/4型骨缺损，3D打印钛网支撑的引导骨再生（续）

i. 第二次手术：取钛网并同期植入种植体的术中照片。i4. 正面观。钛网取出后，缺损区的牙弓恢复到了较为理想的形态和位置，可用骨厚度理想，假骨膜覆盖部分新骨表面。

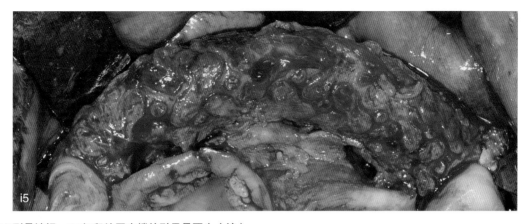

图6-7　Terheyden 3/4型骨缺损，3D打印钛网支撑的引导骨再生（续）

i.　第二次手术：取钛网并同期植入种植体的术中照片。i5. 𬌗面观。钛网取出后，缺损区的牙弓恢复到了较为理想的形态和位置，可用骨厚度理想，假骨膜覆盖部分新骨表面。

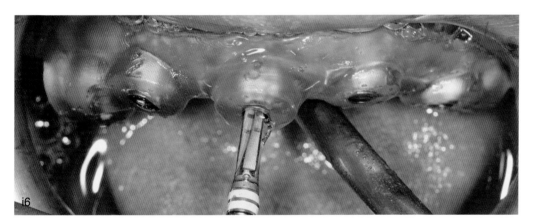

图6-7　Terheyden 3/4型骨缺损，3D打印钛网支撑的引导骨再生（续）

i.　第二次手术：取钛网并同期植入种植体的术中照片。i6. 正面观。按照术前规划，就位种植外科导板在上颌右侧侧切牙以及左侧中切牙、尖牙和第一磨牙位点预备种植窝。

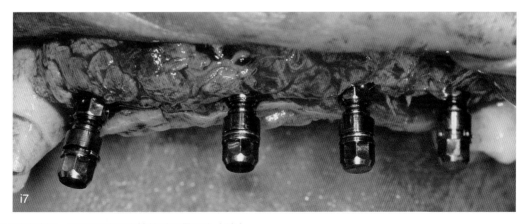

图6-7　Terheyden 3/4型骨缺损，3D打印钛网支撑的引导骨再生（续）

i.　第二次手术：取钛网并同期植入种植体的术中照片。i7. 正面观。在上颌右侧侧切牙以及左侧中切牙、尖牙和第一磨牙位点植入种植体，种植体获得了理想的三维位置与轴向。

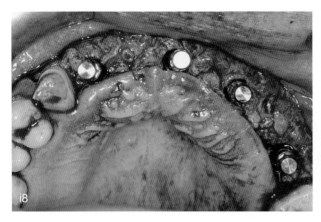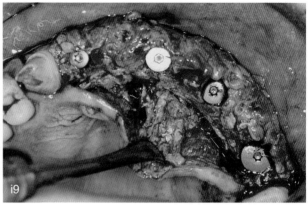

图6-7　Terheyden 3/4型骨缺损，3D打印钛网支撑的引导骨再生（续）

i. 第二次手术：取钛网并同期植入种植体的术中照片。i8. 殆面观。在上颌右侧侧切牙以及左侧中切牙、尖牙和第一磨牙位点植入种植体，种植体获得了理想的三维位置与轴向。i9. 殆面观。取下携带体，安放2mm高的愈合帽。

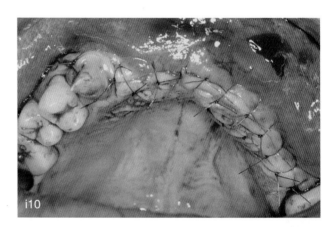

图6-7　Terheyden 3/4型骨缺损，3D打印钛网支撑的引导骨再生（续）

i. 第二次手术：取钛网并同期植入种植体的术中照片。i10. 殆面观。复位黏骨膜瓣，间断缝合，无张力创口初期关闭。

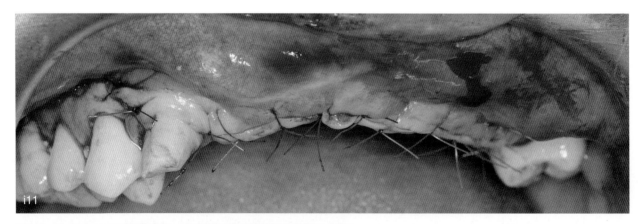

图6-7　Terheyden 3/4型骨缺损，3D打印钛网支撑的引导骨再生（续）

i. 第二次手术：取钛网并同期植入种植体的术中照片。i11. 正面观。复位黏骨膜瓣，间断缝合，无张力创口初期关闭，植入的4颗骨水平种植体潜入式愈合。

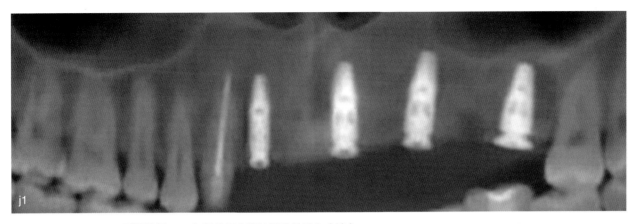

图6-7 Terheyden 3/4型骨缺损,3D打印钛网支撑的引导骨再生(续)

j. 植入种植体后的即刻放射线检查。j1. 曲面体层放射线片,在上颌右侧侧切牙以及左侧中切牙、尖牙和第一磨牙位点植入种植体,种植体获得了理想的三维位置。

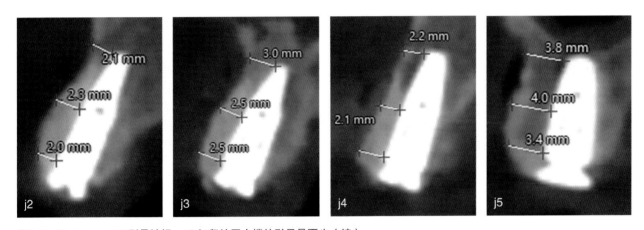

图6-7 Terheyden 3/4型骨缺损,3D打印钛网支撑的引导骨再生(续)

j. 植入种植体后的即刻放射线检查。j2~j5. 分别为植入种植体的上颌右侧侧切牙以及左侧中切牙、尖牙和第一磨牙位点的颊舌向断层。种植体完全被骨所包绕,唇侧保留有2.0mm以上的骨厚度,种植体轴向理想。

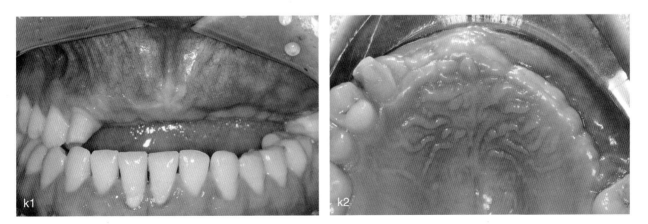

图6-7 Terheyden 3/4型骨缺损,3D打印钛网支撑的引导骨再生(续)

k. 种植体植入4个月后进行软组织移植。k1. 正面观。k2. 殆面观。可见创口愈合良好,膜龈联合接近牙槽嵴顶,附着黏膜宽度不足,但牙槽嵴顶的附着黏膜质量较为理想。

第三次手术：软组织移植

种植体植入4个月后复诊，切取带上皮的腭部游离黏膜进行软组织移植以增宽角化龈。口内检查可见创口愈合良好，增量的骨弓轮廓理想，缺牙区前庭沟消失，膜龈联合接近牙槽嵴顶，附着黏膜宽度不足，但牙槽嵴顶的附着黏膜质量较为理想（图6-7k1，k2）。CBCT检查显示，缺牙区增量的骨轮廓理想，与术后相比无明显变化，种植体区域的骨密度进一步增高，新骨骨质量理想，唇侧厚度均超过1.5mm（图6-7k3~k7）。

术区行盐酸阿替卡因局部浸润麻醉，在上颌右侧侧切牙、左侧第一磨牙位点的牙槽嵴顶做略偏腭侧的水平向切口以及上颌右侧尖牙、左侧第二磨牙位点近中的两个垂直向松弛切口，锐性分离，做半厚瓣，5-0不可吸收缝线将半厚瓣固定于龈沟底，于上颌右侧侧切牙位点近中至左侧第一磨牙位点远中，距离腭侧牙龈缘约3mm处，锐性切取宽度7~8mm，厚度约2mm的结缔组织，去净结缔组织下方脂肪成分，为避免上颌右侧侧切牙位点近中和左侧第一磨牙位点远中出现移植材料不足，角化黏膜增量效果不佳的情况，将分两段获取结缔组织带，分别放置两侧缺牙区，四周边缘固定，间断缝合（图6-7l）。

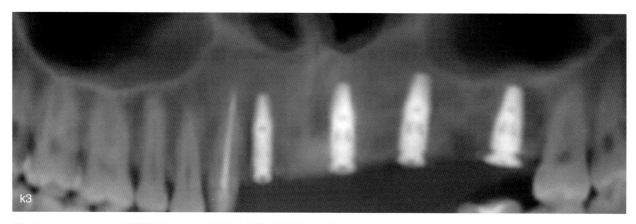

图6-7　Terheyden 3/4型骨缺损，3D打印钛网支撑的引导骨再生（续）
k. 种植体植入4个月后进行软组织移植。k3. 曲面体层放射线片，上颌右侧侧切牙以及左侧中切牙、尖牙和第一磨牙位点的种植体周围骨高度稳定。

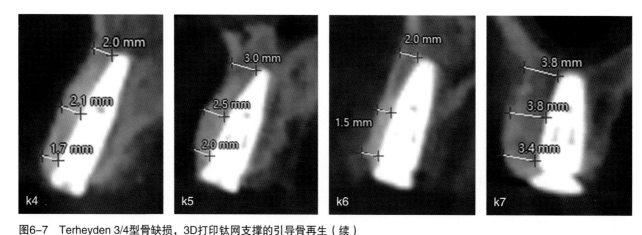

图6-7　Terheyden 3/4型骨缺损，3D打印钛网支撑的引导骨再生（续）
k. 种植体植入4个月后进行软组织移植。k4~k7. 分别为植入种植体的上颌右侧侧切牙以及左侧中切牙、尖牙和第一磨牙位点的颊舌向断层。种植体完全被骨所包绕，种植体周围骨高度稳定，唇侧保留1.5mm以上的骨厚度，种植体轴向理想。

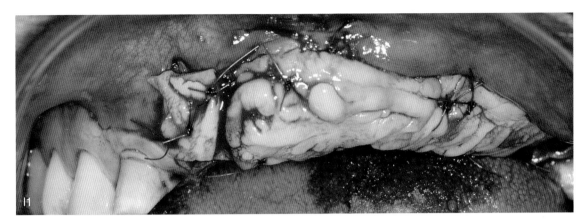

图6-7　Terheyden 3/4型骨缺损，3D打印钛网支撑的引导骨再生（续）

l. 第三次手术：软组织移植的术中照片。l1. 正面观。从腭侧切取宽度7～8mm、厚度约2mm的结缔组织，去净结缔组织下方脂肪，四周边缘固定，缝合。

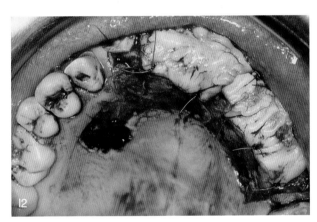
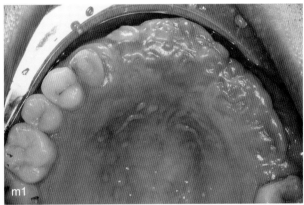

图6-7　Terheyden 3/4型骨缺损，3D打印钛网支撑的引导骨再生（续）

l. 第三次手术：软组织移植的术中照片。l2. 殆面观。将从腭侧切取的结缔组织，移植、固定。m. 第四次手术：软组织移植后2.5个月复诊，二期手术。m1. 术前口内照片，殆面观，附着黏膜质量理想。

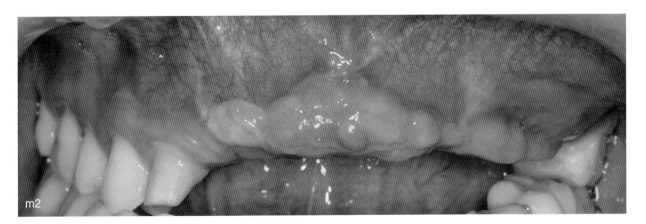

图6-7　Terheyden 3/4型骨缺损，3D打印钛网支撑的引导骨再生（续）

m. 第四次手术：软组织移植后2.5个月复诊，二期手术。m2. 术前口内照片，正面观，显示前庭沟较角化黏膜移植前有所加深，附着黏膜质量理想，附着黏膜宽度有所改善。

第四次手术：二期手术

角化黏膜移植后2.5个月行二期手术。口内检查可见，缺牙区软组织愈合良好，唇侧角化龈量较移植前明显增加，前庭沟有所加深（图6-7m1，m2）。术区行盐酸阿替卡因局部浸润麻醉，按照未来龈缘的连续弧线形态切开黏骨膜，翻瓣暴露4颗种植体，取出2mm高的愈合帽，更换为4mm高的愈合帽（Straumann，瑞士），严密缝合创口（图6-7m3，m4）。

二期手术3周后复诊，口内检查显示缺牙区骨弓轮廓形态理想，软组织健康稳定（图6-7n）。

临时修复程序

二期手术12周后复诊，戴入临时修复体，可见种植体周角化黏膜宽度良好，但龈缘形态欠佳（图6-7o1）。因此，进行唇侧软组织成形。沿现有的"膜龈联合"切开黏膜，行半厚瓣分离，向根方推进并固定黏膜瓣（图6-7o2），将角化龈缘修整成扇贝状，戴入调整后的临时修复体（图6-7o3），引导软组织成形。戴入临时修复体3周后复诊，软组织塑形良好（图6-7p）。

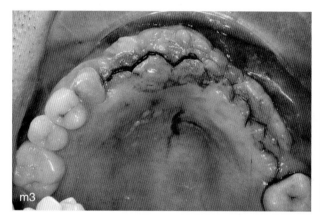
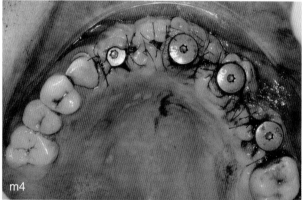

图6-7　Terheyden 3/4型骨缺损，3D打印钛网支撑的引导骨再生（续）

m. 第四次手术：软组织移植后2.5个月复诊，二期手术。m3，m4. 术中口内照片，𬌗面观，沿上颌右侧侧切牙至左侧第一磨牙位点牙槽嵴顶切开黏膜，切口呈连续弧线形，并在右侧尖牙和左侧第二磨牙近中做沟内切口，换上4mm高的愈合帽，缝合创口。

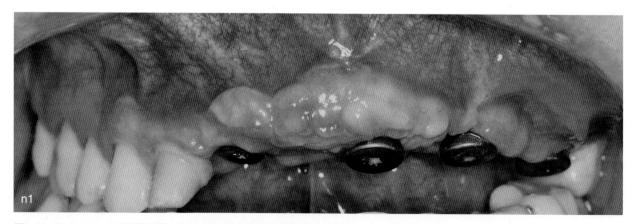

图6-7　Terheyden 3/4型骨缺损，3D打印钛网支撑的引导骨再生（续）

n. 二期手术后3周复诊，口内检查照片。n1. 正面观，显示前庭沟深度和角化黏膜宽度稳定，种植体周围软组织健康稳定，附着黏膜宽度超过2.0mm。

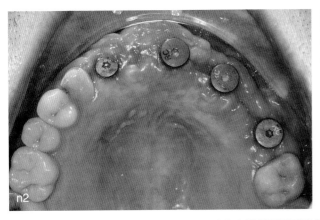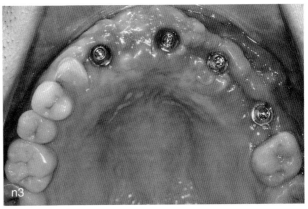

图6-7 Terheyden 3/4型骨缺损，3D打印钛网支撑的引导骨再生（续）

n. 二期手术后3周复诊，口内检查照片。n2. 取下愈合帽之前，𬌗面观。n3. 取下愈合帽之后，𬌗面观。显示前庭沟深度和角化黏膜宽度稳定，过渡带理想，种植体周围软组织健康稳定，附着黏膜宽度超过2.0mm。

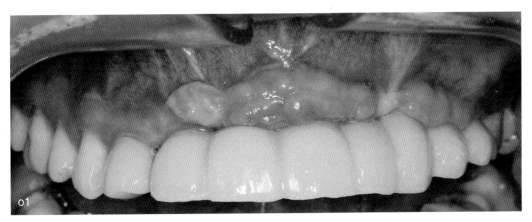

图6-7 Terheyden 3/4型骨缺损，3D打印钛网支撑的引导骨再生（续）

o. 二期手术后12周复诊，角化黏膜修整，同期戴入临时修复体。o1. 正面观。取下愈合帽，戴入临时修复体，可见种植体周围角化黏膜宽度稳定，但龈缘形态欠佳。

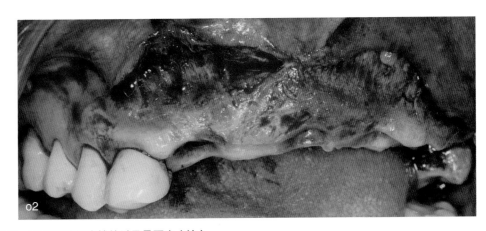

图6-7 Terheyden 3/4型骨缺损，3D打印钛网支撑的引导骨再生（续）

o. 二期手术后12周复诊，角化黏膜修整，同期戴入临时修复体。o2. 正面观。取下临时修复体，沿现有的"膜龈联合"行半厚瓣分离，形成不带骨膜的黏膜瓣，并向根方推进。

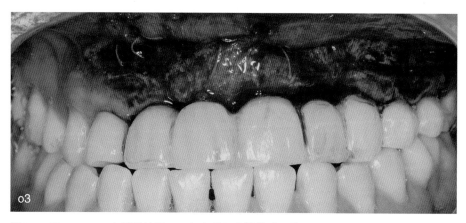

图6-7 Terheyden 3/4型骨缺损，3D打印钛网支撑的引导骨再生（续）

o. 二期手术后12周复诊，角化黏膜修整，同期戴入临时修复体。o3. 正面观。将黏膜瓣向根方推进，并用缝线缝合、固定，将角化龈缘修整成扇贝状，戴入调整后的临时修复体。

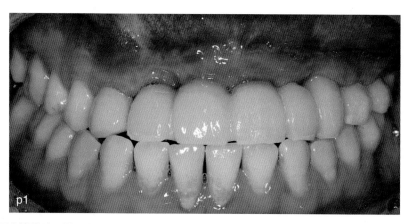

图6-7 Terheyden 3/4型骨缺损，3D打印钛网支撑的引导骨再生（续）

p. 角化黏膜修整和戴入临时修复体3周后复诊，口内照片。p1. 正面观。可见种植体周围软组织塑形良好，附着龈质量和宽度理想，前庭沟深度显著增加。

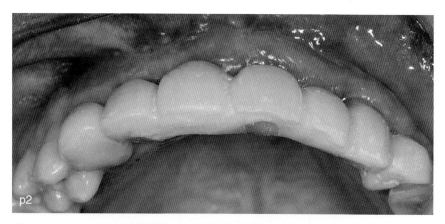

图6-7 Terheyden 3/4型骨缺损，3D打印钛网支撑的引导骨再生（续）

p. 角化黏膜修整和戴入临时修复体3周后复诊，口内照片。p2. 𬌗面观。可见种植体周围软组织塑形良好，附着龈质量和宽度理想，前庭沟深度显著增加，骨弓轮廓满意。

钛网植入位置的分析

钛网实际位置与术前设计位置相比，上颌右侧侧切牙位点在垂直向略偏冠方约1.36mm，在水平向略偏腭侧约1.73mm；上颌左侧中切牙位点在垂直向略偏冠方约0.99mm，在水平向略偏腭侧约0.92mm；上颌左侧尖牙位点在垂直向略偏冠方约1.40mm，在水平向略偏腭侧约1.40mm；上颌左侧第一磨牙位点在垂直向略冠根方约0.85mm，在水平向略偏腭侧约2.19mm（图6-7q）。整体而言，偏差不大。

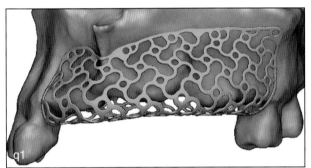
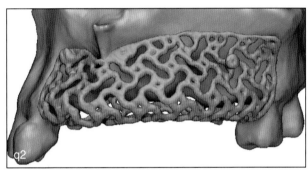
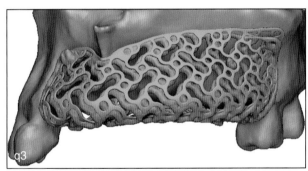

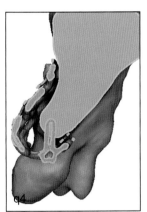
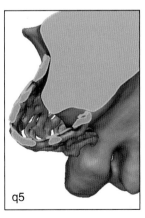
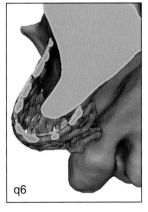
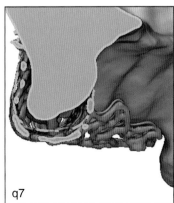

图6-7 Terheyden 3/4型骨缺损，3D打印钛网支撑的引导骨再生（续）

q. 钛网植入位置分析。q1~q3. 分别为术前设计的钛网位置、钛网实际植入位置以及钛网实际位置与术前设计位置对比的正面观。q4~q7. 分别为上颌右侧侧切牙以及左侧中切牙、尖牙和第一磨牙位点的颊舌向断层。钛网实际位置整体偏移均小于2.5mm。

233

钛网位置的稳定性分析

● **钛网位置稳定性分析之一：钛网植入10个月后与植入后的即刻位置对比** 钛网植入10个月后与植入后即刻的位置相比，钛网位置稳定，几乎不存在偏差（图6-7r）。对于本病例，钛网位置稳定的原因取决于如下因素：①3D打印个性化钛网的材料、制造工艺以及构型设计；②钛网的坚固固定。

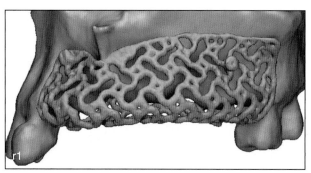
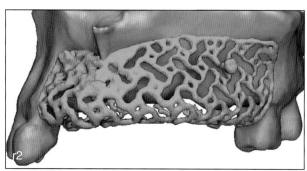
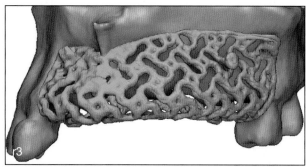
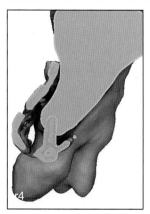
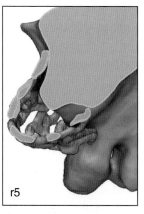
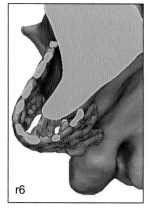
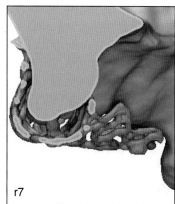

图6-7 Terheyden 3/4型骨缺损，3D打印钛网支撑的引导骨再生（续）

r. 钛网位置稳定性分析之一。r1~r3. 分别为钛网植入后即刻位置、钛网植入10个月后位置以及钛网植入10个月后与植入后即刻位置对比的正面观。r4~r7. 分别为上颌右侧侧切牙以及左侧中切牙、尖牙和第一磨牙位点的颊舌向断层。可见钛网位置稳定，几乎不存在偏差。

钛网位置的稳定性分析

● **钛网位置稳定性分析之二：钛网植入18个月后与植入10个月后的即刻位置对比** 钛网植入18个月后与钛网植入10个月后位置相比，钛网位

置稳定，几乎不存在偏差（图6-7s），对于本病例，钛网位置稳定的原因取决于如下因素：①3D打印个性化钛网的材料、制造工艺以及构型设计；②钛网的坚固固定。

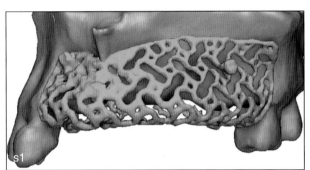
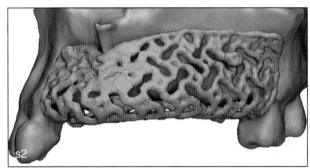
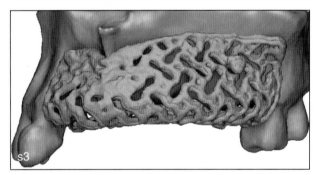

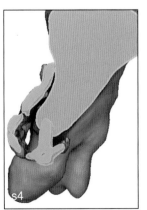
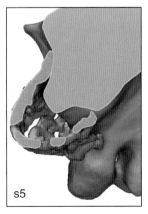
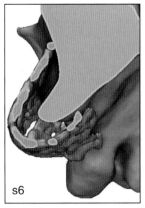
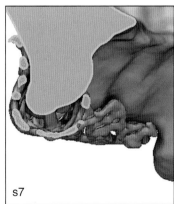

图6-7 Terheyden 3/4型骨缺损，3D打印钛网支撑的引导骨再生（续）

s. 钛网位置稳定性分析之二。s1~s3. 分别为钛网植入10个月后位置、钛网植入18个月后位置以及钛网植入18个月后与10个月后对比的正面观。s4~s7. 分别为上颌右侧侧切牙以及左侧中切牙、尖牙和第一磨牙位点的颊舌向断层。可见钛网位置稳定，几乎不存在偏差。

骨增量体积的分析

用布尔运算（nTopology软件）分析了不同时期的骨增量体积变化（图6-7t～x）。

● **骨增量体积分析之一："术后即刻"vs"术前设计"的骨增量体积** 实际骨增量体积（2367.09mm³）与术前设计骨增量体积（3034.14mm³）相比，减少了21.98%（图6-7t）。其原因是钛网位置与术前设计略有不同。与术前设计相比，术后钛网略向腭侧平移，导致钛网唇颊侧及颊侧根方形成的成骨空间减小，由此造成术后即刻骨增量体积减小。造成钛网平移的原因可能是钛网设计未充分延伸至根方基骨表面，导致术中进行固定时，钛网发生整体腭向偏移。

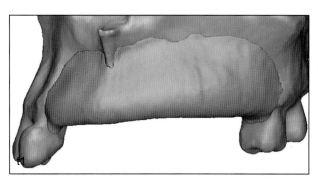
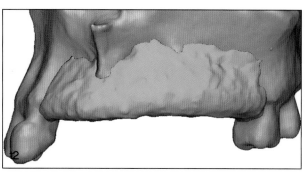
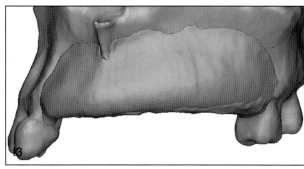
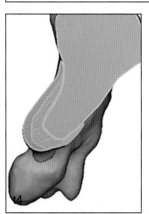
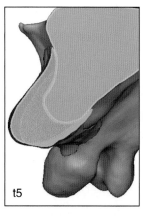
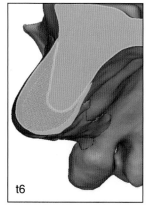
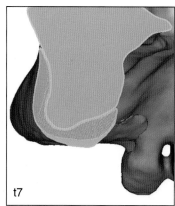

图6-7 Terheyden 3/4型骨缺损，3D打印钛网支撑的引导骨再生（续）

t. 骨增量体积分析之一。t1～t3. 分别为术前设计的骨增量体积、术后即刻的骨增量体积以及术后即刻与术前设计骨增量体积对比的正面观。t4～t7. 分别为上颌右侧侧切牙以及左侧中切牙、尖牙和第一磨牙位点的颊舌向断层。实际骨增量体积减少了21.98%。

骨增量体积的分析

● **骨增量体积分析之二："术后10个月" vs "术后即刻"的骨增量体积**　骨增量术后10个月复诊，骨增量体积（2378.07mm³）与术后即刻相比（2367.09mm³），骨增量体积增加了0.46%

（图6-7u）。骨增量体积维持稳定、无减少，体现出钛网支架结构的稳定性。同时，患者在植骨术后并无佩戴义齿，降低了钛网因咀嚼受压产生表面形变的风险。骨增量体积略有增加的原因是新骨成熟，提高了影像的辨识度。

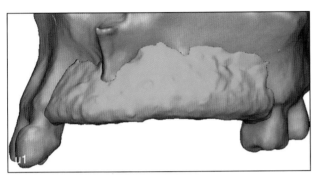
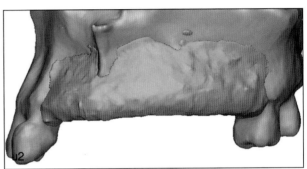
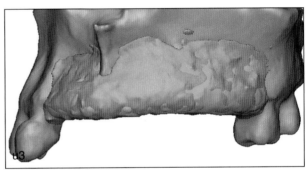

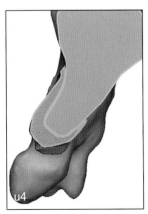
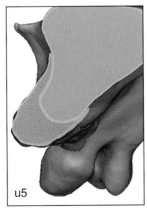
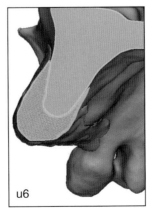
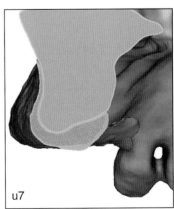

图6-7　Terheyden 3/4型骨缺损，3D打印钛网支撑的引导骨再生（续）

u. 骨增量体积分析之二。u1~u3. 分别为术后即刻骨增量体积、术后10个月骨增量体积以及术后10个月与术后即刻骨增量体积对比的正面观。u4~u7. 分别为上颌右侧侧切牙以及左侧中切牙、尖牙和第一磨牙位点的颊舌向断层。实际骨增量体积增加了0.46%。

骨增量体积的分析

● **骨增量体积分析之三："骨增量术后18个月"vs"骨增量术后10个月"的骨增量体积** 骨增量术后18个月的骨增量体积（2226.09mm³）比术后10个月（2378.07mm³），减少了6.39%

（图6-7v）。通过对比图可见，吸收范围主要位于牙槽嵴顶区。其原因在于牙槽嵴顶区的受压，以致钛网内侧表面的骨增量材料进一步吸收或改建有关，但整体轮廓和形态仍维持良好。

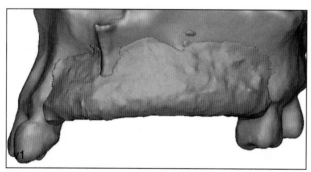
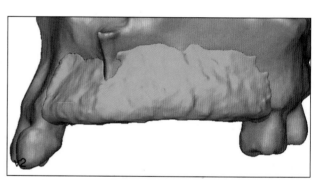
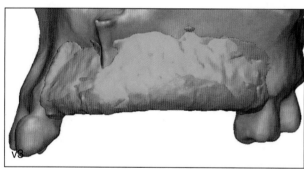
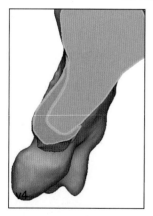
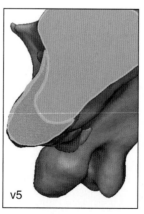
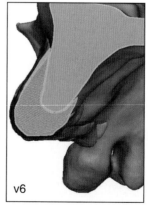
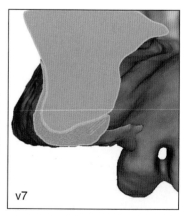

图6-7 Terheyden 3/4型骨缺损，3D打印钛网支撑的引导骨再生（续）

v. 骨增量体积分析之三。v1~v3. 分别为术后10个月骨增量体积、术后18个月骨增量体积以及术后18个月与术后10个月骨增量体积对比的正面观。v4~v7. 分别为上颌右侧侧切牙以及左侧中切牙、尖牙和第一磨牙位点的颊舌向断层。实际骨增量体积减少了6.39%。

骨增量体积的分析

● **骨增量体积分析之四："植入种植体后"vs"骨**
增量术后18个月"的骨增量体积　种植体
植入手术在4个月后进行，植入种植体之后
（2339.78mm³）与植入种植体之前（骨增量术

后18个月）（2226.09mm³）相比，骨增量体积
增加了5.11%（图6-7w）。其原因可能是拆除
钛网后，部分位于钛网孔隙间已成骨的区域被
纳入了体积增量计算，而拆除钛网前只纳入了
钛网内侧体积所致。

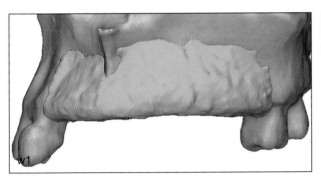
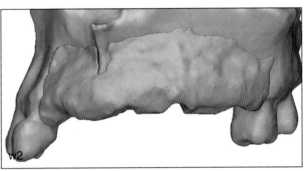
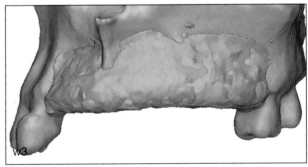
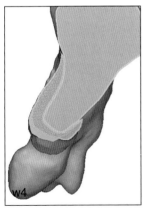
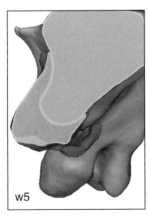
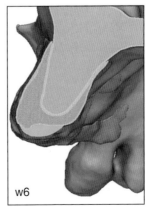
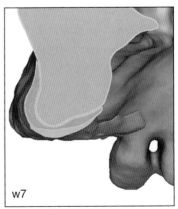

图6-7　Terheyden 3/4型骨缺损，3D打印钛网支撑的引导骨再生（续）
w. 骨增量体积分析之四。w1～w3. 分别为术后18个月骨增量体积、种植术后骨增量体积以及种植术后与术后18个月骨增量体积对比的正面观。w4～w7. 分别为上颌右侧侧切牙以及左侧中切牙、尖牙和第一磨牙位点的颊舌向断层。实际骨增量体积减少了5.11%。

骨增量体积的分析

● 骨增量体积分析之五："植入种植体后4个月、7个月、10个月"vs"植入种植体后"　植入种植体之后4个月、7个月、10个月体积分别为（2146.57mm³）、（2044.61mm³）、（1916.25mm³）与植入种植体后当日（2339.78mm³）相比，骨增量体积分别减少了8.25%（图6-7x1～x5）、12.61%（图6-7x6～x10）和18.10%（图6-7x11～x15）。骨改建区域主要发生在牙槽嵴顶区域，可能与种植体植入后以及角化黏膜移植后该区域发生骨改建有关。

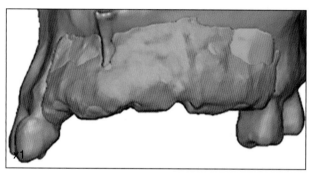

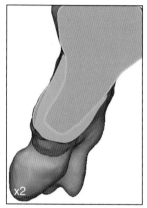 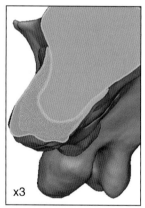 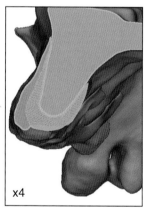 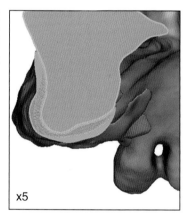

图6-7　Terheyden 3/4型骨缺损，3D打印钛网支撑的引导骨再生（续）
x. 骨增量体积分析之五。x1～x5. 种植术后4个月与种植术后即刻骨增量体积对比。x1. 骨增量体积对比的正面观。x2～x5. 分别为上颌右侧侧切牙以及左侧中切牙、尖牙和第一磨牙位点的颊舌向断层。骨增量体积减少了8.25%。

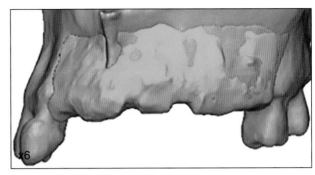

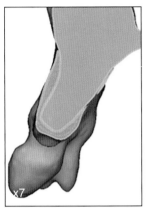 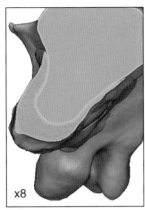 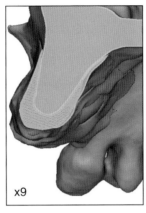 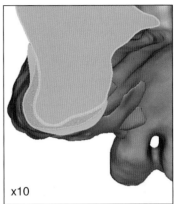

图6-7 Terheyden 3/4型骨缺损，3D打印钛网支撑的引导骨再生（续）

x. 骨增量体积分析之五。x6~x10. 种植术后7个月与种植术后即刻骨增量体积对比。x6. 骨增量体积对比的正面观。
x7~x10. 分别为上颌右侧侧切牙以及左侧中切牙、尖牙和第一磨牙位点的颊舌向断层。骨增量体积减少了12.61%。

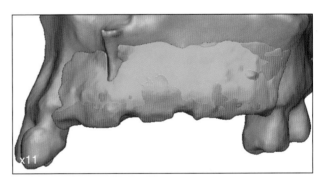

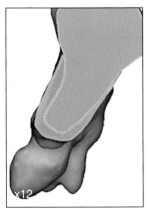 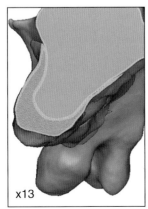 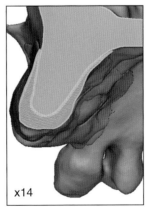 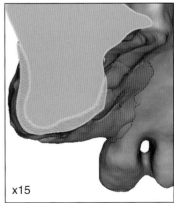

图6-7 Terheyden 3/4型骨缺损，3D打印钛网支撑的引导骨再生（续）

x. 骨增量体积分析之五。x11~x15. 种植术后10个月与种植术后即刻骨增量体积对比。x11. 骨增量体积对比的正面观。
x12~x15. 分别为上颌右侧侧切牙以及左侧中切牙、尖牙和第一磨牙位点的颊舌向断层。骨增量体积减少了18.10%。

骨增量轮廓分析

用Blue Sky Plan软件匹配不同时期的颌骨模型，比较颊舌向骨增量的轮廓变化（图6-7y）。

● **种植体植入前的骨增量轮廓**　与骨增量术后即刻相比，术后18个月骨增量轮廓稳定，新骨垂直向高度及颊舌向骨厚度无明显变化，新骨质量理想。

● **角化龈移植后的骨增量轮廓**　在种植体植入后4个月，进行了角化龈移植的手术。与种植体植入后即刻相比，在角化龈移植术后6个月时间里，新骨腭侧骨厚度无明显变化，但牙槽嵴顶及颊侧骨量变化相对明显。

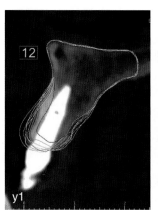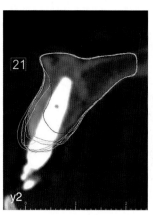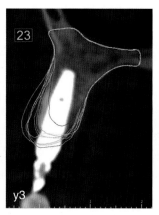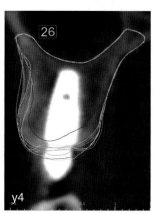

图6-7　Terheyden 3/4型骨缺损，3D打印钛网支撑的引导骨再生（续）

y. 骨增量轮廓分析。y1～y4. 分别为上颌右侧侧切牙以及左侧中切牙、尖牙和第一磨牙位点的颊舌向断层。①红色：术前基骨的范围；②绿色：设计增量；③黄色：植骨术后；④深蓝色：植骨术后10个月（角化龈修整及临时修复体戴入）；⑤橙色：植骨术后18个月（种植前）；⑥天蓝色：种植术后；⑦粉红色：种植术后4个月（角化龈移植前）；⑧浅紫色：种植术后7个月（角化龈移植后）；⑨浅蓝色：种植术后10个月（临时修复体戴入），可见骨增量轮廓理想。

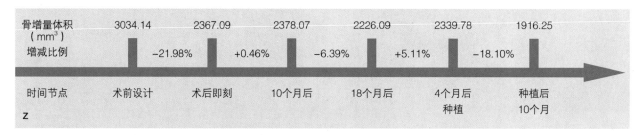

骨增量体积（mm³）	3034.14	2367.09	2378.07	2226.09	2339.78	1916.25
增减比例		−21.98%	+0.46%	−6.39%	+5.11%	−18.10%
时间节点	术前设计	术后即刻	10个月后	18个月后	4个月后种植	种植后10个月

z

图6-7　Terheyden 3/4型骨缺损，3D打印钛网支撑的引导骨再生（续）

z　骨增量体积的变化。

讨论

该患者上颌前牙区因长期缺牙，牙槽骨宽度4~6mm。多颗牙位有2~3mm垂直向骨缺损，并且上下颌呈凹面型，上颌前牙区唇侧骨弓轮廓丰满度欠佳。根据Terheyden牙槽骨缺损分类，将其归类为牙列缺损相关的Terheyden 3/4型骨缺损，选择3D打印个性化钛网（3D-PITM）支撑的引导骨再生（TMs-GBR），可以通过预先设计，重建牙槽骨的形态。术中所使用的骨增量材料为原位根方获取的颗粒状自体骨与去蛋白牛骨矿物质的1∶5混合物。

通过35个月的CBCT分析，骨增量体积相对稳定，但是具体到整个种植修复过程，各个时段的骨增量体积变化，又呈现出不同的特点：①骨增量术后即刻的骨增量体积与术前设计相比减少最为明显，达到了21.98%。究其原因，可能是设计时钛网铺设的唇颊侧边缘并未延伸至骨缺损根方足够的距离，导致术中进行固定时，钛网整体腭向偏移，致使术后钛网下的骨增量体积较原设计有所减少所致。②植骨后即刻到种植体植入前，钛网植骨区域骨量有渐进性的少量减少，并主要发生在牙槽嵴顶的唇颊区域。分析原因可能与唇肌的活动，以及咀嚼运动有关。③种植体植入后的骨量有所增加，可能是拆除钛网后，部分位于钛网孔隙间已成骨的区域被纳入了体积增量计算。④植入种植体后10个月，骨增量体积减少了18.10%。分析原因，一是可能与种植术后骨组织进一步改建有关，二是几次的软组织手术也在一定程度上造成了新改建骨量的流失。⑤目前骨增量体积的变化只追踪到开始戴入临时修复体，后续骨改建情况需进一步跟进（图6-7z）。

迪迈仕（Digital Mesh）3D打印个性化钛网（3D-PITM）。钛网设计：张薇奇，杨岚；种植外科程序：杨岚，董豫；术中摄像和照相：陈希立，郭雪琪；种植导板设计：陈希立；手术配合：黄茵茵；放射线诊断程序：王丽萍；数据分析：张薇奇，任斌；病例完成时间：2023年

病例之八：上颌牙列缺失，4/4型骨缺损

患者基本信息和术前检查

48岁女性患者，上颌牙列缺失2年余，曾于外院行总义齿修复，下颌固定桥修复。主诉总义齿固位不佳，下颌固定桥松动，寻求种植治疗。

患者身体健康，一般状态良好，不吸烟、不饮酒，否认药物过敏史，依从性强。口腔检查可见口腔卫生良好，上颌牙列缺失，厚龈表型，附着龈宽度充足，牙槽嵴萎缩明显，腭部平坦，下颌固定桥和双侧智齿均为Ⅲ度松动（图6-8a）。

CBCT扫描显示，上颌牙列缺失，双侧前磨牙至前牙区牙槽嵴垂直向及水平向均吸收明显，牙槽嵴顶呈刃状，切牙管粗大，垂直向可用骨高度约7mm；上颌后牙区骨高度不足，窦底相对位置降低，右侧近远中向为平坦型窦底，颊舌向为平坦型窦底，骨高度最低处不足0.5mm，第一磨牙位点的窦底剩余骨高度约1.5mm，第二磨牙位

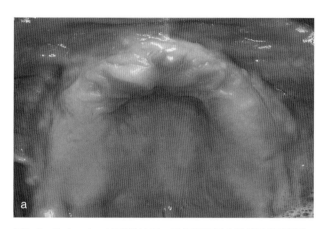

图6-8　Terheyden 4/4型骨缺损，3D打印钛网支撑的引导骨再生
a. 术前检查，上颌牙列缺失，附着龈宽度充足，厚龈表型，牙槽嵴严重萎缩。

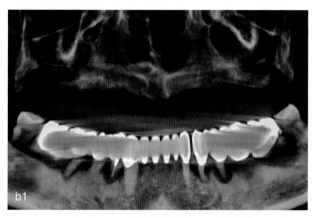

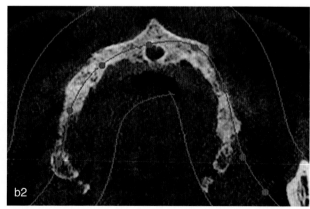

图6-8　Terheyden 4/4型骨缺损，3D打印钛网支撑的引导骨再生（续）
b. 术前CBCT扫描。b1. 三维重建的上颌与下颌全景片。b2. 上颌骨牙槽嵴顶的水平向断层。上颌牙列缺失，前牙和前磨牙区垂直向可用骨高度不足，磨牙区窦底剩余骨高度不足；下颌余留牙牙周严重破坏。

点的窦底剩余骨高度约0.5mm，窦底黏骨膜无增厚，牙槽嵴顶相对位置关系异常，近远中向和颊舌向均为平直型牙槽嵴顶；左侧近远中向为倾斜型窦底，颊舌向为平坦型窦底，第一磨牙和第二磨牙位点的窦底剩余骨高度约4mm，窦底黏骨膜无增厚，牙槽嵴顶相对位置关系异常，近远中向和颊舌向均为倾斜型牙槽嵴顶。下颌余留牙牙槽骨吸收至根中1/2～根尖1/3，且根尖区有不规则吸收后低密度影（图6-8b）。

诊断与方案设计

根据Terheyden牙槽骨缺损分类，该患者上

颌归类为4/4型骨缺损，按照"国际口腔种植学会（ITI）临床指南系列第7卷（2014）"中的建议，上颌牙列缺失相关的Terheyden 4/4型骨缺损有两种骨增量方案："从口外取骨Le Fort I型夹层骨移植"和"块状自体骨外置法骨移植"。显然，这两种骨增量方案损伤大、操作复杂。鉴于3D打印个性化钛网（3D-PITM）技术已经成熟，可以有效地创造和维持骨增量空间，外科方案设计如下。

● 3D打印个性化钛网辅助骨增量　在前牙和前磨牙区行钛网支撑引导骨再生（TMs-GBR）。

● 双侧上颌窦底提升　上颌后部为Ⅲ型骨缺损，

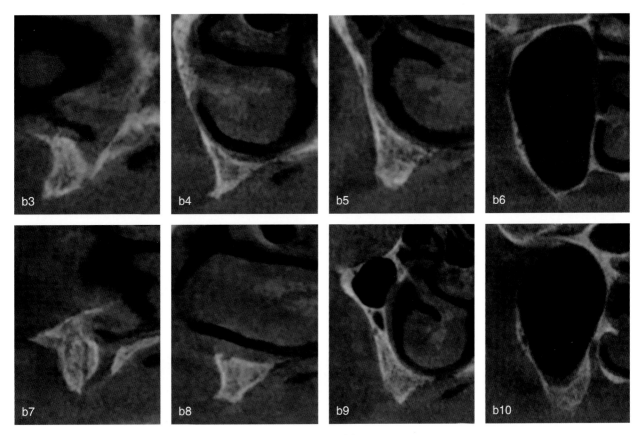

图6-8　Terheyden 4/4型骨缺损，3D打印钛网支撑的引导骨再生（续）
b. 术前CBCT扫描。b3～b6，b7～b10. 分别为上颌右侧和左侧中切牙、尖牙、第二前磨牙和第二磨牙位点（拟种植位点）的颊舌向断层。上颌牙列缺失，前牙和前磨牙区垂直向可用骨高度不足，磨牙区窦底剩余骨高度不足。

倾斜型和狭窄型窦底，行双侧上颌窦底提升。

● **种植体植入**　骨愈合后再次手术，导板引导下植入种植体，并即刻修复，戴入临时修复体。

　　鉴于本书专注于讨论钛网支撑的引导骨再生（TMs-GBR），本病例报告省略了关于下颌种植治疗的介绍。根据以上外科方案设计，本病例上颌的种植治疗计划如下。

● **3D打印个性化钛网设计**　首先，将CBCT扫描的DICOM数据、模型扫描等数据导入至设计软件中进行虚拟排牙，基于以修复为导

向的原则，设计种植体的理想三维位置（图6-8c1）。水平向和垂直向骨增量均超出预计种植体位置1mm，设计个性化钛网（图6-8c2）。打印个性化钛网，与3D打印的树脂颌骨模型理想就位（图6-8c3，c4）。基于以上设计，上颌右侧骨增量的数据如下（图6-8c5～c9）：中切牙位点拟垂直向骨增量约3.63mm（增量后的水平向骨厚度约5.60mm），侧切牙位点拟垂直向骨增量约4.46mm（增量后的水平向骨厚度约7.55mm），尖牙牙位点拟垂直向骨增量约5.13mm（增量后的水平向

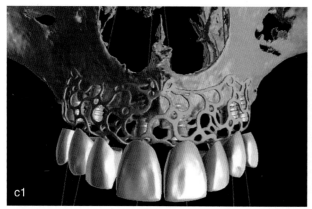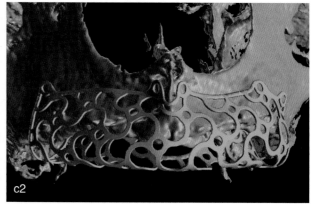

图6-8　Terheyden 4/4型骨缺损，3D打印钛网支撑的引导骨再生（续）
c. 3D打印个性化钛网设计。c1. 虚拟排牙，以修复为引导，将种植体摆放至理想三维位置。c2. 正面观，基于CBCT扫描的DICOM数据重建颌骨模型并设计个性化钛网。

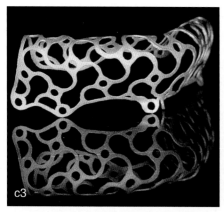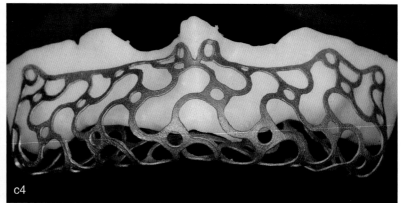

图6-8　Terheyden 4/4型骨缺损，3D打印钛网支撑的引导骨再生（续）
c. 3D打印个性化钛网设计。c3. 3D打印个性化钛网的侧面观。c4. 3D打印个性化钛网在3D打印骨缺损模型上试戴的正面观。钛网在模型上就位、密切贴合。

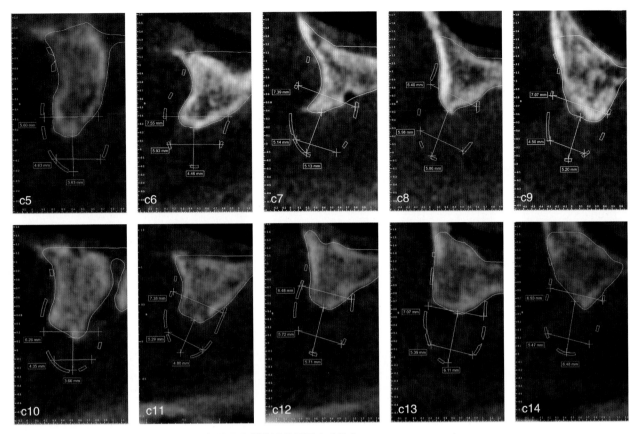

图6-8 Terheyden 4/4型骨缺损，3D打印钛网支撑的引导骨再生（续）

c. 3D打印个性化钛网设计。c5～c9，c10～c14. 分别为上颌右侧和左侧中切牙、侧切牙、尖牙、第一前磨牙和第二前磨牙位点在颊舌向断层上骨增量设计图，骨增量3.63～6.48mm。

骨厚度约7.39mm），第一前磨牙位点拟垂直向骨增量约5.86mm（增量后的水平向骨厚度约6.40mm），第二前磨牙位点拟垂直向骨增量约5.20mm（增量后的水平向骨厚度7.07mm）；上颌左侧骨增量的数据如下（图6-8c10～c14）：中切牙位点拟垂直向骨增量高度约3.66mm（增量后的水平向骨厚度约6.26mm），侧切牙位点拟垂直向骨增量约4.80mm（增量后的水平向骨厚度约7.38mm），尖牙牙位点拟垂直向骨增量约5.71mm（增量后的水平向骨厚度约6.48mm），第一前磨牙位点拟垂直向骨增量约6.11mm（增量后的水平向骨厚度约7.07mm），第二前磨牙位点拟垂直向

骨增量约6.48mm（增量后的水平向骨厚度约6.93mm）。

● **第一次手术：骨增量** 术中所使用的骨增量材料为原位根方获取的颗粒状自体骨与去蛋白牛骨矿物质的3：7混合物。前牙区和前磨牙区进行钛网维持空间的引导骨再生，磨牙区采用侧壁开窗上颌窦底提升联合垂直向牙槽骨引导骨再生行双侧后牙区骨增量，分阶段种植。

● **第二次手术：取钛网** 8个月后取出钛网。

● **第三次手术：植入种植体** 1个月后植入种植体，即刻修复。

● **修复程序** 通过种植体支持式临时修复体稳定咬合，3个月后戴入最终修复体。

第一次手术：骨增量

行盐酸阿替卡因骨膜上浸润麻醉，在上颌做牙槽嵴顶的水平向切口以及双侧第二磨牙远中两个垂直向松弛切口，翻黏骨膜瓣（图6-8d1）。

暴露双侧磨牙区骨壁，可见上颌窦外侧壁厚度尚可，刮取自体骨屑之后，用超声骨刀制备岛状骨窗。仔细剥离窦底黏骨膜，可见黏骨膜完整，伴随呼吸上下扇动。用生物可吸收性胶原膜（Bio-Gide，Geistlich，瑞士）覆盖窦底黏骨膜，用浓缩生长因子（CGF）混合1.0g粗细颗粒混合的

去蛋白牛骨矿物质（Bio-Oss，Geistlich，瑞士）及自体骨屑混合物制备黏性骨块（sticky bone），将塑形稳定的黏性骨块（图6-8d2）分别植入双侧上颌窦内，并尽量向窦底的深部延伸。

暴露前牙区牙槽嵴顶及骨壁（图6-8d1），可见前牙牙槽嵴顶刃状，用直径2.3mm球钻清理骨面。试戴骨增量3D打印个性化钛网（迪迈仕，中国），钛网就位准确、贴合理想。从上颌骨唇侧根方取自体骨屑，与2.0g粗细颗粒的去蛋白牛骨矿物质（Bio-Oss，Geistlich，瑞士）3：7混

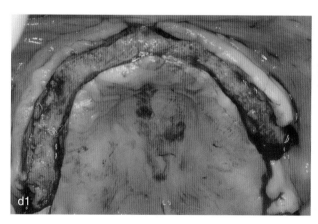
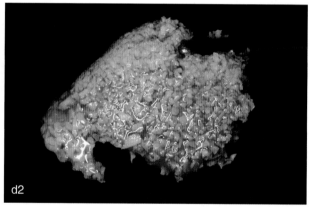

图6-8　Terheyden 4/4型骨缺损，3D打印钛网支撑的引导骨再生（续）
d. 骨增量术中照片。d1. 做牙槽嵴顶略偏腭侧的水平向切口和双侧第二磨牙远中的垂直向松弛切口，翻黏骨膜瓣，暴露术区。
d2. 用浓缩生长因子混合粗细颗粒混合的去蛋白牛骨矿物质及自体骨屑混合物制备的黏性骨块。

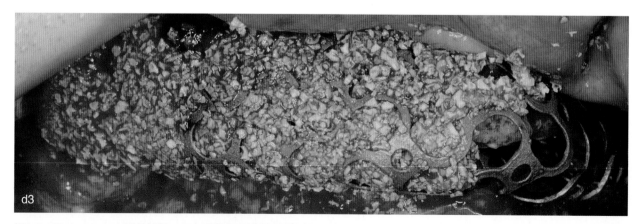

图6-8　Terheyden 4/4型骨缺损，3D打印钛网支撑的引导骨再生（续）
d. 骨增量术中照片。d3. 双侧侧壁开窗并进行窦内骨增量之后，在前牙和前磨牙区唇侧骨板用直小球钻开放骨髓腔，将黏性骨块置于钛网内侧面并压实，就位钛网，并用4颗微螺钉固位。继续通过钛网的孔隙充填骨增量材料，直至完全填实成骨空间。

合，并用CGF以及从术区收集的血液调拌制备黏性骨块（图6-8d2）。在唇侧用直径1.4mm小球钻制备滋养孔，将黏性骨块优先置于前牙区3D打印个性化钛网内侧面并压实，就位钛网，用2颗直径1.2mm、长度6mm的钛合金微螺钉（Stoma，德国），2颗直径1.2mm、长度8mm的钛合金微螺钉（Stoma，德国）坚固固定（图6-8d3）。继续通过钛网的孔隙充填骨增量材料并压实，直至骨增量材料完全填实钛网下方的成骨空间。

在双侧磨牙位点进行垂直向骨增量，覆盖双

层生物可吸收性胶原膜（Bio-Gide，Geistlich，瑞士），用4颗膜钉（中邦，中国）固定；在钛网表面覆盖双层生物可吸收性胶原膜（图6-8d4，d5）。切断黏骨膜瓣基底的骨膜层，充分减张，复位黏骨膜瓣，5-0不可吸收聚丙烯缝线（Prolene，Ethicon，美国）间断缝合，无张力创口初期关闭（图6-8d6）。

术后静脉滴注头孢呋辛钠5天，每天2次，每次0.75g；静脉滴注地塞米松2天，每天1次，每次10mg；呋麻滴鼻液滴鼻3天，每天2次；复方葡萄

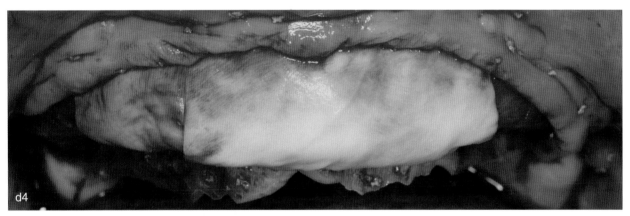

图6-8 Terheyden 4/4型骨缺损，3D打印钛网支撑的引导骨再生（续）
d. 骨增量术中照片。d4. 在钛网完全填实骨增量材料后，在磨牙位点进行垂直向骨增量。之后，在磨牙区垂直向骨增量材料和前牙及前磨牙区的钛网表面覆盖双层生物可吸收性胶原膜，正面观。

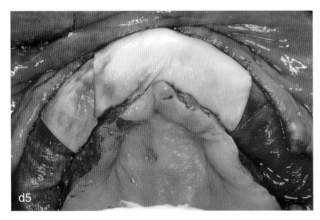
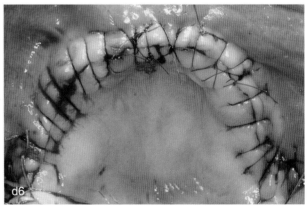

图6-8 Terheyden 4/4型骨缺损，3D打印钛网支撑的引导骨再生（续）
d. 骨增量术中照片。d5. 在磨牙区垂直向骨增量材料和前牙及前磨牙区的钛网表面覆盖双层生物可吸收性胶原膜，𬌗面观。d6. 黏骨膜瓣减张后间断缝合，无张力创口关闭，𬌗面观。

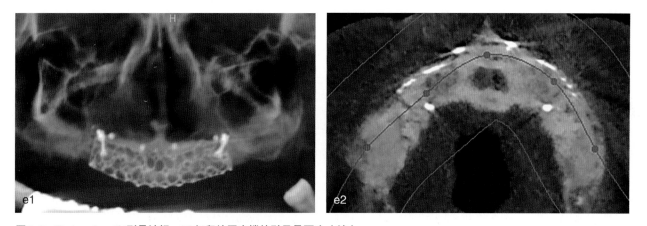

图6-8　Terheyden 4/4型骨缺损，3D打印钛网支撑的引导骨再生（续）

e. 骨增量术后即刻CBCT检查。e1. 三维重建的上颌全景片。e2. 上颌骨牙槽嵴顶的水平向断层。显示钛网与骨面密贴，骨缺损区已被骨增量材料所占据。

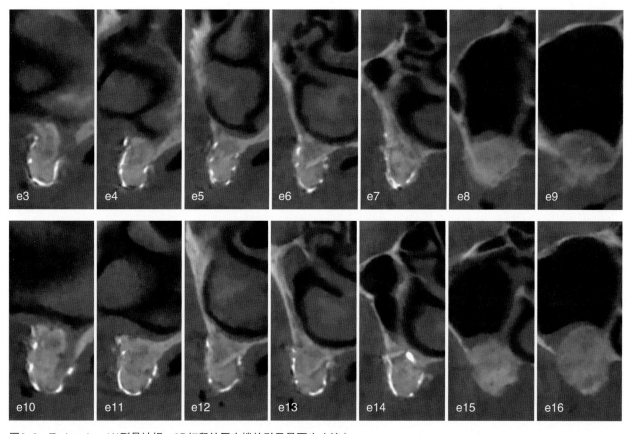

图6-8　Terheyden 4/4型骨缺损，3D打印钛网支撑的引导骨再生（续）

e. 骨增量术后即刻CBCT检查。e3～e9，e10～e16. 分别为上颌右侧和左侧中切牙、侧切牙、尖牙、第一前磨牙、第二前磨牙、第一磨牙和第二磨牙位点的颊舌向断层。钛网与骨面密贴，骨增量材料充实，窦底呈帐篷样隆起，窦内无积液，窦底黏骨膜无明显增厚。

糖酸氯已定含漱液含漱，每天3次，直至拆线。

术后即刻CBCT检查可见，双侧前磨牙至前牙区钛网与基骨密贴，钛网位置无任何变化。骨缺损区的骨增量材料饱满，骨密度影像类似松质骨，双侧磨牙区骨增量材料位于窦底与牙槽嵴顶，窦底呈帐篷样隆起，窦底黏骨膜无明显增厚，窦内干净、无渗出（图6-8e）。

术后14天复诊见创口愈合良好、无裂开、无异常分泌物，前牙区软组织轻度肿胀，拆除部分缝线（图6-8f1，f2）。术后21天复诊，拆除剩余的所有缝线（图6-8f3）。

术后2个月复诊，上颌前部创口愈合不佳，其余的软组织愈合良好，角化黏膜充足。在上颌左侧靠近中线处，可见约3mm×2mm的软组织无角化，其内充满松软的肉芽组织，但未见钛网暴露、无异常分泌物（图6-8g1）。患者未认真的遵守医嘱，在术后佩戴了可摘义齿。为了防止钛网暴露，去除不健康的肉芽组织，促进局部黏膜角化，决定进行局部清创手术。

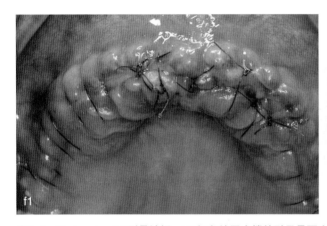
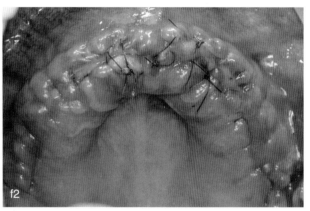

图6-8　Terheyden 4/4型骨缺损，3D打印钛网支撑的引导骨再生（续）
f. 骨增量术后随访照片。f1. 骨增量术后14天，创口愈合良好，无异常分泌物，创口无裂开，此次复诊拆除部分缝线。f2. 骨增量术后14天，前牙区局部软组织轻度肿胀，此次复诊拆除部分缝线。

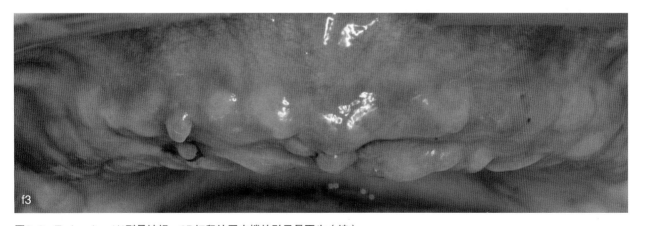

图6-8　Terheyden 4/4型骨缺损，3D打印钛网支撑的引导骨再生（续）
f. 骨增量术后随访照片。f3. 骨增量术后21天复诊，拆除剩余缝线后的正面观，创口愈合良好，无异常分泌物，创口无裂开，骨弓丰满，龈颊沟深度理想。

行盐酸阿替卡因骨膜上浸润麻醉，去除肉芽组织，用小球钻对周围软组织进行去上皮处理，5-0可吸收缝线（Prolene，Ethicon，美国）间断缝合，无张力创口初期关闭（图6-8g2）。

对症调改可摘义齿，嘱患者非必要不佩戴。术后3个月复诊，前牙区钛网暴露创面进一步扩大，约为10mm×8mm，暴露创面未合并感染，少量食物残渣附着，生理盐水及复方葡萄糖酸氯己定含漱液交替冲洗（图6-8g3，g4），再次对症调改可摘义齿，嘱患者非必要不佩戴。

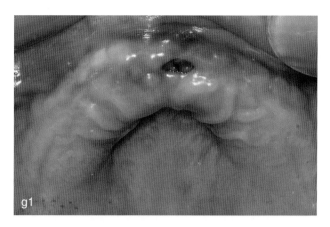

图6-8　Terheyden 4/4型骨缺损，3D打印钛网支撑的引导骨再生（续）
g. 骨增量术后随访照片。g1. 骨增量术后2个月，上颌左侧靠近中线处小面积的软组织肉芽样愈合，无钛网暴露。

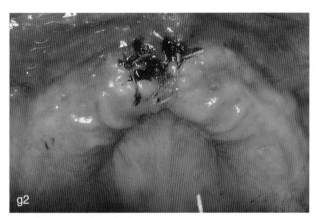
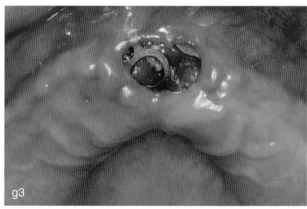

图6-8　Terheyden 4/4型骨缺损，3D打印钛网支撑的引导骨再生（续）
g. 骨增量术后随访照片。g2. 去除肉芽组织，用小球钻对软组织进行去上皮处理，可吸收缝线间断缝合，无张力创口初期关闭。g3. 骨增量术后3个月复诊时殆面观，可见10mm×8mm大小钛网暴露，钛网下方可见明显假骨膜。

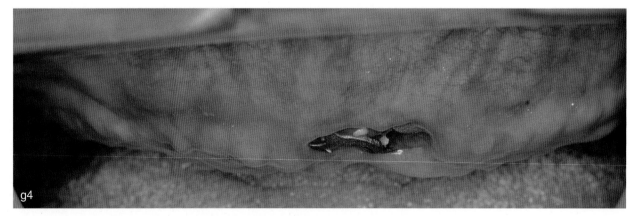

图6-8　Terheyden 4/4型骨缺损，3D打印钛网支撑的引导骨再生（续）
g. 骨增量术后随访照片。g4. 骨增量术后3个月复诊时正面观，钛网暴露创面未合并感染，少量食物残渣附着，生理盐水及复方葡萄糖酸氯己定含漱液交替冲洗。

第二次手术：取钛网

术后8个月患者复诊，准备取出钛网，待软组织愈合后进行种植体植入及即刻修复。CBCT扫描显示，新骨基本充满钛网形成的成骨空间，新骨密度理想，骨密度显著高于术后即刻CBCT扫描。13-23位点新骨未完全充满钛网形成的成骨空间，尤其在钛网形成的成骨空间的冠方和腭侧，新骨与钛网间存在明显间隙，与此处对应的钛网暴露有关。双侧后牙区可见窦底呈帐篷样隆起，与术后即刻CBCT检查相比，骨高度和骨轮廓无明显变化，骨密度理想，窦底和牙槽嵴顶的

新骨质量理想，窦底黏骨膜无增厚，侧壁开窗部位骨密度理想（图6-8h）。口内检查可见前牙区25mm×12mm大小钛网暴露，钛网下方可见明显假骨膜，暴露创面未合并感染（图6-8i1），殆面观可见上颌前磨牙至前牙区骨增量位点的唇侧丰满度理想，后牙区殆龈距离恢复正常，软组织质量尚可。

行盐酸阿替卡因骨膜上浸润麻醉，手术切口与上次骨增量手术相同。做牙槽嵴顶偏腭侧切口以及第二磨牙远中附加切口，前牙区钛网暴露处

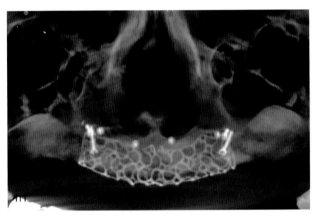
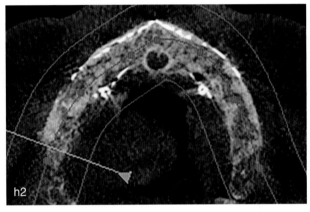

图6-8　Terheyden 4/4型骨缺损，3D打印钛网支撑的引导骨再生（续）
h. 骨增量术后8个月的CBCT检查。h1. 三维重建的上颌全景片。h2. 上颌骨牙槽嵴顶的水平向断层。显示钛网与骨面密贴，新骨充满钛网形成的成骨空间，骨密度理想。

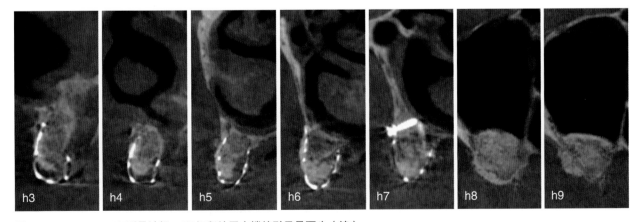

图6-8　Terheyden 4/4型骨缺损，3D打印钛网支撑的引导骨再生（续）
h. 骨增量术后8个月的CBCT检查。h3~h9. 分别为上颌右侧中切牙、侧切牙、尖牙、第一前磨牙、第二前磨牙、第一磨牙和第二磨牙位点的颊舌向断层。钛网与骨面密贴，新骨充满钛网形成的成骨空间，窦底帐篷样隆起，新骨质量理想，黏骨膜无增厚。

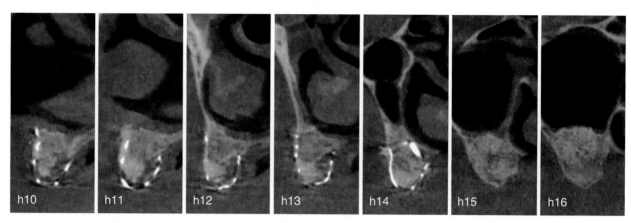

图6-8　Terheyden 4/4型骨缺损，3D打印钛网支撑的引导骨再生（续）

h. 骨增量术后8个月的CBCT检查。h10~h16. 分别为上颌左侧中切牙、侧切牙、尖牙、第一前磨牙、第二前磨牙、第一磨牙和第二磨牙位点的颊舌向断层。钛网与骨面密贴，新骨充满钛网形成的成骨空间，窦底帐篷样隆起，窦底和牙槽嵴顶的新骨质量理想，黏骨膜无增厚。

锐性分离，翻黏骨膜瓣，暴露骨增量位点。根方剥离至骨增量区域完全显露，唇面观以及𬌗面观均显示钛网与下方新骨之间未见明显空隙，除前牙钛网暴露区域外，只存在较薄的假骨膜，钛网所维持的空间内成骨体积和质量满意（图6-8i2）。用配套的螺钉扳手旋出固定螺钉，用剥离子去除生长到钛网表面的新骨（图6-8i3，i4）。之后，将剥离子插入钛网与假骨膜之间，挺松钛网，将其取出，可见钛网表面依然有部分假骨膜附着。钛网取出后可见缺牙区的可用骨高度和厚度理想，表面皮质骨化并有部分假骨膜附着（图6-8i5）。复位黏骨膜瓣，5-0不可吸收聚丙烯缝线（Prolene，Ethicon，美国）间断缝合，无张力创口初期关闭（图6-8i6）。

术后即刻CBCT检查可见，骨增量区新骨密度理想，双侧窦底呈帐篷样隆起。与术后即刻CBCT检查相比，窦底和牙槽嵴顶的骨增量轮廓无明显变化，新骨骨密度理想。前牙区骨高度略降低，与相对应处的钛网暴露有关（图6-8j）。

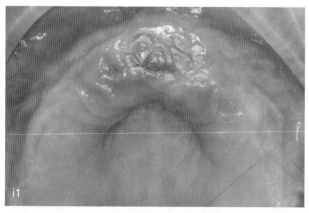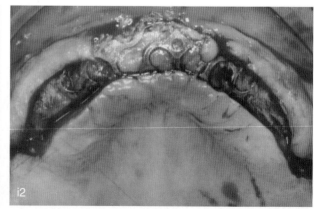

图6-8　Terheyden 4/4型骨缺损，3D打印钛网支撑的引导骨再生（续）

i. 取出钛网。i1. 术前的口内照片，𬌗面观，骨弓轮廓理想，无感染。钛网暴露约为25mm×12mm，钛网下方可见健康假骨膜。i2. 翻黏骨膜，显示除钛网暴露区外，钛网与下方新骨之间未见明显空隙，钛网所维持的成骨空间内成骨体积和质量满意。

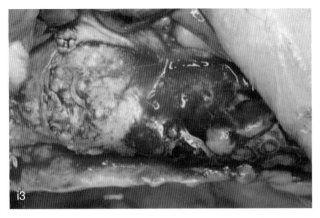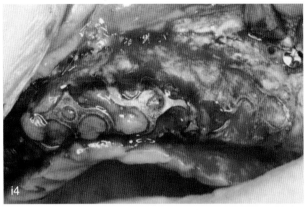

图6-8　Terheyden 4/4型骨缺损，3D打印钛网支撑的引导骨再生（续）

i. 取出钛网。i3，i4. 用配套的螺钉扳手旋出固定钛网的微螺钉，用剥离子去除生长到钛网表面的新骨，将剥离子插入假骨膜和钛网之间，挺松钛网，将钛网从骨面剥离。

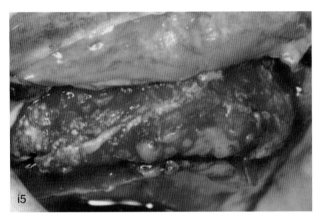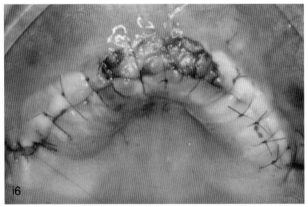

图6-8　Terheyden 4/4型骨缺损，3D打印钛网支撑的引导骨再生（续）

i. 取出钛网。i5. 钛网取出后的正面观，缺牙区的可用骨高度恢复到较为理想的状态，可用骨厚度理想，假骨膜覆盖部分新骨表面。i6. 黏骨膜瓣充分减张后，间断缝合，无张力创口关闭。

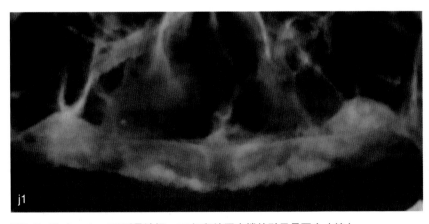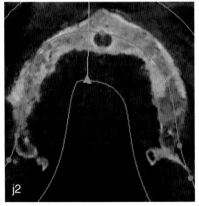

图6-8　Terheyden 4/4型骨缺损，3D打印钛网支撑的引导骨再生（续）

j. 钛网取出术后即刻CBCT检查。j1. 三维重建的上颌全景片。j2. 上颌骨牙槽嵴顶的水平向断层。骨增量区新骨密度理想，与术后即刻CBCT检查相比，骨密度明显较高，骨轮廓无明显变化。

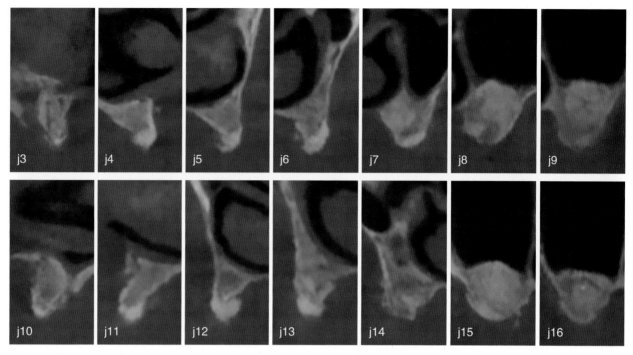

图6-8 Terheyden 4/4型骨缺损，3D打印钛网支撑的引导骨再生（续）

j. 钛网取出术后即刻CBCT检查。j3～j9，j10～j16. 分别为上颌右侧和左侧中切牙、侧切牙、尖牙、第一前磨牙、第二前磨牙、第一磨牙和第二磨牙位点的颊舌向断层。新骨密度理想，双侧磨牙区位点窦底呈帐篷样隆起，窦底和牙槽嵴顶的新骨质量理想，黏骨膜无增厚。

第三次手术：植入种植体

术后2个月患者复诊，口内检查显示骨弓轮廓形态理想，软组织健康稳定（图6-8l），准备植入种植体并行即刻修复。结合骨增量术前虚拟排牙数据，制备放射导板，设计种植体位置，制作种植导板。图6-8k显示不同牙位种植体平行度良好，种植体之间均有合适的安全距离；不同牙位种植体完全被骨所包绕，唇侧均保留有1.5mm以上的骨厚度；固位针水平的颊舌向断层，显示不同位点固位针均保留有4mm以上的骨内长度。

行盐酸阿替卡因骨膜上浸润麻醉，做牙槽嵴顶切口，翻黏骨膜瓣，暴露牙槽嵴顶。就位导板及固位针，全程导板引导下逐级预备种植窝（图6-8l2），双侧第二前磨牙和第二磨牙位点分别植入直径4.1mm、长度10mm的骨水平锥柱状亲水表面钛锆种植体（BLT，SLActive，RC，

TiZr，Straumann，瑞士），双侧中切牙和尖牙位点分别植入直径3.3mm、长度10mm的骨水平锥柱状亲水表面钛锆种植体（BLT，SLActive，RC，TiZr，Straumann，瑞士），最终植入扭矩均大于35Ncm。种植体的三维位置与轴向理想，双侧第二磨牙位点骨增量材料包绕种植体，窦底黏骨膜无增厚，窦腔内无任何液体沉积。上颌右侧中切牙位点种植体安放直径4.6mm、高度2.5mm的复合基台（NC Screw-ret Abut，TAN，0°，Straumann，瑞士），尖牙位点种植体安放直径4.6mm、高度4.0mm的复合基台（NC Screw-ret Abut，TAN，0°，Straumann，瑞士），第二前磨牙和第二磨牙位点种植体分别安放直径4.0mm、高度4.6mm的复合基台（RC Screw-ret Abut，TAN，0°，Straumann，瑞士）；上颌左侧中切牙位点种植体分别安放直径4.6mm、高度4.0mm的复合基台（NC Screw-ret Abut，TAN，17°，A，Straumann，

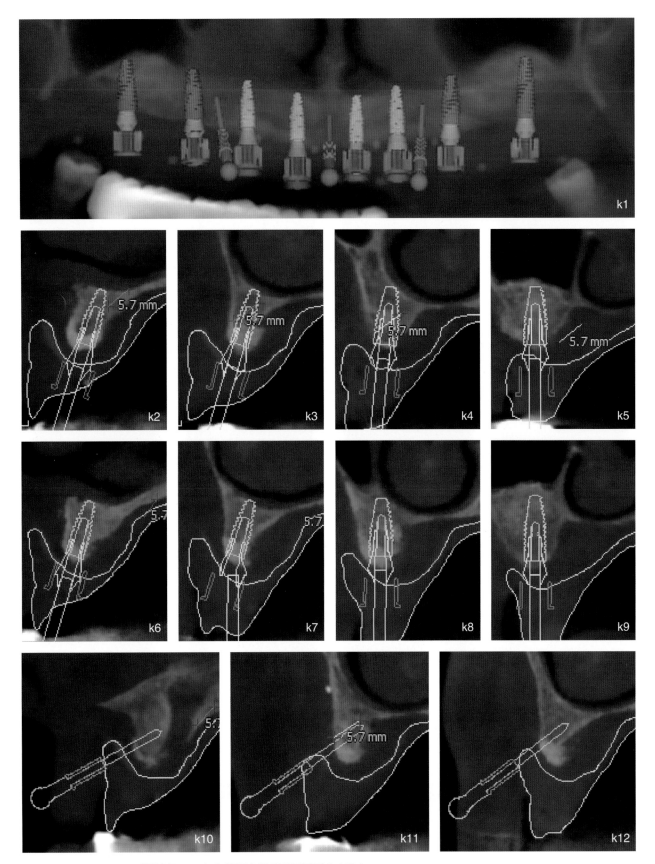

图6-8　Terheyden 4/4型骨缺损，3D打印钛网支撑的引导骨再生（续）

k. 种植术前设计。k1. 上颌全景片，种植体平行度良好。k2～k5, k6～k9. 分别为上颌右侧和左侧中切牙、尖牙、第二前磨牙和第二磨牙种植位点的颊舌向断层。种植体唇侧均保留充足的骨厚度。k10～k12. 固位针水平的颊舌向断层，骨内长度充足。

瑞士），第二前磨牙和第二磨牙位点种植体牙位分别安放直径4.6mm，高度2.5mm的复合基台（RC Screw-ret Abut, TAN, 0°, Straumann, 瑞士）。安放基台保护帽，复位黏骨膜瓣，5-0不可吸收聚丙烯缝线（Prolene, Ethicon, 美国）间断缝合，无张力创口关闭（图6-8l3）。

修复程序

术后将患者转入种植科修复诊室。取下基台保护帽，安放基台水平印模帽，硅橡胶常规制取印模，制作临时修复体。术后当天戴入临时修复体，修复体口内被动就位，调𬌗，获得理想的𬌗关系（图6-8m1）。即刻修复后即刻拍摄曲面体层放射线片和CBCT扫描，显示骨弓轮廓理想，种植体和基台、基台和临时支架间密合，种植体周围骨密度理想，种植体周骨高度稳定（图6-8m2～m10）。

戴入临时修复体后6个月时患者复诊，CBCT检查显示，各位点种植体唇侧的骨密度进一步增

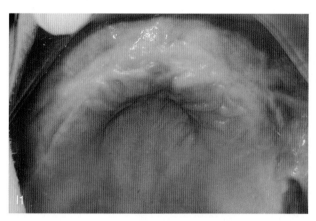
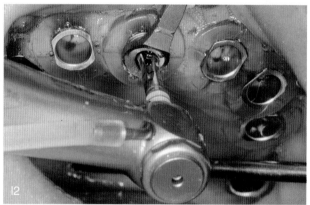

图6-8 Terheyden 4/4型骨缺损，3D打印钛网支撑的引导骨再生（续）
l. 植入种植体。l1. 植入种植体前的口内照片𬌗面观，软组织丰满度理想，骨弓轮廓良好，钛网暴露处创口愈合良好。l2. 牙槽嵴顶切口切开黏骨膜，翻黏骨膜瓣，暴露牙槽嵴顶，就位导板及固位针，全程导板引导下逐级预备种植窝。

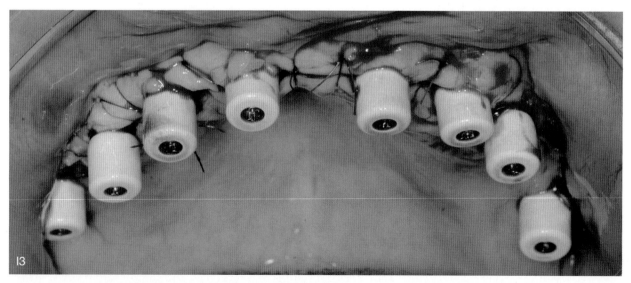

图6-8 Terheyden 4/4型骨缺损，3D打印钛网支撑的引导骨再生（续）
l. 植入种植体。l3. 植入8颗骨水平锥柱状种植体，获得了理想的三维位置与轴向，安放复合基台及基台保护帽，复位黏骨膜瓣，间断缝合，无张力创口初期关闭。

高、种植体周骨轮廓稳定、骨质量理想，种植体唇侧骨厚度仍约1.5mm以上（图6-8n）。口内检查可见软组织愈合良好，骨弓轮廓和附着黏膜质量理想。用口内扫描仪（3Shape，丹麦）获取患者上下颌牙列信息，用ICam 4D口外直接扫描系统（Imetric，瑞士）获取种植体位置信息，将所有数字化数据导入修复软件（Exocad，德国），进行最终修复体形态与𬌗设计，制作最终修复体。

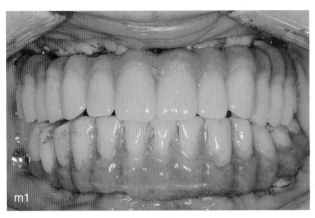 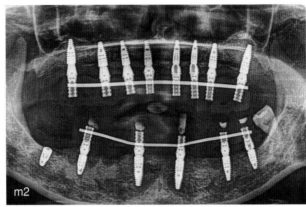

图6-8　Terheyden 4/4型骨缺损，3D打印钛网支撑的引导骨再生（续）
m. 戴入临时修复体。m1. 戴入临时修复体的正面观，种植体周围软组织健康，骨弓轮廓理想。m2. 戴入临时修复体后的曲面体层放射线片，显示种植体和基台、基台和临时支架间密合，种植体周骨高度稳定。

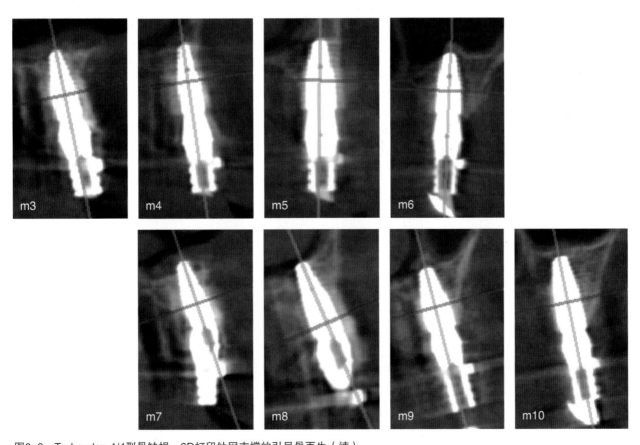

图6-8　Terheyden 4/4型骨缺损，3D打印钛网支撑的引导骨再生（续）
m. 戴入临时修复体。m3～m6，m7～m10. 分别为上颌右侧和左侧中切牙、尖牙、第二前磨牙和第二磨牙位点的颊舌向断层。种植体完全被骨所包绕，唇侧保留有1.5mm以上的骨厚度。

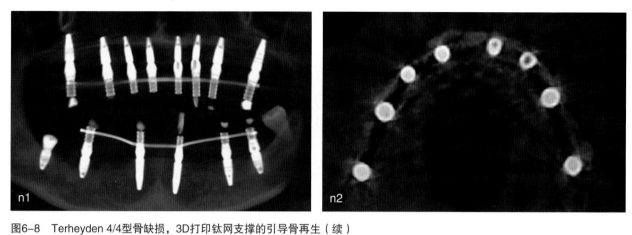

图6-8 Terheyden 4/4型骨缺损，3D打印钛网支撑的引导骨再生（续）

n. 戴入临时修复体6个月复诊的CBCT检查。n1. 三维重建的上颌全景片。n2. 牙槽嵴顶的水平向断层。种植体周围新骨质量理想，骨高度和厚度稳定，各牙位唇侧骨厚度仍约1.5mm以上。

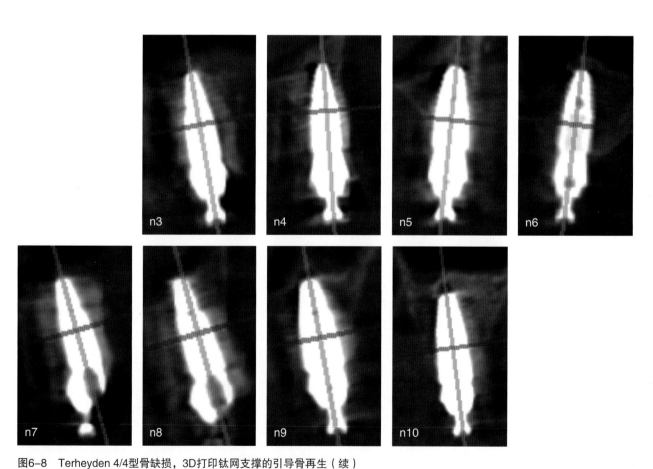

图6-8 Terheyden 4/4型骨缺损，3D打印钛网支撑的引导骨再生（续）

n. 戴入临时修复体6个月复诊的CBCT检查。n3～n6，n7～n10. 分别为上颌右侧和左侧中切牙、尖牙、第二前磨牙和第二磨牙位点的颊舌向断层。种植体周围新骨质量理想，骨高度和厚度稳定，各牙位唇侧骨厚度仍约1.5mm以上。

2周后戴入螺钉固位的二氧化锆桥架，口内被动就位，CAD/CAM制作夜磨牙殆垫。口内检查可见骨弓轮廓理想，种植体周围软组织健康稳定，附着龈质量理想（图6-8o1），螺钉通道位于修复体的舌侧窝。拍摄曲面体层放射线片，显示修复体与基台密合，种植体周围骨密度理想，骨高度稳定（图6-8o2）。

戴入最终修复体后6个月复诊。口内检查可见骨弓轮廓理想，种植体周软组织稳定，附着黏膜质量理想，与刚戴入最终修复体相比，软组织色形质进一步改善（图6-8p1）。拍摄曲面体层放射线片，显示种植体周围骨高度稳定，无明显的种植体周围骨吸收，骨密度理想（图6-8p2）。

嘱患者终修复后第1、3、6个月以及以后的每年随访，行全口牙周维护及修复体检查，复查种植体周健康状况及边缘骨吸收量。

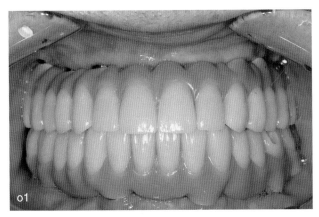
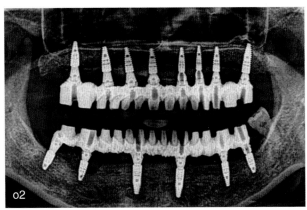

图6-8 Terheyden 4/4型骨缺损，3D打印钛网支撑的引导骨再生（续）
o. 戴入临时修复体6个月后最终修复。o1. 戴入最终修复体的正面观，种植体周围软组织健康稳定，附着龈质量理想。o2. 戴入最终修复体后曲面体层放射线片，种植体周围骨密度理想，骨高度稳定，修复体与基台密合。

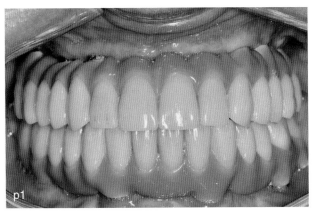
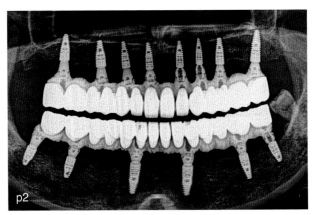

图6-8 Terheyden 4/4型骨缺损，3D打印钛网支撑的引导骨再生（续）
p. 戴入最终修复体6个月后复诊。p1. 口内检查正面观，种植体周围软组织健康稳定，与刚戴入最终修复体相比，软组织色形质进一步改善。p2. 曲面体层放射线片，种植体周围骨高度和骨密度理想，与戴入最终修复体后拍摄的曲面体层放射线片相比，种植体周骨高度稳定。

钛网植入位置的分析

钛网实际位置与术前设计位置相比，11牙位在垂直向略偏冠方约1.55mm，在水平向略偏腭侧约2.63mm；13牙位在水平向略偏腭侧约2.08mm；15牙位在垂直向略偏冠方约2.93mm，在水平向略偏腭侧约2.66mm；21牙位在垂直向略偏冠方约0.86mm，在水平向略偏腭侧约3.82mm；23牙位在垂直向略偏根方约2.74mm，在水平向略偏腭侧约1.93mm；25牙位在垂直向略偏根方约2.12mm，在水平向略偏腭侧约2.04mm（图6-8q）。

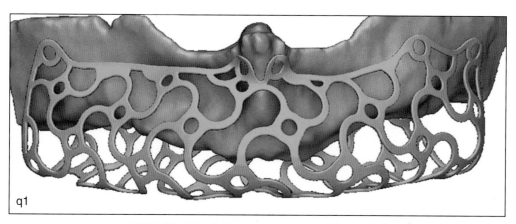

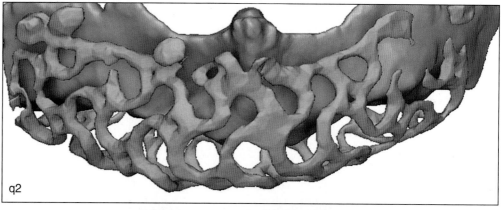

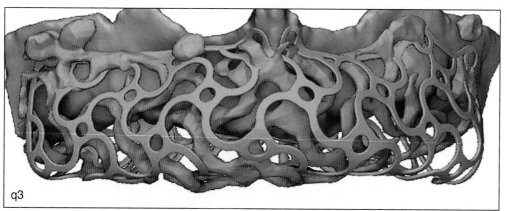

图6-8 Terheyden 4/4型骨缺损，3D打印钛网支撑的引导骨再生（续）

q. 钛网植入位置分析。三维重建模型的正面观。q1. 术前设计的钛网位置。q2. 钛网的实际植入位置。q3. 钛网实际位置与术前设计位置的对比。钛网实际位置与术前设计位置相比，三维位置略有偏差。

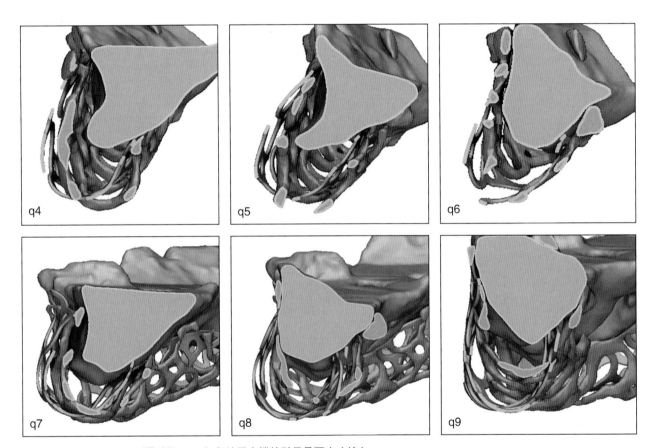

图6-8 Terheyden 4/4型骨缺损，3D打印钛网支撑的引导骨再生（续）

q. 钛网植入位置分析。三维重建模型的颊舌向断层。q4~q6，q7~q9. 分别为上颌右侧和左侧中切牙、尖牙和第二前磨牙位点的颊舌向断层。与术前设计位置相比，在垂直向略偏冠方0.86~2.93mm、偏根方2.12~2.74mm，在水平向略偏腭侧1.93~3.82mm。

钛网位置的稳定性分析

钛网植入3个月后与植入后的即刻位置相比（图6-8r），且钛网植入8个月后与钛网植入3个月后的位置相比，钛网位置均非常稳定，几乎不存在偏差（图6-8s），对于该无牙颌病例，钛网位置稳定的原因取决于如下因素：①与3D打印个性化钛网的材料、制造工艺以及构型设计相关；②与钛网的坚固固定相关。

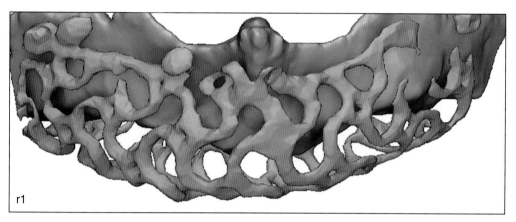

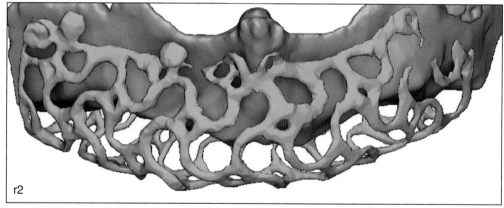

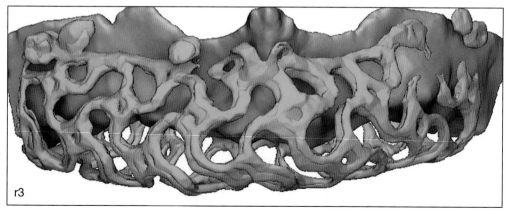

图6-8　Terheyden 4/4型骨缺损，3D打印钛网支撑的引导骨再生（续）
r. 钛网位置稳定性分析。r1. 钛网植入后的即刻位置。r2. 钛网植入3个月后的位置。r3. 钛网植入3个月后与植入后即刻位置的对比。钛网植入3个月后与植入后即刻位置相比，钛网位置稳定，几乎不存在偏差。

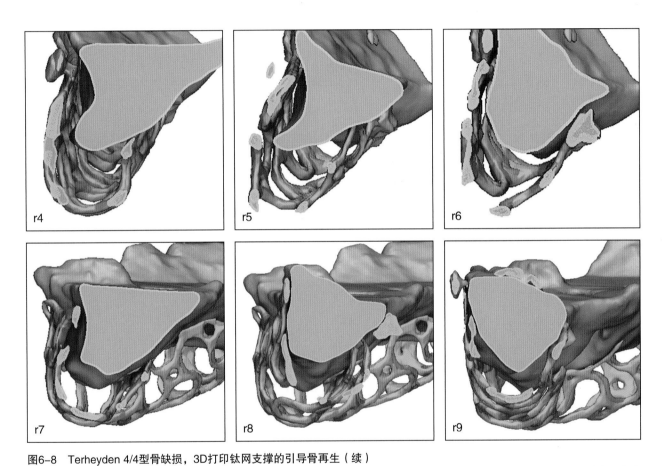

图6-8 Terheyden 4/4型骨缺损，3D打印钛网支撑的引导骨再生（续）

r. 钛网位置稳定性分析。三维重建模型的颊舌向断层。r4~r6，r7~r9. 分别为上颌右侧和左侧中切牙、尖牙和第二前磨牙位点的颊舌向断层。钛网植入3个月后与植入后即刻位置相比，钛网位置稳定，几乎不存在偏差。

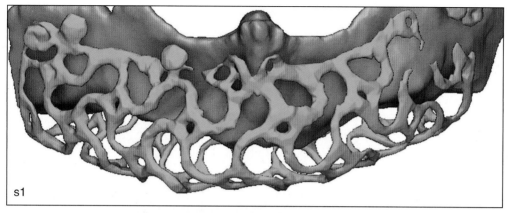

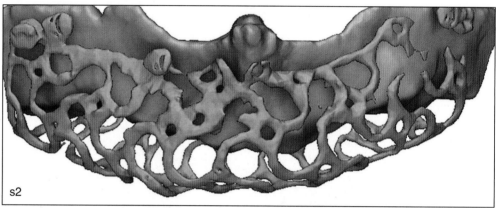

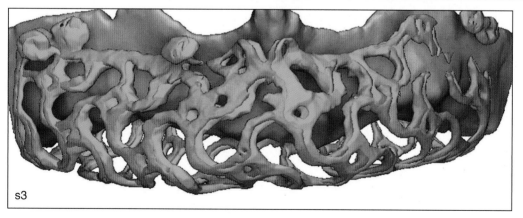

图6-8　Terheyden 4/4型骨缺损，3D打印钛网支撑的引导骨再生（续）

s. 钛网位置稳定性分析。s1. 钛网植入3个月后的位置。s2. 钛网植入8个月后的位置。s3. 钛网植入8个月后与钛网植入3个月后位置对比。钛网植入8个月后与钛网植入3个月后位置相比，钛网位置稳定，几乎不存在偏差。

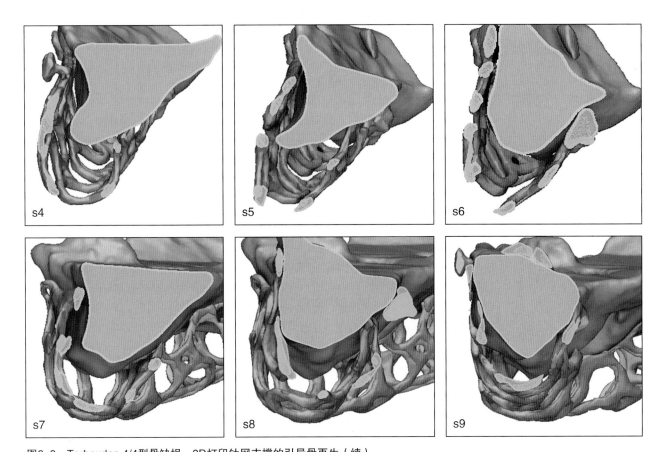

图6-8　Terheyden 4/4型骨缺损，3D打印钛网支撑的引导骨再生（续）

s. 钛网位置稳定性分析。三维重建模型的颊舌向断层。s4～s6，s7～s9. 分别为上颌右侧和左侧中切牙、尖牙和第二前磨牙位点的颊舌向断层。钛网植入8个月后与钛网植入3个月后位置相比，钛网位置稳定，几乎不存在偏差。

骨增量体积的分析

用布尔运算（nTopology软件）分析了不同时期的骨增量体积变化（图6-8t～y）。

- **"术后即刻" vs "术前设计" 的骨增量体积** 实际骨增量体积（1599.26mm³）与术前设计骨增量体积（1680.77mm³）相比，减少了4.85%（图6-8t）。其原因是钛网位置与术前设计的骨增量范围相比略偏根方，钛网形成的成骨空间减小，尤其是在双侧前磨牙区域明显，因此造成术后即刻骨增量体积减小。

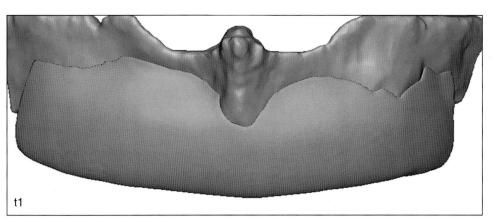

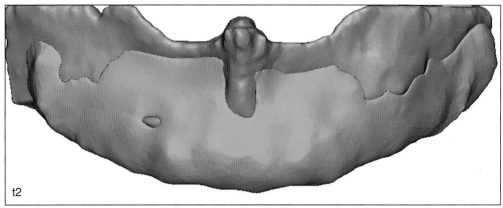

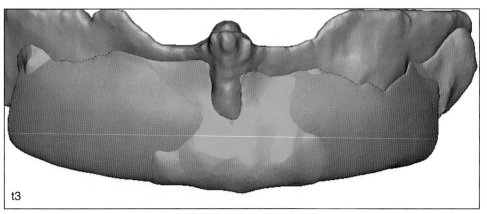

图6-8 Terheyden 4/4型骨缺损，3D打印钛网支撑的引导骨再生（续）

t. 骨增量体积分析之一。t1. 术前设计的骨增量体积。t2. 术后即刻的实际骨增量体积。t3. 术后即刻的实际骨增量体积与术前设计骨增量体积的对比。实际骨增量体积与术前设计骨增量体积相比，减少了4.85%。

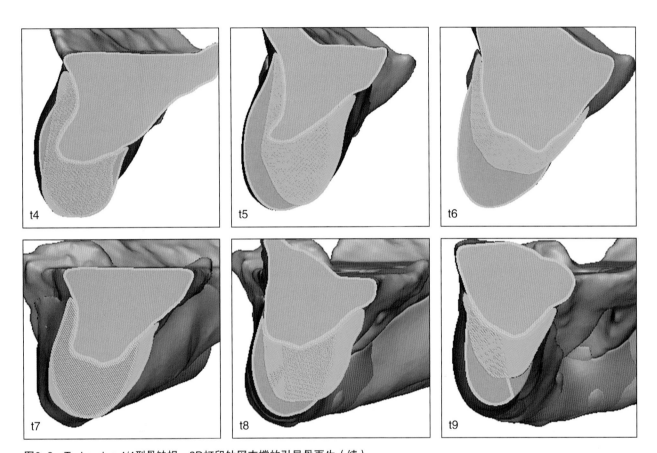

图6-8　Terheyden 4/4型骨缺损，3D打印钛网支撑的引导骨再生（续）

t. 骨增量体积分析之一。三维重建模型的颊舌向断层。t4～t6，t7～t9. 分别为上颌右侧和左侧中切牙、尖牙和第二前磨牙位点的颊舌向断层。实际骨增量体积与术前设计骨增量体积相比，减少了4.85%。

● **"术后3个月" vs "术后即刻"的骨增量体积** 术后3个月复诊，骨增量体积（1533.41mm³）与术后即刻相比（1599.26mm³），骨增量体积减少了4.12%（图6-8u）。其主要原因是骨增量手术时，部分骨增量材料溢出术前设计的骨增量范围，而此部分骨增量材料在术后发生吸收或改建，由此造成术后3个月骨增量体积的改变。

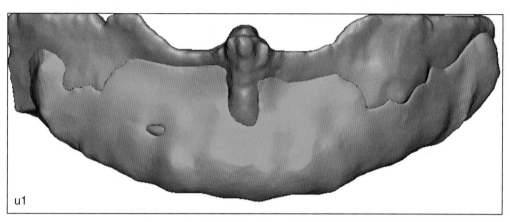

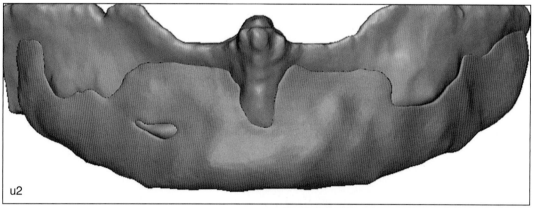

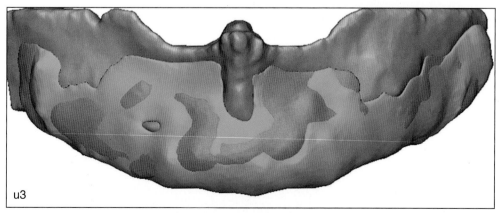

图6-8 Terheyden 4/4型骨缺损，3D打印钛网支撑的引导骨再生（续）

u. 骨增量体积分析之二。u1. 术后即刻的实际骨增量体积。u2. 术后3个月的骨增量体积。u3. 术后3个月的骨增量体积与术后即刻骨增量体积的对比。术后3个月与术后即刻相比，骨增量体积减少了4.12%。

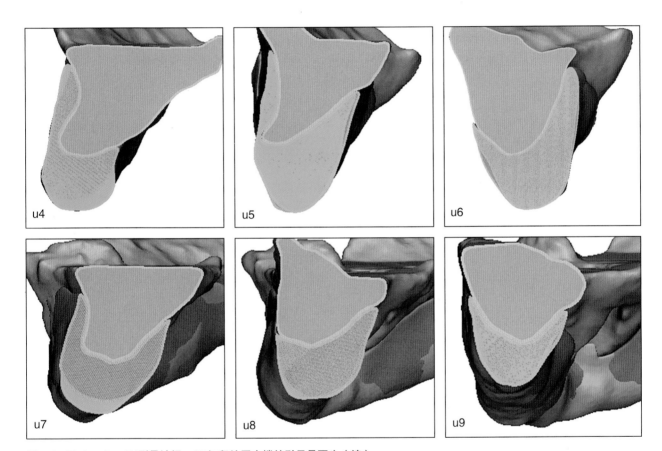

图6-8　Terheyden 4/4型骨缺损，3D打印钛网支撑的引导骨再生（续）

u. 骨增量体积分析之二。三维重建模型的颊舌向断层。u4~u6, u7~u9. 分别为上颌右侧和左侧中切牙、尖牙和第二前磨牙位点的颊舌向断层。术后3个月与术后即刻相比，骨增量体积减少了4.12%。

● **"术后8个月"vs"术后3个月"的骨增量体积** 术后8个月拆除钛网，拆钛网之前骨增量体积（1427.01mm³）与术后3个月（1533.41mm³）相比，减少了6.94%（图6-8v）。可能的相关原因如下：①与溢出术前设计的骨增量范围的骨增量材料进一步吸收或改建有关；②与前牙区钛网局部暴露有关，暴露区域钛网内侧面有假骨膜生成，此处骨增量材料吸收，可在一定程度上影响术后体积减少；③骨增量材料中混合的自体骨比例较低有关。

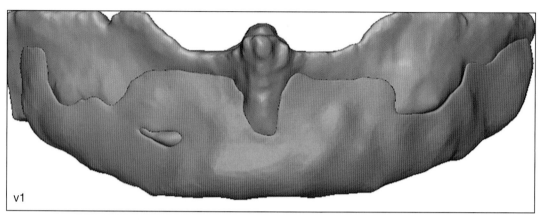

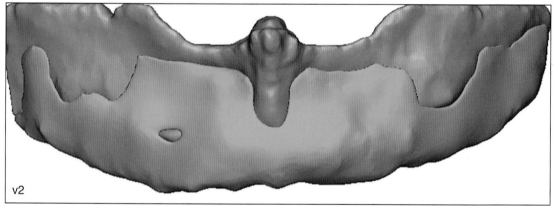

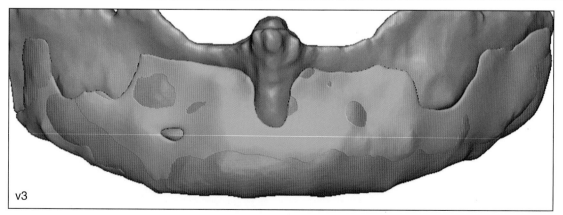

图6-8 Terheyden 4/4型骨缺损，3D打印钛网支撑的引导骨再生（续）

v. 骨增量体积分析之三。v1. 术后3个月的骨增量体积。v2. 术后8个月的骨增量体积。v3. 术后8个月的骨增量体积与术后3个月的骨增量体积的对比。术后8个月（拆钛网之前）与术后3个月的骨增量体积相比，骨增量体积减少了6.94%。

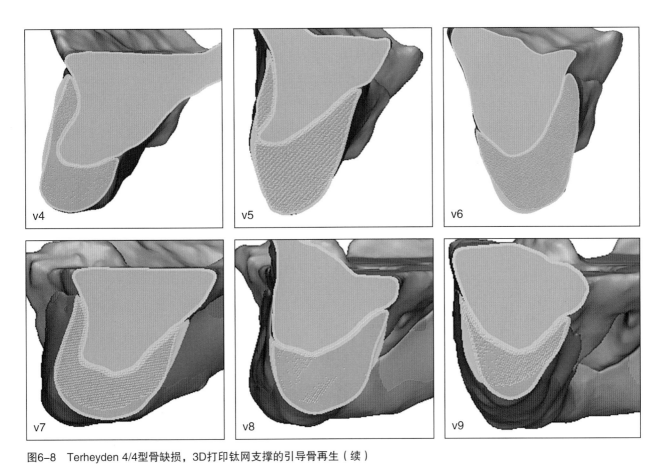

图6-8　Terheyden 4/4型骨缺损，3D打印钛网支撑的引导骨再生（续）

v. 骨增量体积分析之三。三维重建模型的颊舌向断层。v4～v6，v7～v9. 分别为上颌右侧和左侧中切牙、尖牙和第二前磨牙位点的颊舌向断层。术后8个月（拆钛网之前）与术后3个月的骨增量体积相比，骨增量体积减少了6.94%。

● **"拆钛网后" vs "拆钛网前" 的骨增量体积** 术后8个月复诊，拆除钛网，拆钛网后2个月（1289.32mm³）与拆钛网之前（1427.01mm³）相比，骨增量体积减少了9.65%（图6-8w）。骨增量体积减少的可能相关原因如下：①与拆除钛网时，顺便去除了边缘部分骨以及钛网间隙的新生骨有关；②与暴露区假骨膜的去除有关，且拆除钛网后骨增量轮廓边缘密度较低，提取的CBCT数据与拆除钛网前比较信号较弱。

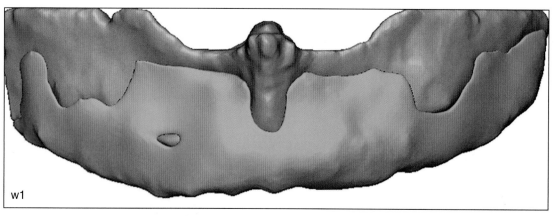

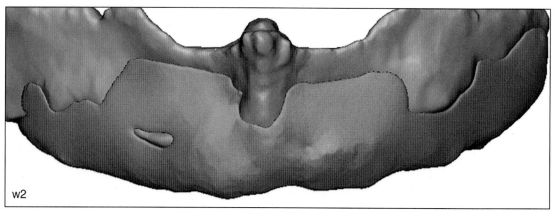

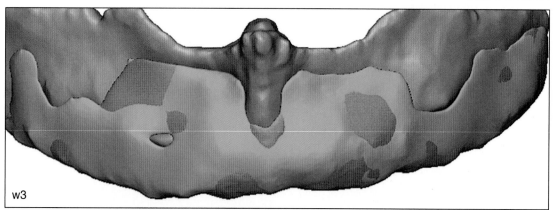

图6-8 Terheyden 4/4型骨缺损，3D打印钛网支撑的引导骨再生（续）
w. 骨增量体积分析之四。w1. 术后8个月拆钛网前的骨增量体积。w2. 拆钛网之后2个月的骨增量体积。w3. 拆钛网之后2个月的骨增量体积与拆钛网之前骨增量体积的对比。拆钛网之后与拆钛网之前相比，骨增量体积减少了9.65%。

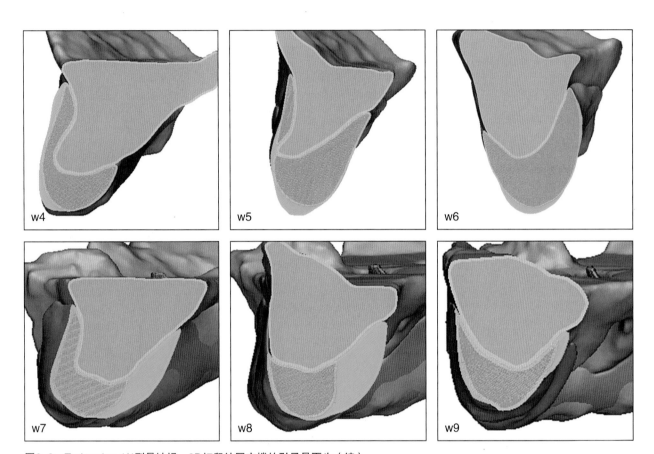

图6-8　Terheyden 4/4型骨缺损，3D打印钛网支撑的引导骨再生（续）

w. 骨增量体积分析之四。三维重建模型的颊舌向断层。w4～w6，w7～w9. 分别为上颌右侧和左侧中切牙、尖牙和第二前磨牙位点的颊舌向断层。拆钛网之后与拆钛网之前相比，骨增量体积减少了9.65%。

● "植入种植体后"vs"拆钛网后"的骨增量体
积　拆除钛网后2个月植入种植体，植入种植
体之后（1271.27mm³）与植入种植体之前（拆

钛网后）（1289.32mm³）相比，骨增量体积减
少了1.40%（图6-8x）。可能的原因是戴临时
修复体的6个月过程中，骨改建的结果。

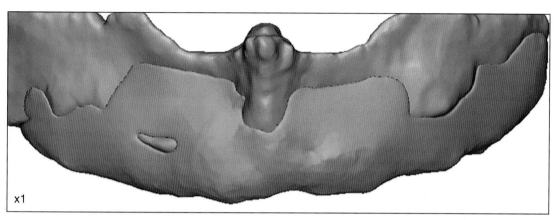

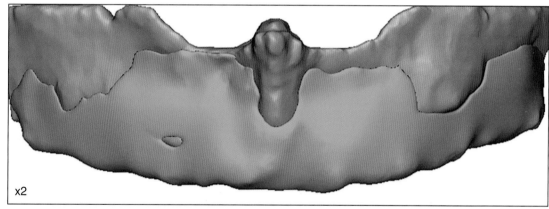

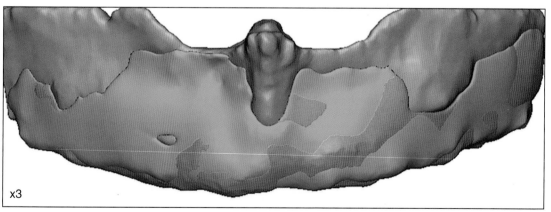

图6-8　Terheyden 4/4型骨缺损，3D打印钛网支撑的引导骨再生（续）
x. 骨增量体积分析之五。x1. 拆钛网之后2个月的骨增量体积。x2. 植入种植体后的骨增量体积。x3. 植入种植体后与植入种
植体前（拆钛网之后2个月）骨增量体积的对比。植入种植体后与植入种植体前（拆钛网之后2个月）相比，骨增量体积减少了
1.40%。

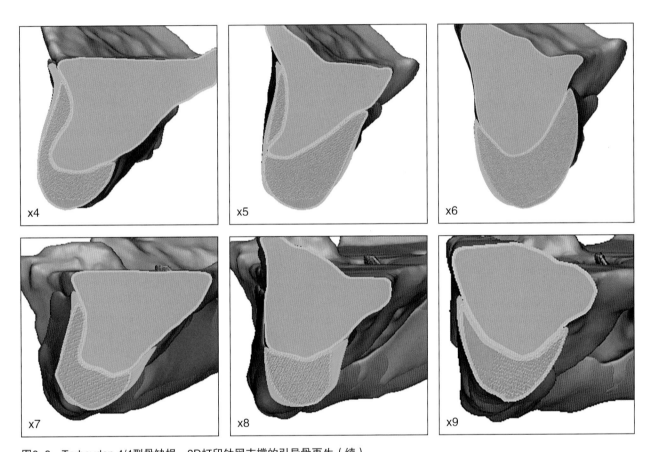

图6-8　Terheyden 4/4型骨缺损，3D打印钛网支撑的引导骨再生（续）

x. 骨增量体积分析之五。三维重建模型的颊舌向断层。x4～x6，x7～x9. 分别为上颌右侧和左侧中切牙、尖牙和第二前磨牙位点的颊舌向断层。植入种植体后与植入种植体前（拆钛网之后2个月）相比，骨增量体积减少了1.40%。

● **"植入种植体6个月后" vs "植入种植体后"的骨增量体积** 植入种植体同期行即刻修复，植入种植体6个月（戴入临时修复体6个月）后行最终修复。此时的骨增量体积（1276.41mm³）与植入种植体之后（1271.27mm³）相比，增加了0.40%（图6-8y）。

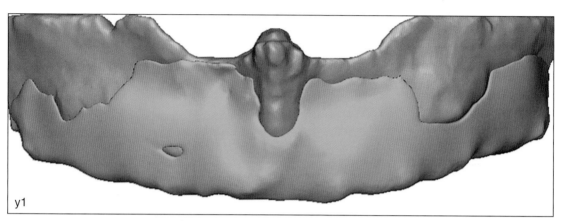

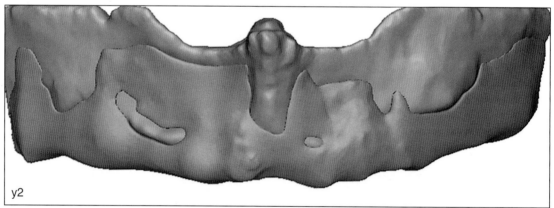

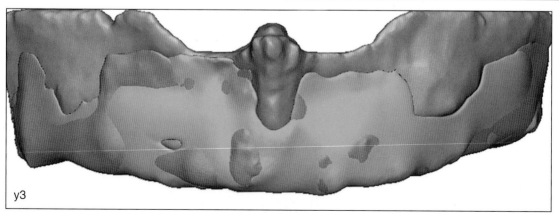

图6-8　Terheyden 4/4型骨缺损，3D打印钛网支撑的引导骨再生（续）

y. 骨增量体积分析之六。y1. 植入种植体后的骨增量体积。y2. 植入种植体后6个月（戴入临时修复体6个月）后的骨增量体积。y3. 术后即刻的实际骨增量体积与术前设计骨增量体积的对比。实际骨增量体积与术前设计骨增量体积相比，增加了0.40%。

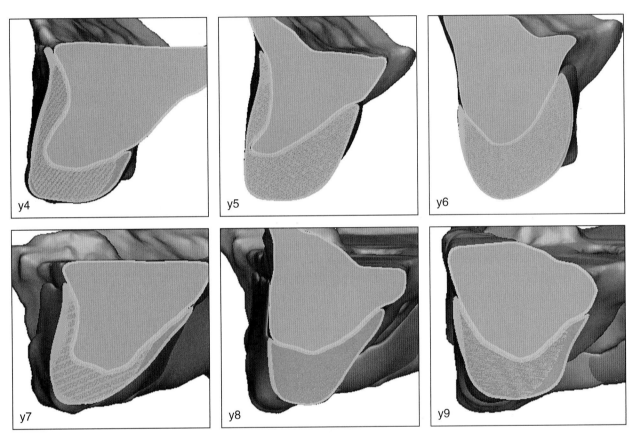

图6-8　Terheyden 4/4型骨缺损，3D打印钛网支撑的引导骨再生（续）

y. 骨增量体积分析之六。三维重建模型的颊舌向断层。y4～y6，y7～y9. 分别为上颌右侧和左侧中切牙、尖牙和第二前磨牙位点的颊舌向断层。实际骨增量体积与术前设计骨增量体积相比，增加了0.40%。

骨增量轮廓分析

用Blue Sky Plan软件匹配不同时期的颌骨模型，观察和比较颊舌向骨增量的轮廓变化。

- **种植体植入前的骨增量轮廓** 与骨增量术后即刻相比，术后3个月及术后8个月拆除钛网前的骨增量轮廓稳定，新骨垂直向高度及颊舌向骨厚度无明显变化，新骨质量理想（图6-8z）。
- **戴入临时修复体前的骨增量轮廓** 在拆钛网后

2个月植入种植体，同期进行即刻修复，戴入临时修复体。与拆除钛网前相比，新骨颊舌向骨厚度无明显变化，但垂直向高度变化较为明显（图6-8z）。

- **戴入修复体后的骨增量轮廓** 戴临时修复体和最终修复体时期的对比分析显示，骨增量轮廓非常稳定，新骨垂直向高度及颊舌向骨厚度无明显变化（图6-8z）。

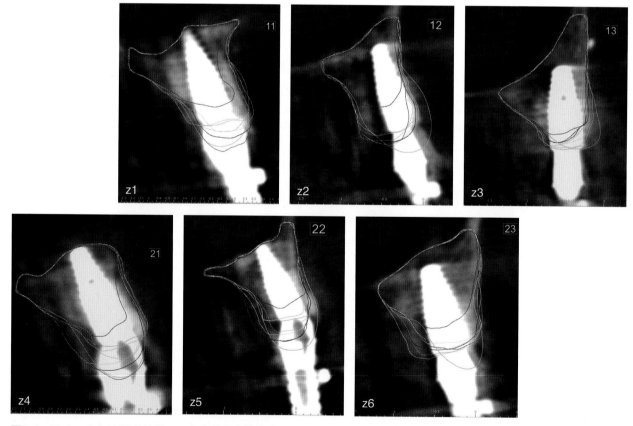

图6-8 Terheyden 4/4型骨缺损，3D打印钛网支撑的引导骨再生（续）

z. 骨增量轮廓分析。z1~z3，z4~z6. 分别为上颌右侧和左侧中切牙、尖牙和第二前磨牙位点的颊舌向断层。①红色：术前残余的基骨；②绿色：骨增量设计；③玫红色：骨增量术后即刻；④深蓝色：骨增量术后3个月后；⑤黄色：骨增量术后8个月（拆钛网前）；⑥紫色：拆钛网后（种植前）；⑦天蓝色：种植后同期临时修复；⑧橙色：6个月后（最终修复前），可见骨增量轮廓理想。

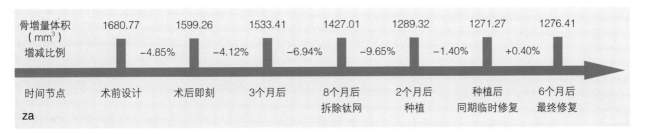

骨增量体积（mm³）	1680.77		1599.26		1533.41		1427.01		1289.32		1271.27		1276.41
增减比例		−4.85%		−4.12%		−6.94%		−9.65%		−1.40%		+0.40%	
时间节点	术前设计		术后即刻		3个月后		8个月后拆除钛网		2个月后种植		种植后同期临时修复		6个月后最终修复

za

图6-8　Terheyden 4/4型骨缺损，3D打印钛网支撑的引导骨再生（续）
za. 骨增量体积的变化。

讨论

该患者归类为牙列缺失相关的Terheyden 4/4型骨缺损，骨增量方案包括：①3D打印个性化钛网（3D-PITM）支撑的引导骨再生；②侧壁开窗上颌窦底提升联合垂直向牙槽骨增量。骨增量材料为自体骨与骨代用品的3∶7混合物。

关于骨增量效果

尽管本病例术后发生了晚期钛网暴露，但仍获得了完美的骨增量效果。成功因素如下：①3D打印个性化钛网创造和维持了骨增量轮廓，即使在无牙颌患者中也能维持稳定的成骨空间，这与钛网的材料、设计、制造工艺以及坚固固定相关；②颗粒状自体骨与骨代用品的混合比例为3∶7，尽管未达到1∶1的混合比例，为新骨生成和确保新骨质量提供了基本保障；③本病例术前设计是充分考虑了过增量的设计，为术后钛网暴露造成的骨吸收提供了一定的余量。

经过16个月的CBCT分析，骨增量体积非常稳定：16个月后的骨增量体积与术前设计相比有所减少，为24.06%；与骨增量术后即刻相比略有减少，为20.19%（图6-8za）。颊舌向断层的骨增量轮廓分析显示，颊舌向的骨增量轮廓较为稳定，前牙区颊舌向的骨增量轮廓吸收较为明显。

关于钛网位置的变化

但本病例中仍存在一些值得反思的地方：本病例的操作程序为先将骨增量材料置于个性化钛网内侧面，再就位个性化钛网，然后再将剩余骨增量材料通过钛网孔隙导入并压实，覆盖胶原膜，可确保新骨质量和骨增量轮廓饱满，同时可在一定程度上节省大范围骨增量的手术耗时。但是对于本病例的牙列缺失患者，左侧前磨牙区域的钛网位置移动较大，其原因主要是骨增量材料制备的黏性骨块有限，此处未先将骨增量材料置于个性化钛网内侧面，导致口内就位个性化钛网时钛网位置发生偏差，向根方和腭侧偏移。由此，临床上可考虑结合数字化手段辅助钛网就位，尤其是对于大范围骨增量的个性化钛网就位，可以更好地保证钛网就位稳定性。

关于钛网暴露

本病例的钛网暴露，具有经验不足的人为因素：①临时可摘义齿对钛网表面软组织压迫导致接近中线处的软组织形成肉芽组织愈合。②少量的肉芽组织愈合完全可以在取出钛网后处理。但是，由于经验不足，过早地进行了局部清创，导致钛网部分暴露。

迪迈仕（Digital Mesh）3D打印个性化钛网（3D-PITM）。钛网设计：孙甲文，王丽萍；种植外科程序：王丽萍；种植修复程序：王丽萍，李小宇；术中摄像和照相：郭雪琪；种植导板设计：陈希立；手术配合：葛青；放射线诊断程序：王丽萍；数据分析：孙甲文，任斌，郭雪琪；病例完成时间：2023年

病例之九：下颌后部连续3颗牙游离缺失，4/4型骨缺损

患者基本信息和术前检查

38岁女性患者，下颌后牙因牙周炎拔除半年余，影响咀嚼功能，现要求种植修复治疗。

患者身体健康，一般状态良好，不吸烟，不饮酒，否认药物过敏史，依从性强。患者牙周病史，定期行牙周维护。口腔检查可见口腔卫生良好，左下后牙缺失，牙槽嵴低平，缺牙位点附着龈宽度不足，仅牙槽嵴顶见附着龈约2mm（图6-9a）。对颌牙伸长，下颌右侧第二磨牙位点咬合空间不足，舌尖咬合至对颌牙龈。

术前曲面体层放射线片和CBCT扫描显示，左下后牙缺牙位点骨宽度和骨高度不足。第二前磨牙位点垂直向骨高度约6.65mm，水平向骨宽度约4.20mm；第一磨牙位点垂直向骨高度约6.61mm，水平向骨宽度约7.80mm；第二磨牙位点垂直向骨高度约7.82mm，水平向骨宽度约9.40mm（图6-9b）。

诊断与方案设计

建议正畸治疗压低上颌左侧磨牙，为下颌第二磨牙提供修复空间，但患者暂不考虑正畸治疗，因此，决定行第二前磨牙和第一磨牙的种植修复。

缺牙位点的角化黏膜宽度不足，为保证种植修复的长期稳定，降低种植体周病的发生，建议在缺牙位点进行游离黏膜移植。该手术可在骨增量同期、种植体植入同期以及修复时期进行。考虑到骨增量时期有软组织裂开、植骨材料外露等风险，本病例选择在骨增量前进行游离龈移植，增加角化黏膜宽度及软组织厚度。

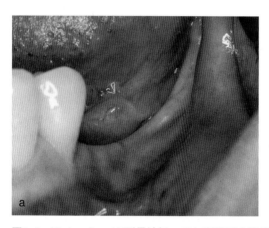

图6-9　Terheyden 4/4型骨缺损，3D打印钛网支撑的引导骨再生
a. 术前口内照片。下颌左侧第二前磨牙至第二磨牙缺失，骨弓轮廓塌陷，牙槽嵴低平，附着黏膜宽度不足。

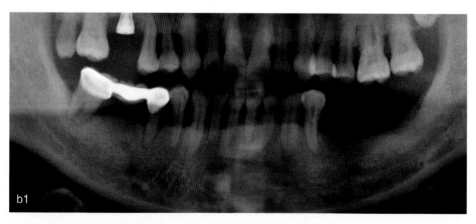

图6-9　Terheyden 4/4型骨缺损，3D打印钛网支撑的引导骨再生（续）
b. 术前放射线检查。b1. 术前拍摄的曲面体层放射线片，可见下颌左侧第二前磨牙至第二磨牙缺失，垂直向骨缺损，余留牙存在明显的牙槽骨吸收。

本病例归类为Terheyden牙槽骨缺损分类的4/4型骨缺损，治疗方案为钛网支撑的引导骨再生（TMs-GBR），治疗计划如下。

● **第一次手术：软组织移植**　于上颌腭部取游离黏膜，行缺牙区的角化龈增宽术。

● **第二次手术：骨增量**　基于CBCT扫描的DICOM数据重建颌骨模型并设计个性化钛网，拟增量的牙槽骨高度为3.6mm（图6-9c）。

● **第三次手术：取出钛网和植入种植体**　骨增量术后6个月后取钛网，同期种植，非潜入式愈合。

● **修复程序**　3个月后进行种植体水平印模，戴入最终修复体。

第一次手术：软组织移植

术前取上颌模型，制作压膜保持器，修剪其牙体颈缘部分，保留硬腭区，边缘抛光，消毒备用。

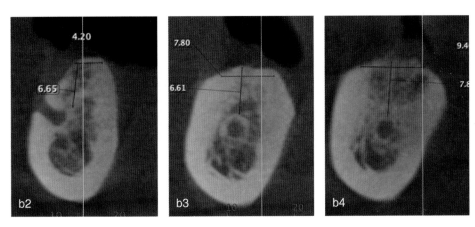

图6-9　Terheyden 4/4型骨缺损，3D打印钛网支撑的引导骨再生（续）

b. 术前放射线检查。b2～b4. 术前CBCT扫描的颊舌向断层，分别为第二前磨牙、第一磨牙和第二磨牙位点。剩余牙槽骨高度不足，牙槽嵴低平。

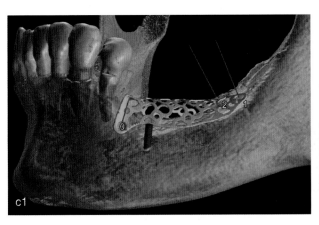
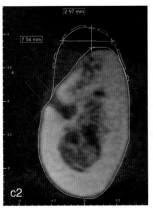
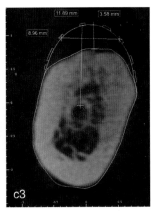

图6-9　Terheyden 4/4型骨缺损，3D打印钛网支撑的引导骨再生（续）

c. 3D打印个性化钛网设计。c1. 正面观，基于CBCT扫描的DICOM数据重建颌骨模型并设计个性化钛网。c2, c3. 虚拟设计骨增量轮廓，分别为第二前磨牙和第一磨牙位点的颊舌向断层，拟增量的牙槽嵴顶骨厚度分别约为2.97mm和3.58mm。

受区预备

用15号刀片沿颊侧膜龈联合处做水平切口，制备全厚黏膜瓣，锐性分离，形成不移动的骨膜受植床，将黏膜瓣根向推移（图6-9d1）。

切取软组织移植瓣

在上颌前磨牙至上颌第一磨牙腭侧，距龈缘2～3mm处用15号刀片锐性切取大小与受区匹配的角化黏膜瓣。用组织剪去除脂肪、腺体，修整移植瓣使其厚度均匀（图6-9d2）。将其置于生理盐水中备用。交叉缝合、固定创口。戴入腭护板。

软组织瓣移植

将移植瓣放置于受植床，结缔组织层与骨膜贴合，上皮层暴露于口腔内，用5-0可吸收缝线缝合。首先将移植瓣固定于受区冠方，交叉褥式缝合，使其稳定贴合于受植床，以保证营养及再血管化。缝合固定后，湿纱布轻轻排出移植瓣与受植床间的淤血及积气（图6-9d3）。

嘱患者术后即刻冰敷；术后14天术区不能刷牙；每天0.2%复方氯己定漱口3～5次，持续2周；

进软食或者半流质9～10天；常规服用抗生素1周；7～10天拆线，2个月后复诊。

第二次手术：骨增量

术后2个月复诊，可见移植的软组织愈合良好，色泽、形态和宽度理想（图6-9e1）。术前半小时口服抗生素，0.12%复方氯己定含漱1分钟。抽取患者20mL静脉血，制备膜片状浓缩生长因子（CGF）。于左侧下颌骨外斜线处，使用颗粒状取骨环形钻获取自体骨屑，备用。

植骨区组织瓣设计

行盐酸阿替卡因骨膜上浸润麻醉，在缺牙区做牙槽嵴顶水平向切口，远中延伸至磨牙后垫2mm处，并向颊侧倾斜做垂直向松弛切口；在第一前磨牙近中颊侧做垂直向松弛切口，翻超过膜龈联合的黏骨膜瓣，暴露颏孔和颏神经（图6-9e2）。

受植床准备

去除骨表面残留软组织，将3D打印个性化钛网置于骨增量区，检查骨增量空间和被动就位，确定钛网与牙槽骨基部完全贴合（图6-9e3）。

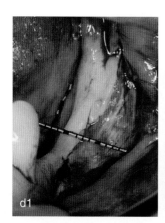
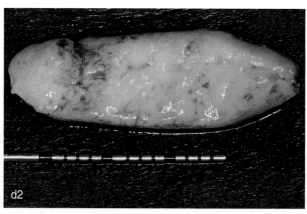
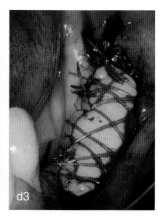

图6-9　Terheyden 4/4型骨缺损，3D打印钛网支撑的引导骨再生（续）
d. 软组织移植的术中照片。d1. 颊侧膜龈联合处做水平切口，翻保留骨膜的全厚黏膜瓣。d2. 在上颌腭侧切取带上皮的黏膜瓣。d3. 用可吸收缝线将移植瓣固定于受区。

用小球钻在固位孔处打孔，标记钛网就位位置；取下钛网，用小球钻打孔，开放骨髓腔（图6-9e4）。

放置个性化钛网及骨材料

将自体骨屑与去蛋白牛骨矿物质（Bio-Oss，Geistlich，瑞士）1∶1混合的骨增量材料植入骨缺损区（图6-9e5），就位钛网（迪迈仕，中国），并用固位螺钉固定，通过钛网空隙进一步填充骨增量材料（图6-9e6）。表面覆盖胶原膜（Bio-Gide，Geistlich，瑞士）及膜片状浓缩生长因子（CGF）。CGF主要放置于切口及软组织较薄处

（图6-9e7）。

创口关闭

颊侧和舌侧黏膜瓣充分减张，牙槽嵴顶切口为水平褥式缝合+间断缝合、松弛切口为间断缝合，无张力创口初期关闭（图6-9e8）。

术后即刻曲面体层放射线片显示，用2颗固位螺钉固位钛网，钛网与骨面贴合（图6-9f1）。

术后24小时内冷敷，勿压迫术区；注意口腔卫生维护，0.12%复方氯己定含漱液漱口至拆线；

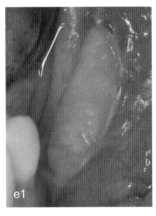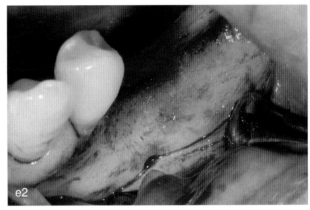

图6-9　Terheyden 4/4型骨缺损，3D打印钛网支撑的引导骨再生（续）
e. 骨增量术中照片。e1. 术前（软组织移植术后2个月）的口内照片，可见移植的软组织愈合良好，色泽、形态和宽度理想。
e2. 翻黏骨膜瓣，可见牙槽嵴顶圆钝，暴露颏孔和颏神经。

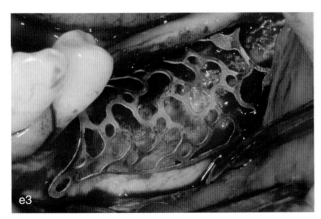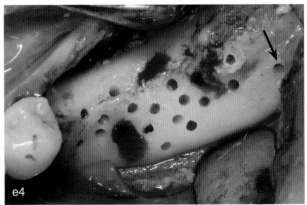

图6-9　Terheyden 4/4型骨缺损，3D打印钛网支撑的引导骨再生（续）
e. 骨增量术中照片。e3. 将钛网置于骨增量区，检查骨增量空间和被动就位，确定钛网与牙槽骨基部完全贴合。e4. 用小球钻在固位孔处打孔，标记钛网就位位置（箭头所示）；取下钛网，用小球钻打孔，开放骨髓腔。

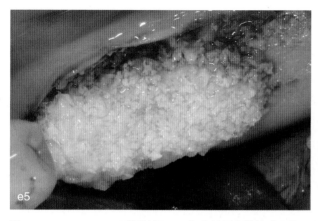
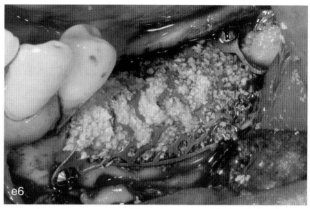

图6-9　Terheyden 4/4型骨缺损，3D打印钛网支撑的引导骨再生（续）

e. 骨增量术中照片。e5. 将自体骨屑与细颗粒去蛋白牛骨矿物质（DBBM）1∶1混合的骨增量材料植入牙槽嵴顶。e6. 就位钛网，用固位螺钉固定，通过钛网空隙进一步导入骨增量材料。

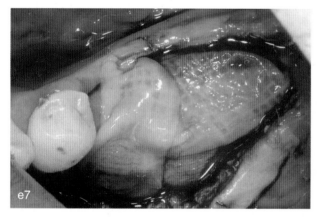
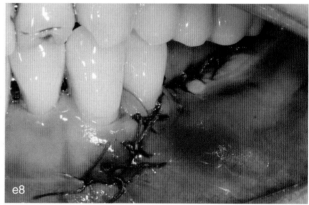

图6-9　Terheyden 4/4型骨缺损，3D打印钛网支撑的引导骨再生（续）

e. 骨增量术中照片。e7. 在钛网表面覆盖生物可吸收性胶原膜和膜片状浓缩生长因子（CGF）。e8. 颊侧和舌侧黏膜瓣充分减张，牙槽嵴顶切口为水平褥式缝合+间断缝合、松弛切口为间断缝合，无张力创口初期关闭。

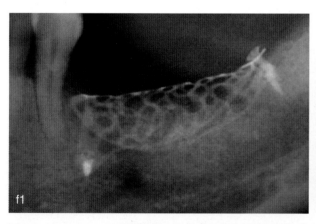
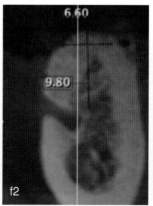
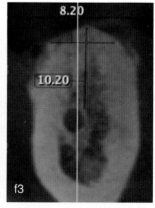

图6-9　Terheyden 4/4型骨缺损，3D打印钛网支撑的引导骨再生（续）

f. 放射线检查。f1. 术后即刻曲面体层放射线片，显示钛网就位良好。f2，f3. 术后6个月取出钛网之后的即刻CBCT扫描，分别为第二前磨牙和第一磨牙位点的颊舌向断层，增量之后的可用骨高度为9.80～10.20mm、骨宽度为6.60～8.20mm。

术后5天服用抗生素及消肿药物。

第三次手术：取出钛网和植入种植体

术后6个月复诊，取出钛网并同期植入种植体。可见移植的软组织轮廓稳定，色泽和形态理想，角化龈宽度4～5mm，钛网无暴露（图6-9g1）。

行盐酸阿替卡因骨膜上浸润麻醉，沿第一次手术的切口切开黏骨膜，翻黏骨膜瓣，完全暴露骨增量区，可见部分新骨覆盖钛网表面（图6-9g2），用剥离子将其去除。用配套的螺钉扳手旋出固定螺钉、拆除钛网，可见Ⅱ类假骨膜（厚度＜1mm），新骨高度、宽度和骨弓轮廓丰满，皮质骨化理想（图6-9g3，g4）。

取出钛网后即刻CBCT扫描显示，新骨充满钛网创造的成骨空间，骨密度理想，骨增量轮廓饱满，新骨与原有骨组织相互融合、两者之间的骨密度无明显区别。第二前磨牙位点的可用骨高度

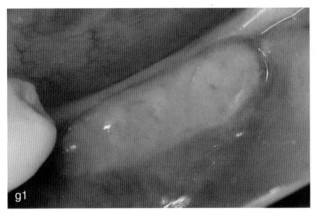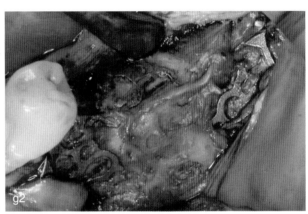

图6-9　Terheyden 4/4型骨缺损，3D打印钛网支撑的引导骨再生（续）
g. 取出钛网同期种植的照片。g1. 术前（软组织移植术后6个月）的口内照片，可见移植的软组织愈合良好，色泽、形态和宽度理想。g2. 翻黏骨膜瓣，充分暴露钛网，可见部分新骨生长到钛网表面。

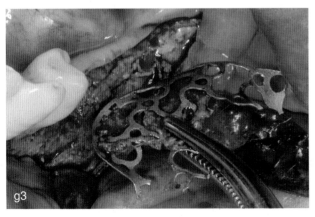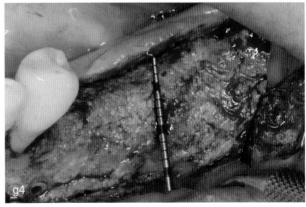

图6-9　Terheyden 4/4型骨缺损，3D打印钛网支撑的引导骨再生（续）
g. 取出钛网同期种植的照片。g3. 用配套的螺钉扳手旋出固定螺钉、拆除钛网。g4. 取出钛网后可见假骨膜菲薄，厚度＜1mm，属Ⅱ类假骨膜，新骨轮廓丰满，皮质骨化理想。

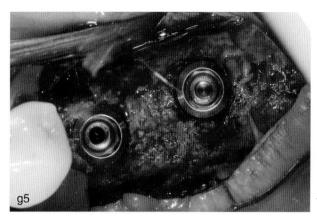

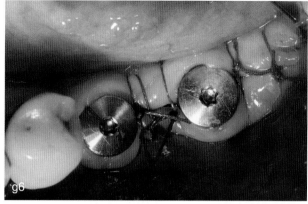

图6-9 Terheyden 4/4型骨缺损，3D打印钛网支撑的引导骨再生（续）

g. 取出钛网同期种植的照片。g5. 于第二前磨牙和第一磨牙位点行种植窝预备，分别植入直径4.1mm和4.8mm软组织水平种植体（长度均为8mm），最终植入扭矩均大于35Ncm。g6. 安放愈合帽，非潜入式缝合。

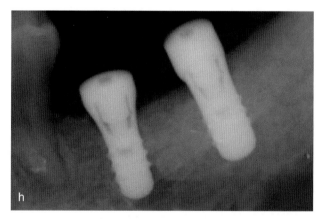

图6-9 Terheyden 4/4型骨缺损，3D打印钛网支撑的引导骨再生（续）

h. 取出钛网同期种植术后3个月时的根尖放射线片，可见种植体周围骨高度稳定、骨密度理想。

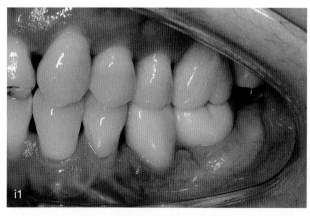

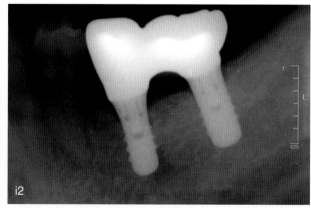

图6-9 Terheyden 4/4型骨缺损，3D打印钛网支撑的引导骨再生（续）

i. 戴入最终修复体1年后复诊。i1. 可见种植体周围软组织健康稳定，附着黏膜质量良好、宽度理想。i2. 拍摄平行投照根尖放射片，显示种植体周围骨高度稳定，骨密度理想，基底与种植体密合、修复体与基底密合。

约9.8mm、骨宽度约6.6mm；第一磨牙位点骨高度约10.2mm、骨宽度约8.2mm（图6-9f2，f3）。

于第二前磨牙和第一磨牙位点行种植窝预备，分别植入直径4.1mm和4.8mm的软组织水平种植体（长度8mm；SP、RC、SLA、Straumann，瑞士），种植体的三维位置与轴向理想，最终植入扭矩均大于35Ncm。安放愈合帽，非潜入式缝合（图6-9g5，g6）。10天后拆线，创口一期愈合，种植体周附着黏膜健康。

修复程序

取出钛网同期植入种植体后3个月余进入修复程序。根尖放射片显示种植体周围骨密度理想、骨高度稳定（图6-9h）。制取种植体水平印模，2周后戴入螺钉固定的全瓷修复体。戴入最终修复体1年后复诊，可见种植体周围软组织健康稳定，附着黏膜质量良好、宽度理想（图6-9i1）。拍摄平行投照根尖放射片，显示种植体周围骨高度稳定，骨密度理想，基底与种植体密合、修复体与基底密合（图6-9i2）。

讨论

该患者属于Terheyden 4/4型骨缺损，选择的治疗方案为钛网支撑的引导骨再生（TMs-GBR），并在骨增量之前进行了分阶段的附着黏膜移植，获得了令人满意的治疗结果。

关于角化黏膜移植

本病例为一例角化黏膜宽度不足需行骨增量的患者，关于角化黏膜不足或缺失的骨增量位点是否应在骨增量前进行软组织移植，目前仍存在争议。Urban等[1]不推荐在骨增量前进行软组织移植，认为双层缝合可以让新骨表面的软组织增厚，骨增量前增加软组织厚度或角化黏膜量并非必要的选择。

关于角化黏膜移植和骨增量效果

文献报道显示，钛网暴露是最常见的并发症[2-3]。相对于厚龈表型，薄龈表型患者钛网暴露更高[4]。因此，本病例中，钛网支撑的引导骨再生（TMs-GBR）前先行软组织移植增加缺牙区角化黏膜宽度以及黏膜厚度，然后进行骨增量，结果显示，新生骨质与量均达到预期效果，且新骨

质量理想、表面假骨膜菲薄。尽管如此，对于薄龈表型、角化黏膜不足的患者，钛网支撑的引导骨再生（TMs-GBR）是否需要在骨增量之前先行软组织增量以降低钛网暴露率，仍需要更多的临床研究进行进一步验证。

迪迈仕（Digital Mesh）3D打印个性化钛网（3D-PITM）。钛网设计：张薇奇，吴轶群；种植外科程序：吴轶群，王婷婷；种植修复程序：吴轶群，王婷婷；术中摄像和照相：卞晓玲；种植导板设计：陈希立；手术配合：王婷婷；放射线诊断程序：徐琪麟；数据分析：孙甲文，任斌；病例完成时间：2022年

病例之十：下颌后部连续5颗牙游离缺失，2/4 ~ 4/4型骨缺损

患者基本信息和术前检查

55岁女性患者，15年前拔除下颌左侧后牙，可摘义齿修复，6个月前拔除下颌左侧尖牙同期行位点保存。现要求种植修复下颌左侧的缺失牙。

患者身体健康，一般状态良好，不吸烟、不饮酒，实验室检查无异常，无口腔副功能习惯。口腔卫生良好。上颌为无牙颌，已植入6颗种植体，现在处于临时修复阶段，为种植体支持式一体式树脂临时固定修复体。下颌左侧侧切牙至右

侧尖牙为天然牙。下颌右侧第一前磨牙至第一磨牙缺失，已植入3颗种植体，现在处于临时修复阶段，为种植体支持式三单位树脂联冠修复体。下颌左侧尖牙、前磨牙和磨牙均缺失。下颌左侧尖牙和第一前磨牙位点牙槽嵴高度正常，殆龈距离适宜，附着龈宽度充足，尖牙位点的牙槽嵴宽度尚可。从第二前磨牙向后的缺牙位点，存在垂直向骨丧失，殆龈距离增大，牙槽嵴顶宽度不足，呈现刃状牙槽嵴，附着龈宽度约3mm（图6-10a）。

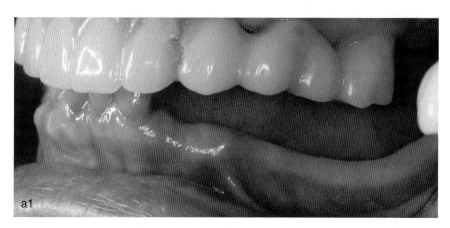

图6-10　Terheyden 2/4 ~ 4/4型骨缺损，3D打印钛网支撑的引导骨再生
a. 术前口内照片。a1. 侧面观，下颌左侧尖牙、前磨牙和磨牙均缺失。下颌左侧尖牙和第一前磨牙牙槽嵴高度尚可，从第二前磨牙向后的缺牙位点，存在垂直向骨丧失，殆龈距离增大。

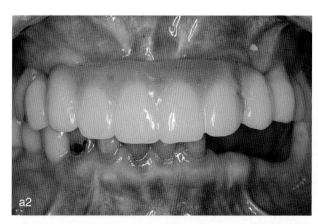

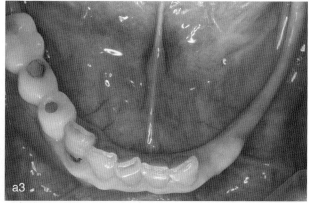

图6-10　Terheyden 2/4 ~ 4/4型骨缺损，3D打印钛网支撑的引导骨再生（续）
a. 术前口内照片。a2. 正面观。a3. 殆面观。下颌左侧尖牙、前磨牙和磨牙均缺失，尖牙和第一前磨牙位点殆龈距离适宜。从第二前磨牙向后的缺牙位点，存在垂直向骨丧失，殆龈距离增大，嵴顶宽度不足，呈现刃状牙槽嵴，附着龈宽度约3mm。

术前CBCT扫描可见，下颌左侧尖牙位点可用骨厚度约为3.5mm、骨高度约为15mm，骨密度良好；第一前磨牙位点可用骨厚度约为2.1mm；第二前磨牙位点向后，嵴顶呈"浪花"样，仅舌侧剩余刃状薄片式皮质骨，垂直向骨缺损严重，牙槽嵴中央可用骨高度不足，为2~4mm。颏孔位于第二前磨牙位点，距离嵴顶约7mm（图6-10b）。

诊断与方案设计

本病例为下颌左侧连续多颗牙缺失，牙槽骨缺损分类为Terheyden 2/4~4/4型骨缺损，即缺牙间隙存在严重的垂直向和水平向骨缺损。治疗方案为钛网支撑的引导骨再生，分阶段种植。

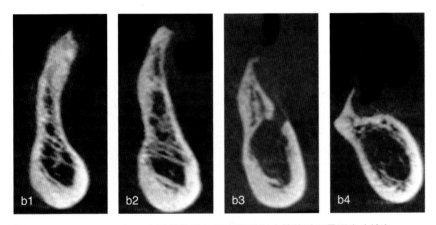

图6-10 Terheyden 2/4~4/4型骨缺损，3D打印钛网支撑的引导骨再生（续）
b. 术前CBCT扫描的颊舌向断层。b1~b4. 分别为尖牙、第一前磨牙、第二前磨牙和第一磨牙位点。第一前磨牙位点水平向骨量不足，第一磨牙位点存在严重的垂直向骨缺损，剩余可用骨高度2~4mm。

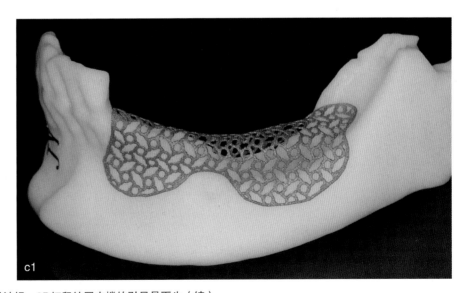

图6-10 Terheyden 2/4~4/4型骨缺损，3D打印钛网支撑的引导骨再生（续）
c. 3D打印个性化钛网。c1. 基于CBCT扫描的DICOM数据重建颌骨模型并设计和打印个性化钛网，钛网与颌骨模型匹配的正面观，拟增量的牙槽骨高度约9mm。

- **第一次手术：骨增量** 3D打印个性化钛网支撑的引导骨再生（TMs-GBR）。
- **第二次手术：拆除钛网** 8个月后取出钛网。
- **第三次手术：植入种植体** 2个月后植入软组织水平锥柱状种植体。
- **二期手术** 2个月后二期手术，更换愈合帽。
- **修复程序** 2周后制取印模，戴入螺钉固位的全瓷修复体。

首先设计和制造3D打印个性化钛网，垂直向骨增量的高度约9mm（图6-10c）。

第一次手术：骨增量

使用3%阿替卡因肾上腺素注射液行骨膜上浸润麻醉，在缺牙位点牙槽嵴顶附着龈区域正中做水平向切口，在下颌右侧侧切牙远中垂直向松弛切口以及下颌右侧侧切牙至下颌左侧侧切牙的龈沟内切口，翻黏骨膜瓣，暴露术区。可见尖牙及第一前磨牙位点水平向骨缺损，第二前磨牙至第二磨牙位点垂直向骨吸收严重。小心钝性剥离颊侧黏骨膜瓣，暴露颏孔。小心地使用剥离子钝性剥离舌侧黏骨膜瓣，直至磨牙区剥离范围到达下颌舌骨肌上方（图6-10d1）。磨牙区下颌舌骨线

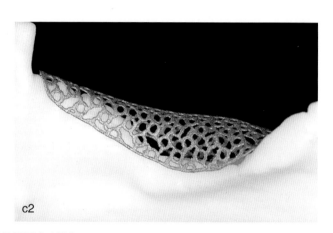

图6-10 Terheyden 2/4 ~ 4/4型骨缺损，3D打印钛网支撑的引导骨再生（续）
c. 3D打印个性化钛网。c2. 基于CBCT扫描的DICOM数据重建颌骨模型并设计和打印个性化钛网，钛网与颌骨模型匹配的舌面观，显示计划用钛网维持的垂直向增量空间，拟增量的牙槽骨高度约9mm。

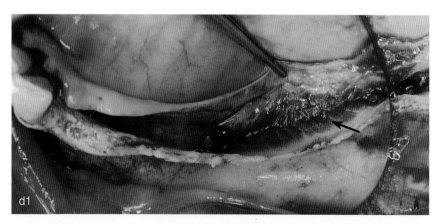

图6-10 Terheyden 2/4 ~ 4/4型骨缺损，3D打印钛网支撑的引导骨再生（续）
d. 骨增量术中照片。d1. 切开黏骨膜，翻黏骨膜瓣。小心地使用剥离子钝性剥离舌侧黏骨膜瓣，直至磨牙区剥离范围到达下颌舌骨肌（箭头所示）上方。磨牙区的严重垂直向骨吸收的病例，下颌舌骨肌几乎附丽于"牙槽嵴顶"。

附着接近牙槽嵴，将镊子小心夹持辅助固定舌侧瓣，使用15号手术刀片在舌侧黏骨膜瓣下颌舌骨肌附丽的最冠方做"迷你"横切口将肌肉锐性分离（图6-10d2）。注意此时应使用新更换的锋利刀片，仔细轻柔离断小段肌肉，之后使用椭圆形的剥离子小心轻柔地反复向下轻扫，并渐渐向远中延伸，将肌肉与舌侧黏膜钝性分离。术中要注意保护根方的解剖结构，保证后续安全地钝性分离，只要下颌舌骨肌保持连续完整，即可有效地保护下颌舌骨肌下方的舌动脉、面动脉以及舌下神经等重要的解剖结构不受损伤。保持舌侧组织

瓣具有一定的厚度，避免由于组织瓣过薄造成坏死。充分剥离后的舌侧黏膜在垂直方向上有非常理想的冠向推进效果（图6-10d3）。骨膜保持完整并与下颌舌骨肌分离。颊侧黏膜减张使用锋利的15号刀片，在颏孔冠方颊侧仔细做"迷你"小切口切开骨膜，刀片只是浅浅地切开骨膜，不要进入深层黏膜，不要做回切动作，避免伤及颏神经及其分支。将剥离子沿切口进行骨膜的剥离，小心向近远中延展钝性剥离骨膜，完成颊侧骨膜减张。整个过程小心轻柔，不要过度牵拉颊侧黏骨膜，避免损伤颏神经。之后使用直径2mm的裂

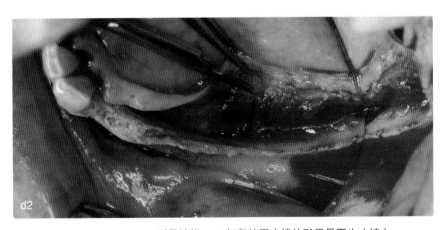

图6-10　Terheyden 2/4～4/4型骨缺损，3D打印钛网支撑的引导骨再生（续）
d. 骨增量术中照片。d2. 舌侧瓣的减张要点是将舌侧黏膜与下颌舌骨肌分离。有多种分离方法，笔者喜欢先用15号手术刀片在舌侧黏骨膜瓣下颌舌骨肌附丽的最冠方做"迷你"横切口将下颌舌骨肌（箭头所示）锐性分离。

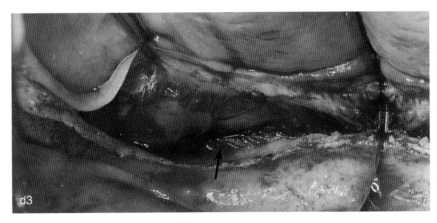

图6-10　Terheyden 2/4～4/4型骨缺损，3D打印钛网支撑的引导骨再生（续）
d. 骨增量术中照片。d3. 然后用椭圆形的剥离子或"张力梳"小心轻柔地反复向下轻扫，同时用有齿镊上提舌侧黏膜，将下颌舌骨肌（箭头所示）与舌侧黏膜钝性分离，提升舌侧黏骨膜瓣。

钻在颊侧及嵴顶的骨面上打孔，充分开放骨髓腔（图6-10d4）。试戴3D打印的个性化钛网（迪迈仕，中国），钛网厚度为0.4mm，与剩余骨形态匹配，安全避开颏神经（图6-10d5，d6）。使用超声骨刀于下颌颏部取若干块状自体骨，颏部取骨部位填入可吸收明胶海绵。在下颌左侧后部骨缺损处植入用术区出血调拌的0.5g粗颗粒与0.75g细颗粒去蛋白牛骨矿物质（Bio-Oss，Geistlich，瑞士），将块状自体骨粉碎为颗粒状并与去蛋白牛骨矿物质1∶1混合。在骨增量材料表面覆盖单层30mm×40mm生物可吸收性胶原膜（Bio-

Gide，Geistlich，瑞士），然后就位3D打印个性化钛网，近中使用1颗直径1.2mm、长度6mm及1颗直径2mm、长度7mm的微螺钉固定，远中使用1颗直径1.2mm、长度8mm及1颗直径2mm、长度7mm的微螺钉固定钛网（图6-10d7）。在钛网表面覆盖2张25mm×25mm单层生物可吸收性胶原膜（图6-10d8），使用可吸收缝线自颊侧和舌侧根方骨膜褥式缝合将膜片状浓缩生长因子固定于嵴顶（图6-10d9），以利于软组织愈合。使用不可吸收缝线水平褥式缝合联合间断缝合的方式实现无张力创口关闭（图6-10d10）。

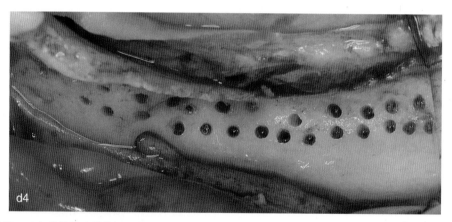

图6-10　Terheyden 2/4～4/4型骨缺损，3D打印钛网支撑的引导骨再生（续）
d. 骨增量术中照片。d4. 剥离颊侧黏骨膜瓣，暴露颏孔和颏神经，锐性分离颏神经前后的黏骨膜瓣的骨膜层，减张颊侧黏骨膜瓣。然后用直径2mm的裂钻充分开放骨髓腔。

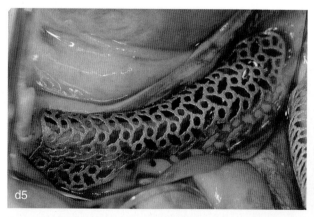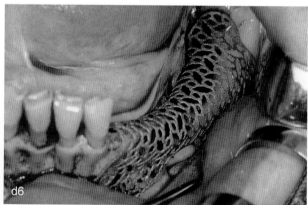

图6-10　Terheyden 2/4～4/4型骨缺损，3D打印钛网支撑的引导骨再生（续）
d. 骨增量术中照片。d5. 颊侧观。d6. 正面观。试戴3D打印个性化钛网，可见钛网与剩余基骨匹配、贴合，与颏神经保持足够的安全距离，并清晰可见较大的骨增量空间。

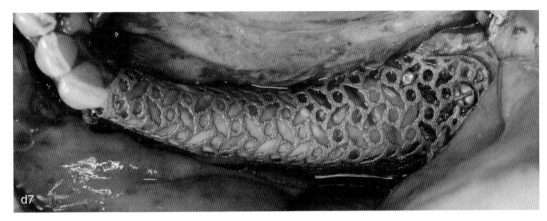

图6-10　Terheyden 2/4～4/4型骨缺损，3D打印钛网支撑的引导骨再生（续）
d．骨增量术中照片。d7．在骨缺损处植入骨增量材料，并在其表面覆盖单层胶原膜，然后就位并用4颗螺钉固位钛网。从本图片可见，先就位胶原膜，无法进一步填实骨增量材料，这会导致新骨轮廓不足和较厚的假骨膜，现在笔者已经不推荐这种操作方法。

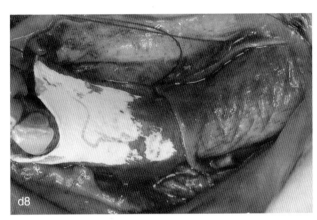
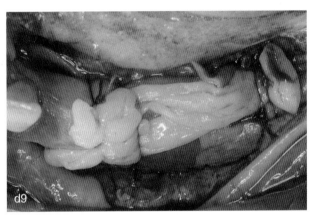

图6-10　Terheyden 2/4～4/4型骨缺损，3D打印钛网支撑的引导骨再生（续）
d．骨增量术中照片。d8．殆面观，在钛网表面再覆盖单层生物可吸收性胶原膜。d9．殆面观，在牙槽嵴顶的胶原膜表面植入膜片状浓缩生长因子（CGF），并用可吸收缝线自黏骨膜瓣根方的骨膜褥式缝合加以固定。

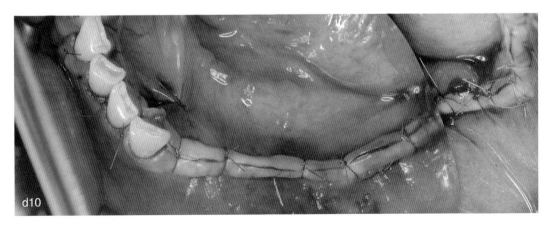

图6-10　Terheyden 2/4～4/4型骨缺损，3D打印钛网支撑的引导骨再生（续）
d．骨增量术中照片。d10．殆面观，使用不可吸收缝线水平褥式联合间断缝合骨增量区的黏骨膜瓣，使用不可吸收缝线垂直褥式缝合向前延伸切口的龈乳头，使用不可吸收缝线间断缝合口底创口，无张力创口关闭。

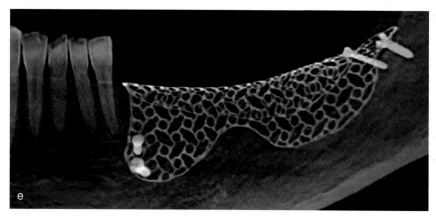

图6-10　Terheyden 2/4 ~ 4/4型骨缺损，3D打印钛网支撑的引导骨再生（续）

e．骨增量术后即刻拍摄的曲面体层放射线片，显示4颗微螺钉固位钛网，钛网就位位置理想。原本是给患者进行了术后即刻CBCT扫描，但因为患者微动导致CBCT扫描存在严重伪影，无法重建CBCT断层图像，因此加拍了此曲面体层放射线片。

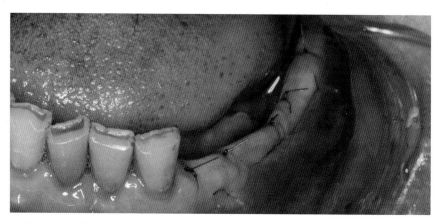

图6-10　Terheyden 2/4 ~ 4/4型骨缺损，3D打印钛网支撑的引导骨再生（续）

f．骨增量术后15天拆线时的口内照片。分两次拆除缝线，术后10天先拆除延伸切口的缝线，术后15天拆除骨增量区的缝线，此时可见创口愈合良好，无钛网暴露。

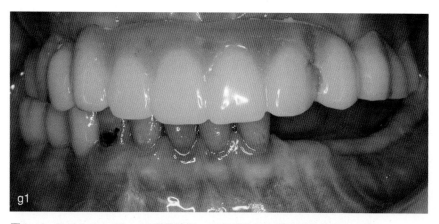

图6-10　Terheyden 2/4 ~ 4/4型骨缺损，3D打印钛网支撑的引导骨再生（续）

g．骨增量术后9个月拆钛网之前的口内照片。g1．正面观，可见创口愈合良好，牙槽嵴高度恢复正常，𬌗龈距离理想，无钛网暴露，只是在尖牙位点的黏膜下可见钛网的轻微透色。

术后静脉滴注克林霉素磷酸酯注射液5天，每天1次，每次0.6g；0.12%葡萄糖酸氯己定含漱液含漱，每天3次，直至10天后拆线。

术后拍摄的曲面体层放射线片显示钛网就位理想，骨增量高度6~8mm（图6-10e）。分别在术后10天和15天拆线，创口一期愈合，无钛网暴露和下唇麻木（图6-10f）。

第二次手术：取出钛网

原计划骨增量术后8个月时取出钛网，因新冠疫情，患者9个月时复诊。术前可见骨增量高度理想（图6-10g）。用3%阿替卡因肾上腺素注射液行骨膜上浸润麻醉，做牙槽嵴顶正中水平向切口，沿钛网轮廓外缘做近中和远中的垂直向松弛切口，翻黏骨膜瓣，暴露钛网和固位螺钉（图6-10h1）。固位螺钉稳定、无松动，用螺钉扳手将其旋出。小心将钛网取出后，可见牙槽嵴顶覆盖较厚的假骨膜（图6-10h2）。将假骨膜保留在原位，复位黏骨膜瓣，使用不可吸收缝线水平褥式缝合联合间断缝合无张力创口关闭（图6-10h3）。

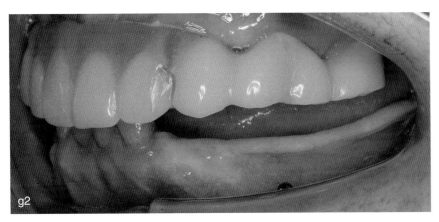

图6-10　Terheyden 2/4~4/4型骨缺损，3D打印钛网支撑的引导骨再生（续）
g. 骨增量术后9个月拆钛网之前的口内照片。g2. 侧面观，可见创口愈合良好，牙槽嵴高度恢复正常，秴龈距离理想，无钛网暴露，只是在尖牙位点的黏膜下可见钛网的轻微透色。

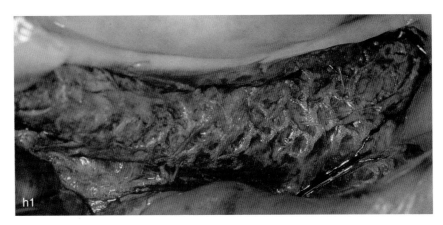

图6-10　Terheyden 2/4~4/4型骨缺损，3D打印钛网支撑的引导骨再生（续）
h. 骨增量术后9个月拆钛网的术中照片。h1. 做牙槽嵴顶正中水平向切口，沿钛网轮廓外缘做近中和远中的垂直向松弛切口，翻黏骨膜瓣，暴露钛网及其下方假骨膜，固位螺钉稳定、无松动。牙槽嵴顶的黏骨膜较厚，这是水平褥式缝合的优势。

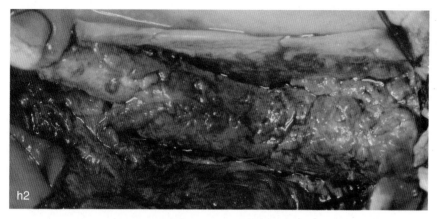

图6-10　Terheyden 2/4～4/4型骨缺损，3D打印钛网支撑的引导骨再生（续）

h.　骨增量术后9个月拆钛网的术中照片。h2.　固位螺钉稳定、无松动，用螺钉扳手将其旋出。然后将剥离子插入钛网和骨面之间，不断地撬动钛网，将其松动取出。可见牙槽嵴顶覆盖较厚的假骨膜，将假骨膜保留在原位。

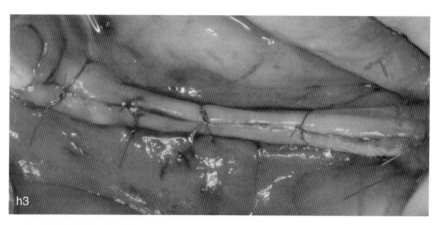

图6-10　Terheyden 2/4～4/4型骨缺损，3D打印钛网支撑的引导骨再生（续）

h.　骨增量术后9个月拆钛网的术中照片。h3.　钛网取出后，将假骨膜保留在原位，复位黏骨膜瓣，使用不可吸收缝线水平褥式缝合联合间断缝合无张力创口关闭。

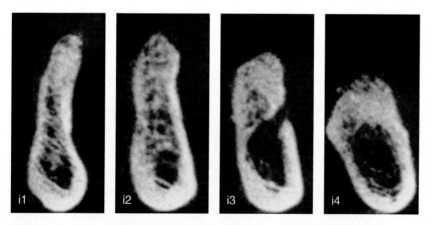

图6-10　Terheyden 2/4～4/4型骨缺损，3D打印钛网支撑的引导骨再生（续）

i.　钛网取出术后1.5个月CBCT扫描的颊舌向断层。i1～i4.　分别为尖牙、第一前磨牙、第二前磨牙和第一磨牙位点，骨增量效果显著。但第一磨牙位点未达到术前设计的骨高度，并且牙槽嵴顶未实现皮质骨化，这是骨增量材料植入不足和假骨膜较厚的结果。

第三次手术：植入种植体

钛网取出术后1.5个月（骨增量手术10.5个月）植入种植体。术前CBCT扫描可见下颌左侧尖牙位点可用骨厚度约5mm、骨高度充足；第一前磨牙位点可用骨厚度5.2mm、骨高度充足；第二前磨牙位点可用骨厚度6.5mm、骨高度9mm；第一磨牙位点可用骨厚度7.2mm、骨高度10mm。但第一磨牙位点未达到术前设计的骨高度，并且牙槽嵴顶未实现皮质骨化（图6-10i），这是骨增量材料植入不足和假骨膜较厚的结果。口内检查可见软组织愈合良好，缺牙间隙𬌗龈距离理想（图6-10j）。

术前制作种植外科导板。行盐酸阿替卡因骨膜上浸润麻醉后，沿取钛网手术的切口切开黏骨膜，翻黏骨膜瓣，可见假骨膜已经与黏骨膜完全整合，骨质量理想，牙槽嵴顶的多数新骨发生皮质骨化。使用外科手术导板定点，在理想的位置上预备种植窝，分别在下颌左侧尖牙位点、第一前磨牙位点和第一磨牙位点植入直径3.3mm（长度14mm）、直径3.3mm（长度12mm）和直径4.8mm（长度10mm）的软组织水平亲水表面种植体（SLActive，TiZr，Straumann，瑞士）。种植体获得了理想的三维位置与轴向，最终植入扭矩均接近35Ncm。复位黏骨膜瓣，尖牙、第一前磨牙

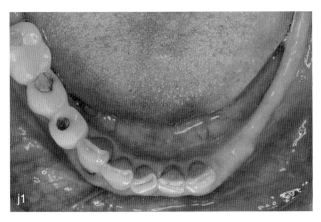
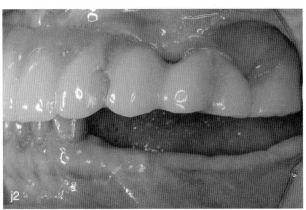

图6-10　Terheyden 2/4 ~ 4/4型骨缺损，3D打印钛网支撑的引导骨再生（续）

j. 钛网取出术后1.5个月（骨增量手术10.5个月）植入种植体前的口内照片。j1. 𬌗面观。j2. 侧面观。可见创口愈合良好，牙槽嵴高度恢复正常，𬌗龈距离理想，附着黏膜宽度理想。

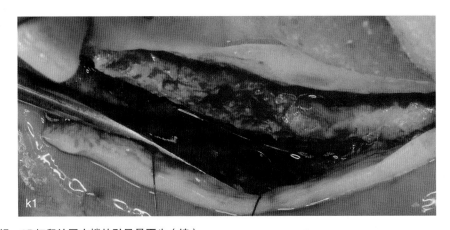

图6-10　Terheyden 2/4 ~ 4/4型骨缺损，3D打印钛网支撑的引导骨再生（续）

k. 钛网取出术后1.5个月（骨增量手术10.5个月）植入种植体的术中照片。k1. 𬌗面观，沿取钛网手术的切口切开黏骨膜，翻黏骨膜瓣，可见假骨膜已经与黏骨膜完全整合，骨质量理想，牙槽嵴顶的多数新骨发生皮质骨化。

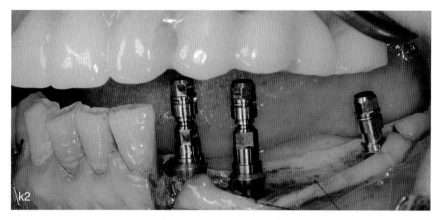

图6-10　Terheyden 2/4 ~ 4/4型骨缺损，3D打印钛网支撑的引导骨再生（续）

k. 钛网取出术后1.5个月（骨增量手术10.5个月）植入种植体的术中照片。k2. 侧面观，分别在下颌左侧尖牙位点、第一前磨牙位点和第一磨牙位点植入3颗软组织水平种植体，种植体的三维位置与轴向理想，最终植入扭矩均接近35Ncm。

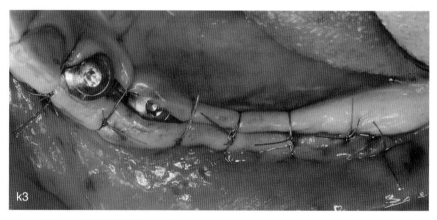

图6-10　Terheyden 2/4 ~ 4/4型骨缺损，3D打印钛网支撑的引导骨再生（续）

k. 钛网取出术后1.5个月（骨增量手术10.5个月）植入种植体的术中照片。k3. 殆面观，取下携带体，戴入封闭螺钉，复位黏骨膜瓣，尖牙、第一前磨牙和第一磨牙位点种植体分别为非潜入式、半潜入式和潜入式愈合。

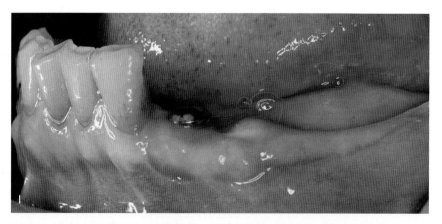

图6-10　Terheyden 2/4 ~ 4/4型骨缺损，3D打印钛网支撑的引导骨再生（续）

l. 种植体植入2个月时的口内照片，侧面观。创口愈合良好，角化黏膜宽度良好，软组织已经生长至半潜入式愈合的第一前磨牙位点种植体的冠方，完全覆盖种植体平台。

和第一磨牙位点种植体分别为非潜入式、半潜入式和潜入式愈合（图6-10k）。

二期手术

种植体植入手术10天后拆除缝线，创口一期愈合。2个月后行种植二期手术，尖牙位点种植体ISQ平均值为75、第一前磨牙位点ISQ平均值为78、第一磨牙位点ISQ平均值为83，种植体周围附着黏膜宽度和质量良好（图6-10l）。

修复程序

二期手术10天后拆线时见创面一期愈合，种植体周围的附着黏膜得以最大限度地保存（图6-10m）。行种植体水平开窗式印模，2周后戴入种植体支持式临时修复体。3个月后进行最终修复，行夹板式印模，面弓转移。最终戴入3颗种植体支持式四单位螺钉固位的纯钛支架氧化锆全瓷修复体（图6-10n1）。桥体区采用改良盖嵴式设计，种植体近远中留有卫生通道，方便患者使用间隙刷进行清洁。同期完成了上颌以及下颌右侧种植体的最终修复（图6-10n2）。

种植最终修复试支架时和戴入最终修复后拍摄的根尖放射线片均显示，种植体周围骨高度和骨密度理想，支架与种植体密合，修复体与种植体密合（图6-10o）。

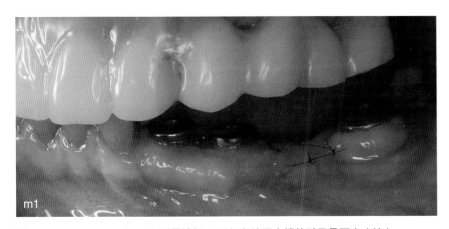

图6-10　Terheyden 2/4～4/4型骨缺损，3D打印钛网支撑的引导骨再生（续）
m. 二期手术后10天拆线前的口内照片。m1. 侧面观，创口愈合良好，种植体颊侧的附着黏膜宽度与质量理想，殆龈距离正常，口腔卫生维持良好。

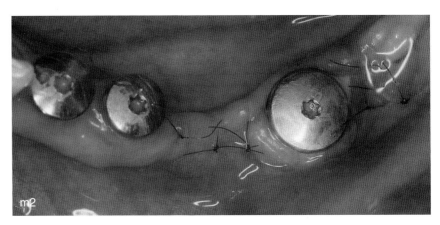

图6-10　Terheyden 2/4～4/4型骨缺损，3D打印钛网支撑的引导骨再生（续）
m. 二期手术后10天拆线前的口内照片。m2. 殆面观，创口愈合良好，种植体周围的附着黏膜宽度与质量理想，3颗种植体之间的位置分布良好，口腔卫生维持良好。

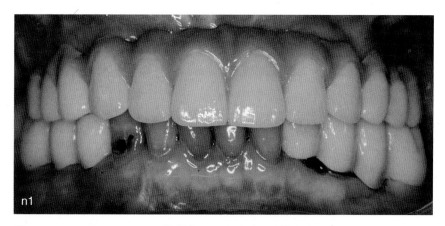

图6-10 Terheyden 2/4 ~ 4/4型骨缺损，3D打印钛网支撑的引导骨再生（续）

n. 戴入最终修复体之后的口内照片。n1. 正面观，戴入螺钉固位的纯钛支架全瓷修复体，殆关系理想，种植体周围软组织健康。此时，同时完成了上颌以及下颌右侧种植体的最终修复。

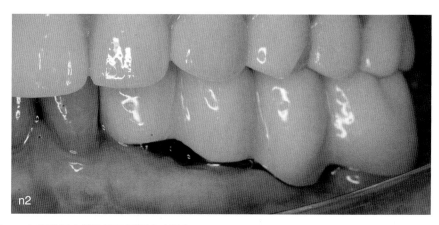

图6-10 Terheyden 2/4 ~ 4/4型骨缺损，3D打印钛网支撑的引导骨再生（续）

n. 戴入最终修复体之后的口内照片。n2. 正面观，戴入螺钉固位的纯钛支架全瓷修复体，殆关系理想，种植体周围软组织健康。桥体区采用改良盖嵴式设计，种植体近远中留有卫生通道，方便患者使用间隙刷进行清洁。

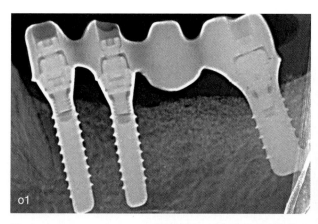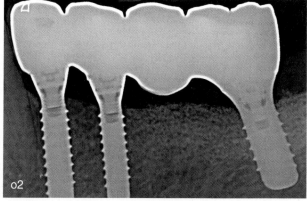

图6-10 Terheyden 2/4 ~ 4/4型骨缺损，3D打印钛网支撑的引导骨再生（续）

o. 根尖放射线片检查。o1. 种植最终修复试支架时拍摄的根尖放射线片，可见种植体周围骨高度理想，基底与种植体密合。o2. 戴入最终修复后拍摄的根尖放射线片。可见种植体周围骨高度理想，修复体与基底密合。

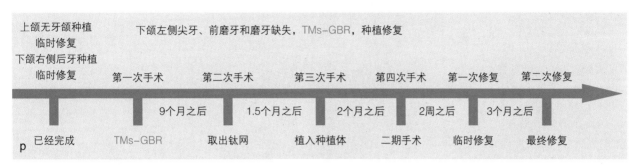

图6-10 Terheyden 2/4～4/4型骨缺损，3D打印钛网支撑的引导骨再生（续）

p. 患者的就诊时间线。

讨论

本病例为下颌左侧连续多颗缺牙位点的Terheyden 2/4～4/4型骨缺损，垂直向骨缺损主要位于左下前磨牙至第二磨牙位点。外科方案为：①引导骨再生（GBR），分阶段种植；②用3D打印个性化钛网（3D-PITM）维持骨增量轮廓。

关于骨增量效果

本病例为范围广泛的垂直向和水平向严重骨缺损的复杂病例，通过3D打印个性化钛网（3D-PITM）支撑的引导骨再生（TMs-GBR）实现了骨增量的目标（图6-10p），具有术中操作时间短和患者术后反应小的优势。获得成功的因素如下：①用3D打印个性化钛网（3D-PITM）维持了骨增量轮廓，实现了预期的骨增量效果。②骨增量材料为颗粒状自体骨与骨代用品的1∶1混合，并用术区的出血调拌，充分发挥了修复性骨再生的骨生成、骨诱导和骨引导机制。③受植区为较厚的皮质骨板，但充分开放了骨髓腔，保证了充分的血供。④下颌后部是上颌及下颌黏骨膜瓣减张效果最佳的部位。充分的黏骨膜减张，实现了无张力的创口关闭；在钛网表面覆盖生物可吸收性胶原膜，并且辅助性覆盖膜片状浓缩生长因子（CGF），有效地将钛网与创口相隔离，保证了初期愈合的效果。⑤本病例，因为新冠疫情的因素，在9个月骨愈合期之后取出钛网，充分的愈合时间，有利于新骨形成和成熟。⑥手术切口和翻瓣严格遵循保留附着龈的原则，使得种植体周围有充足的附着黏膜，为种植体长期稳定提供可靠的基础。

关于覆盖胶原膜的操作顺序

本病例为连续多颗牙缺失位点的骨增量手术，先植入骨增量材料，在覆盖植骨材料上方覆盖胶原膜之后再植入个性化钛网，这样可以方便术中操作，避免骨粉分散移位以及术野清理。但是先在骨增量材料表面覆盖胶原膜，丧失了钛网就位后再充分填实骨增量材料的时机，在钛网下出现骨增量材料不足的空隙，导致较厚的假骨膜和第一磨牙位点的骨增量高度与新骨轮廓欠佳。现在，笔者的操作程序为先植入骨增量材料，再就位个性化钛网，然后再将骨增量材料导入钛网下方和钛网的网格之间并压实，覆盖胶原膜。由此，可以确保新骨轮廓饱满。

迪迈仕（Digital Mesh）3D打印个性化钛网（3D-PITM）。钛网设计：史佳俊，皮雪敏；种植外科程序：皮雪敏，宿玉成；种植修复程序：汪霞；术中摄像和照相：陶丹；手术配合：陶丹，刘敏；放射线诊断程序：苑秋华，王倩；病例完成时间：2020年

Chapter 7

Complications of Titanium Mesh supported Guided Bone Regeneration (TMs-GBR): Titanium Mesh Exposure

Su Yucheng, Ren Bin, Liu Qian, Fu Gang, Chen Deping, Pi Xuemin, Fu Li

第7章

钛网支撑的引导骨再生的
并发症：钛网暴露

宿玉成　任　斌　刘　倩　付　钢　陈德平　皮雪敏　付　丽

钛网暴露是钛网支撑的引导骨再生（TMs-GBR）的主要并发症，本章将讨论钛网暴露的发生率、原因、预防、处理及其对骨增量的影响。

7.1 钛网暴露

7.1.1 钛网暴露的发生率

尽管有多篇关于钛网支撑的引导骨再生（TMs-GBR）钛网暴露率的文献报道，但多数文献的样本量偏小、结果差别也较大。在此，将列出传统钛网和3D打印个性化钛网（3D-PITM）的主要文献供读者参考。

7.1.1.1 传统钛网

2022年，李松航等[1]对36名患者、57个种植位点使用数字化钛网预弯技术进行钛网支撑的引导骨再生（TMs-GBR），分为钛螺钉固定组和可吸收缝线缝合固定组。螺钉固定组的钛网暴露率为16.67%，可吸收缝线缝合固定组未发生钛网暴露，总体暴露率为8.3%。

2019年，Mounir等[2]使用数字化钛网预弯技术进行钛网支撑的引导骨再生（TMs-GBR），8个病例中有1个病例在术后2周发生钛网暴露，暴露率为12.5%。暴露病例进行生理盐水冲洗治疗，成功地植入了种植体。

2019年，Chaar等[3]的研究中纳入17名患者（17个位点），使用数字化钛网预弯技术进行钛网支撑的引导骨再生（TMs-GBR），钛网暴露率为35.29%（6个位点），其中4例发生于术后2周之内，2例发生于术后2个月之后。

2016年，Lizio等[4]的前瞻性队列研究中，22名患者、34个位点，传统钛网，使用数字化钛网预弯技术进行钛网支撑的引导骨再生（TMs-GBR），暴露率为70.58%（24个位点）。其中，

10个位点为钛网早期暴露。

2015年，Uehara等[5]使用传统钛网对21名牙列缺损患者，23个牙槽骨区域（12个下颌后牙区、7个上颌前牙区、3个上颌前牙和后牙区、1个上颌后牙区）完成了钛网支撑的引导骨再生（TMs-GBR）。钛网暴露率为70%（16个位点），其中合并炎症或感染者占44%（10个位点）。

2014年，Lizio等[6]回顾性分析12名患者、15个牙槽骨缺损利用传统钛网完成钛网支撑的引导骨再生（TMs-GBR）的病例，钛网暴露率为80%（12个位点），早期暴露率为46.6%。

2010年，Corinaldesi等[7]报道20名患者、27个骨增量位点利用传统钛网进行钛网支撑的引导骨再生（TMs-GBR），暴露率为14.8%（4个位点），其中3个位点为同期种植的病例，术后3～5个月发生暴露，钛网取出后不影响种植体稳定性；第4个位点是分阶段种植的病例，在骨增量术后4个月因邻牙的牙周急性感染导致钛网暴露，在发现暴露时将钛网取出。

2007年，Corinaldesi等[8]对12名牙列缺损的患者利用传统钛网进行钛网支撑的引导骨再生（TMs-GBR），其中上颌与下颌各6例。将牛骨多孔矿物质（BPBM）与自体骨颗粒3∶7混合后作为骨增量材料使用，无钛网暴露。

7.1.1.2 3D打印个性化钛网

2023年，南祥等[9]回顾了59名患者、61个缺损位点使用3D打印个性化钛网（3D-PITM）进行钛网支撑的引导骨再生（TMs-GBR）的病例，钛网暴露率为32.8%（20个位点），暴露率与牙槽骨缺损分类有显著关系，4/4型（75%）>3/4型（36%）>2/4型（23.8%）。暴露会导致骨增量材料的丧失，早期暴露比晚期暴露的影响更为严

重。上颌与下颌的暴露率没有显著性差异。

2022年，Santis等[10]对9名患者、10个骨缺损位点使用3D打印个性化钛网（3D-PITM）进行骨增量，1例发生小范围钛网暴露，暴露率为10%。

2021年，郭雪琪等[11]的一项15名患者、15个骨增量位点使用3D打印个性化钛网（3D-PITM）进行钛网支撑的引导骨再生（TMs-GBR）回顾性研究，1例发生钛网暴露，暴露率为6.0%，发生在术后3个月，但无感染，未影响骨增量效果。

2021年，Dellavia等[12]分析了20名牙列缺损的患者使用3D打印个性化钛网（3D-PITM）进行钛网支撑的引导骨再生（TMs-GBR）的病例，3例发生了钛网暴露，其中早期暴露2例、晚期暴露1例，暴露率为15%。

2021年，Chiapasco等[13]的一项41名患者、53个严重骨缺损位点使用3D打印个性化钛网（3D-PITM）进行钛网支撑的引导骨再生（TMs-GBR）的回顾性研究，钛网暴露率为20.75%（11个位点）。其中，8个位点无骨丧失、3个位点只有部分骨丧失。共植入106颗种植体，种植体留存率为100%（负荷2～26个月）。

2019年，Hartmann等[14]回顾分析了65名患者70个位点使用3D打印个性化钛网（3D-PITM）进行钛网支撑的引导骨再生（TMs-GBR）的病例，总体钛网暴露率为37.1%，其中A型（18.6%）>B型（10%）>C型（8.6%）。

2018年，Seiler等[15]对100名患者、115个缺损位点的一项使用3D打印个性化钛网（3D-PITM）进行钛网支撑的引导骨再生（TMs-GBR）回顾性研究中，钛网暴露率为22.6%，但60%的骨缺损位点无骨增量材料丢失，其中21.7%的骨缺损位点在

钛网非暴露区甚至有新骨的过度生长。

2017年，Sagheb等[16]的一项17名患者、21个骨缺损位点使用3D打印个性化钛网（3D-PITM）进行钛网支撑的引导骨再生（TMs-GBR）的回顾性研究，钛网暴露的位点为33%（术后5～12周内），但不需要提前取出暴露的钛网。6个月后，取出钛网并同时植入44颗种植体。种植体留存率为100%［平均随访（12±6）个月］。

7.1.1.3 传统钛网与3D打印个性化钛网比较

2015年，Sumida等[17]的一项3D打印个性化钛网（3D-PITM）与传统钛网各13个骨增量位点的对比研究显示，3D打印个性化钛网（3D-PITM）的优势显著：①钛网与基骨贴合性好；②操作时间短（75.4分钟 vs 111.9分钟）；③暴露率低（7.7% vs. 23.1%）；④感染率低（7.7% vs. 23.1%）；⑤平均使用的固定螺钉少（1.31 vs 3.23）。

以上研究表明，传统钛网时间暴露率为0～80%；3D打印个性化钛网（3D-PITM）暴露率为6%～37.1%；上颌的钛网暴露率明显高于下颌（66.7% vs 8.3%）。性别、吸烟、牙周病、牙龈表型、骨增量材料和屏障膜对钛网暴露率无显著影响[14]。由于钛网暴露并发感染率低、暴露的钛网下方早期就有假骨膜封闭，形成一种保护骨增量材料的天然屏障，通常不会影响骨增量效果。

7.1.2 钛网暴露的分类

钛网暴露的分类包括暴露的时间、范围和部位，不同的类型可能会导致不同的骨增量效果。

7.1.2.1 钛网暴露的时间

在文献中，通常将钛网暴露时间分为两类：①早期暴露（early exposure），在骨增量术后4周内暴露；②晚期暴露（delayed exposure），在骨增量术后4周后暴露[18-19]。

7.1.2.2 钛网暴露的范围

2019年，Hartmann等[14]回顾分析了65名患者70个位点使用3D打印个性化钛网进行骨增量的病例，依据钛网暴露的范围分为：A型，点状暴露；B型，单颗牙宽度的暴露；C型，完全暴露；D型，没有暴露。总体暴露率为37.1%，其中A型（18.6%）＞B型（10%）＞C型（8.6%）。

7.1.2.3 钛网暴露的部位

钛网暴露的部位分为5类：①牙槽嵴顶；②唇侧（颊侧）；③舌侧（腭侧）；④以上多个部位的组合；⑤完全暴露。

Chiapasco等[13]（2021）发现钛网暴露多发生于上颌，尤其在上颌窦底提升的位点。Sagheb等[16]（2017）的一项使用3D打印个性化钛网进行钛网支撑的引导骨再生（TMs-GBR）的回顾性研究中，上颌的钛网暴露率明显高于下颌（66.7% vs 8.3%）。可以解释为腭侧黏膜松弛受限，只能通过颊侧黏膜松弛，导致血供受影响。

> 钛网暴露时间
> ● 早期暴露（术后4周内）
> ● 晚期暴露（术后4周后）
> 钛网暴露范围
> ● A型，点状暴露
> ● B型，单颗牙宽度的暴露
> ● C型，完全暴露
> ● D型，没有暴露
> 钛网暴露部位
> ● 牙槽嵴顶
> ● 唇侧（颊侧）
> ● 舌侧（腭侧）
> ● 以上多个部位的组合
> ● 完全暴露

7.1.3 钛网暴露的原因与预防

有多种原因可能导致钛网的暴露，理解了钛网暴露的原因就能够有效地防范钛网暴露的发生。事实上，钛网暴露的预防比治疗更为重要，因为目前缺乏有效的治疗手段。

7.1.3.1 关闭创口存在黏骨膜瓣张力

骨增量手术必须满足引导骨再生"PASS"原则[20]，其中第一条即：无张力创口关闭。创口初期关闭时，黏骨膜瓣张力会导致如下负面影响：①创口裂开，钛网暴露；②黏骨膜瓣血运受损、血供障碍，发生黏骨膜瓣坏死，钛网暴露。创口初期关闭时，存在如下一种或多种因素的影响。

● **黏膜瘢痕** 黏膜瘢痕会影响黏骨膜瓣的减张效果。因此，应当在术前评估黏膜瘢痕的位置、走行和大小等瘢痕程度。存在黏膜瘢痕而无法获得黏骨膜瓣充分减张的患者，不符合钛网支撑的引导骨再生（TMs-GBR）的临床指征。

● **系带** 当唇系带或颊系带附丽过低，接近或位于牙槽嵴顶时，应当在术前或术中进行系带切除术或系带修整术，防止系带对创缘过度牵拉所导致的创口裂开和钛网暴露。

● **黏骨膜瓣减张** 黏骨膜瓣存在张力是创口裂开的主要因素之一。因此，应当基于不同的骨增量部位采取相应的减张方法：①切断黏骨膜瓣基底的骨膜，充分释放黏骨膜瓣的张力。这种方法适用范围广泛，但在下颌颊侧要避免损伤颏神经血管束，在下颌舌侧要避免损伤口底血管。②在下颌后部，当牙槽嵴存在严重垂直向牙槽骨吸收时，下颌舌骨肌附丽会相对接近牙槽嵴顶，可以通过剥离口底黏膜与下颌舌骨肌的附着，获得充分的减张效果。

● **黏骨膜瓣切口设计** 黏骨膜瓣的切口设计不当也是创口裂开的主要因素之一。因此应当基于不同的骨缺损程度设计相应的切口类型：①采取牙槽嵴顶正中的水平切口，不能过于偏腭侧（上颌）或舌侧（下颌）。②为了实现创口的理想对位和褥式缝合，在上颌后部可以采取接近膜龈联合或前庭沟的偏颊侧切口。Santis等[10]报道帽兜（poncho）切口瓣降低了钛网的暴露率，Sagheb等[16]对比发现帽兜（poncho）切口的创口暴露率低于牙槽嵴顶正中切口。但在Hartmann等[14]的研究中，切口设计与暴露率没有显著的相关性。③垂直向松弛切口应位于骨增量区远中1~2个牙位，并且采取两个垂直向松弛切口的矩形或梯形黏骨膜瓣。

7.1.3.2 钛网设计与制造

无疑，钛网的质量是影响钛网暴露的因素之一。就3D打印个性化钛网（3D-PITM）而言，钛网设计（包括钛网单胞结构和外形轮廓）、材料类型、3D打印和后处理工艺都是3D打印个性化钛网的重要质量控制因素[21-25]。在钛网设计方面，建议钛网边缘应距离邻牙1.5mm以上[26]，避免对创口愈合产生负面影响，或形成细菌侵入的通路。就传统钛网（CTM）而言，必须在弯制成型后充分打磨钛网边缘，避免边缘毛刺损伤表面的软组织。

7.1.3.3 钛网固定

选择合适直径与长度的螺钉坚固固定钛网，避免因愈合期螺钉松动导致的钛网暴露。对于传统钛网，应当充分考量钛网固定螺钉的数量和分布，避免钛网回弹所导致的创口裂开和钛网暴露。Sumida等[17]的临床研究中，在传统钛网（CTM）所使用的钛网固定螺钉平均数目高于3D打印个性化钛网（3D-PITM），为3.23 vs 1.31。

2021年，Chiapasco[13]等的研究认为，3D打印个性化钛网所需要的螺钉数要少于传统钛网，对于大多数4~5颗牙缺失的位点仅需2颗固定螺钉，在牙列缺失牙弓也最多只需要4颗固定螺钉。

7.1.3.4 黏骨膜瓣的外部压力

与传统引导骨再生（GBR）不同，钛网支撑的引导骨再生（TMs-GBR）使用的是无弹性的刚性钛网支架。作用于骨增量区的外部压力，如过渡义齿所施加的力通过表面黏骨传递至钛网支架，而钛网支架无法分散应力，只能反射回到表面的黏膜。这种压力和应力反射会导致钛网表面黏膜受压、血运障碍，发生钛网表面黏膜的无菌性坏死、钛网暴露。因此，不建议在拆线前，甚至更长的时间内戴用黏膜支持式过渡义齿。如果是牙支持式过渡义齿，义齿的组织面也要与骨增量区的黏膜脱离接触。

7.1.3.5 血小板浓缩物的作用

在钛网表面覆盖胶原膜，胶原膜表面再覆盖膜片状血小板浓缩物，例如富血小板血浆（PRP）、富血小板纤维蛋白（PRF）或浓缩生长因子（CGF），是一个很好的选择，这些血小板浓缩物既有利于促进组织愈合、增强血管生成和降低感染率，又可以缓冲外部压力对钛网表面软组织的影响，减少创口裂开和钛网暴露率[27-29]。

2020年，Hertmann和Seiler[28]对55名患者、68个位点使用3D打印个性化钛网进行骨增量，使用改良富血小板纤维蛋白（A-PRF）者钛网暴露率显著低于未使用者（23.5% vs 76.5%）。因此，推荐使用改良富血小板纤维蛋白（A-PRF）来促进软组织愈合、降低钛网暴露的风险。

2000年，Weng[30]提出在钛网表面覆盖血小板浓缩物有助于软组织愈合。2010年，Torres等[27]在43例传统钛网牙槽骨的对照研究中，应用富血小板血浆（PRP）组未发生钛网暴露，未使用组钛网暴露率为28.5%。Moraschini和Barboza[31]的研究（2015）进一步证实了该研究结论。

7.1.3.6 感染

与传统引导骨再生（GBR）相同，钛网支撑的引导骨再生（TMs-GBR）的创口感染或骨增量材料感染都是钛网暴露的原因之一。因此，要注意无菌操作，包括术中的无菌操作以及术前的钛网消毒，避免发生创口感染和骨增量材料感染以及由其导致的钛网暴露。

7.1.3.7 系统性因素

凡是导致传统骨增量手术创口暴露的系统性因素，都被视为钛网支撑的引导骨再生（TMs-GBR）的风险因素。

● **牙龈表型** Lindfors等[32]的研究中，50%的钛网暴露发生在薄龈表型的患者中。然而Hartmann等[14]与Sagheb等[16]的研究中，薄龈表型并没有增加钛网暴露率。

● **其他因素** 多数文献认为性别、吸烟、骨增量材料类型、已控制的糖尿病等因素与钛网暴露的发生率无关。但Hertmann和Seiler[28]（2020）对55名患者使用3D打印个性化钛网进行了68名位点的骨增量，女性患者的暴露率显著低于男性（78.4% vs 21.6%）。值得注意的是，对于已经发生暴露的病例，吸烟患者的骨增量材料丧失量要高于非吸烟患者[14]。

7.1.4 钛网暴露的处理

在钛网支撑的引导骨再生（TMs-GBR）中，由于文献中使用的钛网种类不同，例如用成品钛网预弯制成型的传统钛网和3D打印个性化钛网（3D-PITM），而不同研究者所使用的3D打印个性化钛网（3D-PITM）的设计（包括钛网单胞结构、外形轮廓和厚度等）、材料类型、3D打印和后处理工艺也不同，文献中所报道的处理方法也不相同。BITC和国内多中心使用3D打印个性化钛网（3D-PITM）联合研究的初步建议如下。

7.1.4.1 钛网暴露、未发生感染

当出现钛网暴露但没有感染发生时，无论何种钛网暴露类型（包括钛网暴露时间、范围和部位），钛网下方的假骨膜均会起到保护骨增量材料的软组织封闭作用，无需提前取出钛网，钛网可以一直维持到原计划的取出时间。治疗建议包括：口腔卫生维护（包括钛网暴露部位和剩余牙）；葡萄糖酸氯己定含漱液含漱，每天2次，每次10~15mL，持续2周；避免辛辣食物对创口的刺激；规律性随访。

也有关于钛网暴露但未发生感染发生时，对钛网进行处理的报道。例如。2012年，Her等[33]对27个位点使用传统钛网进行骨增量，有7个位点发生暴露，暴露率为26%，暴露部位在钛网的边缘和边角处，发生时机在术后2~8个月的随访期间，处理方法是用金刚砂球钻磨除暴露边缘2mm范围的钛网。暴露区域的骨增量体积轻微不足，在二次手术中，局部进行了二次骨增量。

7.1.4.2 钛网暴露、发生轻度感染

当出现钛网暴露并发轻度感染时，不取出钛网，按照如上建议进行治疗，并在钛网暴露部分使用氯己定凝胶和局部冲洗。数月后，待骨增量材料改建成熟后，取出钛网，使用膜片状血小板浓缩物辅助关闭创口，促进软组织再生，必要时二期做软组织移植相关的手术。

7.1.4.3 钛网暴露、发生重度感染

当出现钛网暴露并发感染时，应立即清创并取出钛网，待愈合后择期进行骨增量手术。

7.2 钛网暴露对骨增量效果的影响

目前，关于钛网暴露对钛网支撑的引导骨再生（TMs-GBR）效果产生显著影响的报道较少，但仍存在影响新骨质量和骨增量失败的临床病例。在本章，通过7个病例报道分析钛网暴露的类型、原因及其对骨增量效果的影响。笔者认为"没有没有原因的并发症"，读者可以通过这些病例汲取和作者同样经验教训。

病例之一：上颌前部单颗牙缺失，钛网暴露，成骨不良

本病例为Terheyden 4/4型骨缺损。钛网暴露，暴露时间：早期暴露；暴露范围：点状暴露；暴露部位：牙槽嵴顶。术后6个月拆钛网时可见，骨增量轮廓无显著变化，但"新骨"无皮质骨化。从种植窝获取骨柱的组织学检查发现主要是纤维结缔组织包绕骨代用品颗粒（图7-1）。

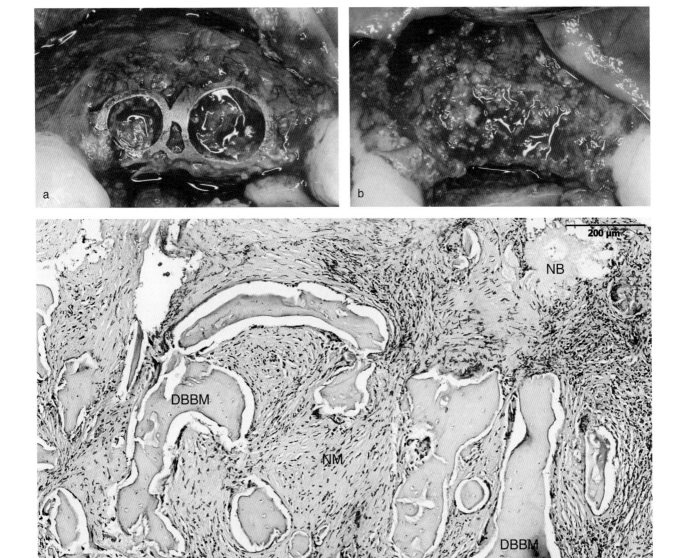

图7-1　Terheyden 4/4型骨缺损，钛网支撑的引导骨再生，钛网暴露，成骨不良
a，b．骨增量术后6个月取钛网同期植入种植体的术中照片，假骨膜较厚。c．从种植窝取出的骨柱标本，进行组织学检查，可见新生骨较少且不成熟，骨髓腔内见大量增生的纤维结缔组织和较多慢性炎症细胞浸润，血管化欠佳。NB，新生骨；DBBM，去蛋白牛骨矿物质；NM，新生骨髓腔。本书作者付钢提供的病例

病例之二：上颌前部单颗牙缺失，钛网暴露，无骨吸收

本病例为Terheyden 1/4型骨缺损。钛网暴露，暴露时间：早期暴露；暴露范围：点状暴露；暴露部位：牙槽嵴顶。Ⅱ类假骨膜，无骨吸收。

患者基本信息和术前检查

35岁外地女性患者，上颌右侧中切牙松动数年，未曾进行任何治疗，现在来院咨询种植治疗。临床检查发现患牙Ⅲ度松动，CBCT扫描可见牙周围牙槽骨几乎完全丧失（图7-2a）。拔除患牙，嘱其3个月后复诊，进行种植治疗。

拔牙3个月后患者如约复诊。CBCT检查可见垂直向骨高度尚可，但存在严重的水平向骨缺损（图7-2b）。临床检查可见口腔卫生良好，中厚龈表型，缺牙位点骨弓轮廓明显塌陷。在接近牙槽嵴顶处的牙龈内陷，右侧中切牙龈缘及近中龈乳头明显退缩（图7-2c）。患者身体健康，一般状态良好，不吸烟、不饮酒，无药物过敏史。

诊断与方案设计

根据Terheyden牙槽骨缺损分类，该患者归类

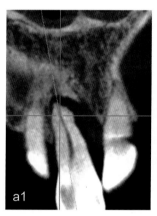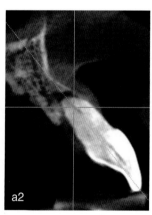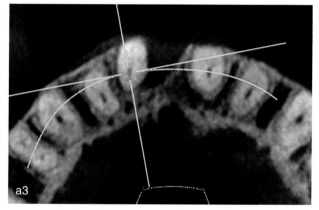

图7-2　Terheyden 1/4型骨缺损，钛网暴露，无骨吸收
a. 初诊时上颌右侧中切牙位点的CBCT扫描。a1. 近远中向断层。a2. 颊舌向断层。a3. 牙槽嵴顶的水平向断层。可见上颌右侧中切牙周围存在接近全部的骨破坏，牙槽嵴高度显著降低。

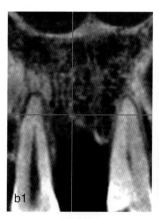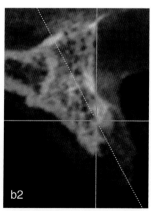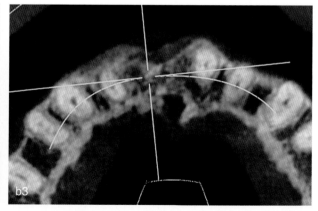

图7-2　Terheyden 1/4型骨缺损，钛网暴露，无骨吸收（续）
b. 术前上颌右侧中切牙位点的CBCT扫描。b1. 近远中向断层。b2. 颊舌向断层。b3. 牙槽嵴顶的水平向断层。可见上颌右侧中切牙位点严重的水平向骨缺损，骨弓轮廓塌陷。

为1/4型骨缺损，与患者沟通后的治疗计划如下。

● **第一次手术：骨增量同期种植**　钛网支撑的引导骨再生（TMs-GBR），同期植入种植体。

● **第二次手术：拆除钛网**　6个月后取出钛网。

● **二期手术**　2个月后二期手术，更换愈合帽。

● **修复程序**　拆钛网3个月后临时修复，成形种植体周围软组织，拆钛网3个月后最终修复。

首先制造3D打印个性化钛网（3D-PITM），水平向骨增量的厚度约3.2mm（图7-2d）。

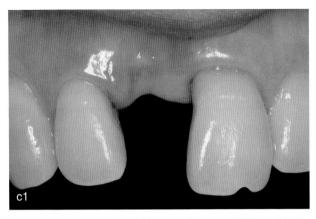

图7-2　Terheyden 1/4型骨缺损，钛网暴露，无骨吸收（续）
c. 术前口内照片。c1. 正面观。上颌右侧中切牙缺失，骨弓轮廓塌陷，左侧中切牙龈缘及近中龈乳头明显退缩。

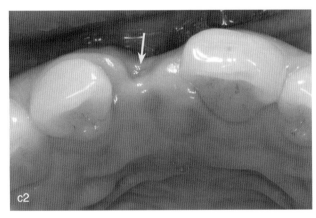

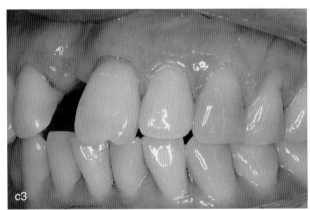

图7-2　Terheyden 1/4型骨缺损，钛网暴露，无骨吸收（续）
c. 术前口内照片。c2. 𬌗面观。c3. 侧面观。上颌右侧中切牙缺失，骨弓轮廓显著塌陷，接近牙槽嵴顶处的牙龈明显内陷（箭头所示），左侧中切牙龈缘退缩至釉牙骨质界的根方，2颗中切牙之间的龈乳头退缩。

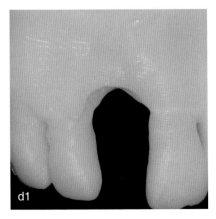

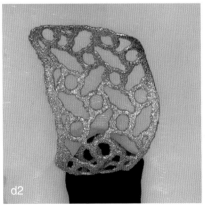

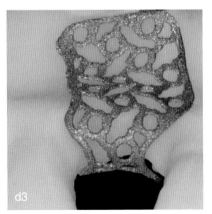

图7-2　Terheyden 1/4型骨缺损，钛网暴露，无骨吸收（续）
d. 设计和制造的3D打印个性化钛网。d1. 3D打印颌骨模型的正面观。d2，d3. 分别为钛网匹配在3D打印颌骨模型的侧面观和正面观。骨增量厚度约3.2mm、高度约2.1mm。

第一次手术：骨增量和植入种植体

行盐酸阿替卡因骨膜上浸润麻醉，在上颌右侧中切牙位点做牙槽嵴顶的水平向切口以及左侧中切牙和右侧侧切牙远中的两个垂直向松弛切口，翻倒梯形黏骨膜瓣（图7-2e1）。在接近牙槽嵴顶处，黏骨膜明显嵌入皮质骨板不连续的唇侧骨壁内。试戴3D打印个性化钛网（迪迈仕，中国），钛网就位准确、贴合理想（图7-2e2）。开放骨髓腔，预备种植窝，植入直径3.3mm、长度14mm的骨水平锥柱状亲水表面钛锆种植体（BLT，SLActive，TiZr，Straumann，瑞士），

种植体的三维位置与轴向理想，最终植入扭矩约为20Ncm，种植体平台位于未来龈缘中点根方4~5mm（图7-2e3，e4）。取下携带体，旋入封闭螺钉。从术区刮取自体骨屑覆盖于牙槽嵴顶暴露的种植体表面，植入从术区收集的血液调拌的0.25g细颗粒去蛋白牛骨矿物质。将胶原膜衬垫于钛网的组织面后就位钛网，用3颗直径1.2mm、长度6mm的钛合金螺钉（Stoma，德国）坚固固定（图7-2e5~e7）。切断黏骨膜瓣基底的骨膜层，充分减张（图7-2e8，e9），在钛网表面覆盖膜片状浓缩生长因子（CGF），复位黏骨膜瓣，水平

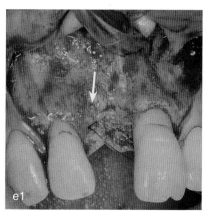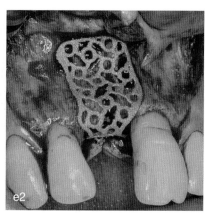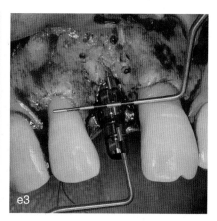

图7-2 Terheyden 1/4型骨缺损，钛网暴露，无骨吸收（续）

e. 骨增量和同期种植术中照片。e1. 翻黏骨膜瓣，暴露术区，接近牙槽嵴顶处的皮质骨板不连续（箭头所示）。e2. 试戴钛网，就位准确、贴合理想。e3. 种植窝预备，开放骨髓腔，植入骨水平种植体，种植体平台位于未来唇侧龈缘根方4~5mm处。

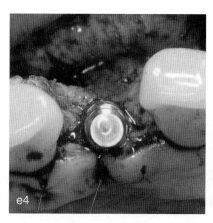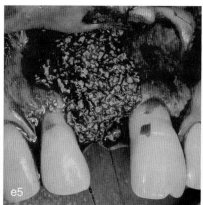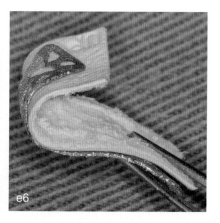

图7-2 Terheyden 1/4型骨缺损，钛网暴露，无骨吸收（续）

e. 骨增量和同期种植术中照片。e4. 种植体的三维位置与轴向理想，种植体唇侧骨弓轮廓塌陷。e5. 在暴露的种植体表面覆盖薄层自体骨屑后，植入从术区收集的血液调拌的细颗粒去蛋白牛骨矿物质并尽量压实。e6. 将胶原膜衬垫于钛网的组织面。

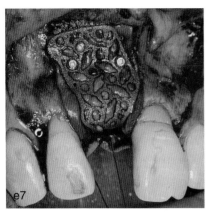
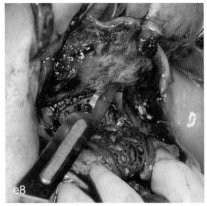
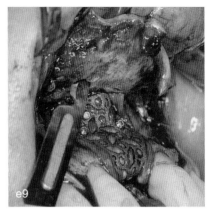

图7-2　Terheyden 1/4型骨缺损，钛网暴露，无骨吸收（续）

e.　骨增量和同期种植术中照片。e7.　放置组织面衬覆胶原膜的钛网，并用3颗直径1.2mm、长度6mm的钛合金微螺钉固定。
e8，e9.　用锐利的新刀片切断黏骨膜瓣基底的骨膜层，充分减张。

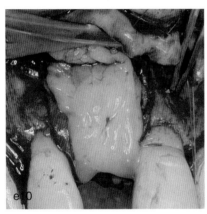
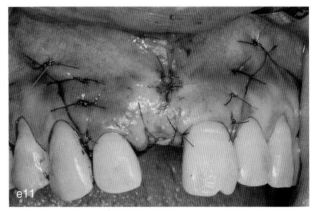

图7-2　Terheyden 1/4型骨缺损，钛网暴露，无骨吸收（续）

e.　骨增量和同期种植术中照片。e10.　在钛网的表面覆盖双层膜片状浓缩生长因子（CGF）。e11.　黏骨膜瓣减张后无张力创口关闭，然后切断唇系带以降低黏骨膜瓣的张力。

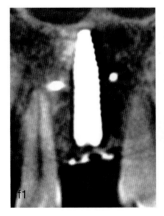
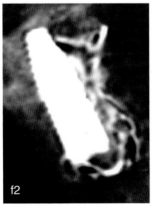
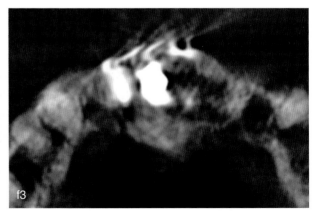

图7-2　Terheyden 1/4型骨缺损，钛网暴露，无骨吸收（续）

f.　骨增量和同期种植术后即刻的右侧中切牙位点CBCT扫描。f1.　近远中向断层。f2.　颊舌向断层。f3.　牙槽嵴顶的水平向断面。由于拍片时患者微动，CBCT扫描存在伪影，但依然可以显示出钛网与基骨密贴，种植体唇侧和冠方的骨增量材料饱满。

褥式缝合与间断缝合，无张力创口初期关闭（图7-2e10，e11）。

由于拍片时患者微动，术后即刻的CBCT扫描存在伪影，但依然可以显示出钛网与基骨密贴，种植体唇侧和冠方骨量丰满骨缺损区的骨增量材料饱满（图7-2f）。

术后静脉滴注头孢呋辛钠5天，每天2次，每次0.75g；静脉滴注地塞米松注射液2天，每天1次，每次10mg；葡萄糖酸氯己定含漱液含漱，每天3次，直至10天后拆线。

术后10天复诊，可见牙槽嵴顶远中约2mm的创口裂开，其余的创口愈合良好（图7-2g1，g2）。拆除缝线，在暴露的钛网表面隐约可见有薄层假膜存在（图7-2g3，g4）。除用生理盐水清洁裂开的创口外，不做任何的有创处理。嘱患者葡萄糖酸氯己定含漱液含漱1周，每天3次，电话随访。2周后患者在电话随访中主述，创口已基本愈合，嘱其停止含漱液含漱，6个月后复诊。

第二次手术：取出钛网

术后6个月患者复诊，准备取出钛网。口内检查可见创口愈合良好，骨弓轮廓理想，暴露的钛

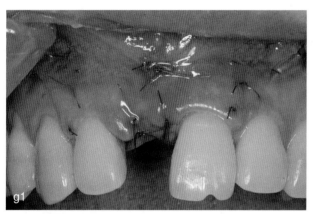
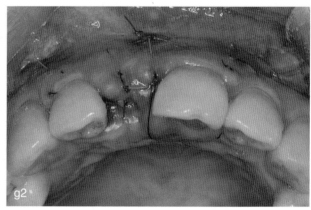

图7-2　Terheyden 1/4型骨缺损，钛网暴露，无骨吸收（续）
g. 骨增量和同期种植拆线时的口内照片。拆线前的照片。g1. 正面观。g2. 𬌗面观，唇侧丰满度理想，轮廓与邻牙协调一致，可见牙槽嵴顶远中约2mm的创口裂开，其余的创口愈合良好。

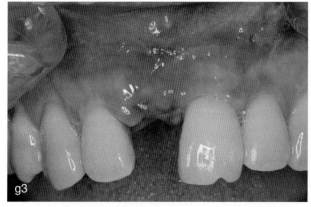

图7-2　Terheyden 1/4型骨缺损，钛网暴露，无骨吸收（续）
g. 骨增量和同期种植拆线时的口内照片。拆线后的照片。g3. 正面观。g4. 𬌗面观。拆线后可见牙槽嵴顶远中约2mm的创口裂开，在暴露的钛网表面隐约可见有薄层假膜存在。

网表面已经实现创口的二期愈合（图7-2h）。由于拍摄CBCT时患者再次出现微动，在本书中未纳入CBCT扫描的断层图像。

　　行盐酸阿替卡因骨膜上浸润麻醉，做牙槽嵴顶水平切口和右侧侧切牙远中的垂直向松弛切口，翻角形黏骨膜瓣，暴露钛网（图7-2i1 ~ i3）。用螺钉扳手旋出固定螺钉，将剥离子插入钛网与假骨膜之间，挺松钛网，将其取出（图7-2i4，i5）。钛网取出后可见骨增量区的新骨高度和厚度理想，表面皮质骨化并有部分假骨膜附着（图7-2i6，i7）。在牙槽嵴顶的骨表面

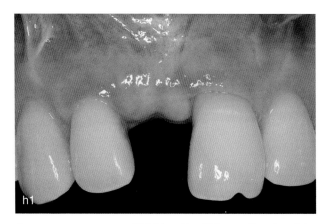

图7-2　Terheyden 1/4型骨缺损，钛网暴露，无骨吸收（续）
h. 6个月后拆钛网之前的口内照片。h1. 正面观. 创口愈合良好，骨弓轮廓理想，左侧中切牙的龈乳头、龈缘退缩至釉牙骨质界的根方。

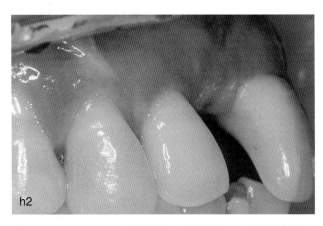

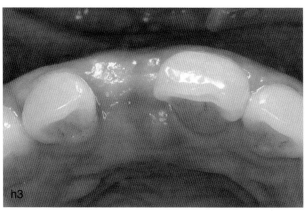

图7-2　Terheyden 1/4型骨缺损，钛网暴露，无骨吸收（续）
h. 6个月后拆钛网之前的口内照片。h2. 侧面观。h3. 殆面观。创口愈合良好，骨弓轮廓理想，拆线时牙槽嵴顶远中约2mm的钛网暴露已经实现创口的二期愈合。

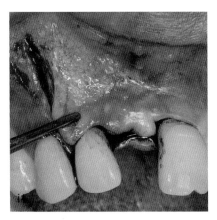

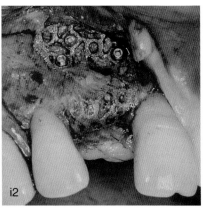

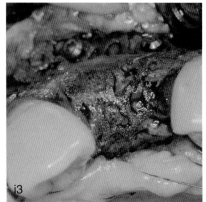

图7-2　Terheyden 1/4型骨缺损，钛网暴露，无骨吸收（续）
i. 取钛网的术中照片。i1. 做牙槽嵴顶水平切口和右侧侧切牙远中的垂直向松弛切口，翻角形黏骨膜瓣。i2，i3. 完全暴露钛网以及钛网固位螺钉，在拆线时可见的钛网暴露区域未见明显的假骨膜增厚。

覆盖膜片状浓缩生长因子（CGF），复位黏骨膜瓣，间断缝合，无张力创口初期关闭（图7-2i8，i9）。术后即刻CBCT检查显示，种植体唇侧骨厚度约2mm，骨高度理想（图7-2j）。

二期手术

2个月后进行二期手术，更换愈合帽。口内检查显示口腔卫生维护良好，骨弓轮廓形态理想，软组织健康稳定，附着黏膜宽度理想，只是左侧中切牙龈缘与初诊时一致，仍然处于退缩状态（图7-2k1～k3）。用直径3mm的金刚砂球钻在牙槽嵴顶去上皮，然后做"U"形半岛状反折瓣，进行黏膜下的唇侧内反转，以增加唇侧黏膜厚度。暴露种植体，取出封闭螺钉，更换为5mm高的愈合帽，种植体的ISQ平均值为78（图7-2k4～k6）。

临时修复

二期手术后2周后复诊，可见种植体周围软组织健康稳定（图7-2l1）。进行相邻中切牙的牙体预备，制取印模。2周后戴入上颌右侧中切牙的种植体支持式临时修复体和左侧天然牙支持式临时

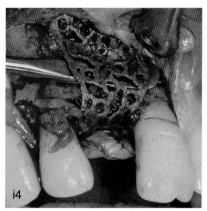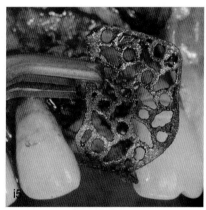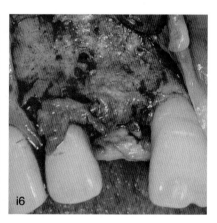

图7-2 Terheyden 1/4型骨缺损，钛网暴露，无骨吸收（续）
i. 取钛网的术中照片。i4、i5. 用配套的螺钉扳手旋出固定螺钉，将剥离子插入钛网与假骨膜之间，挺松钛网，将其取出。i6. 取出钛网之后可见皮质骨化理想，将牙槽嵴顶的假骨膜原位保留。

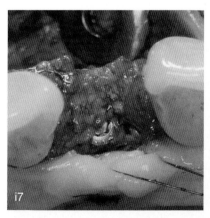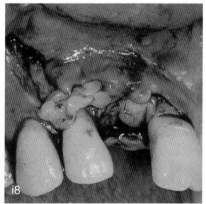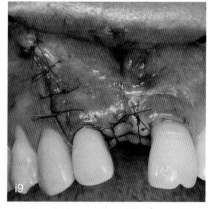

图7-2 Terheyden 1/4型骨缺损，钛网暴露，无骨吸收（续）
i. 取钛网的术中照片。i7. 取出钛网之后可见新骨已盖过种植体的冠方，牙槽嵴顶的假骨膜被原位保留。i8. 在牙槽嵴顶的骨表面覆盖膜片状浓缩生长因子（CGF）。i9. 复位黏骨膜瓣，间断缝合，无张力创口初期关闭。

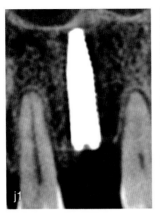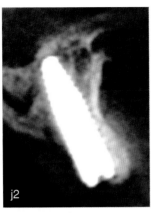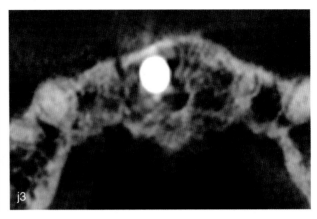

图7-2　Terheyden 1/4型骨缺损，钛网暴露，无骨吸收（续）
j. 二期术后即刻的右侧中切牙位点CBCT扫描。j1. 近远中向断层。j2. 颊舌向断层。j3. 牙槽嵴顶的水平向断层。种植体唇侧骨厚度约2mm，骨高度理想。

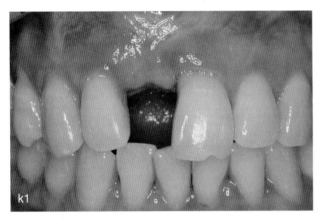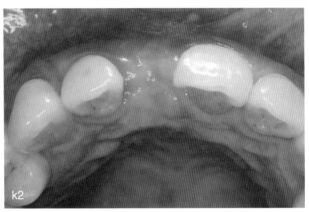

图7-2　Terheyden 1/4型骨缺损，钛网暴露，无骨吸收（续）
k. 二期手术的口内照片。k1. 唇侧观。k2. 𬌗面观。骨弓轮廓形态理想，软组织健康稳定，附着黏膜宽度理想，只是左侧中切牙龈缘与初诊时一致，龈乳头和龈缘仍然处于退缩状态，位于釉牙骨质界的根方。

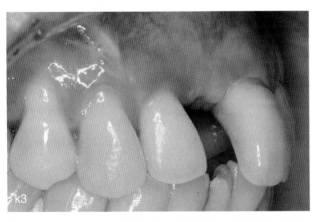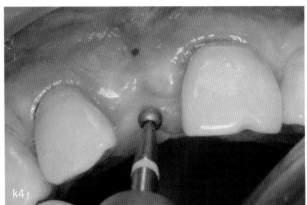

图7-2　Terheyden 1/4型骨缺损，钛网暴露，无骨吸收（续）
k. 二期手术的口内照片。k3. 侧面观，可见骨弓轮廓丰满。k4. 𬌗面观。用直径3mm的金刚砂球钻在牙槽嵴顶去上皮，准备制作倒"U"形半岛状瓣以增加种植体唇侧的黏膜厚度。

冠，可见骨弓轮廓形态理想（图7-2l2～l5）。戴入临时修复体3个月后患者再次复诊，可见口腔卫生维护良好，种植体周围软组织健康稳定，过渡带质量良好，穿龈轮廓理想。相邻的左侧中切牙龈缘依然向根方退缩，但比较稳定（图7-2l6，l7）。患者为低位笑线，满意现在的修复状态，拒绝软组织增量手术。

最终修复

制取印模，制作最终修复体。2周后戴入上颌右侧中切牙的种植体支持式螺钉固位全瓷修复体

和左侧天然牙支持式全瓷冠（图7-2m1～m4），可见骨弓轮廓理想，种植体和天然牙周围的软组织健康稳定，附着黏膜质量良好，患者非常满意。

戴入修复体后即刻拍摄平行投照根尖放射线片，显示种植体周围骨密度和骨高度稳定。修复体与基台密合（图7-2m5）。

戴入最终修复体2年后复诊。口内检查可见口腔卫生维护良好，骨弓轮廓理想，种植体周围软组织健康稳定，附着龈质量理想，与2年前刚刚戴

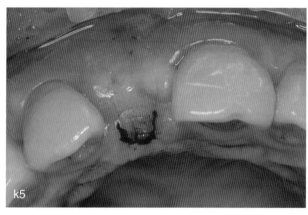
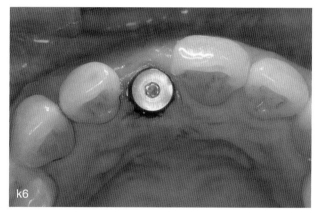

图7-2　Terheyden 1/4型骨缺损，钛网暴露，无骨吸收（续）
k. 二期手术的口内照片。k5，k6. 𬌗面观，用直径4.5mm的金刚砂球钻在牙槽嵴顶去上皮后，做"U"形半岛状反折瓣，然后进行黏膜下的唇侧内反转，以增加唇侧黏膜厚度。暴露种植体，取出封闭螺钉，更换为5mm高的愈合帽。

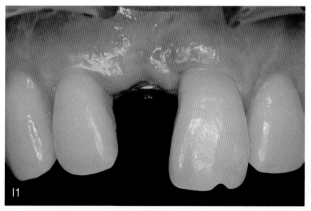
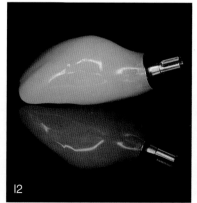
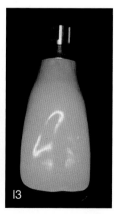

图7-2　Terheyden 1/4型骨缺损，钛网暴露，无骨吸收（续）
l. 临时修复。l1. 戴入临时修复体之前的口内照片，正面观。可见种植体周围软组织健康稳定。然后进行左侧中切牙的牙体预备，用冠修复体来改善牙冠形态。l2，l3. 制取印模后制作的临时修复体，穿龈轮廓理想。

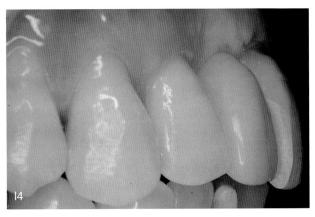
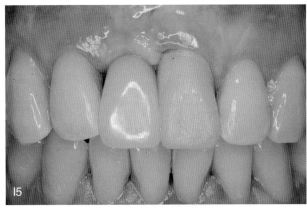

图7-2 Terheyden 1/4型骨缺损，钛网暴露，无骨吸收（续）

l. 临时修复。l4，l5. 分别为戴入临时修复体之后的侧面观和正面观。可见骨弓轮廓丰满，种植体周围软组织健康。左侧中切牙的龈乳头和龈缘退缩，但是该患者为高位笑线，拒绝软组织增量手术。

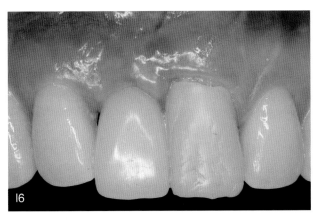
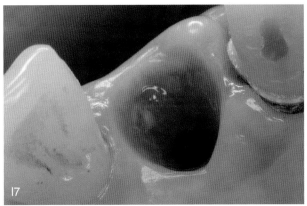

图7-2 Terheyden 1/4型骨缺损，钛网暴露，无骨吸收（续）

l. 临时修复。l6. 临时修复体成形种植体周围软组织形态3个月之后的口内正面观。可见骨弓轮廓丰满，种植体周围软组织健康。左侧中切牙的龈乳头和龈缘退缩，但是该患者为高位笑线，拒绝软组织增量手术。l7. 理想的过渡带形态和穿龈轮廓。

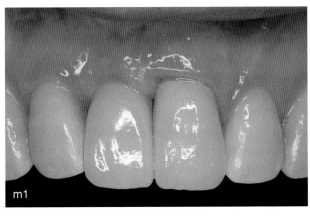
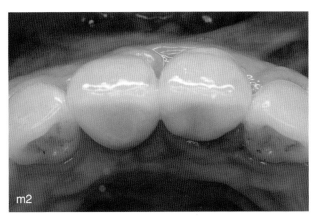

图7-2 Terheyden 1/4型骨缺损，钛网暴露，无骨吸收（续）

m. 最终修复。m1. 正面观。m2. 殆面观。上颌右侧中切牙位点为种植体支持式螺钉固位全瓷修复体，左侧中切牙位点为天然牙支持式全瓷冠。可见骨弓轮廓丰满，种植体周围软组织健康。左侧中切牙的龈乳头和龈缘退缩，但软组织健康。

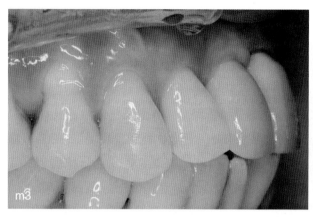
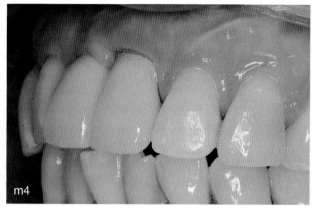

图7-2　Terheyden 1/4型骨缺损，钛网暴露，无骨吸收（续）
m. 最终修复。m3. 右侧观。m4. 左侧观。上颌右侧中切牙位点为种植体支持的螺钉固位全瓷修复体，左侧中切牙位点为天然牙支持式全瓷冠。可见骨弓轮廓丰满，种植体周围软组织健康。左侧中切牙的龈乳头和龈缘退缩，但软组织健康。

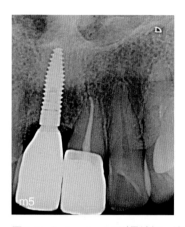

图7-2　Terheyden 1/4型骨缺损，钛网暴露，无骨吸收（续）
m. 最终修复。m5. 戴入最终修复体后即刻拍摄的根尖放射线片，修复体与基台密贴，种植体周骨高度理想。

入最终修复体相比，种植体周围与天然牙周围龈缘、龈乳头高度稳定（图7-2n）。

　　患者对修复效果非常满意。患者拒绝上颌左侧天然牙位点软组织增量的原因如下：①患者为低位笑线，微笑和大笑时均不暴露龈缘和龈乳头；②治疗是在新冠疫情期间，医院经常停诊。患者在外地生活，频繁复诊存在困难。③龈缘退缩发生的牙位是天然的上颌左侧中切牙，而中切牙周围的牙槽嵴吸收较为严重，患者认为当该牙无法保留时进行种植治疗，一并解决龈缘退缩。

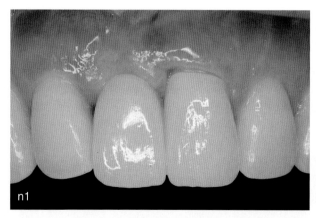
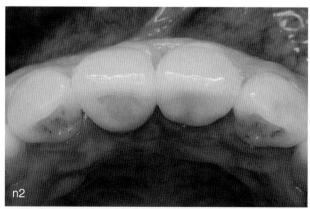

图7-2　Terheyden 1/4型骨缺损，钛网暴露，无骨吸收（续）
n. 戴入最终修复体2年后复诊。n1. 正面观。n2. 𬌗面观。与2年前刚刚戴入最终修复体后相比，种植体周围软组织健康稳定，龈缘和龈乳头的位置无明显变化，附着龈质量理想。左侧中切牙冠修复体的龈缘和龈乳头稳定，无进一步地退缩。

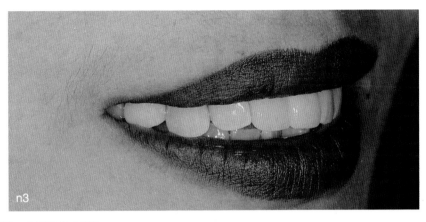

图7-2　Terheyden 1/4型骨缺损，钛网暴露，无骨吸收（续）
n. 戴入最终修复体2年后复诊。n3. 侧面微笑观，患者对修复效果非常满意。患者为低位笑线，微笑和大笑时均不暴露龈缘和龈乳头，再加上治疗是在新冠疫情期间，频繁复诊存在困难，因此患者拒绝上颌左侧天然牙位点软组织增量。

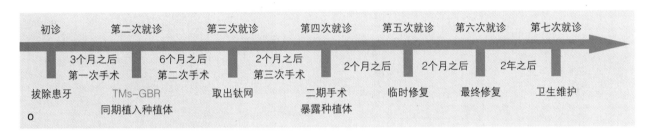

图7-2　Terheyden 1/4型骨缺损，钛网暴露，无骨吸收（续）
o. 患者的就诊时间线。

讨论

该患者归类为Terheyden 1/4型骨缺损，选择骨增量3D打印个性化钛网（3D-PITM）作为"间隙保持装置"的引导骨再生（GBR），骨增量材料为去蛋白牛骨矿物质（DBBM）和从局部刮去的自体骨屑。本病例获得了理想的骨增量效果（图7-2o），但是有如下问题值得思考。

关于钛网暴露

术后10天复诊，发现牙槽嵴顶远中约2mm的创口裂开，其余的创口愈合良好，在暴露的钛网表面隐约可见有薄层假膜存在。

钛网暴露的可能原因分析：在术前检查时可见接近牙槽嵴顶的牙龈显著内陷，术中翻黏骨膜瓣时发现在接近牙槽嵴顶处，黏骨膜明显嵌入皮质骨板不连续的唇侧骨壁内，这可能影响黏膜瓣

术后血运，造成黏膜坏死、钛网暴露。

本病例只是用生理盐水清洁创口，未做任何有创处理，之后嘱患者葡萄糖酸氯己定含漱液含漱，2周后创口已基本愈合。在取钛网的术中未见明显增厚的假骨膜，未见骨增量效果受到影响。

关于胶原膜覆盖时机

本病例是将胶原膜衬覆于钛网组织面，与钛网一起就位。尽管未影响骨增量材料的填实和骨增量效果，但现在建议在骨增量空间内填实骨增量材料后再在钛网表面覆盖胶原膜。

迪迈仕（Digital Mesh）3D打印个性化钛网（3D-PITM）。钛网设计：张立强，刘倩；种植外科程序：宿玉成，陈德平，张彩月；种植修复程序：武明彤；术中摄像和照相：陶丹；手术配合：陶丹，刘敏；放射线诊断程序：苑秋华，王倩；数据分析：刘洋，任斌，孙甲文；病例完成时间：2019年

病例之三：上颌前部单颗牙缺失，钛网暴露，无骨吸收，黏膜移植

Terheyden 2/4型骨缺损。钛网暴露，暴露时间：早期暴露；暴露范围：单颗牙宽度；暴露部位：牙槽嵴顶及唇侧。Ⅱ类假骨膜，无骨吸收。

治疗过程的基本信息

本病例完成于2020年。29岁女性患者，9年前拔除上颌右侧滞留乳尖牙，至今未修复。诊断为Terheyden 2/4型骨缺损，治疗计划如下：第一次手术，钛网支撑的引导骨再生（TMs-GBR），同期种植；第二次手术，6～8个月后取出钛网；第三次手术，2个月后行二期手术进入修复程序，但因受新冠疫情影响，未进入此治疗程序。

第一次手术顺利，在缺牙位点做牙槽嵴顶的水平向切口以及右侧第二前磨牙远中的垂直向松弛切口，翻角形黏骨膜瓣。骨增量方案采取"方案二：植入骨增量材料，固定钛网"，先植入用从术区收集的血液调拌的细颗粒去蛋白牛骨矿物质，表面覆盖胶原膜，就位并固定3D打印钛网，在牙槽嵴顶的钛网表面再次覆盖胶原膜和膜片状浓缩生长因子（CGF），褥式缝合+间断缝合，关闭创口（图7-3a，b）。

术后10天后拆线，发现牙槽嵴顶黏骨膜和部分唇侧黏骨膜瓣颜色发白、缺血性坏死，钛网无暴露（图7-3c）。拆线后，剪除部分浮起的坏死黏骨膜。16天后（约术后1个月）患者复诊，先前黏膜坏死部分为略呈黄色的伪膜样组织，钛网无暴露，创口无感染（图7-3d）。14天后（约术后1.5个月）患者复诊，可见牙槽嵴顶远中部分钛网暴露，长约4.5mm、宽约2.5mm，钛网下方为假骨膜封闭。唇侧黏膜变薄，透出钛网的金属色，创口无感染（图7-3e）。因为新冠疫情，7.5个月后（约术后9个月）患者复诊拆除钛网。钛网暴露面积有所扩大、向唇侧延伸，长约5mm、宽约

5.5mm，钛网下方为假骨膜封闭。钛网表面的唇侧黏膜菲薄，似乎只存在一层上皮层，透出下方钛网的金属色，创口无感染（图7-3f）。

拆除钛网，假骨膜厚度1～2mm，为Ⅱ类假骨膜，无骨吸收，新骨皮质骨化良好。在腭侧切取结缔组织瓣，修复钛网暴露部位的软组织缺损，关闭创口（图7-3g）。10天后拆线，创口无裂开、无异常分泌物（图7-3h）。40天后复诊，可见软组织愈合良好，移植的结缔组织瓣已经完全愈合，表面角化理想（图7-3i）。

钛网暴露的原因与反思

反观第一次手术钛网暴露和钛网表面黏膜变薄的原因，有如下教训值得深思。

● **钛网的设计与制造** 本病例使用迪迈仕钛网（Digital Mesh），创口裂开应该与钛网无关。

● **黏骨膜瓣的设计错误** 与上一个病例相同，钛网支撑引导骨再生的黏骨膜瓣设计犯了一个低级错误：未做减张充分的倒梯形或矩形黏骨膜瓣。在近中未做垂直向松弛切口，形成的是角形黏骨膜瓣，减张不充分，发生了钛网暴露和黏骨膜瓣血运障碍导致的钛网表面黏膜变薄。

● **黏骨膜瓣的坏死** 在术后10天拆线时发现，牙槽嵴顶的唇侧黏骨膜瓣颜色发白、质地松软，与健康的颊侧黏膜之间以及与腭侧创缘之间的界限分明，可以诊断为唇侧黏骨膜瓣的牙槽嵴顶部分发生了无菌性坏死。无疑是血供障碍的结果，但无法明确血供障碍的原因。

● **结缔组织移植** 取出钛网后，尽管钛网暴露处的骨表面会存在假骨膜封闭，在美学区通常需要进行结缔组织移植来改善软组织的质量。本病例，切取腭侧上皮下结缔组织瓣，通过游离移植修复钛网暴露所导致的黏膜缺损，获得了理想的修复效果。

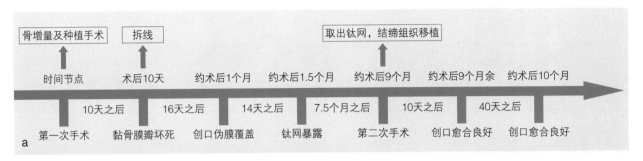

图7-3　Terheyden 2/4型骨缺损，钛网暴露，无骨吸收，黏膜移植

a　本病例钛网暴露和治疗的时间线。

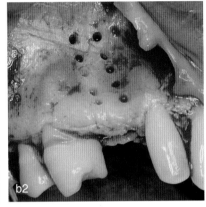

图7-3　Terheyden 2/4型骨缺损，钛网暴露，无骨吸收，黏膜移植（续）

b．骨增量术中照片。b1．术前的口内照片，侧面观。上颌右侧尖牙先天缺失，滞留的乳尖牙已拔除。b2．在上颌右侧尖牙位点做牙槽嵴顶的水平向切口以及右侧第二前磨牙远中的垂直向松弛切口，翻角形黏骨膜瓣，Terheyden 2/4型骨缺损，开放骨髓腔。

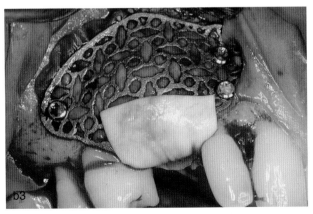

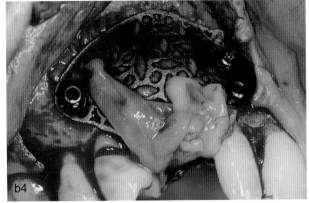

图7-3　Terheyden 2/4型骨缺损，钛网暴露，无骨吸收，黏膜移植（续）

b．骨增量术中照片。b3．采用"方案二：植入骨增量材料，固定钛网"，植入细颗粒去蛋白牛骨矿物质，覆盖胶原膜，就位钛网并用螺钉固定。在牙槽嵴顶的钛网表面覆盖胶原膜。b4．在胶原膜表面覆盖膜片状浓缩生长因子（CGF）。

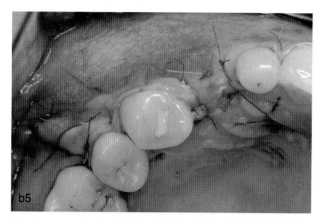

图7-3 Terheyden 2/4型骨缺损，钛网暴露，无骨吸收，黏膜移植（续）

b. 骨增量术中照片。b5. 切断黏骨膜瓣基底的骨膜，充分减张，复位黏骨膜瓣。然后进行水平褥式缝合（牙槽嵴顶水平向切口）+间断缝合，无张力创口关闭。

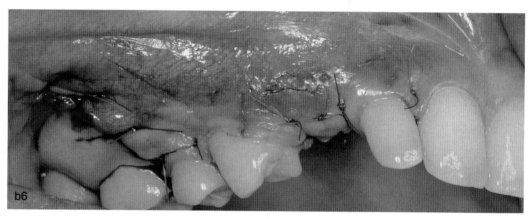

图7-3 Terheyden 2/4型骨缺损，钛网暴露，无骨吸收，黏膜移植（续）

b. 骨增量术中照片。b6. 侧面观，切断黏骨膜瓣基底的骨膜，充分减张，复位黏骨膜瓣。然后水平褥式缝合（牙槽嵴顶水平向切口）+间断缝合，无张力创口关闭。就钛网支撑的引导骨再生而言，这种角形瓣具有创口裂开和钛网暴露的风险。

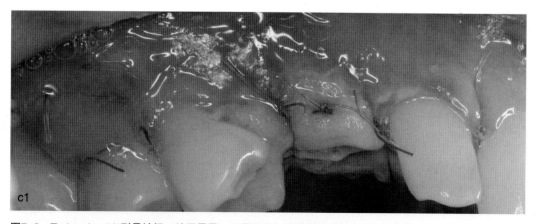

图7-3 Terheyden 2/4型骨缺损，钛网暴露，无骨吸收，黏膜移植（续）

c. 术后10天复诊拆线时的口内照片。c1. 侧面观，位于牙槽嵴顶的唇侧黏骨膜瓣颜色发白，质地松软，与健康的颊侧黏膜之间界限分明。拆线后剪除部分浮起的唇侧黏骨膜。

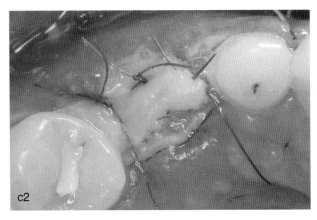

图7-3 Terheyden 2/4型骨缺损，钛网暴露，无骨吸收，黏膜移植（续）

c. 术后10天复诊拆线时的口内照片。c2. 殆面观，位于牙槽嵴顶的唇侧黏骨膜瓣颜色发白，质地松软，与健康的腭侧黏膜之间界限分明。拆线后剪除部分浮起的唇侧黏骨膜。

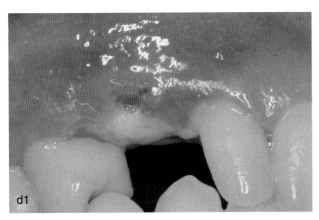

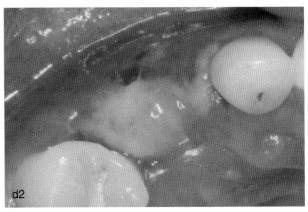

图7-3 Terheyden 2/4型骨缺损，钛网暴露，无骨吸收，黏膜移植（续）

d. 拆线16天后患者复诊时的口内照片。d1. 唇侧观。d2. 殆面观。先前黏膜坏死部分为略呈黄色的伪膜样组织，与正常黏膜相延续，钛网无暴露，创口无感染。

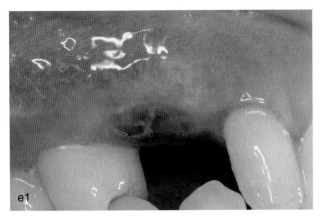

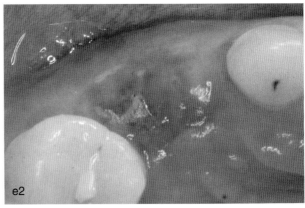

图7-3 Terheyden 2/4型骨缺损，钛网暴露，无骨吸收，黏膜移植（续）

e. 14天后患者再次复诊时的口内照片。e1. 唇侧观。e2. 殆面观。可见牙槽嵴顶远中部分钛网暴露，长约4.5mm、宽约2.5mm，钛网下方为假骨膜封闭。唇侧黏膜变薄，透出下方钛网的金属色，创口无感染。

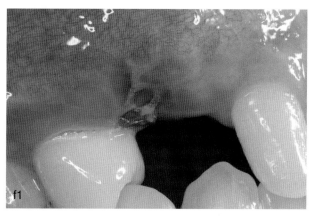
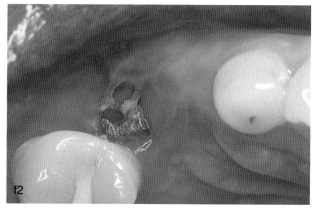

图7-3　Terheyden 2/4型骨缺损，钛网暴露，无骨吸收，黏膜移植（续）

f. 7.5个月后患者再次复诊时的口内照片。f1. 颊侧观。f2. 拾面观。可见钛网暴露面积有所扩大、向唇侧延伸，长约5mm、宽约5.5mm，钛网下方为假骨膜封闭。钛网表面的唇侧菲薄，似乎只存在一层上皮层，透出下方钛网的金属色，创口无感染。

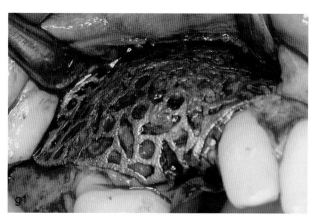
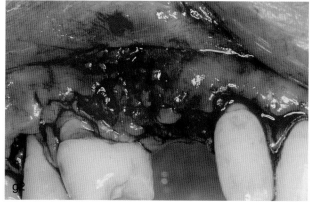

图7-3　Terheyden 2/4型骨缺损，钛网暴露，无骨吸收，黏膜移植（续）

g. 7.5个月后拆除钛网的术中口内照片。g1. 翻黏骨膜瓣，旋出固位螺钉，在假骨膜和钛网之间插入剥离子，撬动钛网，将其取出。g2. 取出钛网，将假骨膜保留在原位，用金属探针探测新生骨，骨质坚硬，说明新骨的皮质骨化理想。

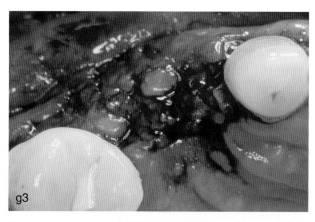
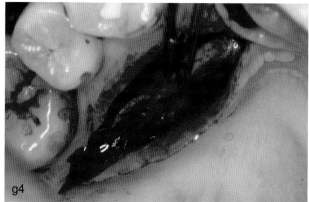

图7-3　Terheyden 2/4型骨缺损，钛网暴露，无骨吸收，黏膜移植（续）

g. 7.5个月后拆除钛网的术中口内照片。g3. 取出钛网之后的软组织状态，可见在钛网暴露的部位存在软组织缺损。g4. 在同侧腭黏膜做近远中向的一字切口切取结缔组织瓣。

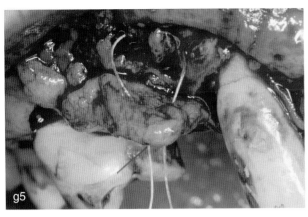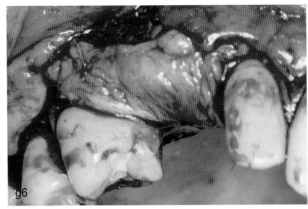

图7-3　Terheyden 2/4型骨缺损，钛网暴露，无骨吸收，黏膜移植（续）
g．7.5个月后拆除钛网的术中口内照片。g5．用可吸收缝线将结缔组织瓣固定于唇侧骨膜。g6．用可吸收缝线将结缔组织瓣固定于唇侧骨膜，用不可吸收缝线将结缔组织瓣固定于腭侧创缘。

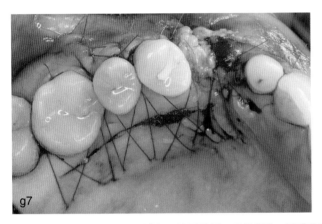

图7-3　Terheyden 2/4型骨缺损，钛网暴露，无骨吸收，黏膜移植（续）
g．7.5个月后拆除钛网的术中口内照片。g7．拆除钛网、游离结缔组织移植后，无张力创口初期关闭。在腭侧切取结缔组织瓣的创口内填塞明胶海绵后，关闭创口。通过游离移植的腭部结缔组织瓣，修复钛网暴露所导致的黏膜缺损。固定于唇侧骨膜。

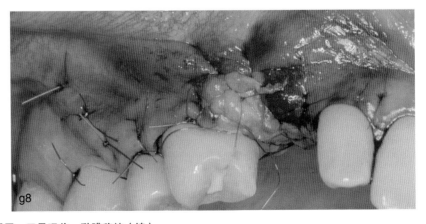

图7-3　Terheyden 2/4型骨缺损，钛网暴露，无骨吸收，黏膜移植（续）
g．7.5个月后拆除钛网的术中口内照片。g8．拆除钛网、游离结缔组织移植后，无张力创口初期关闭。通过游离移植的腭部结缔组织瓣，修复钛网暴露所导致的黏膜缺损。

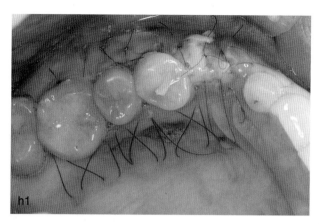

图7-3　Terheyden 2/4型骨缺损，钛网暴露，无骨吸收，黏膜移植（续）

h. 10天后复诊，拆除缝线。h1. 拆线前的口内照片，𬌗面观。创口愈合良好，无渗出。修复钛网暴露所导致的黏膜缺损的结缔组织瓣位置稳定，处于愈合过程中。

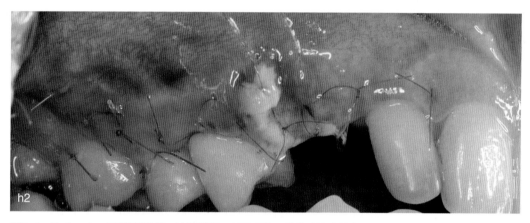

图7-3　Terheyden 2/4型骨缺损，钛网暴露，无骨吸收，黏膜移植（续）

h. 10天后复诊，拆除缝线。h2. 拆线前的口内照片，唇侧观。创口愈合良好，无渗出。修复钛网暴露所导致的黏膜缺损的结缔组织瓣位置稳定，处于愈合过程中。

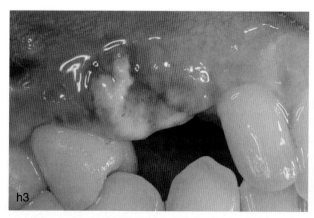 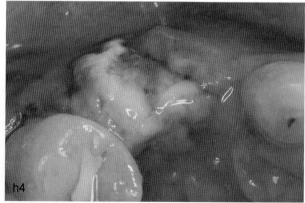

图7-3　Terheyden 2/4型骨缺损，钛网暴露，无骨吸收，黏膜移植（续）

h. 10天后复诊，拆除缝线。h3. 唇侧观。h4. 𬌗面观。创口愈合良好，无渗出。修复钛网暴露所导致的黏膜缺损的结缔组织瓣位置稳定，处于愈合过程中。

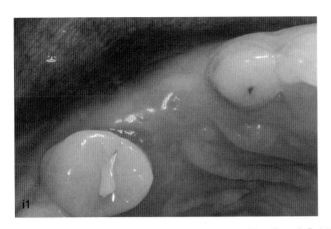

图7-3　Terheyden 2/4型骨缺损，钛网暴露，无骨吸收，黏膜移植（续）

i. 40天后复诊时的口内照片。i1. 殆面观。可见软组织愈合良好，软组织健康，骨弓轮廓理想，移植的结缔组织瓣已经完全愈合，表面为理想的角化黏膜。

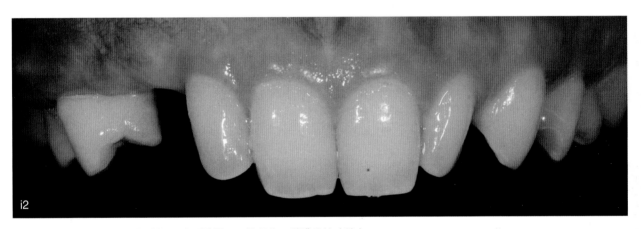

图7-3　Terheyden 2/4型骨缺损，钛网暴露，无骨吸收，黏膜移植（续）

i. 40天后复诊时的口内照片。i2. 正面观。可见软组织愈合良好，软组织健康，骨弓轮廓理想，移植的结缔组织瓣已经完全愈合，表面为理想的角化黏膜。

迪迈仕（Digital Mesh）3D打印个性化钛网（3D-PITM）。钛网设计：张立强，刘倩，皮雪敏；种植外科程序：宿玉成，皮雪敏；术中摄像和照相：陶丹；手术配合：陶丹，刘敏；放射线诊断程序：苑秋华，王倩；病例完成时间：2020年

病例之四：上颌前部单颗牙缺失，钛网暴露，部分骨吸收，CGF移植

本病例为Terheyden 3/4型骨缺损。钛网暴露，暴露时间：早期暴露；暴露范围：单颗牙宽度；暴露部位：牙槽嵴顶、唇侧及腭侧。Ⅲ类假骨膜，部分骨吸收，进行了CGF移植。

患者基本信息和术前检查

55岁男性患者，一周前在外院拔除松动的上颌右侧侧切牙，现要求种植治疗。患者身体健康，一般状态良好，不吸烟、不饮酒，有糖尿病史，餐前血糖为7.4，其他实验室检查无异常。嘱

患者控制血糖，3个月后复诊，启动种植治疗。

3个月后复诊，餐前血糖为6.3。口腔卫生良好，中厚龈表型，龈缘、龈乳头明显退缩，余留牙存在"黑三角"。缺牙位点唇侧塌陷，拔牙窝愈合不良，牙槽嵴顶偏腭侧存在凹陷（图7-4a）。CBCT扫描可见唇侧骨弓轮廓塌陷，仅存在厚度不足0.5mm的不完整皮质骨板，且有约2mm的垂直向骨丧失，腭侧骨板完全缺失，缺牙间隙的邻面牙槽嵴高度尚可（图7-4b）。

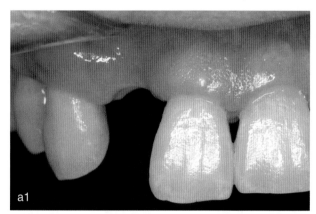
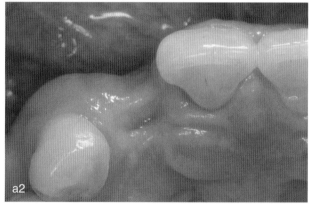

图7-4 Terheyden 3/4型骨缺损，钛网暴露，部分骨吸收，CGF移植
a. 术前口内照片。a1. 正面观。a2. 𬌗面观。上颌右侧侧切牙缺失。口腔卫生良好，有明显的龈缘和龈乳头退缩，在2颗中切牙之间存在"黑三角"。缺牙位点唇侧塌陷，拔牙窝愈合不良，牙槽嵴顶偏腭侧存在近远中向的线性凹陷。

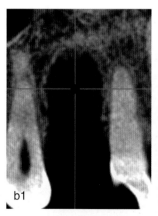
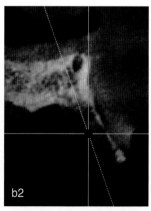
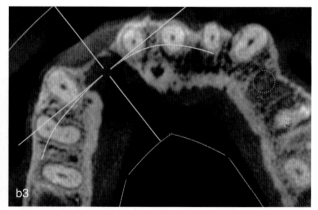

图7-4 Terheyden 3/4型骨缺损，钛网暴露，部分骨吸收，CGF移植（续）
b. 术前上颌右侧侧切牙位点的CBCT扫描。b1. 近远中向断层。b2. 唇舌向断层。b3. 水平向断层。十字交叉点为断层锚点。唇侧骨弓轮廓塌陷，腭侧骨板完全缺失，邻面牙槽嵴高度尚可。

诊断与方案设计

本病例的牙槽骨缺损分类为Terheyden 3/4型骨缺损，即缺牙间隙的腭侧骨板存在严重的水平向骨缺损、唇侧骨板存在轻度的水平向骨缺损。治疗方案为钛网支撑的引导骨再生（TMs-GBR），分阶段种植。

- **设计和制造钛网**　骨增量高度13.7mm，厚度约3.8mm（图7-4c）。

- **第一次手术：骨增量**　3D打印个性化钛网支撑的引导骨再生（GBR）。

- **第二次手术：取出钛网**　8个月后取出钛网。

- **第三次手术：植入种植体**　2个月后植入骨水平锥柱状种植体。

- **二期手术**　2个月后二期手术，更换愈合帽。

- **修复程序**　2周后制取印模，戴入螺钉固位的全瓷修复体。

第一次手术：骨增量

行盐酸阿替卡因骨膜上浸润麻醉，在缺牙位点做牙槽嵴顶略偏腭侧的水平向切口、右侧尖牙

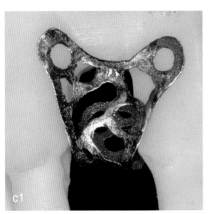
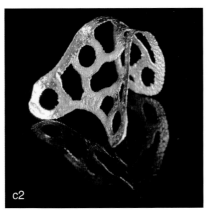
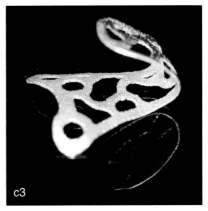

图7-4　Terheyden 3/4型骨缺损，钛网暴露，部分骨吸收，CGF移植（续）

c. 设计和制造的3D打印个性化钛网。c1. 钛网匹配在3D打印颌骨模型的正面观。c2，c3. 分别为3D打印个性化钛网的侧面观和组织面观。骨增量高度约13.7mm，厚度约3.8mm。

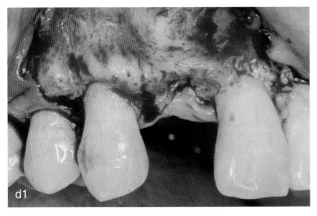
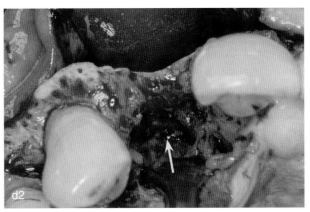

图7-4　Terheyden 3/4型骨缺损，钛网暴露，部分骨吸收，CGF移植（续）

d. 骨增量术中照片。d1. 翻角形黏骨膜瓣后的正面观，缺牙位点腭侧存在水平向骨缺损。d2. 清理腭侧肉芽组织后的𬌗面观，骨缺损的基部尚存未清理干净的肉芽组织（箭头所示），然后进一步清理。

远中垂直向松弛切口以及右侧尖牙和左侧中切牙的龈沟内切口，翻角形黏骨膜瓣，暴露术区。正面观可见唇侧骨壁完整、骨弓轮廓塌陷，牙槽嵴顶垂直向骨缺损约为2mm（图7-4d1）。清理腭侧肉芽组织，𬌗面观可见严重的水平向骨缺损（图7-4d2）。先在骨缺损的腭侧植入单层生物可吸收性胶原膜（Bio-Gide，Geistlich，瑞士），以隔离腭侧软组织（图7-4d3）。然后在骨缺损处植入用术区出血调拌的0.5g细颗粒去蛋白牛骨矿物质（Bio-Oss，Geistlich，瑞士），就位组织面衬覆胶原膜的钛网（迪迈仕，中国），并用2颗直径

2.0mm、长度5.5mm的微螺钉坚固固定，在钛网表面再覆盖单层胶原膜（图7-4d4，d5）。切断黏骨膜瓣基部骨膜层，复位黏骨膜瓣，关闭创口，但在牙槽嵴顶未完全关闭创口（图7-4d6，d7）。术后即刻CBCT扫描可见已经恢复了骨缺损的高度，骨增量的厚度为6～7mm，但在钛网下方存在骨增量材料空隙（图7-4e）。

术后静脉滴注克林霉素磷酸酯注射液3天，每天1次，每次0.6g；静脉滴注地塞米松注射液2天，每天1次，每次10mg；复方葡萄糖酸氯己定

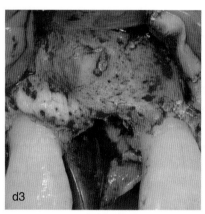
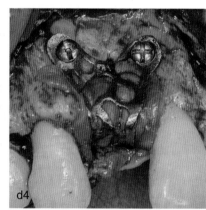
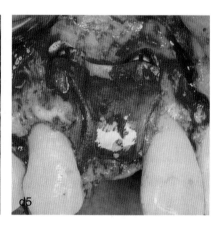

图7-4 Terheyden 3/4型骨缺损，钛网暴露，部分骨吸收，CGF移植（续）
d. 骨增量术中照片。d3. 进一步剥离腭侧黏骨膜，创造骨增量空间，随后在腭侧植入胶原膜。d4. 在腭侧胶原膜和唇侧骨壁的空间内植入去蛋白牛骨矿物质，就位组织面衬覆胶原膜的钛网，并用2颗微螺钉坚固固定。d5. 在钛网表面再覆盖胶原膜。

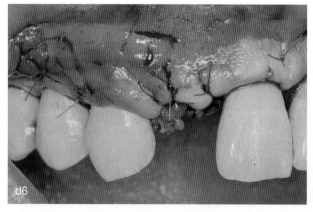
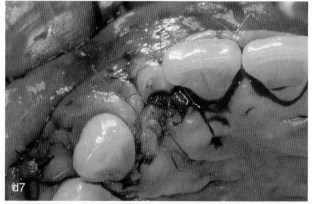

图7-4 Terheyden 3/4型骨缺损，钛网暴露，部分骨吸收，CGF移植（续）
d. 骨增量术中照片。d6. 正面观。d7. 𬌗面观。切断黏骨膜瓣基部的骨膜层，复位黏骨膜瓣，间断缝合，关闭创口。因为未在近中做垂直向的松弛切口，牙槽嵴顶的创口关闭不全，这是术后创口裂开的主要风险因素。

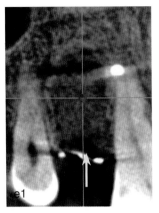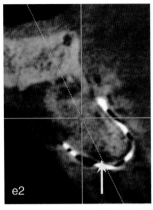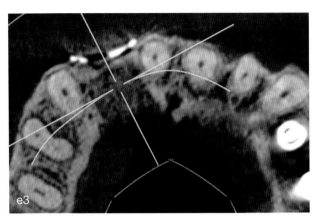

图7-4 Terheyden 3/4型骨缺损，钛网暴露，部分骨吸收，CGF移植（续）

e. 骨增量术后上颌右侧侧切牙位点的即刻CBCT扫描。e1. 近远中向断层。e2. 唇舌向断层。e3. 水平向断层。十字交叉点为断层锚点。骨增量的厚度为6~7mm，牙槽嵴顶和腭侧钛网下方植入的骨增量材料量欠佳（箭头所示）。

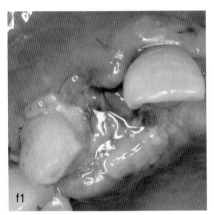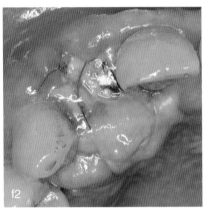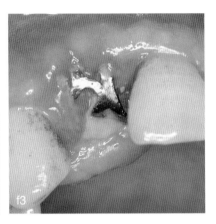

图7-4 Terheyden 3/4型骨缺损，钛网暴露，部分骨吸收，CGF移植（续）

f. 骨增量术后随访照片。f1. 术后10天，牙槽嵴顶创口未发生一期愈合，表面为暴露的胶原膜，呈淡黄色。此时尚无钛网暴露，拆除部分缝线。f2. 术后20天，钛网部分暴露，拆除剩余缝线。f3. 术后1个月，钛网暴露面积扩大，钛网下方为假骨膜。

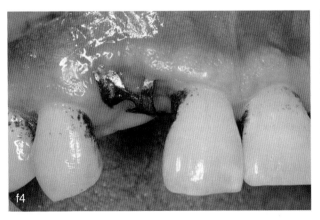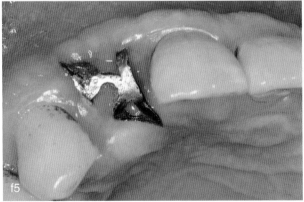

图7-4 Terheyden 3/4型骨缺损，钛网暴露，部分骨吸收，CGF移植（续）

f. 骨增量术后随访照片。f4，f5. 术后4个月复诊，钛网暴露面积进一步扩大，但周围软组织稳定、暴露的钛网下方的假骨膜成熟并发生角化，形成骨增量空间的生物学封闭。由于患者持续使用葡萄糖酸氯己定含漱液含漱，邻牙色素沉着明显。

含漱液含漱，每天3次，直至10天后拆线。

术后10天复诊，发现牙槽嵴顶的创口未一期愈合，暴露的胶原膜呈淡黄色，拆除部分缝线（图7-4f1）。嘱患者继续用葡萄糖酸氯己定含漱液含漱，每日3次。术后20天复诊，钛网部分暴露，拆除剩余缝线（图7-4f2）。术后1个月复诊，钛网暴露面积扩大，钛网下方为假骨膜（图7-4f3）。术后4个月复诊，钛网暴露面积进一步扩大，但周围软组织稳定、暴露的钛网下方的假骨膜成熟，并发生角化，形成骨增量空间的生物学封闭（图7-4f4，f5）。

第二次手术：取出钛网

术后8个月时取出钛网。术前CBCT扫描显示新骨轮廓和质量理想，只是在牙槽嵴顶和腭侧成骨略欠佳，存在假骨膜占据的较大空隙，骨增量的厚度为5～6mm（图7-4g）。口内检查可见与术后4个月复诊相比，钛网暴露面积无明显扩大，周围软组织稳定、暴露的钛网下方假骨膜稳定、角化理想（图7-4h）。

行盐酸阿替卡因骨膜上浸润麻醉之后，沿钛网轮廓边缘外做牙槽嵴顶水平向切口和远中的垂直向松弛切口，翻黏骨膜瓣。将黏骨膜瓣从钛网

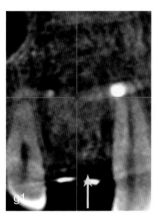
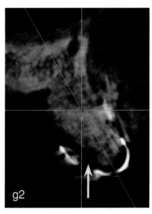
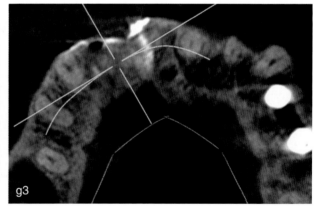

图7-4　Terheyden 3/4型骨缺损，钛网暴露，部分骨吸收，CGF移植（续）
g. 骨增量术后8个月取钛网之前的CBCT扫描。g1. 近远中向断层。g2. 唇舌向断层。g3. 水平向断层。十字交叉点为断层锚点。新骨质量良好，新厚度为5～6mm，牙槽嵴顶和腭侧钛网下方的新骨空虚，为假骨膜占据的空间（箭头所示）。

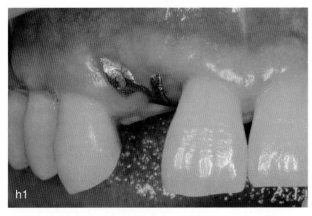
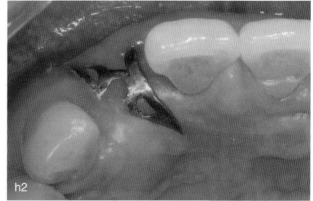

图7-4　Terheyden 3/4型骨缺损，钛网暴露，部分骨吸收，CGF移植（续）
h. 骨增量术后8个月取钛网之前的口内照片。h1. 正面观。h2. 殆面观。与术后4个月复诊相比，钛网暴露面积无明显扩大，钛网周围的软组织稳定、暴露的钛网下方的假骨膜角化较为理想，有效的屏障了骨增量空间，口腔卫生维护良好。

表面剥离，未见炎性肉芽组织（图7-4i1）。固位螺钉稳定、无松动，用螺钉扳手将其旋出。将剥离子插入钛网和骨面之间，不断地撬动钛网将其松动，用持针器将其拉出（图7-4i2）。取出钛网后，可见唇侧为理想的皮质骨，牙槽嵴顶覆盖较为致密的结缔组织假骨膜（图7-4i3）。复位黏骨膜瓣，间断缝合。之前的钛网暴露导致牙槽嵴顶部分软组织缺损，用膜片状浓缩生长因子（CGF）修复缺失的软组织缺损，用十字交叉缝合将其固定（图7-4i4，i5）。术后嘱患者葡萄糖酸氯己定含漱液含漱，每天3次，直至拆线。

取钛网10天后拆线。可见缝线未脱落，创口愈合良好，修复软组织缺损的膜片状浓缩生长因子（CGF）愈合良好，表面已经发生角化，浓缩生长因子（CGF）与黏骨膜瓣之间的边缘为较深的线样凹陷（图7-4j）。

第三次手术：植入种植体

取出钛网2个月后（骨增量手术10个月后）植入种植体。口内检查可见软组织愈合良好，缺牙间隙宽度正常，拆线时较深的线样凹陷已经变得不明显（图7-4k）。术前CBCT扫描显示，骨增量

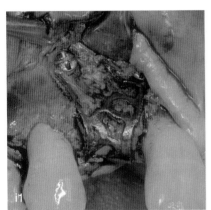
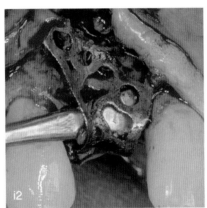
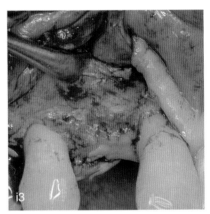

图7-4　Terheyden 3/4型骨缺损，钛网暴露，部分骨吸收，CGF移植（续）
i. 骨增量术后8个月取钛网的术中照片。i1. 翻黏骨膜瓣，暴露钛网和固位螺钉。i2. 用螺钉扳手旋出2颗固位螺钉后，将剥离子插入钛网和骨面之间，挺松钛网并将其取出。i3. 取出钛网后，可见唇侧为理想的皮质骨、牙槽嵴顶有较厚的假骨膜。

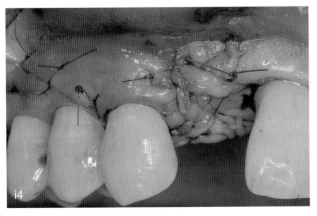
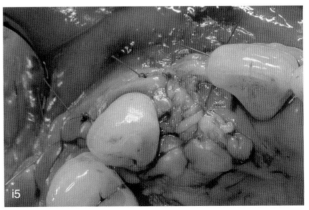

图7-4　Terheyden 3/4型骨缺损，钛网暴露，部分骨吸收，CGF移植（续）
i. 骨增量术后8个月取钛网的术中照片。i4. 正面观。i5. 殆面观。复位黏骨膜瓣，间断缝合。用膜片状浓缩生长因子（CGF）修复由于钛网暴露所导致的软组织缺损，用十字交叉缝合将其固定。

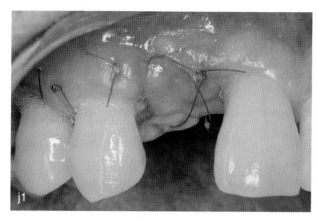
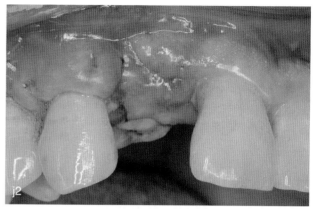

图7-4　Terheyden 3/4型骨缺损，钛网暴露，部分骨吸收，CGF移植（续）

j. 取钛网术后拆线的口内照片。j1. 拆线前照片，缝线未脱落，创口愈合良好、无裂开，修复软组织缺损的膜片状浓缩生长因子（CGF）愈合良好，表面已经发生角化。j2. 拆线后照片，创口愈合良好。浓缩生长因子（CGF）与黏骨膜瓣之间的边缘为较深的线样凹陷。

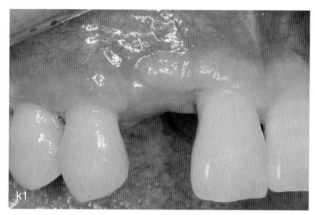
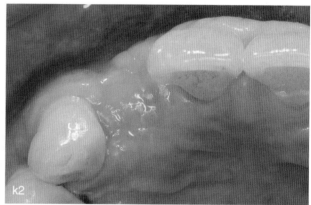

图7-4　Terheyden 3/4型骨缺损，钛网暴露，部分骨吸收，CGF移植（续）

k. 取出钛网2个月后（骨增量手术8个月后）种植手术前的口内照片。k1. 正面观。k2. 殆面观。软组织愈合和附着黏膜质量良好，骨弓轮廓理想，缺牙间隙宽度正常，拆线时较深的线样凹陷已经变得不明显。

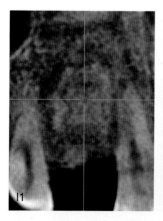
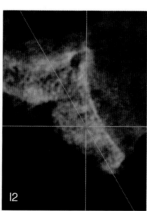
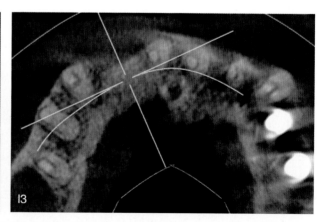

图7-4　Terheyden 3/4型骨缺损，钛网暴露，部分骨吸收，CGF移植（续）

l. 取出钛网2个月后（骨增量手术8个月后）的CBCT扫描。l1. 近远中向断层。l2. 唇舌向断层。l3. 水平向断层。十字交叉点为断层锚点。新骨质量良好，新厚度为5～6mm，与取出钛网时相比，骨增量轮廓无明显变化。

轮廓与取出钛网时相比无明显变化，骨密度成熟稳定（图7-4l）。

　　行盐酸阿替卡因骨膜上浸润麻醉后，沿取钛网手术的切口切开黏骨膜，翻黏骨膜瓣，可见骨质量理想、牙槽嵴顶的新生骨宽度尚可（图7-4m1）。在理想的位置上预备种植窝，植入直径3.3mm、长度16mm的骨水平锥柱状种植体（BLT，SLActive，TiZr，Straumann，瑞士），种植体三维位置与轴向理想，最终植入扭矩＞35Ncm，种植体平台位于未来龈缘中点根方3～4mm处（图7-4m2，m3）。戴入2.0mm高的愈合帽（图7-4m4），覆盖单层胶原膜（Bio-Gide，Geistlich，瑞士），复位黏骨膜瓣，间断缝合，无张力关闭创口，潜入式愈合（图7-4m5，m6）。

　　术后10天拆线，可见牙槽嵴顶软组织愈合欠佳，呈水肿状态，但无创口裂开（图7-4n）。

二期手术

　　2个月后二期手术，可见部分愈合帽暴露（图7-4o1）。取下2.0mm高的愈合帽，更换5mm高的愈合帽（图7-4o2）。2周后取下愈合帽，种植体周围软组织健康，过渡带状态良好（图7-4o3）。

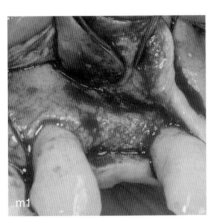
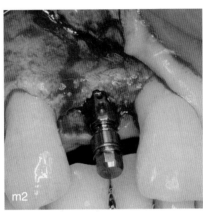
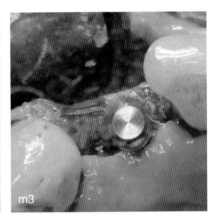

图7-4　Terheyden 3/4型骨缺损，钛网暴露，部分骨吸收，CGF移植（续）
m. 取出钛网2个月后（骨增量手术8个月后）种植手术的术中照片。m1. 唇侧观。翻黏骨膜瓣，可见牙槽嵴宽度良好，牙槽嵴顶皮质骨化。m2. 唇侧观。m3. 𬌗面观。种植体的三维位置与轴向理想，种植体平台位于牙槽嵴顶根方1.5mm处。

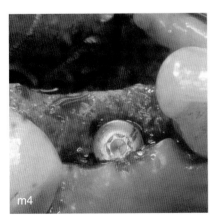
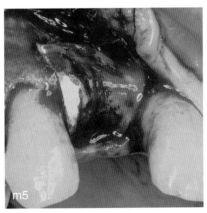
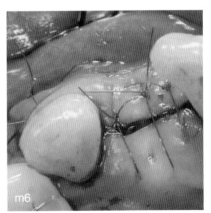

图7-4　Terheyden 3/4型骨缺损，钛网暴露，部分骨吸收，CGF移植（续）
m. 取出钛网2个月后（骨增量手术10个月后）种植手术的术中照片。m4. 𬌗面观。取下携带体，戴入2.0mm的愈合帽，唇侧骨板厚度＞2mm。m5. 唇侧观。覆盖单层生物可吸收性胶原膜。m6. 𬌗面观。间断缝合，无张力关闭创口。

最终修复

二期手术2周后复诊，制取印模。半个月后戴入螺钉固位的全瓷修复体，正面观可见龈缘位置良好、近中龈乳头高度欠佳，与邻牙之间无"黑三角"（图7-4p1），𬌗面观可见骨弓轮廓略有凹陷，螺钉通道位置理想位于舌侧窝开口处（图7-4p2）。患者的正面照片显示，患者为低位笑线，笑时不显露牙龈和"黑三角"（图7-4p3）。平行投照根尖放射线片检查显示种植体周围骨高度理想，修复体与基台密合（图7-4p4）。

戴入修复体1年后复诊（图7-4q）、2年后复诊（图7-4r）和3年后复诊（图7-4s）时显示，每个阶段种植体周围软组织均健康稳定。与天然牙（2颗中切牙及左侧尖牙）之间的"黑三角"相比，种植体周围的"黑三角"较小。

戴入最终修复体3年后复诊时的CBCT扫描显示新骨质量良好，骨密度均匀，种植体周围骨高度理想。牙槽嵴顶区域的骨板厚度稳定，种植体唇侧骨板厚度＞2mm（图7-4t）。

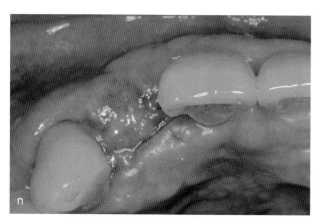
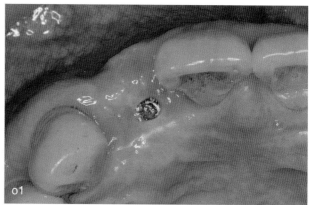

图7-4　Terheyden 3/4型骨缺损，钛网暴露，部分骨吸收，CGF移植（续）

n. 种植术后10天拆线后的口内照片。牙槽嵴顶的软组织愈合不佳，表面较为松软，但无创口裂开。o. 二期手术。o1. 二期手术之前的口内照片，可见已经有部分愈合帽暴露。取下2.0mm高的愈合帽，更换为5mm高的愈合帽。

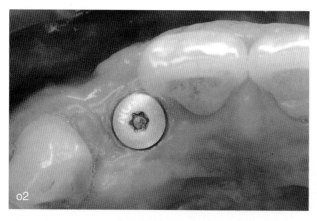
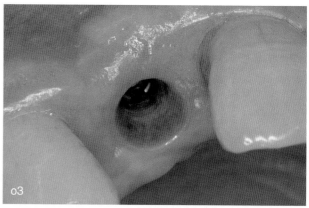

图7-4　Terheyden 3/4型骨缺损，钛网暴露，部分骨吸收，CGF移植（续）

o. 二期手术。o2. 二期手术时取下2.0mm高的愈合帽，更换为5mm高的愈合帽2周后口内照片。愈合帽周围的软组织健康稳定，唇侧轮廓的远中略有凹陷。o3. 取下愈合帽，可见过渡带健康稳定，种植体平台位于龈缘中点根方3~4mm。

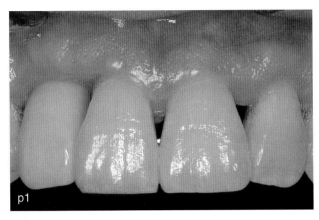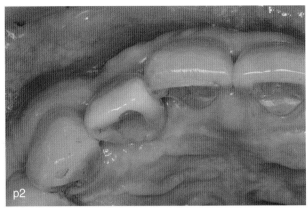

图7-4　Terheyden 3/4型骨缺损，钛网暴露，部分骨吸收，CGF移植（续）

p. 戴入最终修复体。p1. 口内正面观，戴入螺钉固位的全瓷修复体，龈缘位置尚可，龈乳头高度欠佳，天然牙（2颗中切牙及左侧侧切牙）之间的"黑三角"也非常明显。p2. 口内殆面观，螺钉通道位置理想，唇侧骨弓轮廓远中略有凹陷。

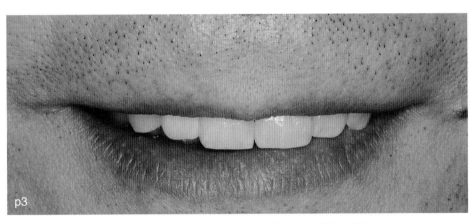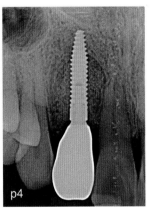

图7-4　Terheyden 3/4型骨缺损，钛网暴露，部分骨吸收，CGF移植（续）

p. 戴入最终修复体。p3. 口外正面观，患者为低位笑线，笑时不显露龈缘和"黑三角"。p4. 戴入修复体后即刻拍摄的平行投照根尖放射线片，新骨密度和种植体周围骨高度均非常理想，基台与种植体以及修复体与基台密合。

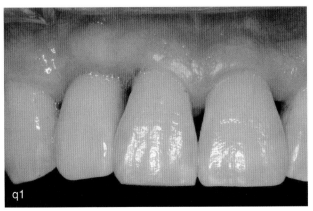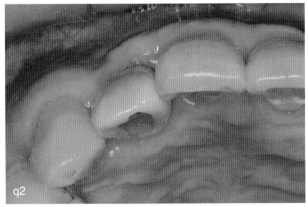

图7-4　Terheyden 3/4型骨缺损，钛网暴露，部分骨吸收，CGF移植（续）

q. 戴入最终修复体1年后复诊时的口内照片。q1. 正面观。q2. 殆面观。种植体周围软组织健康稳定，附着黏膜质量良好。与刚刚戴入修复体时相比，骨弓轮廓和种植体周围软组织等各项指标无明显变化。

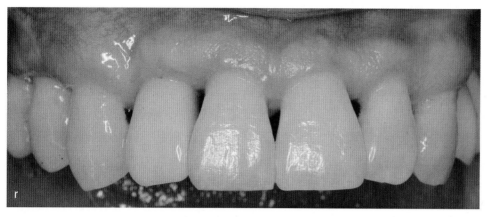

图7-4　Terheyden 3/4型骨缺损，钛网暴露，部分骨吸收，CGF移植（续）

r. 戴入最终修复体2年后复诊时的口内照片，正面观。种植体周围软组织健康稳定，附着黏膜质量良好。与戴入修复体1年时相比，骨弓轮廓和种植体周围软组织等各项指标无明显变化。

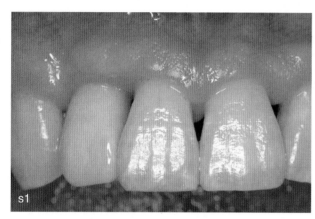

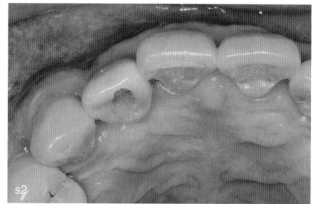

图7-4　Terheyden 3/4型骨缺损，钛网暴露，部分骨吸收，CGF移植（续）

s. 戴入最终修复体3年后复诊时的口内照片。s1. 正面观。s2. 殆面观。种植体周围软组织依然健康稳定，附着黏膜质量良好。与刚刚戴入修复体、戴入修复体1年和2年时相比，骨弓轮廓和种植体周围软组织等各项指标无明显变化。

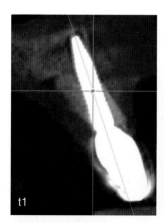

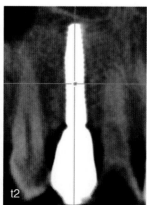

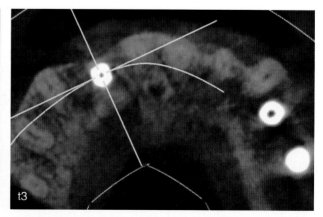

图7-4　Terheyden 3/4型骨缺损，钛网暴露，部分骨吸收，CGF移植（续）

t. 戴入最终修复体3年后复诊时的CBCT扫描。t1. 近远中向断层。t2. 唇舌向断层。t3. 水平向断层。十字交叉点为断层锚点。新骨质量良好，种植体周围骨高度理想，在牙槽嵴顶区域种植体唇侧骨板厚度＞2mm。

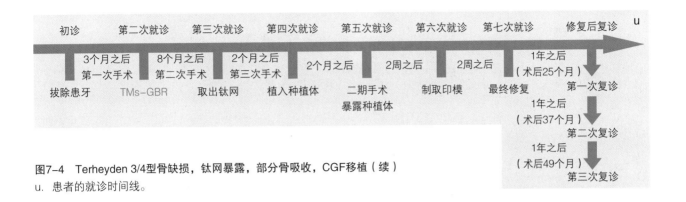

图7-4　Terheyden 3/4型骨缺损，钛网暴露，部分骨吸收，CGF移植（续）
u. 患者的就诊时间线。

讨论

本病例为上颌右侧侧切牙缺牙位点的Terheyden 3/4型骨缺损，缺损主要部分位于腭侧骨板、小部分为唇侧牙槽嵴顶。外科方案如下：①按照"国际口腔种植学会（ITI）"的建议，单颗牙缺失位点Terheyden 3/4型骨缺损的优选外科方案为引导骨再生（GBR），分阶段种植；②用个性化3D打印钛网（3D-PITM）维持骨增量轮廓。图7-4u显示了本病例的治疗时间轴。

尽管本病例的治疗结果令人满意，但发生了钛网暴露等需要讨论和商榷的问题。

关于钛网暴露

术后10天复诊拆线时发现创口裂开，但无钛网暴露。术后20天复诊时发现钛网暴露，术后4个月复诊时钛网暴露面积达到最大程度，至术后8个月取出钛网之前暴露面积处于稳定状态。钛网暴露的原因是创口裂开，而创口裂开源自未充分关闭创口。

关于骨增量效果

本病例，钛网暴露并未影响骨增量效果，可能的原因如下：①在钛网下方（骨增量材料与钛网之间）为一层生物可吸收性胶原膜，在钛网逐渐暴露过程中，胶原膜形成了生物学封闭，并引导软组织生长并覆盖在胶原膜表面。②个性化3D

打印的纯钛钛网的固定翼与骨壁贴合，用螺钉坚固固位后稳定、无微动，保持了骨增量空间的稳定，为新骨形成创造了一个稳定的环境。

就钛网暴露后对骨增量效果而言，钛网就位前在骨增量材料表面覆盖胶原膜有利于保护骨增量材料和防止骨增量材料的感染。但是，无法确保足量植入骨增量材料。例如，本病例术后即刻和术后8个月取钛网前的CBCT扫描显示，在牙槽嵴顶和腭侧钛网下方植入的骨增量材料量欠佳。

关于软组织缺损的修复

在取出钛网之后，在钛网暴露的位置出现了软组织缺损。本病例未移植腭部软组织，而是用膜片状浓缩生长因子（CGF）修复软组织缺损，获得了理想的修复效果，这是一个大胆而有效的尝试。

关于"黑三角"

本病例邻牙本身就存在"黑三角"，并且是低位笑线，笔者认为无需通过软组织移植改善或纠正修复体近中和远中存在的"黑三角"。

迪迈仕（Digital Mesh）3D打印个性化钛网（3D-PITM）。钛网设计：张立强，刘倩，皮雪敏；种植外科程序：宿玉成，皮雪敏；种植修复程序：武明彤；术中摄像和照相：陶丹；手术配合：陶丹，刘敏；放射线诊断程序：苑秋华，王倩；病例完成时间：2018年

病例之五：上颌前部单颗牙缺失，钛网暴露，部分骨吸收

本病例为Terheyden 3/4型骨缺损。钛网暴露，暴露时间：早期暴露；暴露范围：单颗牙宽度的暴露；暴露部位：牙槽嵴顶及唇侧。Ⅲ类假骨膜，部分骨吸收（图7-5a）。

治疗过程的基本信息

本病例完成于2018年。42岁男性患者，1年前因下颌左侧第一磨牙根折和松动而拔除。诊断为Terheyden 3/4型骨缺损，软组织质量欠佳（图7-5b）。外科治疗计划为钛网支撑的引导骨再生（TMs-GBR）、同期植入种植体，6～8个月后取出钛网，进入修复程序。

在下颌左侧第一磨牙位点做牙槽嵴顶的水平向切口以及左侧第一前磨牙近中和第二磨牙远中的垂直向松弛切口，翻黏骨膜瓣。预备种植窝，开放骨髓腔，植入骨水平亲水表面种植体（BL，SLActive，Ti，Straumann，瑞士）。骨增量方案采取"方案二：植入骨增量材料，固定钛网"：先植入细颗粒去蛋白牛骨矿物质（Bio-Oss），在骨增量材料表面覆盖胶原膜（Bio-Gide），就位并固定钛网，在钛网表面再次覆盖胶原膜，间断缝合，关闭创口（图7-5c）。

手术5天后患者复诊，创口愈合良好，无裂开

（图7-5d）。12天后患者复诊，拆除缝线，发现牙槽嵴顶创口裂开，钛网无暴露（图7-5e）。18天后（术后1个月）患者复诊，可见牙槽嵴顶部分钛网暴露并向舌侧延伸，长约6mm、宽约5mm，隐约可见钛网下方种植体封闭螺钉（图7-5f）。15天后（术后1.5个月）患者复诊，可见牙槽嵴顶钛网暴露面积有所收缩，钛网下方为假骨膜封闭（图7-5g）。40天后（约术后3个月）患者复诊，舌侧的钛网固定螺钉暴露（图7-5h）。68天后（约术后5个月）患者复诊，舌侧的钛网暴露面积显著缩小，固定螺钉暴露得更为明显、螺钉松动，取出舌侧螺钉（图7-5i）。30天后（约术后6个月）拆除钛网。术前检查可见钛网暴露面积无扩大，钛网下方为假骨膜封闭（图7-5j）。

拆除钛网，可见种植体周围垂直向骨吸收约1mm，牙槽嵴顶和舌侧假骨膜松软、厚度为3～4mm（图7-5k）。14天后复诊，戴入最终修复体，种植体周软组织尚可。1.5年后和3.5年后复诊，新骨进一步成熟，种植体周围骨及软组织健康稳定（图7-5l～o）。

钛网暴露的原因与反思

反观第一次手术钛网暴露和钛网表面黏膜变薄的原因，有如下教训值得深思。

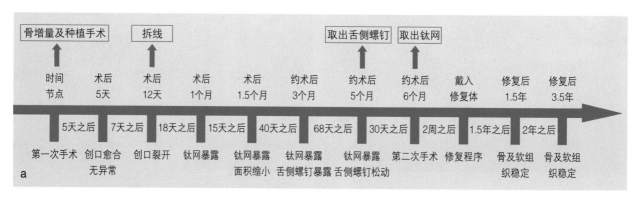

图7-5 Terheyden 3/4型骨缺损，钛网暴露，部分骨吸收
a. 本病例钛网暴露和治疗的时间线。

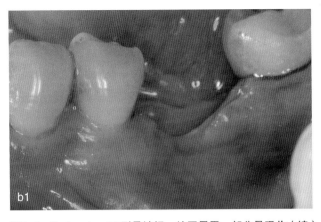
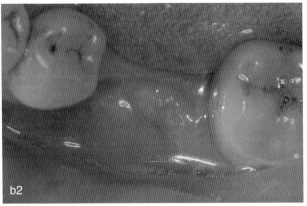

图7-5　Terheyden 3/4型骨缺损，钛网暴露，部分骨吸收（续）

b．术前的口内照片。b1．侧面观。b2．𬌗面观。下颌左侧第一磨牙缺失，骨弓轮廓塌陷，𬌗龈距离过大，牙槽嵴顶黏膜凹凸不平，附着黏膜状态欠佳。

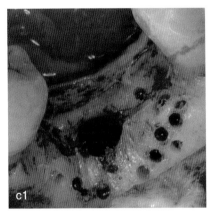
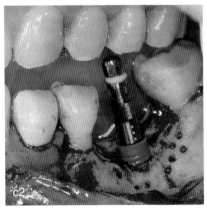
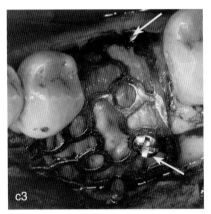

图7-5　Terheyden 3/4型骨缺损，钛网暴露，部分骨吸收（续）

c．骨增量和同期植入种植体的术中照片。c1．翻黏骨膜瓣，预备种植窝，开放骨髓腔。c2．植入种植体。c3．采用"方案二：植入骨增量材料，固定钛网"，植入骨增量材料，覆盖胶原膜，就位钛网并在颊侧和舌侧（箭头所示）用螺钉固定。

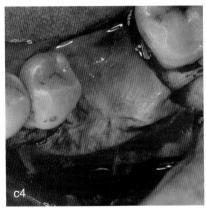
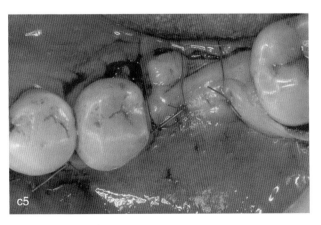

图7-5　Terheyden 3/4型骨缺损，钛网暴露，部分骨吸收（续）

c．骨增量和同期植入种植体的术中照片。c4．在钛网表面覆盖胶原膜。c5．在没有进行颊侧和舌侧黏骨膜瓣充分减张的情况下，拉拢黏骨膜瓣，间断缝合。可见创口闭合不全。

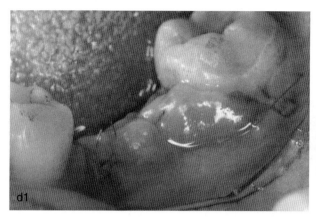
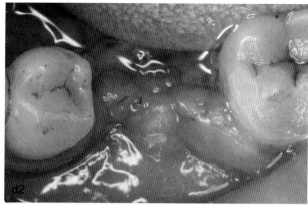

图7-5 Terheyden 3/4型骨缺损，钛网暴露，部分骨吸收（续）

d. 术后5天患者复诊时的口内照片。d1. 颊侧观。d2. 𬌗面观。口腔卫生良好，创口愈合状态无异常，创口无裂开，术中缝合时所见的创口闭合不全处也发生了软组织愈合。

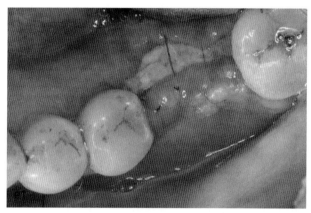
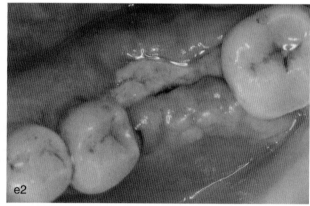

图7-5 Terheyden 3/4型骨缺损，钛网暴露，部分骨吸收（续）

e. 术后12天复诊拆线时的口内照片。e1. 拆线前的照片。e2. 拆线后的照片。口腔卫生良好，创口裂开，位于牙槽嵴顶偏舌侧的位置。钛网无暴露，创口裂开处为松软的结缔组织。

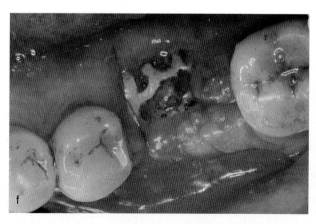
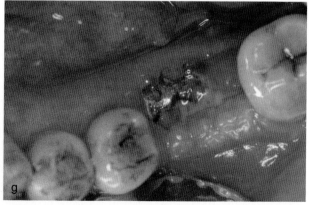

图7-5 Terheyden 3/4型骨缺损，钛网暴露，部分骨吸收（续）

f. 18天后（术后1个月）患者复诊。牙槽嵴顶部分钛网暴露并向舌侧延伸，长约6mm、宽约5mm，可见钛网下方种植体封闭螺钉。g. 15天后（术后1.5个月）患者复诊。牙槽嵴顶钛网暴露面积有所收缩，钛网下方为假骨膜封闭。

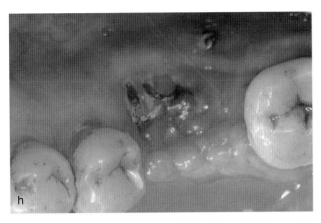
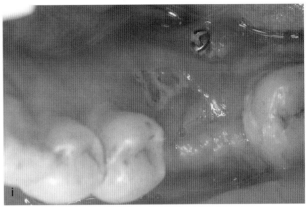

图7-5　Terheyden 3/4型骨缺损，钛网暴露，部分骨吸收（续）

h. 40天后（约术后3个月）患者复诊。牙槽嵴顶钛网暴露略微向舌侧延伸，钛网下方为假骨膜封闭，舌侧的钛网固定螺钉暴露。i. 68天后（约术后5个月）患者复诊。舌侧的钛网暴露面积显著缩小，固定螺钉暴露得更为明显、螺钉松动，将其取出。

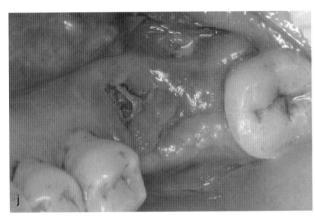
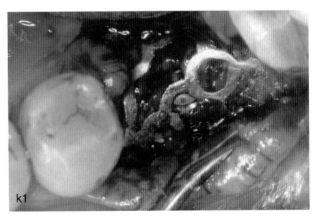

图7-5　Terheyden 3/4型骨缺损，钛网暴露，部分骨吸收（续）

j. 30天后（约术后6个月）患者复诊。钛网暴露面积无扩大，钛网下方为假骨膜封闭。k. 30天后（约术后6个月）取出钛网。k1. 翻黏骨膜瓣，钛网下方的假骨膜松软。

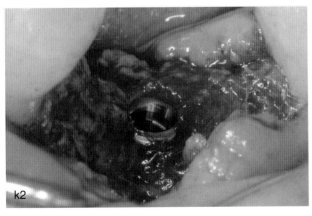
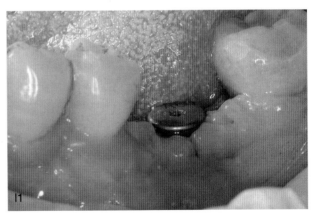

图7-5　Terheyden 3/4型骨缺损，钛网暴露，部分骨吸收（续）

k. 30天后（约术后6个月）取出钛网。k2. 拆钛网、清理松软的假骨膜，种植体周垂直向骨吸收约1mm，安放愈合帽后关闭创口。l. 14天后复诊，戴入最终修复体。l1. 戴入修复体前的侧面观，种植体周围软组织状态尚可。

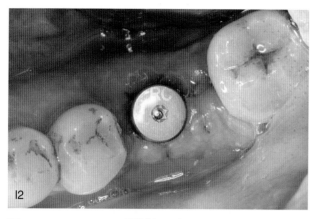
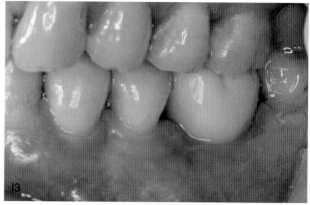

图7-5　Terheyden 3/4型骨缺损，钛网暴露，部分骨吸收（续）

l. 14天后复诊，戴入最终修复体。l2. 戴入修复体前的殆面观，种植体周围软组织状态尚可，舌侧黏膜愈合满意。l3. 戴入螺钉的金属烤瓷修复体，殆关系理想，种植体唇侧骨弓轮廓略塌陷。

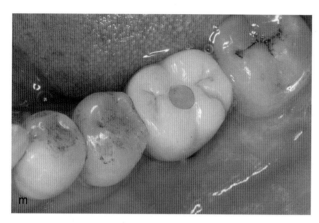
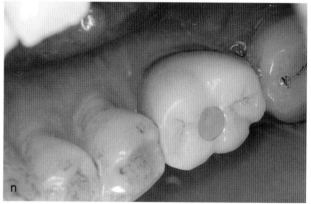

图7-5　Terheyden 3/4型骨缺损，钛网暴露，部分骨吸收（续）

m. 戴入最终修复体1.5年后复诊。可见种植体颊侧软组织健康，龈缘和龈乳头位置稳定。n. 戴入最终修复体3.5年后复诊。修复体状态良好，种植体舌侧软组织健康稳定。

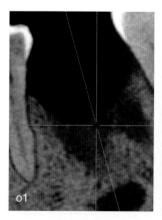
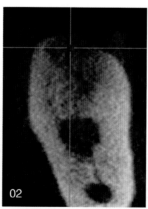
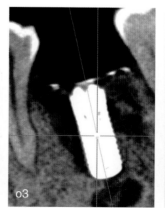
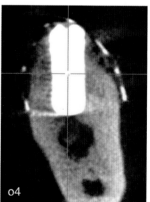

图7-5　Terheyden 3/4型骨缺损，钛网暴露，部分骨吸收（续）

o. 系列性放射线检查。o1，o2. 术前CBCT扫描，分别为近远中向和颊舌向断层。可见下颌左侧第一磨牙缺失，Terheyden 3/4型骨缺损，牙槽窝的骨密度较低。o3，o4. 术后即刻CBCT扫描，分别为近远中向和颊舌向断层。可见种植体周围的骨密度较低。

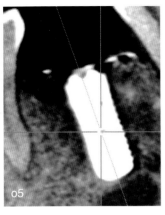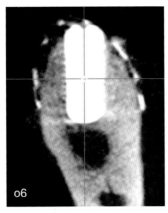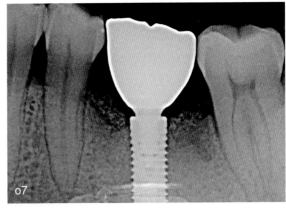

图7-5 Terheyden 3/4型骨缺损，钛网暴露，部分骨吸收（续）

o. 系列性放射线检查。o5，o6. 术后6个月（取钛网之前）的CBCT扫描，分别为近远中向和颊舌向断层。种植体周骨密度明显增高，舌侧钛网下方低密度条带，疑似较厚的假骨膜影像。o7. 戴入修复体后即刻拍摄的根尖放射线片。可见牙槽嵴顶新骨皮质骨化欠佳。

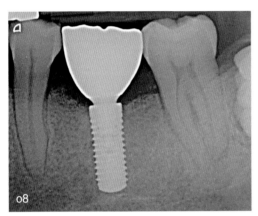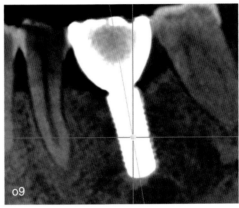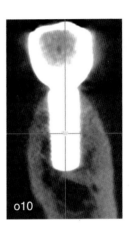

图7-5 Terheyden 3/4型骨缺损，钛网暴露，部分骨吸收（续）

o. 系列性放射线检查。o8. 戴入修复体后1.5年时即刻拍摄的根尖放射线片。可见牙槽嵴顶新骨稳定，皮质骨化理想。o9，o10. 戴入修复体后3.5年时的CBCT扫描，分别为近远中向和颊舌向断层。种植体周高度和骨密度稳定，新骨皮质骨化理想。

● **黏骨膜瓣的张力**　显然，笔者犯了一个低级错误，未进行黏骨膜瓣减张，甚至未完全关闭创口，也没有引起术者的重视，这是钛网暴露的主要原因（图7-5c5）。在当时，犯错的原因是笔者还是从传统引导骨再生（GBR）的角度来理解钛网支撑的引导骨再生（TMs-GBR）。

● **钛网设计错误**　钛网的舌侧向口底过分延伸。

● **钛网舌侧的螺钉固位**　伴随经验的积累和对3D打印个性化钛网的认识，现在已经明确不需要在舌侧或腭侧进行固定。

● **缺牙位点的软组织质量**　缺牙位点软组织存在瘢痕，这也是钛网暴露的主要原因之一。

迪迈仕（Digital Mesh）3D打印个性化钛网（3D-PITM）。钛网设计：张立强，皮雪敏，刘倩；种植外科程序：宿玉成，皮雪敏，潘红；种植修复程序：汪霞，唐素霞；术中摄像和照相：陶丹；手术配合：陶丹，刘敏；放射线诊断程序：苑秋华，王倩；病例完成时间：2018年

病例之六：上颌前部单颗牙缺失，钛网暴露，骨增量失败

Terheyden 1/4型骨缺损。钛网暴露，暴露时间：早期暴露；暴露范围：点状暴露；暴露部位：牙槽嵴顶。Ⅲ类假骨膜，骨增量失败。

治疗过程的基本信息

本病例完成于2017年。55岁女性患者，上颌左侧中切牙位点在外院种植25年余，23个月前因松动自行脱落。其主诊医生将其转来本院，寻求骨增量和种植体植入的外科治疗。诊断为Terheyden 1/4型骨缺损，外科治疗计划如下：第一次手术，钛网支撑的引导骨再生（TMs-GBR），同期种植；第二次手术，6~8个月后取出钛网；第三次手术，2个月后行二期手术（图7-6a）。

在上颌左侧中切牙位点做牙槽嵴顶的水平向切口以及左侧侧切牙远中的垂直向松弛切口，翻角形黏骨膜瓣，植入骨水平种植体（Straumann，瑞士）。骨增量方案采取"方案二：植入骨增量材料，固定钛网"，先植入用从术区收集的血液调拌的细颗粒去蛋白牛骨矿物质（Bio-Oss，Geistlich，瑞士），就位并固定3D打印个性化钛网，覆盖双层生物可吸收性胶原膜（Bio-Gide，Geistlich，瑞士），关闭创口（图7-6b）。

10天之后，患者在其主诊医生处拆缝线，创口愈合无异常。3周后患者复诊，其主诊医生发现牙槽嵴顶米粒大小的钛网暴露。2周后来院复诊，发现牙槽嵴顶远中存在蚕豆大小的钛网暴露，直径约3.5mm，其下方为假骨膜封闭，无感染（图7-6c）。嘱患者经常漱口，保持创面清洁。

在第一次手术6个月后，进行第二次手术，取出钛网（图7-6d）。术中可见Ⅲ类假骨膜，且超过3mm。取出钛网和假骨膜，发现第一次手术中所植入的骨增量材料全部吸收。清理术区，

再次骨增量植入颗粒状自体骨与去蛋白牛骨矿物质1：1混合的骨增量材料，覆盖双层可吸收性胶原膜，关闭创口。令人欣慰的是术后创口愈合良好。遗憾的是，患者在其主诊医生处行二期手术，笔者无法向读者提供第二次手术的骨增量效果。

钛网暴露的原因与反思

反观第一次手术钛网暴露和骨增量失败的原因，有如下教训值得深思。

● **医生的经验** 该患者是笔者团队研究钛网支撑引导骨再生（TMs-GBR）最早期的病例之一，医生的经验不足。

● **钛网的设计与制造** 这是早期的第三方产品，钛网材料为钛合金，单胞为三角形设计，孔隙率超过90%，与目前所使用的迪迈仕钛网（Digital Mesh）存在较大的差异。迪迈仕（Digital Mesh）钛网的参数详见第3章。

● **黏骨膜瓣的设计错误** 在这个早期的病例，由于当时的经验不足，钛网支撑引导骨再生的黏骨膜瓣设计犯了一个低级错误：①未做减张充分的梯形或矩形黏骨膜瓣。在近中未做垂直向松弛切口，形成的是角形黏骨膜瓣，减张不充分，牙槽嵴顶的创口关闭不全（图7-6b5）。②牙槽嵴顶水平向切口偏腭侧（图7-6b5），腭侧黏骨膜瓣无法减张，减张后的唇侧黏骨膜瓣受到邻牙的阻挡，无法实现无张力的创口初期关闭。这种情况，通常不会影响传统引导骨再生（GBR）的创口愈合，而增加了钛网支撑的引导骨再生（TMs-GBR）的钛网暴露风险。

● **黏骨膜瓣本身的血运问题** 该患者在25年前植入种植体（种植体系统不详），23个月前因松动自行脱落。种植体周围骨吸收和种植体松动可能会对种植体周围黏膜产生持续性刺激，黏膜血运瘢痕样变化，导致牙槽嵴顶的钛网暴露。当然，这只是一个推断。

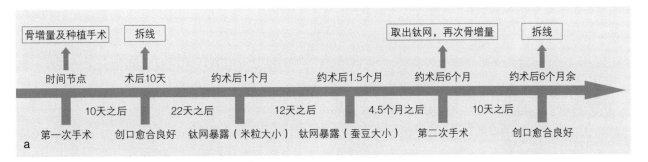

图7-6　Terheyden 1/4型骨缺损，钛网暴露，骨增量失败
a. 本病例钛网暴露和治疗的时间线。

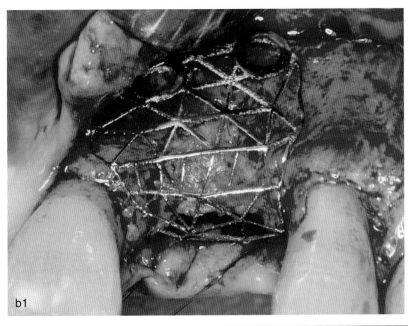

b1

图7-6　Terheyden 1/4型骨缺损，钛网暴露，骨增量失败（续）
b. 骨增量同期种植的术中照片。b1. 翻黏骨膜瓣，试戴钛网。这是最早期的产品，目前所使用的迪迈仕钛网（Digital Mesh）已经摒弃了这种钛网材质和构型。

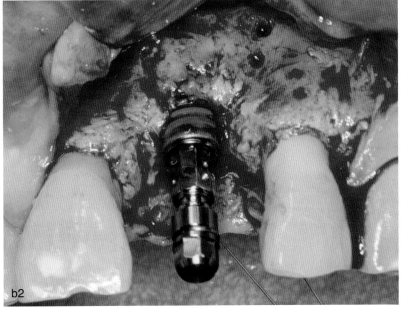

b2

图7-6　Terheyden 1/4型骨缺损，钛网暴露，骨增量失败（续）
b. 骨增量同期种植的术中照片。b2. Terheyden 1/4型骨缺损，种植体冠方的唇侧骨缺损。种植窝预备，植入骨水平种植体，种植体的三维位置、轴向和初始稳定性理想。

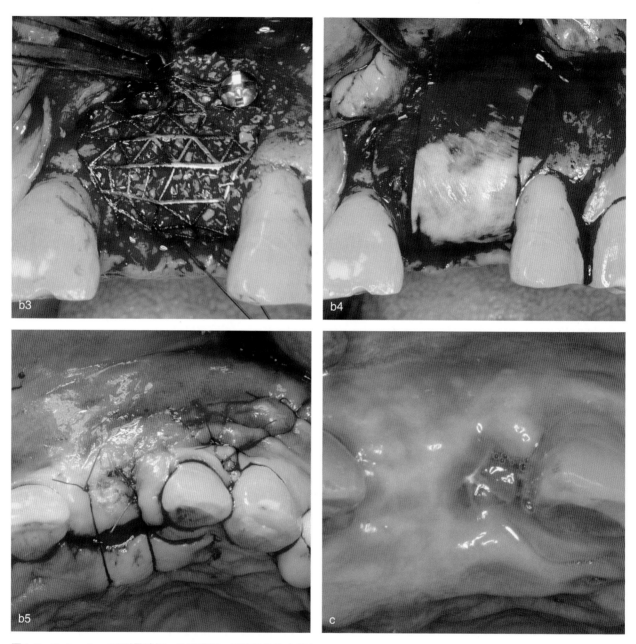

图7-6 Terheyden 1/4型骨缺损，钛网暴露，骨增量失败（续）

b. 骨增量同期种植的术中照片。b3. 采用"方案二：植入骨增量材料，固定钛网"，植入用术区出血调拌的去蛋白牛骨矿物质（DBBM），就位钛网并用螺钉固定。b4. 在钛网表面覆盖双层胶原膜。b5. 𬌗面观，切断黏骨膜瓣基部骨膜，黏骨膜瓣减张后间断缝合、关闭创口。可见本病例为角形黏骨膜瓣，并且牙槽嵴顶水平向太偏腭侧，会存在张力，增加了钛网暴露的风险。c. 术后6周时的口内照片，𬌗面观，可见牙槽嵴顶远中钛网暴露，暴露面积约3.5mm。在暴露的钛网下方为假骨膜封闭。假骨膜较厚，为Ⅲ类假骨膜，创口无感染。

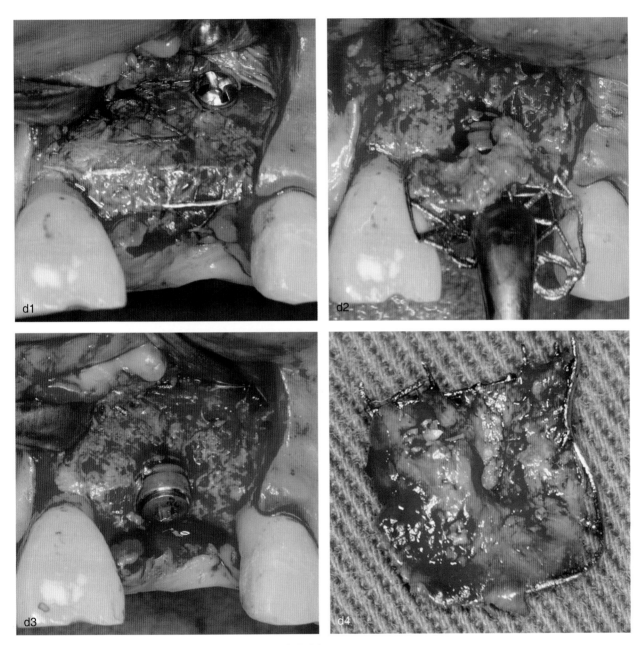

图7-6　Terheyden 1/4型骨缺损，钛网暴露，骨增量失败（续）

d. 术后6个月取钛网时的术中照片。d1. 翻黏骨膜瓣，将黏骨膜从钛网表面剥离，暴露钛网和固定螺钉，钛网及固定螺钉无松动，在钛网下方为大量松软的假骨膜。d2. 旋出固定螺钉，取出钛网和假骨膜。可见种植体暴露，在种植体表面无异常分泌物。d3. 取出钛网和假骨膜之后，可见植入的骨增量材料完全被吸收，基骨状态与术前的骨缺损状态基本一致，并未发生受骨床原始基骨（自体骨）的明显吸收与破坏（图7-6b2），种植体无松动。d4. 取出的钛网和假骨膜，假骨膜较厚，为Ⅲ类假骨膜，且超过3mm。

第三方3D打印个性化钛网（3D-PITM）。种植外科程序：宿玉成，皮雪敏；术中摄像和照相：陶丹；手术配合：陶丹，刘敏；病例完成时间：2017年

病例之七：上颌前部单颗牙缺失，钛网暴露，骨增量失败

Terheyden 2/4 ~ 4/4型骨缺损。钛网暴露，暴露时间：早期暴露；暴露范围：完全暴露；暴露部位：完全暴露。该患者1年前因外伤导致上颌及下颌多数前牙缺失及牙槽骨骨折，在外院行牙槽骨骨折固定。半年后行上颌双侧块状自体骨移植，术后3个月时在左侧尖牙位点的根方出现瘘管和溢脓，清创、取出固定螺钉和死骨，骨增量手术失败。现转入我院，口内检查可见前牙区软硬组织大范围缺损，上颌左侧前牙区软组织状态

不佳，既有瘢痕，也有松软的软组织。经过检查与评估之后，再次骨增量，在左侧行3D打印个性化钛网支撑的引导骨再生（TMs-GBR），右侧行传统引导骨再生（GBR），植入去蛋白牛骨矿物质与颗粒状自体骨混合的骨增量材料，在钛网表面覆盖胶原膜，减张缝合。术后10天复诊时可见钛网暴露，剩余骨增量材料表面有伪膜覆盖，钛网边缘有脓性分泌物，手术失败。清创，取出钛网和骨增量材料。钛网暴露和感染的原因分析为

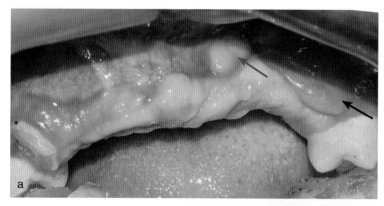

图7-7 Terheyden 2/4 ~ 4/4型骨缺损，钛网暴露，骨增量失败

a. 3D打印个性化钛网支撑的引导骨再生术前口内照片。3个月前的块状自体骨移植失败，清创后黏膜已经愈合，但存在黏膜瘢痕（蓝色箭头所示）和松软黏膜，状态不佳（黑色箭头所示）。

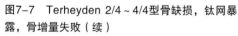

图7-7 Terheyden 2/4 ~ 4/4型骨缺损，钛网暴露，骨增量失败（续）

b. 翻黏骨膜瓣，拔除无保留价值的右侧尖牙。上颌左侧植入的块状自体骨完全丧失，在右侧尚存成熟的部分骨块和固定螺钉（箭头所示），诊断为Terheyden 2/4 ~ 4/4型骨缺损。

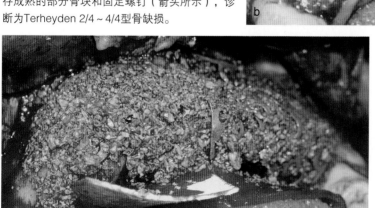

图7-7 Terheyden 2/4 ~ 4/4型骨缺损，钛网暴露，骨增量失败（续）

c. 在上颌左侧行3D打印个性化钛网支撑的引导骨再生，右侧行传统引导骨再生，植入骨增量材料。在钛网表面覆盖生物可吸收性胶原膜后切断黏骨膜瓣基底的骨膜，无张力关闭创口。

软硬组织状态欠佳，患者依从性差所致。①患者此前已经历两次手术，基骨质量较差，软组织存在缺损及大面积瘢痕，组织弹性差和血运不佳。

②患者自述术后每日用掉1瓶葡萄糖酸氯己定漱口液、用力漱口，伤口裂开后未第一时间复诊，只是自行增加漱口频次和漱口液用量（图7-7）。

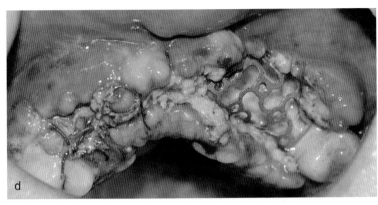

图7-7　Terheyden 2/4 ~ 4/4型骨缺损，钛网暴露，骨增量失败（续）

d. 术后10天复诊时可见，上颌左侧的钛网暴露，缝线脱落。钛网下方空虚，说明大量骨增量材料丧失，剩余骨增量材料表面有伪膜，钛网边缘有脓性分泌物，手术失败。

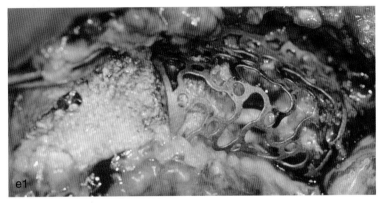

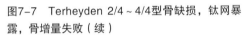

图7-7　Terheyden 2/4 ~ 4/4型骨缺损，钛网暴露，骨增量失败（续）

e. 手术清创。e1. 翻黏骨膜瓣，暴露术区，可见钛网下方空虚，大量骨增量材料已经丧失，右侧为未被完全吸收的剩余骨增量材料。钛网无松动，与术前相比，钛网无移位。

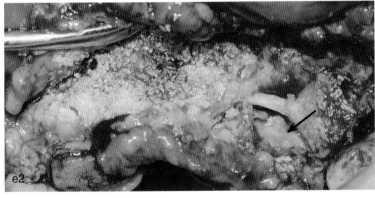

图7-7　Terheyden 2/4 ~ 4/4型骨缺损，钛网暴露，骨增量失败（续）

e. 手术清创。e2. 旋出钛网固定螺钉，取出钛网。可见右侧牙槽嵴顶略偏腭侧有脓性分泌物（箭头所示），未被吸收的剩余骨增量材料呈深黄色，完全处于感染状态。

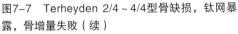

图7-7　Terheyden 2/4 ~ 4/4型骨缺损，钛网暴露，骨增量失败（续）

e. 手术清创。e3. 去除剩余骨增量材料，可见基骨完好，与骨增量术中状态一致（图7-7b）。钛网暴露和感染的原因疑似两次手术所致的基骨及软组织欠佳、血运较差。本书作者付丽提供的病例

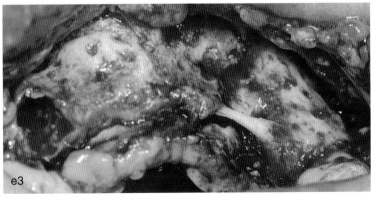

参考文献

第1章

[1] 《中国口腔种植学杂志》编辑部. 钛网支撑引导骨再生的专家共识[J]. 中国口腔种植学杂志, 2024, 29(2):95–100.

第2章

[1] Amirouche FM. Computer–aided design and manufacturing[M]. Prentice–Hall, 1993.

[2] Kalpakjian S, Schmid SR, Musa H. Manufacturing engineering and technology: hot Processe[M]. Beijing: China Machine Press, 2011.

[3] Ciraud PA. Process and device for the manufacture of any objects desired from any meltable material[J]. FRG Disclosure Publication, 1972, 2263777.

[4] Housholder RF. Molding process[P]. United States Patent, 4247508. 1979.

[5] Gross BC, Erkal JL, Lockwood SY, et al. Evaluation of 3D printing and its potential impact on biotechnology and the chemical sciences[Z]. ACS Publications. 2014.

[6] Sittig DF, Ash JS, Ledley RS. The story behind the development of the first whole–body computerized tomography scanner as told by Robert S. Ledley[J]. J Am Med Inform Assoc, 2006, 13(5):465–469.

[7] Duret F, Blouin JL, Duret B. CAD–CAM in dentistry[J]. J Am Dent Assoc, 1988, 117(6):715–720.

[8] Melchels FP, Feijen J, Grijpma DW. A review on stereolithography and its applications in biomedical engineering[J]. Biomaterials, 2010, 31(24):6121–6130.

[9] Bártolo PJ. Stereolithography: materials, processes and applications[M]. Berlin: Springer, 2011.

[10] Harris RA, Hague RJ, Dickens PM. The structure of parts produced by stereolithography injection mould tools and the effect on part shrinkage[J]. Int J Mach Tools Manuf, 2004, 44(1):59–64.

[11] Halloran JW. Ceramic stereolithography: additive manufacturing for ceramics by photopolymerization[J]. Annu Rev Mater Res, 2016, 46:19–40.

[12] Gil RS, Roig AM, Obispo CA, et al. Surgical planning and microvascular reconstruction of the mandible with a fibular flap using computer–aided design, rapid prototype modelling, and precontoured titanium reconstruction plates: a prospective study[J]. Br J Oral Maxillofac Surg, 2015, 53(1):49–53.

[13] Kruth JP, Wang X, Laoui T, et al. Lasers and materials in selective laser sintering[J]. Assembly Automation, 2003, 23(4):357–371.

[14] Larson BE, Vaubel CJ, Grünheid T. Effectiveness of computer–assisted orthodontic treatment technology to achieve predicted outcomes[J]. Angle Orthod, 2013, 83(4):557–562.

[15] Tahayeri A, Morgan M, Fugolin AP, et al. 3D printed versus conventionally cured provisional crown and bridge dental materials[J]. Dent Mater, 2018, 34(2):192–200.

[16] Hutchinson JMS, Edelstein WA, Johnson G.A whole–body NMR imaging machine[J]. J Phys E: Sci Instrum, 1980, 13(9):947.

[17] Kruth JP, Mercelis P, Van Vaerenbergh J, et al. Binding mechanisms in selective laser sintering and selective laser melting[J]. Rapid Prototyp J, 2005, 11(1):26–36.

[18] Duan B, Cheung WL, Wang M. Optimized fabrication of Ca‐P/PHBV nanocomposite scaffolds via selective laser sintering for bone tissue engineering[J]. Biofabrication, 2011, 3(1):015001.

[19] Wong KV, Hernandez A. A review of additive manufacturing[J]. Int Sch Res Notices, 2012.

[20] Huang Y, Leu MC, Mazumder J, et al. Additive manufacturing: current state, future potential, gaps and needs, and recommendations[J]. J Manuf Sci Eng, 2015, 137(1):014001.

[21] Silva DN, Gerhardt de Oliveira M, Meurer E, et al. Dimensional error in selective laser sintering and 3D–printing of models for craniomaxillary anatomy reconstruction[J]. J Craniomaxillofac Surg, 2008, 36(8):443–449.

[22] Ibrahim D, Broilo TL, Heitz C, et al. Dimensional error of selective laser sintering, three–dimensional printing and PolyJet™ models in the reproduction of mandibular anatomy[J]. J Craniomaxillofac Surg, 2009, 37(3):167–173.

[23] Wiria FE, Leong KF, Chua CK, et al. Poly–epsilon–caprolactone/hydroxyapatite for tissue engineering scaffold fabrication via selective laser sintering[J]. Acta Biomater, 2007, 3(1):1–12.

[24] Duan B, Wang M, Zhou WY, et al. Three–dimensional nanocomposite scaffolds fabricated via selective laser sintering for bone tissue engineering[J]. Acta Biomater, 2010, 6(12):4495–4505.

[25] Ligon SC, Liska R, Stampfl J, et al. Polymers for 3D printing and customized additive manufacturing[J]. Chem Rev, 2017, 117(15):10212–10290.

[26] Anitha R, Arunachalam S, Radhakrishnan P. Critical

parameters influencing the quality of prototypes in fused deposition modelling[J]. J Mater Process Technol, 2001, 118(1–3):385–388.

[27] Mohamed OA, Masood SH, Bhowmik JL. Optimization of fused deposition modeling process parameters: a review of current research and future prospects[J]. Adv Manufac, 2015, 3:42–53.

[28] Kouhi E, Masood S, Morsi Y. Design and fabrication of reconstructive mandibular models using fused deposition modeling[J]. Assembly Automation, 2008, 28(3):246–254.

[29] Maschio F, Pandya M, Olszewski R. Experimental validation of plastic mandible models produced by a "low–cost" 3–dimensional fused deposition modeling printer[J]. Med Sci Monit, 2016, 22:943–957.

[30] Meier P, Jadhav C, Morrison D, et al. A novel individual reconstruction of a medial orbital wall blow–out fracture using a bone graft molded intraoperatively using a 3–D model: a case report[J]. Oral Maxillofac Surg Cases, 2016, 2(2):19–21.

[31] Sohmura T, Kusumoto N, Otani T, et al. CAD/CAM fabrication and clinical application of surgical template and bone model in oral implant surgery[J]. Clin Oral Implants Res, 2009, 20(1):87–93.

[32] Nikzad S, Azari A, Ghassemzadeh A. Modified flapless dental implant surgery for planning treatment in a maxilla including sinus lift augmentation through use of virtual surgical planning and a 3–dimensional model[J]. J Oral Maxillofac Surg, 2010, 68(9):2291–2298.

[33] Subburaj K, Nair C, Rajesh S, et al. Rapid development of auricular prosthesis using CAD and rapid prototyping technologies[J]. Int J Oral Maxillofac Surg, 2007, 36(10):938–943.

[34] Edgar J, Tint S. Additive manufacturing technologies: 3D printing, rapid prototyping, and direct digital manufacturing[J]. Johnson Matthey Technol Rev, 2015, 59(3):193–198.

[35] Magdassi S, Kamyshny A. Nanomaterials for 2D and 3D Printing[M]. New York: Wiley, 2017.

[36] Kent NJ, Jolivet L, O'neill P, et al. An evaluation of components manufactured from a range of materials, fabricated using PolyJet technology[J]. Adv Mater Process Technol, 2017, 3(3):318–329.

[37] Kumar K, Kumar G. An experimental and theoretical investigation of surface roughness of poly–jet printed parts: this paper explains how local surface orientation affects surface roughness in a Poly–Jet process[J]. Virtual Phys Prototyp, 2015, 10(1):23–34.

[38] Hazeveld A, Slater JJH, Ren Y. Accuracy and reproducibility of dental replica models reconstructed by different rapid prototyping techniques[J]. Am J Orthod Dentofacial Orthop, 2014, 145(1):108–115.

[39] Lee KY, Cho JW, Chang NY, et al. Accuracy of three–dimensional printing for manufacturing replica teeth[J]. Korean J Orthod, 2015, 45(5):217.

[40] Kim SY, Shin YS, Jung HD, et al. Precision and trueness of dental models manufactured with different 3–dimensional printing techniques[J]. Am J Orthod Dentofacial Orthop, 2018, 153(1):144–153.

[41] Mai HN, Lee KB, Lee DH. Fit of interim crowns fabricated using photopolymer–jetting 3D printing[J]. J Prosthet Dent, 2017, 118(2):208–215.

[42] Lewis JA, Gratson GM. Direct writing in three dimensions[J]. Mater Today, 2004, 7(7–8):32–39.

[43] Calvert P. Inkjet printing for materials and devices[J]. Chem Mater, 2001, 13(10):3299–3305.

[44] Mostafaei A, Behnamian Y, Krimer YL, et al. Effect of solutionizing and aging on the microstructure and mechanical properties of powder bed binder jet printed nickel–based superalloy 625[J]. Materials Design, 2016, 111:482–491.

[45] Brunello G, Sivolella S, Meneghello R, et al. Powder–based 3D printing for bone tissue engineering[J]. Biotechnol Adv, 2016, 34(5):740–753.

[46] Butscher A, Bohner M, Roth C, et al. Printability of calcium phosphate powders for three–dimensional printing of tissue engineering scaffolds[J]. Acta Biomater, 2012, 8(1):373–385.

[47] Do AV, Khorsand B, Geary SM, et al. 3D printing of scaffolds for tissue regeneration applications[J]. Adv Healthc Mater, 2015, 4(12):1742–1762.

[48] Dutta Roy T, Simon JL, Ricci JL, et al. Performance of hydroxyapatite bone repair scaffolds created via three–dimensional fabrication techniques[J]. J Biomed Mater Res A, 2003, 67(4):1228–1237.

[49] Vorndran E, Klarner M, Klammert U, et al. 3D powder printing of β–tricalcium phosphate ceramics using different strategies[J]. Adv Eng Mater, 2008, 10(12):B67–B71.

[50] Tarafder S, Dernell WS, Bandyopadhyay A, et al. SrO– and MgO–doped microwave sintered 3D printed tricalcium phosphate scaffolds: Mechanical properties and in vivo osteogenesis in a rabbit model[J]. J Biomed Mater Res B,

2015, 103(3):679–690.

[51] Qiang W, Deng N, Guo J, et al. Synthetic polymers for biomedical applications[J]. Int J Biomater, 2018:1–2.

[52] Guvendiren M, Molde J, Soares RM, et al. Designing biomaterials for 3D printing[J]. ACS Biomater Sci Eng, 2016, 2(10):1679–1693.

[53] Serra T, Planell JA, Navarro M. High–resolution PLA–based composite scaffolds via 3–D printing technology[J]. Acta Biomater, 2013, 9(3):5521–5530.

[54] Lee JS, Hong JM, Jung JW, et al. 3D printing of composite tissue with complex shape applied to ear regeneration[J]. Biofabrication, 2014, 6(2):024103.

[55] Guo T, Holzberg T, Lim C, et al. 3D printing PLGA: a quantitative examination of the effects of polymer composition and printing parameters on print resolution[J]. Biofabrication, 2017, 9(2): 24101.

[56] Schmidt M, Pohle D, Rechtenwald T. Selective laser sintering of PEEK[J]. CIRP Annals, 2007, 56(1):205–208.

[57] Suganuma J, Alexander H. Biological response of intramedullary bone to poly–L–lactic acid[J]. J Appl Biomater, 1993, 4(1):13–27.

[58] Bose S, Vahabzadeh S, Bandyopadhyay A. Bone tissue engineering using 3D printing[J]. Mater Today, 2013, 16(12):496–504.

[59] Konopnicki S, Sharaf B, Resnick C, et al. Tissue–engineered bone with 3–dimensionally printed β –tricalcium phosphate and polycaprolactone scaffolds and early implantation: an in vivo pilot study in a porcine mandible model[J]. J Oral Maxillofac Surg, 2015, 73(5):e1–e11.

[60] Causa F, Battista E, Della Moglie R, et al. Surface investigation on biomimetic materials to control cell adhesion: the case of RGD conjugation on PCL[J]. Langmuir, 2010, 26(12):9875–9884.

[61] Makadia HK, Siegel SJ. Poly lactic–co–glycolic acid (PLGA) as biodegradable controlled drug delivery carrier[J]. Polymers, 2011, 3(3):1377–1397.

[62] Park TG. Degradation of poly (lactic–co–glycolic acid) microspheres: effect of copolymer composition[J]. Biomaterials, 1995, 16(15):1123–1130.

[63] Intra J, Glasgow JM, Mai HQ, et al. Pulsatile release of biomolecules from polydimethylsiloxane (PDMS) chips with hydrolytically degradable seals[J]. J Control Release, 2008, 127(3):280–287.

[64] Talbott MF, Springer GS, Berglund LA. The effects of crystallinity on the mechanical properties of PEEK polymer and graphite fiber reinforced PEEK[J]. J Compos Mater, 1987, 21(11):1056–1081.

[65] Parthasarathy J. 3D modeling, custom implants and its future perspectives in craniofacial surgery[J]. Ann Maxillofac Surg, 2014, 4(1):9–18.

[66] Kurtz SM. PEEK biomaterials handbook[M]. New York: William Andrew, 2019.

[67] El Halabi F, Rodriguez J, Rebolledo L, et al. Mechanical characterization and numerical simulation of polyether – ether – ketone (PEEK) cranial implants[J]. J Mech Behav Biomed Mater, 2011, 4(8):1819–1832.

[68] Kurtz SM. Chemical and radiation stability of PEEK[M]. Philadelphia: Elsevier, 2012.

[69] Rodriguez JF, Thomas JP, Renaud JE. Characterization of the mesostructure of fused–deposition acrylonitrile–butadiene–styrene materials[J]. Rapid Prototyp J, 2000, 6(3):175–186.

[70] Li Y, Shimizu H. Improvement in toughness of poly (l–lactide)(PLLA) through reactive blending with acrylonitrile – butadiene – styrene copolymer (ABS): Morphology and properties[J]. Eur Polym J, 2009, 45(3):738–746.

[71] Szykiedans K, Credo W. Mechanical properties of FDM and SLA low–cost 3–D prints[J]. Procedia Engineering, 2016, 136:257–262.

[72] Tellis B, Szivek J, Bliss C, et al. Trabecular scaffolds created using micro CT guided fused deposition modeling[J]. Mater Sci Eng C Mater Biol Appl, 2008, 28(1):171–178.

[73] Radder A, Leenders H, Van Blitterswijk C. Bone–bonding behaviour of poly (ethylene oxide)–polybutylene terephthalate copolymer coatings and bulk implants: a comparative study[J]. Biomaterials, 1995, 16(7):507–513.

[74] Ullah F, Othman MBH, Javed F, et al. Classification, processing and application of hydrogels: A review[J]. Mater Sci Eng C Mater Biol Appl, 2015, 57 414–433.

[75] Buwalda SJ, Boere KW, Dijkstra PJ, et al. Hydrogels in a historical perspective: From simple networks to smart materials[J]. J Control Release, 2014, 190:254–273.

[76] Phillips GO, Williams PA. Handbook of hydrocolloids[M]. Philadelphia: Elsevier, 2009.

[77] Andresen IL, Skipnes O, Smidsrød O, et al. Some biological functions of matrix components in benthic algae in relation to their chemistry and the composition of seawater[M]. ACS Publications, 1977.

[78] Lee SJ, Kang HW, Park JK, et al. Application of microstereolithography in the development of three–dimensional cartilage regeneration scaffolds[J]. Biomed Microdevices, 2008, 10(2):233–241.

[79] Xu C, Chai W, Huang Y, et al. Scaffold–free inkjet printing

of three-dimensional zigzag cellular tubes[J]. Biotechnol Bioeng, 2012, 109(12):3152-3160.

[80] Pourchet LJ, Thepot A, Albouy M, et al. Human skin 3D bioprinting using scaffold-free approach[J]. Adv Healthc Mater, 2017, 6(4):1601101.

[81] Su K, Wang C. Recent advances in the use of gelatin in biomedical research[J]. Biotechnol Lett, 2015, 37(11)2139-2145.

[82] Wang H, Boerman OC, Sariibrahimoglu K, et al. Comparison of micro- vs. nanostructured colloidal gelatin gels for sustained delivery of osteogenic proteins: Bone morphogenetic protein-2 and alkaline phosphatase[J]. Biomaterials, 2012, 33(33):8695-8703.

[83] Tang G, Zhang H, Zhao Y, et al. Preparation of PLGA scaffolds with graded pores by using a gelatin-microsphere template as porogen[J]. J Biomater Sci Polym Ed, 2012, 23(17):2241-2257.

[84] Elzoghby AO, Samy WM, Elgindy NA. Protein-based nanocarriers as promising drug and gene delivery systems[J]. J Control Release, 2012, 161(1):38-49.

[85] Young S, Wong ME, Tabata Y, et al. Gelatin as a delivery vehicle for the controlled release of bioactive molecules[J]. J Control Release, 2005, 109(1-3):256-274.

[86] Van Den Bulcke AI, Bogdanov BI, De Rooze N, et al. Structural and rheological properties of methacrylamide modified gelatin hydrogels[J]. Biomacromolecules, 2000, 1(1):31-38.

[87] Koshy ST, Ferrante TC, Lewin SA, et al. Injectable, porous, and cell-responsive gelatin cryogels[J]. Biomaterials, 2014, 35(8):2477-2487.

[88] Burdick JA, Prestwich GD. Hyaluronic Acid Hydrogels for Biomedical Applications[J]. Adv Mater, 2011, 23(12):H41-H56.

[89] Ouyang L, Highley CB, Rodell CB, et al. 3D printing of shear-thinning hyaluronic acid hydrogels with secondary cross-linking[J]. ACS Biomater Sci Eng, 2016, 2(10):1743-1751.

[90] Schuurman W, Levett PA, Pot MW, et al. Gelatin-methacrylamide hydrogels as potential biomaterials for fabrication of tissue-engineered cartilage constructs[J]. Macromol Biosci, 2013, 13(5):551-561.

[91] Pescosolido L, Schuurman W, Malda J, et al. Hyaluronic acid and dextran-based semi-IPN hydrogels as biomaterials for bioprinting[J]. Biomacromolecules, 2011, 12(5):1831-1838.

[92] Skardal A, Devarasetty M, Kang HW, et al. A hydrogel bioink toolkit for mimicking native tissue biochemical and mechanical properties in bioprinted tissue constructs[J].

Acta Biomater, 2015, 25:24-34.

[93] Skardal A, Zhang J, Mccoard L, et al. Photocrosslinkable hyaluronan-gelatin hydrogels for two-step bioprinting[J]. Tissue Eng Part A, 2010, 16(8):2675-2685.

[94] Parenteau-Bareil R, Gauvin R, Berthod F. Collagen-Based Biomaterials for Tissue Engineering Applications[J]. Materials, 2010, 3:1863-1887.

[95] Chevallay B, Herbage D. Collagen-based biomaterials as 3D scaffold for cell cultures: applications for tissue engineering and gene therapy[J]. Med Biol Eng Comput, 2000, 38:211-218.

[96] Glowacki J, Mizuno S. Collagen scaffolds for tissue engineering[J]. Biopolymers, 2008, 89(5):338-344.

[97] Duarte Campos DF, Blaeser A, Korsten A, et al. The stiffness and structure of three-dimensional printed hydrogels direct the differentiation of mesenchymal stromal cells toward adipogenic and osteogenic lineages[J]. Tissue Eng Part A, 2015, 21(3-4):740-756.

[98] Lee VK, Singh G, Trasatti JP, et al. Design and fabrication of human skin by three-dimensional bioprinting[J]. Tissue Eng Part C Methods, 2014, 20(6):473-484.

[99] Park JY, Choi JC, Shim JH, et al. A comparative study on collagen type I and hyaluronic acid dependent cell behavior for osteochondral tissue bioprinting[J]. Biofabrication, 2014, 6(3):035004.

[100] Dehurtevent M, Robberecht L, Hornez JC, et al. Stereolithography: A new method for processing dental ceramics by additive computer-aided manufacturing[J]. Dent Mater, 2017, 33(5):477-485.

[101] Mehra P, Miner J, D'innocenzo RJ, et al. Use of 3-D Stereolithographic Models in Oral and Maxillofacial Surgery[J]. J Maxillofac Oral Surg, 2011, 10:6-13.

[102] Nitzan DW, Bar-Ziv J, Shteyer A. Surgical management of temporomandibular joint ankylosis type III by retaining the displaced condyle and disc[J]. 1998, 56(10):1133-1138.

[103] Wiria FE, Shyan JYM, Lim PN, et al. Printing of titanium implant prototype[J]. Materials Design, 2010, 31:S101-S105.

[104] Li H, Song L, Sun J, et al. Dental ceramic prostheses by stereolithography-based additive manufacturing: Potentials and challenges[J]. Adv Appl Ceram, 2019, 118:30-36.

[105] Tolochko NK, Khlopkov YV, Mozzharov SE, et al. Absorptance of powder materials suitable for laser sintering[J]. Rapid Prototyp J, 2000, 6:155-161.

[106] Kruth JP, Levy GN, Klocke F, et al. Consolidation phenomena in laser and powder-bed based layered manufacturing[J]. CIRP Ann Manuf Technol, 2007, 56:730-759.

[107] Mironov VA, Boland T, Trusk TC, et al. Organ printing: computer-aided jet-based 3D tissue engineering[J]. Trends Biotechnol, 2003, 21(4):157-161.

[108] Mandrycky CJ, Wang Z, Kim K, et al. 3D bioprinting for engineering complex tissues[J]. Biotechnol Adv, 2016, 34(4):422-434.

第3章

[1] Ma R, Liu Q, Zhou L, et al. High porosity 3D printed titanium mesh allows better bone regeneration[J]. BMC Oral Health, 2023, 23(1):6.

[2] 周立波, 宿玉成, 李昕茹, 等. 比较个性化钛网与传统钛网在引导骨再生后暴露的系统综述[J]. 中国口腔种植学杂志, 2022, 27(02) 112-118.

[3] 季平, 杨生. 个性化钛网在口腔种植骨增量中的应用[J]. 口腔医学研究, 2019, 35(11):1011-1015.

[4] Cruz N, Martins MI, Domingos Santos J, et al. Surface comparison of three different commercial custom-made titanium meshes produced by SLM for dental applications[J]. Materials, 2020, 13(9):2177.

[5] 马蕊, 王志会, 刘洋, 等. 基于有限元法的引导骨再生用个性化钛网受力分析[J]. 中国口腔种植学杂志, 2023, 28(03):198-203.

[6] Sarrafpour B, Swain MV, Li Q, et al. Tooth eruption results from bone remodelling driven by bite forces sensed by soft tissue dental follicles: A finite element analysis[J]. PLoS ONE, 2013, 8(3):e58803.

[7] Chen Y, Wang C, Huang Y, et al. Biomechanical evaluation of the natural abutment teeth in combined tooth-implant-supported telescopic prostheses: a three-dimensional finite element analysis[J]. Comput Methods Biomech Biomed Engin, 2017, 20(9):967-979.

第4章

[1] Cawood JI, Howell RA. A classification of the edentulous jaws[J]. Int J Oral Maxillofac Surg, 1988, 17(4):232-236.

[2] Bedrossian E, Sullivan RM, Fortin Y, et al. Fixed-prosthetic implant restoration of the edentulous maxilla: A systematic pretreatment evaluation method[J]. J Oral Maxillofac Surg, 2008, 66(1):112-122.

[3] Caramês J. A Comprehensive classification to full arch implant rehabilitation[J]. Rev Port Estomatol Med Dent Cir Maxilofac, 2019, 60, 175-188.

[4] Benic GI, Hämmerle CH. Horizontal bone augmentation by means of guided bone regeneration[J]. Periodontol 2000, 2014, 66(1):13-40.

[5] Cordaro L, Terheyden H. 口腔种植的牙槽嵴骨增量程序: 分阶段方案[M]. 宿玉成译. 沈阳: 辽宁科学技术出版社, 2016.

[6] Yu SH, Wang HL. An updated decision tree for horizontal ridge augmentation: A narrative review[J]. Int J Periodontics Restorative Dent, 2022, 42(3):341-349.

[7] Misch CM, Basma H, Misch-Haring MA, et al. An updated decision tree for vertical bone augmentation[J]. Int J Periodontics Restorative Dent, 2021, 41(1):11-21.

[8] Marx RE, Shellenberger T, Wimsatt J, et al. Severely resorbed mandible: Predictable reconstruction with soft tissue matrix expansion (tent pole) grafts[J]. J Oral Maxillofac Surg, 2002, 60(8):878-888.

[9] Khoury F, Hanser T. Mandibular bone block harvesting from the retromolar region: A 10-year prospective clinical study[J]. Int J Oral Maxillofac Implants, 2015, 30(3):688-697.

[10] Boyne PJ. Restoration of osseous defects in maxillofacial casualities[J]. J Am Dent Assoc, 1969, 78(4):767-776.

[11] Wang HL, Boyapati L. "PASS" principles for predictable bone regeneration[J]. Implant Dentistry, 2006, 15(1):8-17.

[12] Buser D. 引导骨再生的30年进展[M]. 宿玉成译. 沈阳: 辽宁科学技术出版社, 2023.

[13] Gongloff RK, Cole M, Whitlow W, et al. Titanium mesh and particulate cancellous bone and marrow grafts to augment the maxillary alveolar ridge[J]. Int J Oral Maxillofac Surg, 1986, 15(3):263-268.

[14] von Arx T, Hardt N, Wallkamm B. The TIME technique: a new method for localized alveolar ridge augmentation prior to placement of dental implants[J]. Int J Oral Maxillofac Implants, 1996, 11(3):387-394.

[15] von Arx T, Kurt B. Implant placement and simultaneous peri-implant bone grafting using a micro titanium mesh for graft stabilization[J]. Int J Periodontics Restorative Dent, 1998, 18(2):117-127.

[16] von Arx T, Kurt B. Implant placement and simultaneous ridge augmentation using autogenous bone and a micro titanium mesh: a prospective clinical study with 20 implants[J]. Clin Oral Implants Res, 1999, 10(1):24-33.

[17] Louis PJ, Gutta R, Said-Al-Naief N, et al. Reconstruction of the maxilla and mandible with particulate bone graft and titanium mesh for implant placement[J]. J Oral Maxillofac Surg, 2008, 66(2):235-245.

[18] Corinaldesi G, Pieri F, Marchetti C, et al. Histologic and histomorphometric evaluation of alveolar ridge augmentation using bone grafts and titanium micromesh in humans[J]. J Periodontol, 2007, 78(8):1477-1484.

[19] Roccuzzo M, Ramieri G, Bunino M, et al. Autogenous bone

graft alone or associated with titanium mesh for vertical alveolar ridge augmentation: a controlled clinical trial[J]. Clin Oral Implants Res, 2007, 18(3):286–294.

[20] Miyamoto I, Funaki K, Yamauchi K, et al. Alveolar ridge reconstruction with titanium mesh and autogenous particulate bone graft: Computed tomography–based evaluations of augmented bone quality and quantity[J]. Clin Implant Dent Relat Res, 2011, 14(2):304–311.

[21] Briguglio F, Falcomatà D, Marconcini S, et al. The use of titanium mesh in guided bone regeneration: A systematic review[J]. Int J Dent, 2019:1–8.

[22] Li S, Zhang T, Zhou M, et al. A novel digital and visualized guided bone regeneration procedure and digital precise bone augmentation: A case series[J]. Clin Implant Dent Relat Res, 2020, 23(1):19–30.

[23] Merli M, Moscatelli M, Mazzoni A, et al. Fence technique: Guided bone regeneration for extensive three– dimensional augmentation[J]. Int J Periodontics Restorative Dent, 2013, 33(2):129–136.

[24] Merli M, Mariotti G, Moscatelli M, et al. Fence technique for localized three–dimensional bone augmentation: A technical description and case reports[J]. Int J Periodontics Restorative Dent, 2015, 35(1):57–64.

[25] Merli M, Nieri M, Mariotti G, et al. The fence technique: Autogenous bone graft versus 50% deproteinized bovine bone matrix / 50% autogenous bone graft—A clinical double–blind randomized controlled trial[J]. Clin Oral Implants Res, 2020, 31 (12):1223–1231.

[26] Merli M, Mariotti G, Pagliaro U, et al. The fence technique: 100% autogenous bone graft vs 50% deproteinized bovine bone matrix and 50% autogenous bone graft. A histologic randomized controlled trial[J]. Int J Periodontics Restorative Dent, 2020, 40(2):181–190.

[27] 满毅, 刘菁晶. 一种用于重建严重吸收牙槽嵴的技术介绍与改良思路: 栅栏技术[J]. 中国口腔种植学杂志, 2021, 26(6): 349–353.

[28] 刘菁晶, 王婧, 满毅, 等. 数字化改良栅栏技术在垂直骨缺损重建中的应用[J]. 口腔疾病防治, 2022, 30(10):733–739.

[29] Jung GU, Jeon JY, Hwang KG, et al. Preliminary evaluation of a three–dimensional, customized, and preformed titanium mesh in peri–implant alveolar bone regeneration[J]. J Korean Assoc Oral Maxillofac Surg, 2014, 40(4):181–187.

[30] Nan X, Wang C, Li L, et al. Application of three–dimensional printing individualized titanium mesh in alveolar bone defects with different Terheyden classifications: A retrospective case series study[J]. Clin Oral Implants Res, 2023, 34(6):639–650.

[31] Li L, Wang C, Li X, et al. Research on the dimensional accuracy of customized bone augmentation combined with 3D–printing individualized titanium mesh: A retrospective case series study[J]. Clin Implant Dent Relat Res, 2020, 23(1):5–18.

[32] Zhou L, Su Y, Wang J, et al. Effect of exposure rates with customized versus conventional titanium mesh on guided bone regeneration: Systematic review and meta–analysis[J]. J Oral Implantol, 2021, 48(4):339–346.

[33] Shi Y, Liu J, Du M, et al. Customized barrier membrane (titanium alloy, poly ether–ether ketone and unsintered hydroxyapatite/poly–l–lactide) for guided bone regeneration[J]. Front Bioeng Biotechnol, 2022, 10:916967.

[34] Lee UL, Yun S, Lee H, et al. Osseointegration of 3D–printed titanium implants with surface and structure modifications[J]. Dental Materials, 2022, 38(10):1648–1660.

[35] 郭雪琪, 陈韵欣, 杨岚, 等. 3D打印个性化钛网修复严重牙槽骨缺损的短期效果观察[J]. 中国口腔种植学杂志, 2021, 26(6): 368–375.

[36] Hartmann A, Hildebrandt H, Schmohl JU, et al. Evaluation of risk parameters in bone regeneration using a customized titanium mesh[J]. Implant Dent, 2019, 28(6):543–550.

[37] Kim YK, Yun PY. Risk Factors for wound dehiscence after guided bone regeneration in dental implant surgery[J]. Maxillofac Plast Reconstr Surg, 2014, 36(3):116–123.

[38] Sumida T, Otawa N, Kamata YU, et al. Custom–made titanium devices as membranes for bone augmentation in implant treatment: Clinical application and the comparison with conventional titanium mesh[J]. J Craniomaxillofac Surg, 2015, 43(10):2183–2188.

[39] Sagheb K, Schiegnitz E, Moergel M, et al. Clinical outcome of alveolar ridge augmentation with individualized CAD–CAM–produced titanium mesh[J]. Int J Implant Dent, 2017, 3(1):36.

[40] Chiapasco M, Casentini P, Tommasato G, et al. Customized CAD/CAM titanium meshes for the guided bone regeneration of severe alveolar ridge defects: Preliminary results of a retrospective clinical study in humans[J]. Clin Oral Implants Res, 2021, 32(4):498–510.

[41] Elnayef B, Monje A, Gargallo–Albiol J, et al. Vertical ridge augmentation in the atrophic mandible: A systematic review and meta–analysis[J]. Int J Oral Maxillofac Implants, 2017, 32(2):291–312.

[42] Cucchi A, Sartori M, Aldini NN, et al. A proposal of pseudo–periosteum classification after GBR by means

of titanium–reinforced d–PTFE membranes or titanium meshes plus cross–linked collagen membranes[J]. Int J Periodontics Restorative Dent, 2019, 39(4):e157–e165.

[43] Lim HC, Lee JS, Choi SH, et al. The effect of overlaying titanium mesh with collagen membrane for ridge preservation[J]. J Periodontal Implant Sci, 2015, 45(4):128–135.

[44] Giragosyan K, Chenchev I, Ivanova V, et al. Immunological response to nonresorbable barrier membranes used for guided bone regeneration and formation of pseudo periosteum: a narrative review[J]. Folia Med (Plovdiv), 2022,64(1):13–20.

[45] Becker W, Becker BE. Guided tissue regeneration for implants placed into extraction sockets and for implant dehiscences: surgical techniques and case report[J]. Int J Periodontics Restorative Dent, 1990, 10(5):376–391.

[46] Buser D, Brägger U, Lang NP, et al. Regeneration and enlargement of jaw bone using guided tissue regeneration[J]. Clin Oral Implants Res, 1990, 1(1):22–32.

[47] Simion M, Dahlin C, Trisi P, et al. Qualitative and quantitative comparative study on different filling materials used in bone tissue regeneration: a controlled clinical study[J]. Int J Periodontics Restorative Dent, 1994, 14(3):198–215.

[48] Schenk RK, Buser D, Hardwick WR, et al. Healing pattern of bone regeneration in membrane–protected defects: a histologic study in the canine mandible[J]. Int J Oral Maxillofac Implants, 1994, 9(1):13–29.

[49] Dahlin C, Simion M, Nanmark U, et al. Histological morphology of the e–FTFE/tissue interface in humans subjected to guided bone regeneration in conjunction with oral implant treatment[J]. Clin Oral Implants Res, 1998, 9(2):100–106.

[50] Paeng KW, Cha JK, Thoma DS, et al. Effect of collagen membrane and of bone substitute on lateral bone augmentation with titanium mesh: An experimental in vivo study[J]. Clin Oral Implants Res, 2022, 33(4):413–423.

[51] Miyamoto I, Funaki K, Yamauchi K, et al. Alveolar ridge reconstruction with titanium mesh and autogenous particulate bone graft: computed tomography–based evaluations of augmented bone quality and quantity[J]. Clin Implant Dent Relat Res, 2012, 14(2):304–311.

[52] Marco Tallarico,Chang–Joo Park,A Lumbau, et al. Customized 3D–printed titanium mesh developed to regenerate a complex bone defect in the aesthetic zone: A case report approached with a fully digital workflow[J]. Materials, 2020, 13(17):3874.

[53] Orlando F, Barbaro B, Vitelli CA, et al. Three dimensional guided bone regeneration and immediate implant placement with an individualized CAD CAM titanium mesh–A case report[J]. Clin Oral Implants Res, 2019, 30(S19):518–518.

[54] Cucchi A, Giavatto MA, Giannatiempo J, et al. Custom–made titanium mesh for maxillary bone augmentation with immediate implants and delayed loading[J]. J Oral Implantol, 2019, 45(1):59–64.

[55] Ma R, Liu Q, Zhou L, et al. High porosity 3D printed titanium mesh allows better bone regeneration[J]. BMC Oral Health, 2023, 23(1):6.

第5章

[1] Chen D, Zheng L, Wang C, et al. Evaluation of surgical placement accuracy of customized CAD / CAM titanium mesh using screws–position–guided template: A retrospective comparative study[J]. Clin Implant Dent Relat Res, 2023, 25(3):519–531.

[2] 张佳园, 于德栋, 冀敏, 等. 3D打印自就位钛网的仿真分析及实验研究[J]. 中国口腔颌面外科杂志, 2023, 21(5):432–438.

[3] 张佳园, 魏凌飞, 冀敏, 等. 自就位个性化钛网连接体的优化设计[J]. 医用生物力学, 2023(5):874–881.

[4] Zhang G, Miao X, Lin H, et al. A tooth–supported titanium mesh bending and positioning module for alveolar bone augmentation and improving accuracy[J]. J Esthet Restor Dent, 2023, 35(4):586–595.

[5] Buser D. 引导骨再生的30年进展[M]. 宿玉成译. 沈阳: 辽宁科学技术出版社, 2023.

[6] Wang HL, Boyapati L. "PASS" principles for predictable bone regeneration[J]. Implant Dent, 2006, 15(1):8–17.

[7] Urban I. 垂直向和水平向牙槽嵴骨增量[M]. 黄權等译. 沈阳: 辽宁科学技术出版社, 2018.

[8] Nan X, Wang C, Li L, et al. Application of three–dimensional printing individualized titanium mesh in alveolar bone defects with different Terheyden classifications: A retrospective case series study[J]. Clin Oral Implants Res, 2023, 34(6):639–650.

[9] Paeng KW, Cha JK, Thoma DS, et al. Effect of collagen membrane and of bone substitute on lateral bone augmentation with titanium mesh: An experimental in vivo study[J]. Clin Oral Implants Res, 2022, 33(4):413–423.

[10] Hartmann A, Hildebrandt H, Schmohl JU, et al. Evaluation of risk parameters in bone regeneration using a customized titanium mesh[J]. Implant Dent, 2019, 28(6):543–550.

[11] Seiler M, Peetz M, Hermann A,et al. Individualized CAD/

CAM-produced titanium scaffolds for alveolar bone augmentation: A retrospective analysis of dehiscence events in relation to demographic and surgical parameters[J]. J Oral Sci Rehabli, 2018, 4(1):38–46.

[12] Rasia-dal Polo M, Poli PP, Rancitelli D, et al. Alveolar ridge reconstruction with titanium meshes: a systematic review of the literature[J]. Med Oral Patol Oral Cir Bucal, 2014, 19(6):e639–e646.

[13] Torres J, Tamimi F, Alkhraisat MH, et al. Platelet-rich plasma may prevent titanium-mesh exposure in alveolar ridge augmentation with anorganic bovine bone[J]. J Clin Periodontol, 2010, 37(10):943–951.

[14] Hartmann A, Seiler M. Minimizing risk of customized titanium mesh exposures–a retrospective analysis[J]. BMC Oral Health, 2020, 20(1):36.

[15] Wang X, Wang G, Zhao X, et al. Short-term evaluation of guided bone reconstruction with titanium mesh membranes and CGF membranes in immediate implantation of anterior maxillary tooth[J]. Biomed Res Int, 2021:4754078.

[16] Chen S, Buser D, Wismeijer D. 上颌窦底提升的临床程序[M]. 宿玉成译. 北京: 人民军医出版社, 2011.

[17] Cucchi A, Sartori M, Aldini NN, et al. A proposal of pseudo-periosteum classification after GBR by means of titanium-reinforced d-PTFE membranes or titanium meshes plus cross-linked collagen membranes[J]. Int J Periodontics Restorative Dent, 2019, 39(4):e157–e165.

[18] Cucchi A, Sartori M, Aldini NN, et al. A proposal of pseudo-periosteum classification after GBR by means of titanium-reinforced d-PTFE membranes or titanium meshes plus cross-linked collagen membranes[J]. Int J Periodontics Restorative Dent, 2019, 39(4):e157–e165.

[19] Lim HC, Lee JS, Choi SH, et al. The effect of overlaying titanium mesh with collagen membrane for ridge preservation[J]. J Periodontal Implant Sci, 2015, 45(4):128–135.

[20] Miyamoto I, Funaki K, Yamauchi K, et al. Alveolar ridge reconstruction with titanium mesh and autogenous particulate bone graft: computed tomography-based evaluations of augmented bone quality and quantity[J]. Clin Implant Dent Relat Res, 2012, 14(2):304–311.

第6章

[1] Urban IA, Monje A. Guided bone regeneration in alveolar bone reconstruction[J]. Oral Maxillofac Surg Clin North Am, 2019, 31(2):331–338.

[2] Li L, Wang C, Li X, et al. Research on the dimensional accuracy of customized bone augmentation combined with

3d-printing individualized titanium mesh: A retrospective case series study[J]. Clin Implant Dent Relat Res, 2021, 23(1):5–18.

[3] Zhou L, Su Y, Wang J, et al. Effect of exposure rates with customized versus conventional titanium mesh on guided bone regeneration: a systematic review and meta-analysis[J]. J Oral Implantol, 2022, 48(4):339–346.

[4] 王婷婷, 王凤, 吴轶群. 3D打印数字化个性化钛网在牙槽嵴引导骨再生中的临床应用[J]. 中国口腔种植学杂志, 2022, 27(4):208–216.

第7章

[1] Li S, Zhao Y, Tian T, et al. A minimally invasive method for titanium mesh fixation with resorbable sutures in guided bone regeneration: A retrospective study[J]. Clin Implant Dent Relat Res, 2022, 25(1):87–98.

[2] Mounir M, Shalash M, Mounir S, et al. Assessment of three dimensional bone augmentation of severely atrophied maxillary alveolar ridges using prebent titanium mesh vs customized poly-ether-ether-ketone (PEEK) mesh: A randomized clinical trial[J]. CClin Implant Dent Relat Res, 2019, 21(5):960–967.

[3] El Chaar E, Urtula AB, Georgantza A, et al. Treatment of atrophic ridges with titanium mesh: A retrospective study using 100% mineralized allograft and comparing dental stone versus 3D-printed models[J]. Int J Periodontics Restorative Dent, 2019, 39(4):491–500.

[4] Lizio G, Mazzone N, Corinaldesi G, et al. Reconstruction of extended and morphologically varied alveolar ridge defects with the titanium mesh technique: Clinical and dental implants outcomes[J]. IInt J Periodontics Restorative Dent, 2016, 36(5):689–697.

[5] Uehara S, Kurita H, Shimane T, et al. Predictability of staged localized alveolar ridge augmentation using a micro titanium mesh[J]. Oral Maxillofac Surg, 2015, 19(4):411–416.

[6] Lizio G, Corinaldesi G, Marchetti C. Alveolar ridge reconstruction with titanium mesh: A three-dimensional evaluation of factors affecting bone augmentation[J]. Int J Oral Maxillofac Implants, 2014, 29(6):1354–1363.

[7] Corinaldesi G, Pieri F, Sapigni L, et al. Evaluation of survival and success rates of dental implants placed at the time of or after alveolar ridge augmentation with an autogenous mandibular bone graft and titanium mesh: a 3- to 8-year retrospective study[J]. Int J Oral Maxillofac Implants, 2010, 24(6):1119–1128.

[8] Corinaldesi G, Pieri F, Marchetti C, et al. Histologic and histomorphometric evaluation of alveolar ridge

augmentation using bone grafts and titanium micromesh in humans[J]. J Periodontol, 2007, 78(8):1477–1484.

[9] Nan X, Wang C, Li L, et al. Application of three-dimensional printing individualized titanium mesh in alveolar bone defects with different Terheyden classifications: A retrospective case series study[J]. Clin Oral Implants Res, 2023, 34(6):639–650.

[10] De Santis D, Umberto L, Dario D, et al. Custom bone regeneration (CBR): An alternative method of bone augmentation—A case series study[J]. J Clin Med, 2022, 11(16):4739–4739.

[11] 郭雪琪, 陈韵欣, 杨岚, 等. 3D打印个性化钛网修复严重牙槽骨缺损的短期效果观察[J]. 中国口腔种植学杂志, 2021, 26(6): 368–375.

[12] Dellavia C, Canciani E, Pellegrini G, et al. Histological assessment of mandibular bone tissue after guided bone regeneration with customized computer–aided design/computer–assisted manufacture titanium mesh in humans: A cohort study[J]. Clin Implant Dent Relat Res, 2021, 23(4):600–611.

[13] Chiapasco M, Casentini P, Tommasato G, et al. Customized CAD/CAM titanium meshes for the guided bone regeneration of severe alveolar ridge defects: Preliminary results of a retrospective clinical study in humans[J]. Clin Oral Implants Res, 2021, 32(4):498–510.

[14] Hartmann A, Hildebrandt H, Schmohl JU, et al. Evaluation of risk parameters in bone regeneration using a customized titanium mesh[J]. Implant Dent, 2019, 28(6):543–550.

[15] Seiler M, Peetz M, Hermann A, et al. Individualized CAD/CAM–produced titanium scaffolds for alveolar bone augmentation: A retrospective analysis of dehiscence events in relation to demographic and surgical parameters[J]. J Oral Sci Rehabli, 2018, 4(1):38–46.

[16] Sagheb K, Schiegnitz E, Moergel M, et al. Clinical outcome of alveolar ridge augmentation with individualized CAD–CAM–produced titanium mesh[J]. Int J Implant Dent, 2017, 3(1):36.

[17] Sumida T, Otawa N, Kamata YU, et al. Custom–made titanium devices as membranes for bone augmentation in implant treatment: Clinical application and the comparison with conventional titanium mesh[J]. J Craniomaxillofac Surg, 2015, 43(10):2183–2188.

[18] 季平. 3D打印个性化钛网用于复杂骨缺损增量治疗的研究进展[J]. 中国口腔种植学杂志, 2022, 27(6):334–339.

[19] 周立波, 宿玉成, 李昕茹, 等. 比较个性化钛网与传统钛网在引导骨再生后暴露的系统综述[J]. 中国口腔种植学杂志, 2022, 27(2):112–118.

[20] Wang HL, Boyapati L. "PASS" principles for predictable bone regeneration[J]. Implant Dentistry, 2006, 15(1):8–17.

[21] 韩泽奎, 张亮, 谢菲, 等. SLM 3D打印钛网表面聚氨酯涂层的涂覆及表面性能的研究[J]. 中国口腔种植学杂志, 2022, 27(1):16–21.

[22] 张立强, 刘洋, 姜昕, 等. 增材制造个性化骨增量钛网的工程实现[J]. 中国口腔种植学杂志, 2021, 26(6):354–361.

[23] 王璇, 段彦盛, 宋爽, 等. 初探选择性激光熔融钛表面的形态特征及机械性能[J]. 中国口腔种植学杂志, 2022, 27(2):82–86.

[24] 马蕊, 王志会, 刘洋, 等. 基于有限元模拟的引导骨再生个性化钛网受力分析[J]. 中国口腔种植学杂志, 2023, 28(3):198–203.

[25] 杨波, 韩泽奎, 代浩然, 等. 聚四氟乙烯膜改性个性化钛网的制备及其抗菌性能研究[J]. 中国口腔种植学杂志, 2023, 28(6):451–459.

[26] Ciocca L, Lizio G, Baldissara P, et al. Prosthetically CAD–CAM‐guided bone augmentation of atrophic jaws using customized titanium mesh: Preliminary results of an open prospective study[J]. J Oral Implantol, 2018, 44(2):131–137.

[27] Torres J, Tamimi F, Alkhraisat MH, et al. Platelet–rich plasma may prevent titanium–mesh exposure in alveolar ridge augmentation with anorganic bovine bone[J]. J Clin Periodontol, 2010, 37(10):943–951.

[28] Hartmann A, Seiler M. Minimizing risk of customized titanium mesh exposures–a retrospective analysis[J]. BMC Oral Health, 2020, 20(1):36.

[29] Wang X, Wang G, Zhao X, et al. Short–term evaluation of guided bone reconstruction with titanium mesh membranes and CGF membranes in immediate implantation of anterior maxillary tooth[J]. Biomed Res Int, 2021:4754078.

[30] Weng D, Hürzeler MB, Quiñones CR, et al. Contribution of the periosteum to bone formation in guided bone regeneration[J]. Clin Oral Implants Res, 2000, 11(6):546–554.

[31] Moraschini V, Barboza ES. Effect of autologous platelet concentrates for alveolar socket preservation: a systematic review[J]. Int J Oral Maxillofac Surg, 2015, 44(5):632–641.

[32] Lindfors LT, Tervonen EA, Sándor GK, et al. Guided bone regeneration using a titanium–reinforced ePTFE membrane and particulate autogenous bone: the effect of smoking and membrane exposure[J]. Oral Surg Oral Med Oral Pathol Oral Radiol Endod, 2010, 109(6):825–830.

[33] Her S, Kang T, Fien MJ. Fien. Titanium mesh as an alternative to a membrane for ridge augmentation[J]. J Oral Maxillofac Surg, 2012, 70(4):803–810.